Milz · Pollmann · Schirmer · Wiesenauer
Naturheilverfahren bei orthopädischen Erkrankungen

Die Herausgeber:

Dr. med. Franz Milz,

geb. 1951. Facharzt für Allgemeinmedizin sowie für Physikalische und Rehabilitative Medizin. Zusatzbezeichnungen: Naturheilverfahren, Homöopathie, Chirotherapie, Sportmedizin, Physikalische Therapie, Badearzt. F. X. Mayr-Arzt. Seit 1996 Leitender Arzt der Klinik für Naturheilverfahren und Physikalische Medizin, Bad Grönenbach/ Allgäu. Mitglied im Lehrkollegium für Chirotherapie der MWE Isny-Neutrauchburg; Kursleiter für Weiterbildungskurse in Manueller Medizin. Wiss. Leiter für die Weiterbildung Naturheilverfahren beim Kneipp-Bund. DÄGfA-Dozent.

Dr. med. Antonius Pollmann,

geb. 1950. Facharzt für Allgemeinmedizin. Zusatzbezeichnungen: Naturheilverfahren, Umweltmedizin. Niedergelassen in eigener Praxis. Dozent und Vorstandsmitglied der DÄGfA, 1. Vorsitzender des BV Deutscher Akupunkturärzte sowie des Zentralverbandes der Ärzte für Naturheilverfahren (ZÄN). In der ärztlichen Fort- und Weiterbildung tätig.

Dr. med. Klaus-Peter Schirmer,

geb. 1948. Facharzt für Orthopädie sowie Physikalische und Rehabilitative Medizin, Teilgebietsbezeichnung: Rheumatologie. Zusatzbezeichnungen: Physikalische Therapie und Chirotherapie. Seit 1984 Oberarzt in der Argentalklinik, Isny-Neutrauchburg.

Dr. med. Markus Wiesenauer,

geb. 1951. Studium der Pharmazie und Medizin. Niedergelassen als Facharzt für Allgemeinmedizin, Homöopathie, Naturheilverfahren und Umweltmedizin, zugleich Lehrbeauftragter für Allgemeinmedizin. Vorsitzender der Arzneimittelkommission D, Mitglied der Kommission E sowie der HAB-Kommission am BFArM, Berlin.

*Franz Milz, Antonius Pollmann,
Klaus-Peter Schirmer, Markus Wiesenauer*

Naturheilverfahren bei orthopädischen Erkrankungen

Unter Mitarbeit von
H. Fuchs, H. Heinl, O. Pecher, N. Pollmann, H.-J. Schade

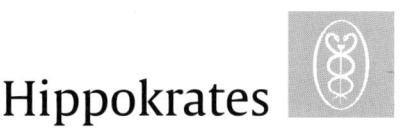

Hippokrates

Die Deutsche Bibliothek – CIP-Einheitsaufnahme

Naturheilverfahren bei orthopädischen Erkrankungen :
mit Fallbeispielen / Franz Milz ... Unter Mitarb. von H. Fuchs ...
Stuttgart : Hippokrates Verl., 1998
  ISBN 3-7773-1258-4

Anschrift der Verfasser:

Dr. med. Franz Milz
Ziegelberger Str. 3
87730 Bad Grönenbach/Allgäu

Dr. med. Antonius Pollmann
Lichtentaler Str. 3
76530 Baden-Baden

Dr. med. Klaus-Peter Schirmer
Argentalklinik
88316 Isny-Neutrauchburg

Dr. med. Markus Wiesenauer
In der Geiß 8
71384 Weinstadt-Strümpfelbach

Wichtiger Hinweis: Wie jede Wissenschaft ist die Medizin ständigen Entwicklungen unterworfen. Forschung und klinische Erfahrung erweitern unsere Erkenntnisse, insbesondere was Behandlung und medikamentöse Therapie anbelangt. Soweit in diesem Werk eine Dosierung oder eine Applikation erwähnt wird, darf der Leser zwar darauf vertrauen, daß Autoren, Herausgeber und Verlag große Sorgfalt darauf verwandt haben, daß diese Angabe dem Wissensstand bei Fertigstellung des Werkes entspricht.
Für Angaben über Dosierungsanweisungen und Applikationsformen kann vom Verlag jedoch keine Gewähr übernommen werden. Jeder Benutzer ist angehalten, durch sorgfältige Prüfung der Beipackzettel der verwendeten Präparate und gegebenenfalls nach Konsultation eines Spezialisten festzustellen, ob die dort gegebene Empfehlung für Dosierungen oder die Beachtung von Kontraindikationen gegenüber der Angabe in diesem Buch abweicht. Eine solche Prüfung ist besonders wichtig bei selten verwendeten Präparaten oder solchen, die neu auf den Markt gebracht worden sind. Jede Dosierung oder Applikation erfolgt auf eigene Gefahr des Benutzers. Autoren und Verlag appellieren an jeden Benutzer, ihm etwa auffallende Ungenauigkeiten dem Verlag mitzuteilen.
Geschützte Warennamen (Warenzeichen) werden nicht besonders kenntlich gemacht. Aus dem Fehlen eines solchen Hinweises kann also nicht geschlossen werden, daß es sich um einen freien Warennamen handele.

ISBN 3-7773-1258-4

© Hippokrates Verlag GmbH, Stuttgart 1998

Jeder Nachdruck, jede Wiedergabe, Vervielfältigung und Verbreitung, auch von Teilen des Werkes oder von Abbildungen, jede Abschrift, auch auf fotomechanischem Wege oder in Magnetonverfahren, in Vortrag, Funk, Fernsehsendung, Telefonübertragung sowie Speicherung in Datenverarbeitungsanlagen, bedarf der ausdrücklichen Genehmigung des Verlages.

Printed in Germany 1998
Satz und Druck: Druckerei Sommer GmbH, Feuchtwangen

Inhaltsverzeichnis

Vorwort 17
F. Milz, K.-P. Schirmer

Konventionelle orthopädische Therapie und Naturheilverfahren: Eine Synopsis 19
F. Milz, K.-P. Schirmer

Konventionelle Therapie kurzgefaßt

Einführung 27
K.-P. Schirmer

Krankengymnastik 28
K.-P. Schirmer
    Grundlagen 28
    Therapie 28
        Ausbalancieren der Muskulatur 29
        Verbesserung der Gelenkfunktionen ... 29
        Erlernen – Wiedererlernen und
        Koordination von Bewegungsmustern .. 30
        Heranführen an die individuelle
        physische und psychische
        Leistungsfähigkeit 30

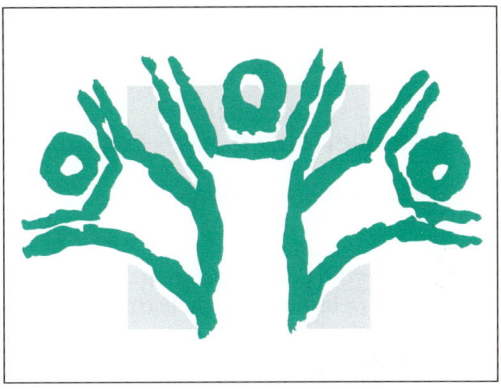

Ergotherapie 31
K.-P. Schirmer

Massage 31
K.-P. Schirmer
    Klassische Massage 31
    Unterwassermassage 32
    Bindegewebsmassage (BGM) 32
    Lymphdrainage 33
    Fußreflexzonenmassage 34

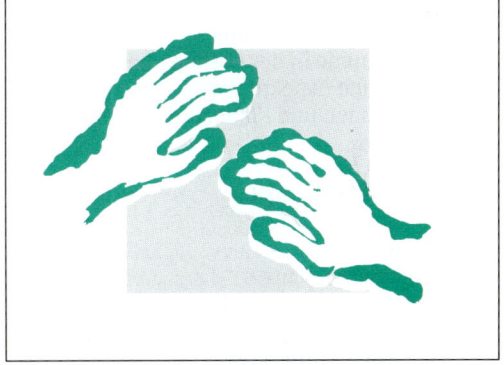

Hydro, Balneo-, Thermotherapie 34
K.-P. Schirmer

Elektrotherapie 36
K.-P. Schirmer
    Gleichstrom........................... 36
        Stangerbad 36
        Iontophorese 36
    Niederfrequente Reizströme
    (bis 1000 Hz) 37
        Diadynamische Ströme 37
        Träbert-Reizströme 37
        Elektrische Muskelreizung 37
    Mittelfrequenter Reizstrom
    (1000 Hz – 300 KHz).................. 38
    Interferenzstrombehandlung nach Nemec 38
    Hochfrequenzbereich (über 300 KHz) 39
    Spezielle Methoden.................... 39
        Transkutane elektrische
        Nervenstimulation (TENS) 39
        Ultraschalltherapie 39

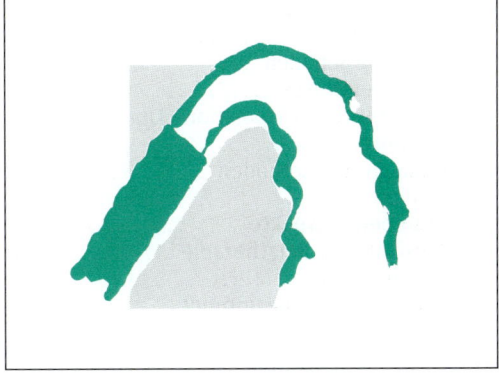

Manuelle Medizin (Chirotherapie) 41
K.-P. Schirmer
   Diagnostik 41
   Therapie 41

Psychosomatik in der Orthopädie 44
H. Heindl

Medikamentöse Therapie 45
K.-P. Schirmer
   Lokale Therapie 45
   Systemische Therapie 45

Naturheilverfahren

Grundlagen und Wirkungsweise 53
F. Milz
   Definition 53
   Das System der Grundregulation 54
      Bindegewebsmodell nach Pischinger ... 54
      Qualität der Grundsubstanz 56
      Bedeutung für die Orthopädie 56
      Krankheitsentwicklung 57
   Erklärungsmodell Biokybernetik 58
      Grundlagen 58
      Regulationsblockierung 59
   Naturheilkunde in der Orthopädie 61
      Allgemeine Aspekte 61
      Indikationen und Kontraindikationen .. 61

Ordnungstherapie (»Diaita«) 63
F. Milz
   Grundlagen 63
      Medizingeschichte 63
      Ordnungstherapie als Basistherapie ... 64
   Die Anamnese 65
      Vegetative Symptome 65
      Allergien und Unverträglichkeiten 66
      Lebensweise 65
      Genußgifte 66
      Iatrogene Schäden 66
      Umwelteinflüsse 66
      Konstitution – Disposition –Diathese .. 67
      Psychosomatik 67
   Untersuchungsmethoden 68
   Therapie 69
      Allgemeine Aspekte 69
      Physikalische Reiztherapie 70
      Rhythmus 70
      Schlaf – Ruhe – Besinnung 71
      Bewegung 71
      Pflege der Entgiftungssysteme 72

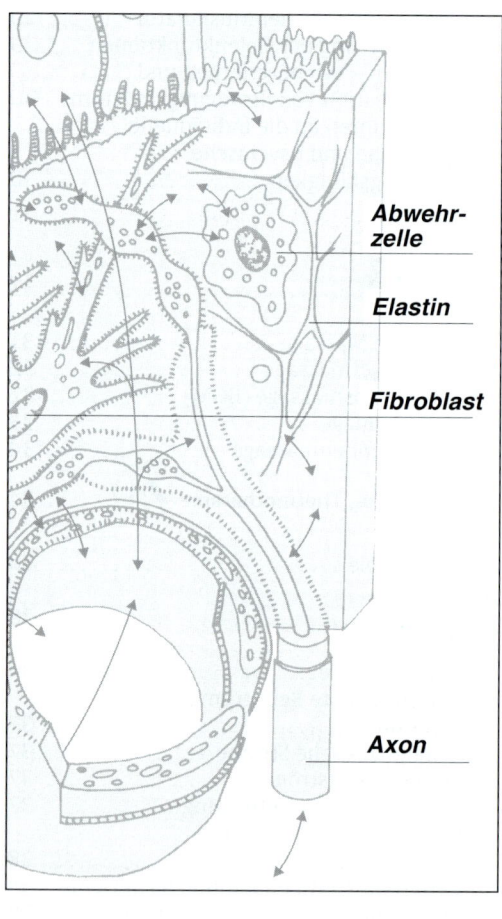

Naturgemäße Ausleitung von Umweltgiften	77
Naturheilkundliches Immuntraining	78
Psychotherapie	79

Ausleitende Verfahren (Aschner-Verfahren) 82
F. Milz

Einführung	82
Grundlagen	82
Externe Aschner-Verfahren	82
Interne Aschner-Verfahren	82
Konstitutionstypen	83
Aschner-Verfahren als Regulationstherapie	83
Grundsystem und Humoraltherapie	84
Wirkung	84
Schröpftherapie	85
Schröpfzonen als »Super-Reflexzonen«	85
Entstehung	86
Gelosen	86
Schröpfzonentopographie (nach Abele)	88
1. Blutige Schröpftherapie	90
2. Trockenschröpftherapie	94
Aderlaßtherapie	97
Wirkung	97
Technik	97
Indikationen	98
Kontraindikationen	98
Sonderformen	98
Blutegeltherapie	98
Wirkung	98
Technik	99
Indikationen	99
Kontraindikationen	100
Nebenwirkungen	100
Baunscheidt-Verfahren	100
Wirkung	100
Baunscheidt-Externa	101
Technik	101
Indikationen	102
Kontraindikationen	103
Nebenwirkungen	103
Kantharidenpflaster	103
Wirkung	103
Hilfsmittel	104
Technik	104
Indikationen	104
Kontraindikationen	105
Nebenwirkungen	105
Fontanellentherapie	106
Wirkung	106
Technik	106
Indikationen	106

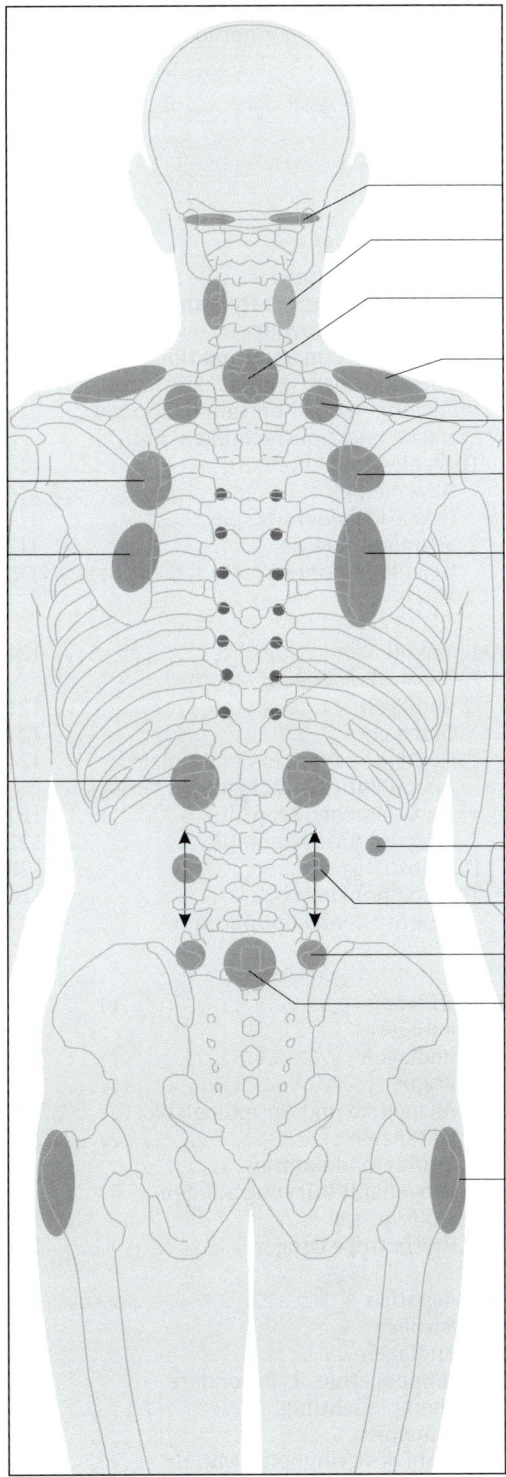

Komplikationen 106
Andere Reizkörpermethoden 107

Neuraltherapie 108
F. Milz
  Grundlagen 108
    Prinzipien........................ 108
    Wirkung 108
    Vordiagnostik 109
  Anwendungsformen 109
    Lokal- und Segmenttherapie......... 109
    Therapie über nicht
    segmentgebundene Funktionskreise .. 110
    Therapie über Herd und Störfeld 111
  Indikationen und Kontraindikationen ... 113
  Einfache Injektionstechniken und
  Therapieschemata 114
    Allgemeines....................... 114
    Lokale Quaddeltherapie............. 114
    Segmenttherapie 115
    Gelenkinjektionen................. 119

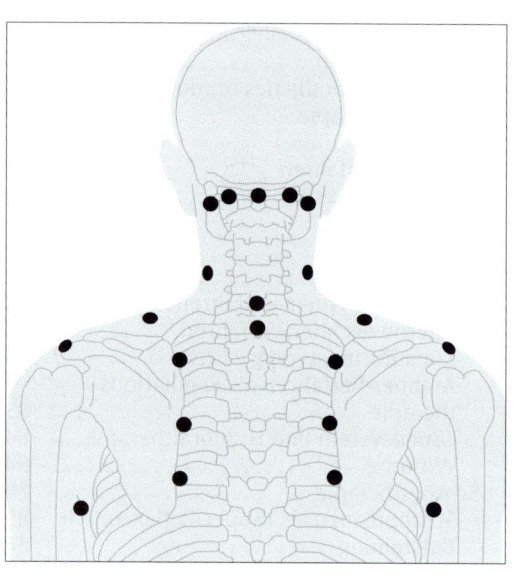

Akupunktur 121
A. Pollmann, N. Pollmann
  Grundlagen 121
    Geschichte....................... 121
    Heutige Position in der Medizin....... 121
    Akupunktur-Grundlagen im Vergleich
    zur westlichen Medizin 121
    Akupunktur-Systematik.............. 122
  Diagnostik 126
  Therapieprinzipien................... 126
    Mikrosystemakupunkturen........... 127

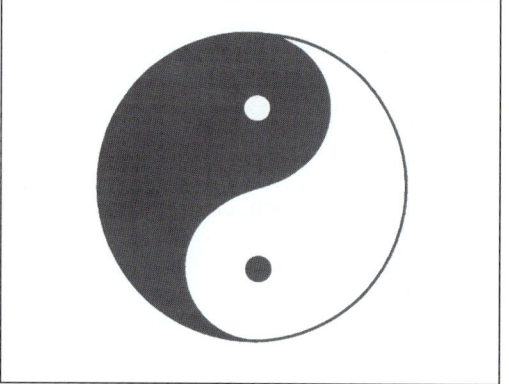

Phytotherapie 129
M. Wiesenauer
  Grundlagen 129
  Therapie 130
    Analgetika und Antiphlogistika 130
    Irritanzien 132
    Immunmodulatoren 132
    Drogen mit Wirkung auf den
    Stoffwechsel 134
    Psychotrope Drogen 134

Homöopathie 135
M. Wiesenauer
  Grundlagen 135
    Homöopathie als Besondere
    Therapierichtung 135
    Prinzipien........................ 135
    Wahl des geeigneten Mittels.......... 135

Potenzierung.......................... 136
Therapie 136
   Behandlungsgrundlagen 137
   Wirksamkeitsnachweis 137
   Indikationen 137

Ernährungstherapie – Aspekte naturgemäßer Diätetik 139
F. Milz

Grundlagen 139
   Stoffwechsel und Gelenktrophik 139
   Ernährung und Mikrozirkulation...... 141
   Ernährung und Mesenchym 142
   »Entschlackung«.................... 142
Therapie 142
   Therapeutische Empfehlungen........ 143
   Praktische Diätberatung.............. 144

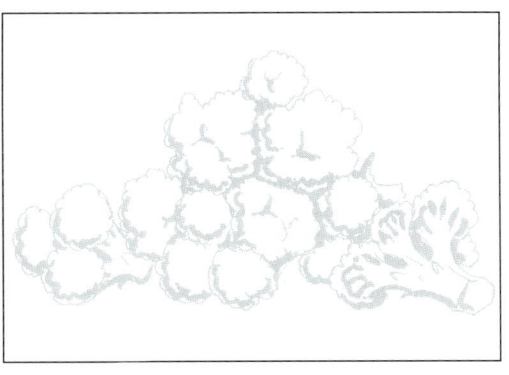

Mikrobiologische Therapie 147
F. Milz

Grundlagen 147
Labordiagnostik 149
Therapie 151
   Behandlungsbausteine.............. 151
   Therapie intestinaler Mykosen........ 153
   Perspektiven 153

Heilfasten 155
F. Milz

Grundlagen 155
   Wirkungen......................... 155
Therapie 155
   Orthopädische Indikationen 155
   Kontraindikationen 156
   Beschwerden während des Fastens.... 157
   Darmentleerung.................... 157

Diagnostik und Therapie nach F. X. Mayr   159
F. Milz

Grundlagen 159
   Der Gesundheitsbegriff F. X. Mayrs.... 159
   Gesundheitsdiagnostik nach Mayr 159
   Mayrs pathogenetisches Konzept – die Enteropathie..................... 159
   Bedeutung für die Orthopädie 161
Therapie nach F. X. Mayr 162
   Prinzip Schonung................... 162
   Prinzip Säuberung.................. 162
   Prinzip Schulung 163
   Substitution........................ 164
   Behandlungsziel.................... 164
   Durchführung einer Kur.............. 164
   Indikationen der Mayr-Kur 164

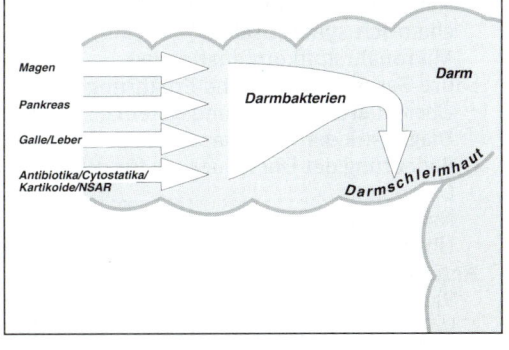

    Kontraindikationen 165
  Spezielle Gesichtspunkte in der
  Orthopädie........................... 165
    Bauchformen nach Mayr 165
    Thoraxformen nach Mayr 167
    Haltungsformen..................... 169
  Übersicht: Bedeutung der Enteropathie
  nach Mayr für die Orthopädie........... 174

Natürliche Nahrungsergänzung und Therapie mit Nahrungsmitteln 177
F. Milz

  Einführung 177
    Ernährung bei Krankheiten der
    Bewegungsorgane 177
    Mikronährstoffe..................... 177
    Definition »Nahrungsergänzung« 180
    Latente Unterversorgung und
    Mangelkrankheiten 180
    Langzeiteffekte von Mikronährstoffen . 180
    Zusätzliche Gabe von
    Mikronährstoffen.................... 181
  Naturgemäße Nahrungsergänzung zur
  Prophylaxe........................... 181
    Nahrungsergänzungsstoffe natürlicher
    Herkunft 184
    Naturstoff-Kombinationen 185
    Nahrungsergänzung mit
    chemisch-synthetischen
    Mikronährstoffkombinationen........ 186
  Säure-Basen-Haushalt und Ernährung .. 187
    Übersäuerung und Grundsystem...... 187
    Diagnostik der Pufferkapazität 188
    Bedeutung der Übersäuerung für die
    Orthopädie......................... 188
    Naturheilkundliche Therapie der
    Übersäuerung 189
  Antidoxidanzien....................... 192
    Radikalenfänger..................... 192
    Wirkung............................ 192
    Antioxidanzien-Supplementierung.... 193
  Ernährung und Stoffwechsel 196
    »Rheumadiät«...................... 197
    Nahrungsergänzung bei rheumatischen
    Erkrankungen 197
    Nahrungsergänzung und Ernährung
    bei Arthrose........................ 198

Orthomolekulare Medizin in der Orthopädie 199
F. Milz

  Einführung........................... 199
    Nutrienten bei orthopädischen
    Krankheiten........................ 199

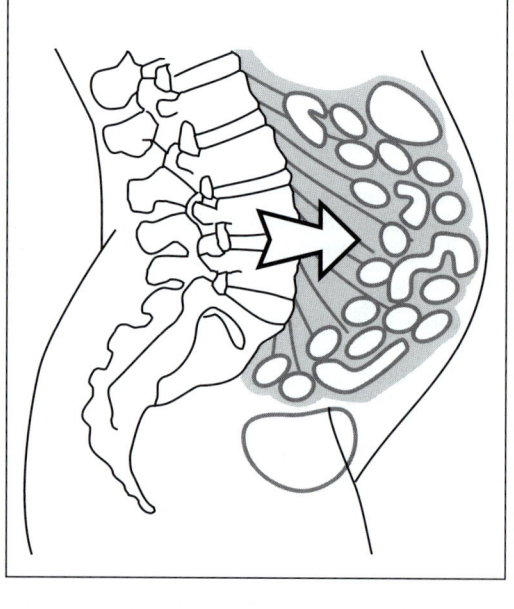

Biochemie einiger orthomolekularen
Substanzen.......................... 200
  Nutrienten im Leistungssport......... 202
  Qualität der Nutrienten 202
Therapie 202
  Akute Sportverletzungen und
  postoperatives Therapie.............. 202
  Degenerative Gelenkveränderungen... 205
  Karpaltunnelsyndrom................. 205
  Wachstumsschmerzen bei Kindern.... 205
  Chronische Polyarthritis.............. 205
  Osteoporoseprophylaxe 206

Systemische Enzymtherapie 207
O. Pecher
  Einführung.......................... 207
    Entzündungsphasen 207
    Therapieziele...................... 207
  Wirkmechanismen.................... 208
    Wirkung auf klinisch »sichtbare«
    Symptome 208
    Regulation der Immunreaktionen..... 208
    Hemmung hoher Immunkomplex-
    konzentrationen (pathogener Immun-
    komplexe) 209
    Nebenwirkungen, Toxizität.......... 210
  Anwendung in der Orthopädie.......... 210
    Dosierungen 211

Fallbeispiele

I. **Kopf-Hals-Bereich** 215
   Schiefhals.......................... 215
   Kopfschmerzen mit Schwindel........ 219
   Schmerzen an HWS und rechter
   Gesichtshälfte...................... 222
   Belastungsabhängige Schmerzen der
   HWS mit Ausstrahlung in den rechten
   Arm 224
   Chronisches Schmerzsyndrom der HWS
   mit Ausstrahlung in den
   Schultergürtel...................... 226
   Chronischer bewegungsabhängiger
   HWS-Schmerz mit Ausstrahlung in den
   Kopf 228

II. **Hals-Arm-Bereich**
    (Zervikobrachialsyndrom)............. 230
    Chronisches Zervikobrachialsyndrom; -
    temporäre Sensibilitätsstörung in
    beiden Armen...................... 230
    Lokales HWS-Syndrom, Ausstrahlung
    in linken Unterkiefer und linke Schulter 233

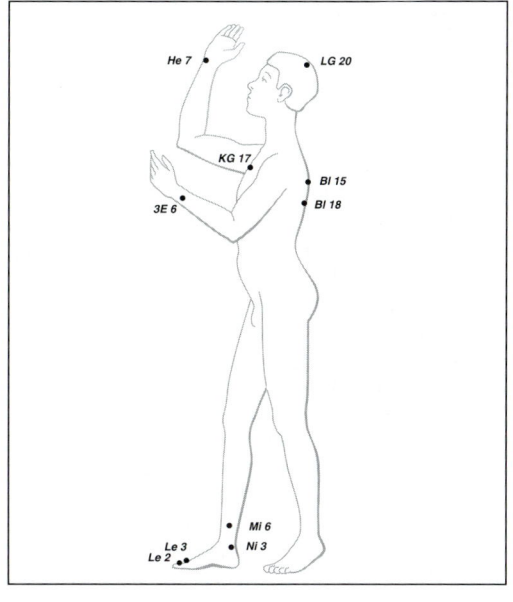

Therapieresistentes HWS-Syndrom mit
Ausstrahlung in den Schultergürtel
chronischer Nasennebenhöhleninfekt . 234

III. Obere Extremität 237
Bewegungseinschränkungen beider
Schultergelenke; Schmerzausstrahlung
in die Oberarme 237
Schmerzen im rechten Schultergelenk. 239
Schmerzen im linken Schultergelenk,
rechten Knie- und Sprunggelenk 242
Belastungsabhängige Schmerzen im
Schultergürtel mit Ausstrahlung
in beide Arme 245
Belastungsabhängige Schmerzen im
rechten Ellenbogengelenk 247
Nächtliche Schmerzen im Unterarm-
und Handbereich rechts.............. 249
Anhaltender Handgelenksschmerz
nach Handgelenksdistorsion 251
Schmerzhafte Bewegungseinschränkung
der Fingerend- und Mittelgelenke sowie
der Daumensattelgelenke 252

IV. Brustwirbelsäule und Thorax 254
Belastungsunabhängige Schmerzen
zwischen den Schulterblättern........ 254
Akuter, belastungsabhängiger
präkordialer Schmerz 257
Lokaler atemabhängiger BWS-Schmerz
mit Ausstrahlung in beide
Schultern 261
Akute nächtliche Herzschmerzen mit
atemabhängigen BWS-Beschwerden .. 262
Belastungsabhängiger lokaler
BWS-Schmerz; Ausstrahlung in linkes
Schulterblatt und linken Brustkorb.... 264

V. Lendenwirbelsäule und
Ileosakralgelenk 266
Lumboischialgie rechts............... 266
Akuter Rückenschmerz mit
Ausstrahlung ins rechte Gesäß........ 270
Belastungsabhängiger diffuser
Kreuzschmerz; Meteorismus 271
Lokales Lumbalsyndrom nach zwei-
maliger Nukleotomie und nach-
folgender Spondylodese L 4 – S 1 273
Chronischer belastungsunabhängiger
lokaler Rückenschmerz 276
Rezidivierende Funktionsstörung des
Kreuzdarmbeingelenks; Meteorismus . 278
Beidseitige Lumboischialgien 280
Rückenschmerzen, Pollakisurie unklarer
Genese............................. 283

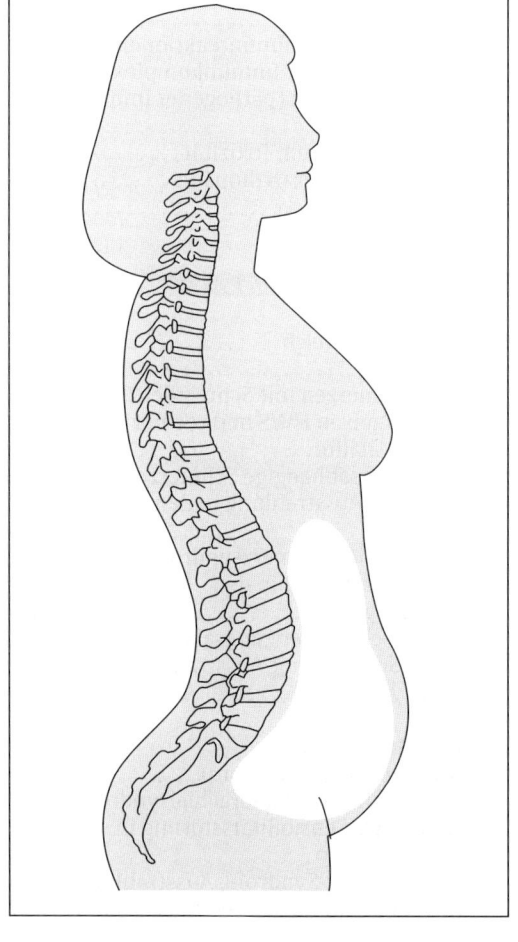

Belastungsabhängiges lokales Schmerzsyndrom der unteren BWS und LWS 286
Generelles Wirbelsäulensyndrom – Schulter-Arm-Syndrom sowie Arthralgien im Hüft- und Kniegelenk 289

VI. **Untere Extremität** 293
Belastungsabhängiger Leistenschmerz beiderseits 293
Belastungsabhängiger Leistenschmerz rechts 297
Belastungsabhängiger Kniegelenkschmerz linksbetont 298
Kniegelenkschwellung, Varikosis, Adipositas 301
Schmerzen in der Kniekehle 302
Fußschmerz nach Inversions- (»Supinations«)-trauma 304
Schwellungen des linken Sprunggelenkes und beider Hände; Verdauungsstörungen 306
Schwellung und Schmerz an der Großzehe 308
ICD10-Nummern 311

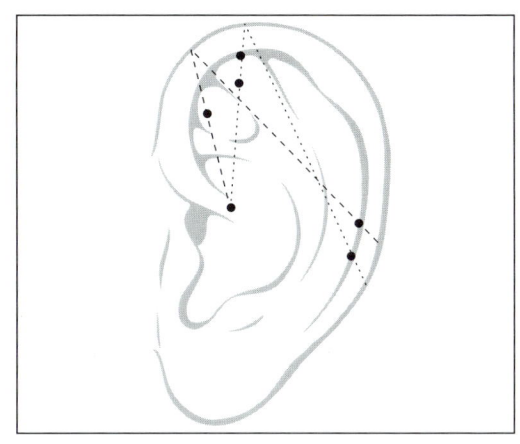

Abrechnung und Praxismarketing

Abrechnung von Naturheilverfahren und komplementären Therapiemethoden 317
H. Fuchs
  Privatarzt oder Vertragsarzt? 318
    Privatarzt 318
    Vertragsarzt 318
  Musterverträge und Formblätter 319
  Für die naturheilkundliche Therapie relevante Abrechnungsziffern nach GOÄ . 329

Praxismanagement und Zukunft der Orthopädenpraxis 333
H.-J. Schade
  Juristisch einwandfreie Privatleistung in der Orthopädie 333
  Strategien............................ 333
    Ökonomische Partnerschaft mit Heilhilfsberufen 333

Praxisabgabe ab 1999 334
Grundsatzfragen zu neuen Einkommensstrukturen 334
Die Entwicklung im Bewegungsbereich.. 334
  Lebensziel: Gesundheit und Wohlbefinden durch Bewegung........ 335
  Gesetzliche Gesundheitsförderung.... 335
  Fitneß und Sport 335
Wachstumsmarkt Gesundheit: Die Zielgruppen 336
Anbieter auf dem Sektor Bewegung 337
  Ärztlich gesteuerte Ernährungs- und Bewegungskonzepte 339
  Rechts- und Strukturebene der zusätzlich angebotenen Leistungen ... 340
  Gemeinsame privatärztliche Schwerpunktbildung im Selbstzahlerbereich.................. 341

Adressen 343

Sachverzeichnis 346

Autorenverzeichnis

Hildegard Fuchs
Eggweg 6
86898 Steingaden

Dr. med. Hildegund Heinl
Mühlstr. 28a
55263 Wackernheim

Dr. med. Franz Milz
Ziegelberger Str. 3
87730 Bad Grönenbach/Allgäu

Dr. med. Otto Pecher
Malvenweg 2
82538 Geretsried

Dr. med. Antonius Pollmann
Dr. med. Naschmil Pollmann
Lichtentaler Str. 3
76530 Baden-Baden

Hans-Joachim Schade
Rechtsanwalt
Leipziger Str. 35
65191 Wiesbaden

Dr. med. Klaus-Peter Schirmer
Argentalklinik
88316 Isny-Neutrauchburg

Dr. med. Markus Wiesenauer
In der Geiß 8
71384 Weinstadt-Strümpfelbach

Vorwort

In den letzten Jahren ist ein stark zunehmendes Interesse von Ärzten an nicht konventionellen Therapieformen zu beobachten. Gleichzeitig verlangen immer mehr Patienten nach wirkungsvollen und risikoarmen, naturgemäßen Behandlungsmöglichkeiten.
Aus demoskopischen Befragungen der letzten Jahre geht hervor, daß über 80% der Bevölkerung den Naturheilverfahren heute positiv gegenüberstehen; drei Viertel aller Patienten wünschen sogar ausdrücklich eine Behandlung mit naturgemäßen Heilverfahren. Dem steht die Tatsache gegenüber, daß Naturheilverfahren in der ärztlichen Sprechstunde immer noch ein Schattendasein führen und nur selten kompetent und konsequent eingesetzt werden.
Seit 1989 sind »Grundlagen, Möglichkeiten und Grenzen der Naturheilverfahren und der Homöopathie« zwar Prüfungsgegenstand im zweiten Teil der ärztlichen Prüfungen; dennoch wird an den meisten Universitäten nur vereinzelt ein studienbegleitender, praxisbetonter Unterricht angeboten. Die Weiterbildung in Naturheilverfahren findet fast ausschließlich postuniversitär statt und liegt in den Händen privater, von den Landesärztekammern anerkannter Weiterbilder.
Durch die Weiterbildungsrichtlinien der Bundesärztekammer ist seit 1965 der inhaltliche Schwerpunkt der Naturheilverfahren festgelegt; damit ist eine *grundsätzliche Anerkennung naturgemäßer Heilverfahren* durch die ärztlichen Standesorganisationen gegeben. Jedoch reichen die durch die vorgeschriebene Weiterbildung erworbenen Kenntnisse in der Regel nicht aus, um den Arzt in seinem speziellen Fachgebiet in die Lage zu versetzen, erfolgreich mit Naturheilverfahren zu arbeiten.
Gründe dafür, daß die Naturheilverfahren noch nicht an der Hochschule integriert und etabliert sind, gibt es viele. Die naturwissenschaftliche Medizin hat sich bisher kaum ernsthaft mit naturgemäßen Heilverfahren in Theorie, Forschung und praktischer Anwendung beschäftigt, sei es auf Grund geringer traditioneller Verankerung an den Universitäten, mangels kompetenter Hochschullehrer oder auch wegen fehlender Dialogbereitschaft. Wegen dieses historisch entstandenen Vakuums sind weite Bereiche der Naturheilkunde nach wie vor – auch publizistisch – von medizinischen Laien vertreten. Im Bild der Öffentlichkeit schwankt deshalb die Einschätzung der »Außenseitertherapien« von Scharlatanerie bis zur völligen Überbewertung. Eine sachliche, unvoreingenommene und pragmatisch ausgerichtete Auseinandersetzung ist deshalb von kompetenter ärztlicher Seite aus dringend notwendig.

Das Paradigma der »holistischen Medizin« verbindet Naturwissenschaft, Kybernetik und Erfahrungsheilkunde, deren wichtigster Bestandteil die Naturheilkunde ist. In eine sinnvolle Gesamtmedizin fließen auf dem Boden gesicherter hochschulmedizinischer Vorgehensweise auch nicht konventionelle (komplementärmedizinische) Therapieverfahren langsam mit ein. Klassische »Schulmedizin«, vernetzt mit bewährten Naturheilverfahren, führt zu einer *Erweiterung der konventionellen Medizin*. Einige »Außenseiterverfahren« wurden, dem Trend der Zeit entsprechend und auf Druck der ärztlichen Öffentlichkeit, bereits von der Hochschulmedizin, den Standesorganisationen und der Ärzteschaft anerkannt und erfreuen sich heute größten Interesses. Ein Paradebeispiel dafür ist die Chirotherapie.
Die konventionelle Orthopädie beschäftigt sich vorwiegend mit zerstörten Strukturen einzelner Bewegungsorgane und ihrer operativen Korrektur. Demgegenüber stehen in der täglichen Praxis in über 80% reversible Funktionsstörungen im Vordergrund, die in der Ausbildung nur am Rande gelehrt werden; unter anderem auch deshalb, weil sie nicht von besonderem Interesse sind, da die orthopädische Forschung überwiegend gerätetechnisch orientiert ist. Betrachtet man diese häufigsten, oftmals sehr komplexen funktionellen Beschwerden ganzheitlich, so kommt man zu einer regulativen Therapie gestörter Funktionskreise durch Naturheilverfahren.
Bei Krankheiten der Bewegungsorgane ist der Therapieansatz der Naturheilverfahren dem der konventionellen Therapie häufig überlegen, weil die regulatorischen Prinzipien der Naturheilkunde kausal und nicht nur symptomatisch wirken.
Der Vielfalt der historisch gewachsenen und neueren Verfahren der Naturheilkunde liegen unterschiedliche Krankheitsmodelle zugrunde (Verschlackung, Störfeld, Psychogenese etc.). Ihr Wirkprinzip und ihr Ansatz decken einen großen Bereich orthopädischer Funktionsstörungen und Erkrankungen der Praxis ab. Zugleich bieten sie auch die adäquate Prävention.

Der überwiegende Anteil der Patienten sucht die orthopädische Sprechstunde wegen Schmerzen an den Bewegungsorganen auf, so daß der Orthopäde in der Praxis letztlich auch *Schmerztherapeut* ist. Dabei beschreiben die Patienten häufig eine Schmerzausbreitung, die vor allem im Weichteilgewebe abläuft und klassischen neurologischen Befunden nicht zuzuordnen ist. Das Meridiansystem der Akupunktur scheint am besten geeignet zu sein, einen solchen »pseudoradikulären« Schmerzverlauf näher einzugrenzen und therapeutisch anzugehen. Dabei ist noch nicht klar, ob in den Meridianen ein Energietransport stattfindet oder ob »muskulotendinöse Meridiane« Basis einer vorwiegend muskulären Schmerzausbreitung sind.

In der Genese chronischer orthopädischer Krankheitsbilder, v. a. thorakolumbalen Wirbelsäulenbeschwerden, spielt der Zustand des Darmes eine wesentliche Rolle, eine Erfahrung, die in der naturheilkundlichen Medizin eine lange Tradition hat und heute durch viele Hinweise und Untersuchungen gesichert ist (z.B. darmassoziiertes Immunsystem). In späteren Kapiteln wird darauf ausführlich eingegangen und die kausale orthopädische Behandlung von Wirbelsäulenbeschwerden mit den notwendigen therapeutischen Konsequenzen beschrieben.

Gemeinsam mit den »klassischen« Naturheilverfahren bilden die Bereiche Akupunktur, Chirotherapie, physikalische Therapie und Homöopathie in der orthopädischen Praxis einen wesentlichen therapeutischen Schwerpunkt. Allen gemeinsam ist ihre Wirkung als aktive Regulationstherapien auf verschiedenen Ebenen. Deshalb eignen sie sich für ein *synergistisches Therapiekonzept* mit komplementärmedizinischen Methoden, dessen einzelne Bestandteile sich in ihrer Wirkung potenzieren. In der Fort- und Weiterbildung werden sie meist für sich allein vermittelt. Für die konservative Behandlung chronischer orthopädischer Beschwerden erhöht jedoch ein komplexes Therapiemodell, wie es in diesem Buch synoptisch dargestellt wird, eindeutig den Behandlungserfolg.

Die Autoren sind seit langem und zum Teil gemeinsam in der ärztlichen Fort- und Weiterbildung für Naturheilverfahren, Chirotherapie, physikalische Therapie und Homöopathie tätig. Angeregt durch Fragen und Bedürfnisse von Kolleginnen und Kollegen aus Praxis und Klinik wurden im Laufe der Jahre fachübergreifende und praxisnahe Therapiekonzepte für die Orthopädie entwickelt. Aus diesem Prozeß hat sich schließlich ein ganzheitlich orientierter, rationaler Behandlungsansatz entwickelt, der zu einer sinnvollen und praxiserprobten Synthese von Methoden geführt hat, welche der Vielschichtigkeit orthopädischer Krankheitsbilder und des individuellen Patienten gerecht wird.

Im ersten Teil des Buches werden als »Memo« die konventionellen orthopädischen Therapien und – ausführlich – die geeigneten Naturheilverfahren dargestellt. Um das Ineinandergreifen der verschiedenen Therapien plastisch zu schildern, werden im zweiten Teil 40 Kasuistiken, häufige orthopädische Krankheitsbilder der Praxis, geschildert.

Das Buch richtet sich vorwiegend an niedergelassene Orthopäden und chirotherapeutisch/schmerztherapeutisch tätige Allgemeinärzte, darüber hinaus aber an jeden kritischen und verantwortungsbewußten Arzt, der immer wieder die Grenzen der konventionell-naturwissenschaftlichen Medizin erfährt. Aus diesem Grunde soll das Buch auch als Angebot verstanden werden, Methoden der Erfahrungsheilkunde sine ira et studio zu erproben. Unter dem Aspekt des nil nocere sind Naturheilverfahren von den Patienten erwünschte therapeutische Alternativen, welche jederzeit in ein konventionelles orthopädisches Behandlungskonzept integriert werden können. In diesem Sinne erhält der Leser eine Fülle von Anregungen und Hinweise zu einer umfassenderen Betrachtungs- und Vorgehensweise, nicht nur bei Krankheiten der Bewegungsorgane.

Die Verfasser haben bewußt Wert darauf gelegt, effiziente, relativ leicht erlernbare Methoden praxisrelevant darzustellen. Weniger erprobte, in ihrer Wirkung noch nicht sicher beurteilbare Therapieverfahren fanden keine Berücksichtigung. Damit die beschriebenen Naturheilverfahren nicht schematisch und polypragmatisch, sondern differenziert und der Situation des Patienten entsprechend eingesetzt werden, empfiehlt sich in der Praxis ihre Anwendung in Form einer Stufentherapie, der ein regulativer Behandlungsansatz zugrundeliegt.

In enger Verbindung mit der notwendigen konventionellen orthopädischen Therapie sind die Naturheilverfahren (im weiteren Sinne die komplementärmedizinischen Therapieverfahren) heute als integrativer Bestandteil eines umfassenden diagnostischen und therapeutischen Gesamtkonzepts zu sehen. Dieses läßt sich adäquat als »integrative Orthopädie« beschreiben.

Konventionelle orthopädische Therapie und Naturheilverfahren: Eine Synopsis

Die multifaktorielle Genese von Krankheiten und Beschwerden an den Bewegungsorganen kann durch ein holistisches Konzept dargestellt werden, das wir im folgenden wiedergeben. Es bildet den »roten Faden« in Diagnostik und Therapie aller orthopädischen Krankheitsbilder und soll dem Behandelnden gleichzeitig auch als »Checkliste« für den Praxisalltag dienen.

In diesem Schema wird deutlich, wie aus kybernetischer Sicht das Konzept der organisch-naturwissenschaftlich orientierten Orthopädie, das Denkmodell der Manuellen Medizin und die Vorstellungen der Naturheilkunde ineinander greifen und sich gegenseitig ergänzen.

Der konventionellen Therapie und der Manuellen Medizin liegt hauptsächlich das Konzept struktureller entzündlicher und reflektorischer Krankheitsursachen zugrunde. Die ganzheitlich orientierte Naturheilkunde erweitert dieses Bild durch kybernetisch-regulationstherapeutische Aspekte, nach denen zahlreiche weitere Kausalfaktoren an der Entstehung von Beschwerden, Funktionsstörungen und Krankheiten mitwirken. Dazu gehören z.B. Störungen im Bereich innerer Organe, des Stoffwechsels, Bindegewebes, der Durchblutung, Trophik und des Immunsystems, aber auch »energetische«, konstitutionelle und psychische Faktoren.

Die Wertigkeit der einzelnen Kausalfaktoren muß bei jedem Patienten diagnostisch genau herausgearbeitet und hinsichtlich der therapeutischen Konsequenzen mit Bedacht gewichtet werden.

Die unterschiedlichen Regulationsebenen einer solchen »integrativen Orthopädie« beeinflussen sich gegenseitig im Sinne einer Wirkungsverstärkung oder -abschwächung. Die ätiologische Komplexität der Erkrankungen dieses Fachgebietes macht es sinnvoll alle zur Verfügung stehenden konventionellen und komplementärmedizinischen Therapieverfahren zu nutzen.

Überblick

Konventionelle orthopädische Therapie und orthopädierelevante Naturheilverfahren in Zuordnung zu den vielschichtigen Regulationsfaktoren und -ebenen der Bewegungsorgane aus ganzheitlich-kybernetischer Sicht

Kausalfaktoren und -ebenen von Krankheiten der Bewegungsorgane	
Struktur	Angeborene und erworbene Fehlbildungen, Traumen Chronisch-prozeßhaft verlaufende Krankheiten der Bewegungsorgane (primäre und sekundäre Arthrosen), Osteoporose
	Lokal- und systemisch-entzündliche Erkrankungen (bakteriell, viral, autoaggressiv) maligne Erkrankungen
Funktion	Fehl- und Überlastungssyndrome der Bewegungsorgane Reversible, funktionell bedingte Störungen an Wirbelsäule und Gelenken (myogen, arthrogen)
	»Blockierungen«
Ernährung	Ernährungsstörungen durch Fehl- oder Überernährung Dysbiose und Mikronährstoffdefizite mit metabolischen und immunologischen Folgen Nahrungsmittelallergien und Intoleranzreaktionen mit Manifestation an den Bewegungsorganen (v. a. am Weichteilgewebe)
Magen-Darm	Enteropathiesyndrom nach *Mayr* mit abdominell induzierter Fehlhaltung, muskulärer Überlastung und pathologischer Veränderung der Wirbelsäulenform
Stoffwechsel	Sekundäre Folgen von Stoffwechselstörungen (z. B. diabetische Neuro- und Osteoarthropathie, kristallinduzierte Arthropathien, z. B. Gicht) und Mikronährstoffmangel
Durchblutung	Reflektorisch oder organisch bedingte Störungen von Durchblutung, Mikrozirkulation, Lymphfluß und Trophik im Bereich der Bewegungsorgane
Ausscheidung	Stoffwechselschlacken und -gifte (eliminationspflichtige Metaboliten, z. B. Harnsäure) mit schmerzhafter Übersäuerung und Gelosierung von Bindegewebe und Muskulatur

Möglichkeiten therapeutischer Einflußnahme auf die unterschiedlichen Regulationsebenen der Bewegungsorgane mit konventioneller orthopädischer Therapie und Naturheilverfahren

- Krankengymnastisch-physikalische Behandlung, Ergotherapie
- Orthopädietechnische Versorgung
- Operative Maßnahmen
- Medikamentöse Therapie mit chemisch-synthetischen Pharmaka

- Antiphlogistika, Analgetika, krankheitsmodulierende Substanzen (»Basis-Therapeutika«), Kortikoide, Immunsuppressiva und Zytostatika
- Kryotherapie und andere physikalische Therapien
- Entlastung des darmassoziierten Immunsystems (GALT) durch Kurzfasten und Ernährungstherapie, mikrobiologische Therapie
- Naturheilkundliche Immunmodulation und -stimulation (s.u.)

- Krankengymnastisch-physikalische Behandlung, ergonomische Beratung, Massagen
- Akupunktur, Neuraltherapie, Chirotherapie

- Chirotherapie, Neuraltherapie, Akupunktur und andere Reflextherapien

- Initial u. U. Heilfasten, danach Ernährungsumstellung und mikrobiologische Therapie
- Mikronährstoffsubstitution durch naturgemäße Nahrungsergänzung und orthomolekulare Therapie
- Karenz von Nahrungsmittelallergenen, Methoden der Gegensensibilisierung

- Therapie nach F. X. Mayr (F. X. Mayr-Kur)
- Langfristig Ernährungsumstellung im Sinne einer naturgemäßen individuellen Diätetik

- Therapie nach F. X. Mayr, evtl. Fasten, orthomolekulare Therapie
- Bewegungstherapie
- Naturheilkundliche Basistherapie (»Ordnungstherapie«)
- Phytotherapie

- Baunscheidtieren, Trockenschröpfung
- Bindegewebsmassage, Fußreflexzonentherapie, Ödemtherapie durch Lymphdrainage
- Physikalische Therapien (Hydro-, Thermo- und Elektrotherapie)
- Akupunktur und Neuraltherapie

- Terrainsanierung durch Fasten
- Gesunde, konstitutionsadäquate Ernährung, ergänzende Basenzufuhr zur Gewebsentsäuerung
- Entlastung des bindegewebigen Grundsystems durch ausleitende Verfahren, Bindegewebsmassage, Lymphdrainage, Bewegungstherapie
- Medikamentöse Entgiftung durch Phytopharmaka und Homöopathika

Toxine	Toxische Belastungen des Organismus, speziell der Bewegungsorgane durch Konsum- und Umweltgifte, chemisch-synthetische Medikamente und endogene Toxine mit immunsuppressiver, neurotoxischer und regulationsblockierender Wirkung
Immunsystem	Immundysbalancen durch Schädigung des darmassoziierten Immunsystems (GALT), Nahrungsmittelallergien und Mikronährstoffdefizite Generelle Immunschwäche mit Promotorwirkung auf Erkrankungen des rheumatischen Formenkreises
Reflexwirkungen	Muskelhartspann, muskuläre Triggerpunkte, Hyperalgesie und Gelenkblokkierungen durch Erkrankungen oder Funktionsstörungen innerer Organe (viszerovertebragenes Reflexgeschehen)
Regulationsblockaden	Reflektorische Funktionsstörungen und Schmerzen an den Bewegungsorganen durch Störfelder und Herde (Zähne, Tonsillen, Kieferhöhlen, Narben, Magen-Darm-Trakt, chronische Entzündungen)
Konstitution	Angeborene und erworbene konstitutionelle Schwachstellen der Bewegungsorgane (Bindegewebserkrankungen, »Bindegewebsschwäche«, Hypermobilität, leptosomer oder pyknischer Körperbau)
Energetik	Energetische Dysbalancen im System der Akupunktur-Meridiane durch innere oder äußere pathogenetische Faktoren mit Wirkung auf Schmerzempfinden, Muskeltonus und -balance (muskulotendinöse Meridiane)
Vegetativum	Störungen von Lebensgrundfunktionen auf funktionell-vegetativer oder organisch-struktureller Ebene durch krankmachendes Verhalten und ungesunde Lebensweise
Psyche	Auswirkung seelischer Konflikte auf Muskeltonus, Körperhaltung, Immunsystem und Schmerzempfinden (Psychoneuroimmunologie)
Schmerz	Veränderungen der Schmerzempfindung und -verarbeitung auf Grund pathologischer Schmerzengramme auf spinaler oder zentraler Ebene mit funktionellen Beschwerden im Bereich der Bewegungsorgane (z. B. Phantomschmerzen, Migräne)

- Ausschalten von Noxen und Toxinen, Neuorientierung auf gesunde Lebensweise
- Entgiftung des bindegewebigen Grundsystems durch Aschner-Verfahren
- Entgiftung über die Haut durch Schwitzen (Sauna, Packungen), Niere (forcierte Diurese), Leber (Phytotherapeutika), Lunge (Bewegung, Atemtherapie) und Darm (Darmreinigung, Fasten, gesunde Ernährung), antioxidative Therapie

- Entlastung des GALT durch Heilfasten und Mayr-Therapie, anschließend Ernährungstherapie
- Meiden immundepressiver Noxen und Toxine
- Immunmodulation durch Phytopharmaka, Mikronährstoffsubstitution, Akupunktur
- Immuntraining durch Überwärmungsbäder, Stimulation der Haut als Immunorgan durch Baunscheidt-Verfahren und Schröpftherapie

- Terrainsanierung (Mesenchymentschlackung) durch Fasten, basische Kost, ausleitende Verfahren
- Spezielle Störfeldbehandlung durch Neuraltherapie, Akupunktur und Reflexzonentherapien
- Ggf. operative Sanierung therapieresistenter Herde

- Kausale, möglichst naturgemäße Therapie innerer Organerkrankungen
- Additiv: Chirotherapie, Neuraltherapie, Akupunktur, Bindegewebsmassage, ausleitende Verfahren

- Konstitutionstherapie durch individuell gewählte Reizform und -stärke mit ausleitenden Verfahren, Akupunktur und Phytotherapie
- Homöopathische Konstitutionstherapie
- Konstitutionsadäquate »Ordnungstherapie« bezüglich Ernährung, Bewegungstraining, muskulärer Belastung und Lebensweise

- Behandlung durch traditionelle chinesische Medizin (TCM) mittels Akupunktur, Phytotherapie, Diätetik nach den 5 Elementen, Yoga, Qi-Gong oder durch analoge westliche Therapieverfahren, Psychotherapie, Homöopathie

- Eruierung belastender Lebensfaktoren und krankmachender Verhaltensweisen
- Beratung hinsichtlich Lebensstiländerung
- Naturheilkundliche Krankheitsprävention und Basistherapie mit klassischen Naturheilverfahren
- Umstimmungstherapie durch Homöopathie und Phytotherapie

- Psychotherapie (unterschiedliche Verfahren), psychologische Entspannungsverfahren (Autogenes Training, progressive Muskelentspannung etc.)
- Ergänzend psychotrope Phytotherapie, Homöopathie und Akupunktur
- Psychopharmaka auf chemisch-synthetischer Basis

- Elimination algetischer Substanzen durch ausleitende Verfahren
- Akupunktur, Neuraltherapie, andere Reflextherapien
- Physikalische Therapien, Elektrotherapie (z. B. TENS)
- Orthomolekulare Therapie (neurotrope Vitamine)
- Phytotherapie und organotrope oder konstitutionelle Homöopathie
- Konventionelle orthopädische Schmerztherapie bei Insuffizienz naturheilkundlicher Therapieverfahren

Überblick

Wirkungsweise und Wirkort komplementärmedizinischer Verfahren an den Bewegungsorganen

▶ **Muskulatur**
Einfluß auf muskuläre Balance und Körperhaltung über Regulierung des Muskeltonus

▶ **Gelenkfunktion**
Gelenkstabilisation (Muskulatur), Gelenkmobilisation (Gelenkspiel)

▶ **Bindegewebe**
Einfluß auf Konsistenz und Funktion des Bindegewebes

▶ **Perfusion**
Förderung von Durchblutung, Mikrozirkulation und Lymphfluß (Trophikverbesserung, Entzündungshemmung)

▶ **Trophik**
Optimierung des Ernährungszustandes der Bewegungsorgane (qualitativ, quantitativ), Verbesserung von Trophik und Mikronährstoffgehalt

▶ **Stoffwechsel**
Besserung von Stoffwechselstörungen bei Diabetes mellitus, Gicht und Hyperlipidämie, Vermeiden von Sekundärschäden an den Bewegungsorgangen

▶ **Ausscheidung**
Förderung der Clearance eliminationspflichtiger Stoffwechselmetabolite, Immunkomplexe und Toxine aus dem bindegewebigen Grundsystem

▶ **Immunsystem**
Besserung des Immunstatus und Regulierung von Immundysbalancen bei immunologisch geprägten Krankheitsbildern mit Beteiligung der Bewegungsorgane

▶ **Schmerzen**
Beeinflussung von Rezeptoren- und neuralgiformen Schmerzen (verringerte Bildung und verstärkte Eliminierung von Schmerzmediatoren, Schmerzverdeckung, Modulation der Schmerzempfindung); Schmerzprävention durch krankengymnastisch-physikalische Therapie, ergonomische Beratung und Naturheilverfahren

▶ **Psyche**
Erkennen der komplexen biologischen, psychogenen, soziokulturellen Ursachen von Schmerzen an den Bewegungsorgangen
Bedeutung der Psychosomatik der Bewegungsorgane
Psychotrope und stimmungsaufhellende Effekte durch Endorphinausschüttung
Optimierung der Schmerzverarbeitung

Konventionelle Therapie kurzgefaßt

Einführung

Das Spektrum der in der Orthopädie gebräuchlichen konventionellen Therapiemethoden umfaßt vor allem folgende Bereiche:

- Krankengymnastisch-physikalische Therapie – Ergotherapie
- Operative Maßnahmen
- Orthopädisch-technische Versorgung
- Medikamentöse Therapie
- Psychosomatik

Krankengymnastisch-physikalische Therapie, Ergotherapie und operative Orthopädie sind die tragenden Säulen im gesamten Therapierepertoire. Flankiert werden sie von der technischen und medikamentösen Behandlung, die adjuvant, manchmal auch kausal eingesetzt werden können.

Operative Behandlung

Der naturheilkundlich orientierte Arzt betrachtet oft unberechtigt skeptisch den Bereich der orthopädischen Chirurgie, vielleicht unter der Vorstellung, eine Operation sei durch ein zu hohes Risiko belastet und käme nur als Ultima ratio in Frage. Dennoch muß man sich die klaren Indikationen für ein erfolgversprechendes operatives Vorgehen genauso vor Augen führen wie diejenigen für alternative Verfahren. Als Beispiel sei die Behandlung einer fortgeschrittenen dekompensierten Gon- oder Coxarthrose genannt. Spätestens, wenn der Patient auf die ständige Einnahme schmerzdämpfender oder entzündungshemmender Medikamente konventioneller, phytotherapeutischer oder homöopathischer Art angewiesen ist, sollte eine weitere symptomatische Behandlung genau überdacht werden. Sind die Schmerzen eindeutig auf Gelenkveränderungen zurückzuführen, besteht weiterhin eine Korrelation zwischen radiologischem und klinischem Befund, so sollte man keine wertvolle Zeit mit weiterem Experimentieren verbringen und sich nach Abwägen von Nutzen und Risiko einen gelenkerhaltenden Eingriff oder eine Gelenkersatzoperation ins Auge fassen. So können durch die Wahl des richtigen Zeitpunktes für eine Operation irreversible Folgeerscheinungen an der gesamten Bewegungskette (Gelenke, Bänder, Muskeln) vermieden werden. Eine operationsbegleitende medikamentöse Behandlung läßt natürlich auch die Möglichkeit offen, neben allopathischen auch homöopathische Präparate oder Phytotherapeutika einzusetzen.

Orthopädisch-technische Versorgung

Die orthopädisch-technische Versorgung ist stets an eine große Erfahrung des verordnenden Arztes geknüpft. Nicht nur große Orthesen wie Rumpforthesen, z.B. bei Skoliosen, oder die Arm- und Beinprothetik, sondern bereits die »kleinen Orthesen« wie Mieder und Einlagen müssen sorgfältig gewählt werden; oft werden sie unbedacht und vorschnell verordnet. Dies kann zur Folge haben, daß der Patient diese (meist teuren!) Hilfsmittel mehr ertragen muß, als daß sie ihm Erleichterung verschaffen. Optimal wäre es, die Entscheidung über eine derartige Versorgung im Team mit dem Orthopädietechniker bzw. dem Orthopädieschuhmacher und dem Patienten zu fällen.

Psychosomatische Therapie

Nach Meinung des Autors ist die orthopädisch-psychosomatische Therapie unbedingt unter die konventionellen Therapiemethoden einzureihen. Dieser Bereich ist von Seiten der meisten Orthopäden von Vorurteilen, Berührungsängsten und einer völligen Verkennung der Realität gekennzeichnet. Oft treffen wir bei der immer größer werdenden Zahl an Rückenschmerzpatienten die Situation an, daß über Jahre hinweg ein Arzt nach dem anderen aufgesucht wurde, daß sich Röntgenbilder zu Türmen anhäufen und die Injektionen schon nicht mehr zu zählen sind. Die krankengymnastisch-physikalischen Maßnahmen laufen als Dauerprogramm, und trotzdem klagt der Patient immer noch über die gleichen Beschwerden. Jeder glaubt, es besser zu machen als der Kollege, obwohl oft die gleichen Maßnahmen eingesetzt werden.

Die »Minutenpraxis« versperrt oft den Weg für ein längeres, klärendes Gespräch, das nicht selten andere therapeutische (psychotherapeutische) Zugangswege eröffnet. Das Manko liegt in der Tatsache, daß der psychosomatisch kranke Patient oft zwischen zwei Stühlen sitzt. Der Orthopäde sieht nur die strukturelle Seite, der Psychotherapeut kann in vielen Fällen das strukturelle Problem nicht erkennen oder schiebt es bewußt mit dem Gedanken einer Somatisierungstendenz zur Seite.

Die Orthopäden werden sich nicht länger diesen drängenden Problemen verschließen können, wenn ihnen daran gelegen ist, diesem Patientenkreis zu helfen. Der Psychosomatik gebührt nach neueren Erkenntnissen ein ebenso bedeutender Platz im Behandlungsspektrum wie jeder anderen Methode auch. Aus diesem Grund wird in späteren Abschnitten näher darauf eingegangen. Die Darstellung der orthopädischen Chirurgie und der Orthopädie-Technik soll nicht Gegenstand dieses Buches sein; es wird auf entsprechende Speziallliteratur verwiesen.

Für alle erwähnten Behandlungsmöglichkeiten stellt die Physiotherapie (Krankengymnastik), ggf. auch die Ergotherapie, eine unverzichtbare Basis oder Ergänzung dar, flankiert von physikalischen Maßnahmen im weiteren Sinne. Bei besonderen Voraussetzungen ist auch die Chirotherapie wichtiger Therapiebestandteil.

Im folgenden soll orientierend und anhand einiger Fallbeispiele auf die einzelnen Behandlungsgebiete eingegangen werden.

Krankengymnastik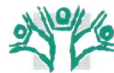

Grundlagen

Ein sinnvolles krankengymnastisches Übungskonzept kann nur aus einer Synopse von orthopädischem und krankengymnastischem Befund bzw. als deren therapeutische Konsequenz entstehen. Die aus unterschiedlichen Blickwinkeln erhobenen Untersuchungsbefunde sollten sich ergänzen; berücksichtigt werden müssen immer auch die individuellen Gegebenheiten des Patienten.

In der Regel verfolgt das Therapiekonzept Zielsetzungen mit unterschiedlicher Priorität. Ausgangspunkt ist meist ein schmerzhaftes Funktionsdefizit im Bereich der Bewegungsorgane, das Gelenke, Muskulatur und Bewegungsablauf betrifft.

Therapie

Memo: Therapieabschnitte
- Ausbalancieren der Muskulatur
- Verbesserung der eigenen Gelenkfunktion
- Erlernen – Wiedererlernen ökonomischer Bewegungsmuster
- Heranführen an die individuelle physische und psychische Leistungsfähigkeit
- Erlernen – Wiedererlernen alltagstypischer Aktivitäten

Ausgangspunkt für eine krankengymnastische Therapie ist die **Befundaufnahme**. Die ärztliche Verordnung gibt den Rahmen vor, den »Bildinhalt« muß der Krankengymnast selbst ausgestalten. Hier muß auf eine umfassende Darstellung des krankengymnastischen oder ergotherapeutischen Behandlungsspektrums verzichtet werden. Ärzte stehen oft vor dem Dilemma, eine Therapie verordnen zu müssen, die ihnen im Detail nicht bekannt ist. Der Arzt muß dem Therapeuten jedoch die notwendigen ärztlichen Informationen über den Patienten geben können, aus denen sich die Rahmenbedingungen für die Therapie ergeben (z.B. Auskünfte über die Belastbarkeit eines Gelenkabschnittes oder Knochens nach operativen Eingriffen; über andere strukturelle Besonderheiten, die die Belastbarkeit von Strukturen im Bereich der Bewegungsorgane betreffen). Der Therapeut muß sich mit diesen Informationen im Hintergrund ein eigenes Bild von dem Patienten machen und danach sein Therapiekonzept entwerfen. Nur im klinischen Rahmen ist es möglich, solche Behandlungskonzepte in einem Team zu besprechen. Damit wird dann allerdings die Effektivität der Behandlung erhöht.

Die Muskulatur stellt ein wesentliches Element im Bereich der Bewegungsorgane dar, sie reagiert sehr sensibel auf strukturelle, funktionelle und psychische Veränderungen. Umgekehrt ergibt sich auch die Möglichkeit, über die Muskulatur derartige Störungen zu beeinflussen. Veränderungen des Muskeltonus und der Muskelleistungsfähigkeit, welcher Ursache auch immer, können zu einer muskulären Balancestörung führen. Diese wirkt sich zwangsläufig auf die Stellung und die Funktion der Gelenke und folglich auf die gesamte Bewegungsharmonie aus.

Ausbalancieren der Muskulatur

Das Ausbalancieren der Muskulatur stellt meist den ersten Schritt auf dem gesamten Behandlungsweg dar. Hypertone Muskeln werden über verschiedene Methoden detonisiert und gedehnt. Dies geht Hand in Hand mit einem Muskelaufbautraining. Dadurch läßt sich ein gestörtes muskuläres Gleichgewicht, wie es bei den meisten Patienten zu beobachten ist, wieder herstellen. Muskel- und Sehnenschmerzen können sich zurückbilden und damit einen besseren Bewegungsablauf gewährleisten.

Dieser Behandlungsabschnitt ist eng gekoppelt mit der eigentlichen Gelenkbehandlung, die das Gelenkspiel verbessern soll (s. u.).

> Beseitigung der muskulären Balancestörung und Verbesserung des Gelenkspieles sind, in Verbindung mit einer Anpassung des Patienten bezüglich Belastung und Belastbarkeit der Bewegungsorgane, Schwerpunkt jeder symptomatischen Wirbelsäulen- und Gelenkbehandlung.

Tonus und Leistungsfähigkeit der Muskulatur lassen sich über verschiedene Angriffspunkte direkt oder indirekt beeinflussen. Auf diesem Gebiet wurden vor allem bei neurologisch kranken Patienten in den fünfziger Jahren (Poliomyelitis-Epidemien) große Erfahrungen gesammelt. Daraus entwickelten sich die neurophysiologischen Behandlungskonzepte nach *Bobath*, *Vojta* und das PNF-Konzept (propriozeptive neuromuskuläre Fazilitation, *Kabat*-Methode), die nicht nur bei zerebralen Bewegungsstörungen, sondern auch bei vielen Erkrankungen der Bewegungsorgane eingesetzt werden können.

Erkenntnisse aus den Sportwissenschaften haben den Wissensstand erweitert und bieten zusätzliche Behandlungsansätze. Die Erfahrung aus dem Praxisalltag zeigt aber, daß die Leistungsfähigkeit der Muskulatur auch von Faktoren abhängt, die nicht ausschließlich durch ein Muskelaufbautraining beeinflußbar sind. Hierzu gehören z. B. innere Spannungen, die mit erhöhtem Muskeltonus einhergehen (z. B. Aggressionen) oder segmentale Funktionsstörungen, die über viszerosomatische Reflexbögen auch von inneren Organerkrankungen ausgelöst werden können. Über die riesige Austauschfläche der Darmschleimhaut spielen auch Ernährung bzw. Verdauung eine wesentliche Rolle (s. S. 139ff).

Viel zu geringe Beachtung findet auch die Ausgangslage eines jeden Patienten hinsichtlich seines Körpergefühles. Nicht selten liegt hier die Ursache für eine unbefriedigende Behandlung, die sich vorwiegend auf Kraft und Leistung stützte. Die Ausgewogenheit von Anspannung und Entspannung verlangt oft nach anderen Wegen, wie sie z. B. über die Feldenkrais-Methode oder psychologisch orientierte Entspannungs- und Körperwahrnehmungstherapien erreicht werden können.

Verbesserung der Gelenkfunktionen

Gelenk- und Muskelfunktionen sind eng miteinander gekoppelt. Ein krankes Gelenk zieht eine muskuläre Balancestörung nach sich, umgekehrt kann auch die Muskulatur den harmonischen Dreh-Gleit-Vorgang in einem Gelenk stören. Für die Therapie ist es wichtig, ob der »Hebel« zuerst an der Muskulatur oder am Gelenk selbst angesetzt werden muß. Die Untersuchung des Gelenkspiels (s. S. 41ff) ermöglicht vor allem an den kleinen und mittelgroßen Gelenken, dieses Bewegungsphänomen qualitativ und quantitativ zu erfassen und die Therapie dementsprechend zu gestalten.

Doch sollte bei aller Konzentration auf die Details niemals »das Ganze« sowohl in funktioneller als auch in ideeller Hinsicht außer acht gelassen werden. Bei jedem Menschen formt sich im Laufe des Lebens ein Bewegungsstereotyp, den wir mit unserer Normbetrachtungsweise nicht einfach korrigieren können. Ist dieses erworbene Bewegungsmuster durch eine Erkrankung gestört, z.B. nach einer Fraktur, muß über die Verbesserung der Gelenk- und Muskelfunktion versucht werden, den Patienten wieder an sein individuelles Bewegungsmuster heranzuführen. Inwieweit dies möglich ist, hängt wesentlich von den morphologischen Veränderungen ab, die eine Erkrankung oder Verletzung nach sich zieht.

Erlernen – Wiedererlernen und Koordination von Bewegungsmustern

Hat eine Erkrankung oder Verletzung gravierende morphologische Veränderungen verursacht, ist es u.U. notwendig, neue ökonomische Bewegungen zu bahnen bzw. energieaufwendige Kompensationsbewegungen zu vermeiden. Dies erfordert oft sehr viel Geduld und Anpassung.

Nur zur didaktischen Darstellung lassen sich die Arbeit an der Muskulatur, am Gelenk und die Koordination voneinander trennen. Unser Gehirn kennt keinen Muskel, sondern nur Bewegungen. Diese haben einen individuellen Charakter, der bei jeder Therapie zu berücksichtigen ist. Über das ganze Leben hinweg gebahnte Bewegungen sind besonders bei einem alten Menschen nicht einfach veränderbar, auch wenn sie nicht ganz unserer Normvorstellung entsprechen.

Wird der harmonische Ablauf von Bewegungen durch Erkrankungen oder Verletzungen gestört, ist der Patient auf fremde Hilfe angewiesen. Erst, wenn in ersten Therapieschritten das verlorengegangene Körpergefühl wiedergewonnen wurde, ist es möglich, über Muskel- und Gelenkbehandlung das Koordinieren von Bewegungselementen anzugehen. Hier bieten sich besonders die neurophysiologischen Therapiekonzepte (*Vojta*, PNF, *Bobath*, s.o.) an, die diesen Zusammenhängen gerecht werden. Über die Analyse und Statik von Bewegungen fand die funktionelle Bewegungslehre nach *Klein-Vogelbach* einen anderen Weg der Therapie. Allen gemeinsam ist das Ziel, die individuelle physiologische Funktion der Bewegungsorgane wiederherzustellen oder bei bleibenden strukturellen Schäden ökonomische Bewegungsmuster zu finden, die eine möglichst große Aktionsfreiheit gewährleisten.

Heranführen an die individuelle physische und psychische Leistungsfähigkeit

Mit zunehmender Funktionsverbesserung gewinnt der Patient an Zutrauen und kann mit Hilfe des Therapeuten versuchen, die individuelle Leistungsfähigkeit wieder zu erreichen. Durch entsprechende Anpassung und Zuwendung müssen hier physische und psychische Belange berücksichtigt werden. Bei chronisch destruktiven Erkrankungen (z.B. chronische Polyarthritis) ist von einem bleibenden Funktionsdefizit auszugehen, das oft den Einsatz von Hilfsmitteln erfordert. In dieser Phase müssen krankengymnastische und ergotherapeutische Behandlung ineinander greifen, um die Leistungsfähigkeit auf hohem Niveau zu erhalten.

> **Zusammenfassung**
>
> Krankengymnastische Behandlung ist immer indiziert, wenn es darum geht,
>
> - Muskeln zu tonisieren oder detonisieren
> - Gelenke zu mobilisieren oder stabilisieren und die Koordination zu fördern.

Funktionsdefizite sollen behoben und ein erreichtes Stabilitäts- oder Mobilitätsniveau soll erhalten werden, besonders bei den Erkrankungen mit chronischem Verlauf. Neben den eigentlichen Trainingselementen der Krankengymnastik gewinnen immer mehr die Methoden an Bedeutung, die auf Körperwahrnehmung ausgerichtet sind und darüber den Patienten auch eine bessere Möglichkeit geben, sich mit dem verbleibenden Funktionsdefizit zu arrangieren.

Ergotherapie

Anders als das Funktionstraining in der Krankengymnastik sind die einzelnen Übungselemente der Ergotherapie in spezielle Funktionsabläufe integriert, wie z. B. Weben, Arbeiten mit Peddigrohr, Ton. Dadurch werden oft spielerisch Bewegungsabläufe verbessert und harmonisiert, und der Patient gewinnt durch Erfolgserlebnisse an Selbstwertgefühl. Dies trägt zur psychischen Stabilisierung des Erkrankten bei.

In der Ergotherapie geht es nicht nur darum, Defizite in den verschiedensten Bereichen anzugehen, sondern auch dem Patienten die Möglichkeit zu geben, mit seinen Behinderungen die alltäglich anfallenden Tätigkeiten ausführen zu können.

Das Erlernen einer gelenkschonenden Verhaltensweise (Gelenkschutz) hat in allen Übungselementen Priorität. Ergotherapie schließt weiterhin die Versorgung und Gebrauchsschulung mit Hilfsmitteln ein, die nicht nur den prothetischen Bereich betreffen, sondern auch Hilfsmittel für den alltäglichen Gebrauch (z. B. Strumpfanziehhilfe). Weiterhin gehört auch die Anfertigung von Lagerungsschienen zum Aufgabenfeld des Ergotherapeuten. Dies spielt eine besondere Rolle bei chronischen Erkrankungen, die mit starken Deformierungen einhergehen, wie z. B. bei chronischer Polyarthritis.

Ergotherapie allgemein fördert den Patienten im körperlichen, geistigen, emotionalen und sozialen Bereich, um ihm zu ermöglichen, sein Leben bestmöglich und selbständig zu gestalten, auch unter Verwendung der entsprechenden Hilfsmittel.

Wegen des großen Therapiespektrums der Ergotherapie ist es im Vergleich zu anderen medizinischen Bereichen schwer, Indikationen und Kontraindikationen genau abzustecken. Die Indikationsbereiche richten sich weniger nach speziellen Erkrankungen, als vielmehr nach Art und Ausmaß der Behinderung. Im wesentlichen handelt es sich dabei um Erkrankungen aus dem orthopädisch-neurologischen und rheumatologischen Bereich.

Im Gegensatz zur Krankengymnastik wird in der Ergotherapie mehr auf die individuellen sozialen Verhältnisse im privaten und beruflichen Bereich geachtet, um nach der Rehabilitation die Eingliederung ins Alltagsleben zu erreichen.

Die Ergotherapie verfolgt als therapeutische Ansätze
- Gelenkschutz
- Funktionstraining
- Training für Alltagstätigkeiten (activities of daily living – ADL)
- Hilfsmittelversorgung und Gebrauchstraining.

Massage

Unter dem Begriff »Massage« sind viele Behandlungsmethoden subsumiert, deren Zielsetzungen weit auseinander gehen. Aus diesem Grunde grenzt man z. B. die klassische Massage von der Reflexzonenmassage ab. Von beiden unterscheidet sich auch in diagnostischer und therapeutischer Hinsicht die Bindegewebsmassage. Ein wiederum anderes Behandlungsziel verfolgt die Lymphdrainage.

Klassische Massage

Die therapeutischen Ansatzpunkte für die Klassische Massage reichen von einer mechanischen Beeinflussung des Muskeltonus über reflektorische Interaktionen mit anderen Organen bis hin zu psychologischen Aspekten. Somit ergeben sich viele Indikationsbereiche, besonders auf orthopädisch-traumatologischem Gebiet. Die Kunst besteht darin, die Massage in ein krankheitsangepaßtes Behandlungskonzept zu integrieren. Ist das Behandlungsziel klar und eine Klassische Massage indiziert, so ist zu bedenken, an welcher Stelle des Behandlungskonzeptes, in welchem Umfang und über wie lange diese Behandlungsmethode sinnvoll eingesetzt werden kann. Ergibt die Untersuchung ein hypertones Muskelareal, z. B. im Bereich der paravertebralen autochthonen Muskulatur, erhebt sich die Frage nach der Ursache. Meist handelt es sich um sekundäre Reaktionen der Muskulatur auf andere primäre Störungsmechanismen. Derartige Muskelbefunde können sich jedoch auch verselbständigen und rechtfertigen damit auch eine Massagebehandlung. Ein Muskelhypertonus kann andererseits eine Schutzfunktion darstellen, wie es häufig bei Nervenwurzelkompressionssyndromen zu beobachten ist. Obwohl der Lokalbefund sich nicht vom genannten Beispiel unterscheidet, sind hier Massagen zunächst kontraindiziert. Wird die Ursache (Wurzelkompression) krankengymnastisch-physikalisch, medikamentös oder operativ angegangen, so löst sich in der Regel der Muskelhypertonus von selbst.

Das Phänomen »Muskelhypertonus« tritt auch als direkte Traumafolge auf, z. B. nach HWS-Distorsionen. Jeder weitere mechanische Reiz der Muskulatur würde den Tonus weiter erhöhen und damit die Schmerzen verstärken. In derartigen Fällen ist zunächst für eine entsprechende Ruhigstellung des verletzten Areals zu sorgen.

Weiterhin können Erkrankungen und Funktionsstörungen innerer Organe auf der entsprechenden Segmenthöhe Tonusstörungen der Muskulatur auslösen. Dies bietet in umgekehrter Richtung einen Behandlungsansatz für die Massage. Auf der gleichen neuronalen Schaltebene sind auch Wechselwirkungen zwischen Muskulatur und Wirbelbogengelenk bzw. Rippenwirbelgelenk vorhanden, die therapeutisch nutzbar sind. Durch Massage ist es möglich, das gesamte Schmerzbild über einen Muskelreiz (tonisierend oder detonisierend) über den nozizeptiven Einstrom im Hinterhornkomplex des Rückenmarkes so weit zu dämpfen, daß eine Fortleitung auf höhere Schaltebenen (Zwischenhirn, Großhirn) unterbleiben kann und der Patient dadurch den Schmerz nicht mehr empfindet. Diese Prozesse, die bei jedem taktilen Reiz einer Massage ablaufen, können gezielt über spezielle Massagemethoden wie die Segmentmassage ausgenutzt werden.

In der Rehabilitation nach Verletzungen oder Operationen wird die Massage eingesetzt, um Muskeln zu tonisieren. Hier können Krankengymnastik und Massage (Kombinationsmassagen) sinnvoll kombiniert werden.

Weitere Ansatzpunkte für die klassische Massage finden sich im psychosomatischen Bereich. Der Muskeltonus spiegelt oft den seelischen Zustand eines Menschen wider. Innere Anspannungen sind meist von einem hohen Muskeltonus begleitet und können Schmerzen verursachen. Als Folge können muskuläre Balancestörungen und Fehlhaltungen entstehen. Häufig ist dieser Symptomenkomplex bei depressiver Verstimmung oder endogenen Depressionen sichtbar. Da Massage nicht nur eine mechanische Behandlungsmethode, sondern auch von einem intensiven körperlichen oder sogar seelischen Kontakt zwischen Therapeut und Patient gekennzeichnet ist, wird nicht selten eine »Brücke gebaut«, die den Zugang zu dem Patienten verbessert. Aus psychosomatischer Sicht besteht aber umgekehrt die Gefahr, daß durch derartige Therapieformen Somatisierungstendenzen des Patienten verstärkt werden.

Unterwassermassage

Die Unterwasserdruckstrahlmassage wird in Spezialwannen mittels regulierbarer Druckstrahldüsen durchgeführt. Der Druck des Wasserstrahles ist von 0,5 bis 3 atü einstellbar. Bei der Unterwassermassage lassen sich die Effekte von Auftrieb, Wassertemperatur und der Tiefenwirkung des Wasserdruckstrahles kombinieren.

Die therapeutischen Ansätze entsprechen denen der klassischen Massage, wobei die Druckstrahldüse die menschliche Hand nicht ersetzen kann. Für den Geübten bietet sie als flankierende Maßnahme eine wirkungsvolle Möglichkeit, größere hypertone Muskelareale zu detonisieren.

Bindegewebsmassage (BGM)

Die Bindegewebsmassage ist eine Reflexzonenmassage, bei der sogenannte Bindegewebszonen behandelt werden. Diese Gewebszonen unterscheiden sich in ihrer Palpationsqualität deutlich vom übrigen Bindegewebe. In diesen Zonen spiegeln sich oft Funktionsstörungen innerer Organe wider.

Therapeutisch läßt sich dieser Zusammenhang

ausnutzen, indem über das Bindegewebe auf die Funktion des gestörten inneren Organs Einfluß genommen wird.
Andere Vorstellungen sehen das Bindegewebe als Reflexorgan des vegetativen Nervensystems an. Demnach wäre es auch möglich, das vegetative Nervensystem in seiner Gesamtheit zu beeinflussen und damit eine vegetative Umstimmung zu erreichen, aber auch lokale Wirkungen bleiben nicht aus. Der Bindegewebsstoffwechsel reagiert nachweislich auf die Bindegewebsmassage, so daß auch auf diesem Weg verschiedene Störungen therapeutisch angehbar sind.
Die Grifftechnik der Bindegewebsmassage unterscheidet sich von der der klassischen Massage. Während bei klassischer Massage Handtechniken wie das Streichen, die Friktion, die Knetung, das Klopfen und die Vibration eingesetzt werden, lösen in der Bindegewebsmassage mechanische Dehnreize über spezielle Zug-, Schiebe- und Strichtechniken lokale und reflektorische Phänomene aus.

Indikationsbereiche der Bindegewebsmassage sind in erster Linie die zahlreichen hypertonen Muskelbezirke und »positiven« Bindegewebszonen, die meistens die komplex verursachten Lumbal-, Dorsal- und Zervikalsyndrome begleiten. Auch die relativ häufig beobachteten »Verklebungen« im Bereich bindegewebiger oder muskulärer Gleitschichten, die häufig periartikulär vorkommen und zu entsprechenden Funktionsstörungen bzw. Schmerzen führen können, sind geeignete Indikationen für die lokal betonte Bindegewebsmassage. Wann immer positive Bindegewebszonen auftreten, ist an ein viszerokutanes oder -somatisches Projektionsfeld zu denken. So können Dysmenorrhoen Rückenschmerzen verursachen und über den »Rükken« therapiert werden. Unter Berücksichtigung dieser Zusammenhänge bieten sich viele therapeutische Ansätze für diese Behandlungsmethode, die weit über den orthopädischen Bereich hinausgehen.

Lymphdrainage

Die Lymphdrainage fördert den Abfluß der Lymphflüssigkeit. Die Grifftechniken gehen auf die Erkenntnisse des Ehepaars *Vodder* (1936) zurück und sind differenzierter als diejenigen der klassischen Massage. Die Handgriffe werden gleichmäßig und mit sehr geringem Druck (0 bis 40 Torr) unter Berücksichtigung der Lymphabflußrichtung ausgeführt, um den Lymphabfluß zu beschleunigen.
Die Lymphdrainage, die in der Regel von Masseuren ausgeübt wird, ist aus dem orthopädischen Behandlungsspektrum nicht wegzudenken. Sie ist Teil einer komplexen physikalischen Entstauungstherapie, die neben der eigentlichen manuellen Lymphdrainage eine Kompressionsbehandlung mit speziellen Binden sowie eine entstauende Bewegungstherapie umfaßt, deren Effektivität durch das Tragen spezieller Kompressionsstrümpfe verstärkt werden kann.
Das Indikationsfeld erfaßt Symptome, die in Begleitung von Erkrankungen der Bewegungsorgane auftreten, v. a. posttraumatische Schwellungen, denen Schäden des Lymphsystems zugrunde liegen, postthrombotische Ödeme, die sympathische Reflexdystrophie und Ödeme nach Amputationen oder Bestrahlungen.
Die manuelle Lymphdrainage sollte in ein krankengymnastisch-physikalisches Behandlungskonzept integriert sein, das in der Regel nur im Rahmen einer stationären oder ambulanten Rehabilitation zu verwirklichen ist. Im Gegensatz zu den üblichen Zeitspannen bei einer klassischen Massage beginnt man bei der manuellen Lymphdrainage mit einer Behandlungsdauer von 10 bis 30 Minuten und steigert gegebenenfalls bis zu einer Stunde. In der Regel sind tägliche Behandlungen notwendig.
Kontraindiziert ist diese Behandlungsmethode bei Lymphödemen, die durch maligne Tumoren verursacht sind, bei akuten Entzündungen, frischen Thrombosen und bei Ödemen infolge einer Rechtsherzinsuffizienz. Die manuelle Lymphdrainage ist nicht sinnvoll, wenn die Durchführung nur ein- bis zweimal pro Woche erfolgen kann und weitere Maßnahmen im Sinne der komplexen Entstauungstherapie unberücksichtigt bleiben.

Fußreflexzonenmassage

Die Fußreflexzonenmassage gehört nicht zu den schulmedizinisch anerkannten Massageformen; dies schmälert aber keineswegs ihre Effektivität in geeigneten Anwendungsbereichen.
Fußbehandlungen sind aus verschiedensten Kulturen (China, Indien, Indianerstämme) bekannt, konnten aber zunächst den Ansprüchen der modernen, naturwissenschaftlich orientierenden Medizin nicht standhalten. Die Methode geht auf *Fitzgerald* zurück, einen amerikanischen Arzt, der die reflektorischen Beziehungen von Fußregionen zu den Bewegungsorganen und den inneren Organen beobachtete. Hinzu kam die große Erfahrung der Masseurin *Eunice Ingham*.

Ähnlich wie bei neurophysiologisch orientierten Massageformen werden bei dieser Massageform die Funktionen verschiedener Organsysteme über die Fußreflexzonen beeinflußt. Der Behandlung sollte immer eine ausreichende medizinische Diagnostik vorangehen. Das Auffinden der entsprechenden, in ihrer Konsistenz und Schmerzhaftigkeit veränderten Organzonen am Fuß ergibt dann den therapeutischen Ansatzpunkt. Mit zunehmender Erfahrung wird sicherlich die Berührungsangst vieler Orthopäden bezüglich der Fußreflexzonenmassage der Zuversicht weichen, auf eine wirkungsvolle reflektorische Massageform zurückgreifen zu können.

Hydro-, Balneo-, Thermotherapie

Im folgenden sollen nicht die komplexen Anwendungsformen und Behandlungsmöglichkeiten der gesamten Hydro- und Thermotherapie dargestellt werden, sondern es werden Hinweise gegeben, wie Anwendungen aus diesem Bereich sinnvoll in ein Behandlungskonzept orthopädischer Erkrankungen integriert werden können.

Die **Reizqualitäten** sind vorwiegend thermischer und mechanischer Natur. Durch Bürstungen, Reibungen oder einen Wasserdruckstrahl kann die Reizintensität wesentlich erhöht werden, ebenso durch Badezusätze.
Die **Wirkungen** der Hydro- und Thermotherapie sind weniger organspezifisch ausgerichtet; eher werden über den Kreislauf und die Wärmeregulation sekundär komplexe Funktionsabläufe beeinflußt, und bei längerer Einwirkung wird oft eine Umstimmung der vegetativen Reaktionslage erzielt.

Memo: Für den orthopädischen Bereich sind vor allem vier Anwendungsformen wichtig:
- Teil- und Vollbäder
- Wickel und Packungen
- flankierend Saunaanwendungen.

Einen wichtigen Ansatzpunkt stellen die Auswirkungen der Hydro- und Thermotherapie auf die Muskulatur dar. Durch milde und mittelstarke hydrotherapeutische Reize, z.B. kleine Peloid-(Fango-)packungen, warme Teil- und Halbbäder, die heiße Rolle sowie warme Güsse, läßt sich der Muskeltonus senken, der bei sehr vielen orthopädischen Erkrankungen infolge von Verletzungen, Operationen und Entzündungen erhöht ist und damit den Gesamtschmerz noch weiter verstärken kann.

Im **Bewegungsbad** kommt zu der Wärmewirkung des Wassers noch der hydrostatische Druck hinzu, der es der Muskulatur ermöglicht, sich gegen eine geringere Schwerkraft »schonender« zu kontrahieren. Dieser Effekt wird z.B. beim sogenannten »Aqua-Jogging« nach operativen Eingriffen an den unteren Extremitäten eingesetzt. Hiermit können frühzeitig gestörte Koordinationsläufe wieder eingeübt werden.
Bei älteren Patienten mit Arthrosen der Hüft- und Kniegelenke oder nach Verletzungen an den unteren Extremitäten, die osteosynthetisch versorgt sind, läßt sich mit Hilfe des Bewegungsbades über eine variierbare Wassertiefe der Auftrieb verändern und damit kontinuierlich die Belastung der Muskulatur- sowie der Gelenk- und Knochenstrukturen steigern. In Verbindung mit speziellen krankengymnastischen Übungen im Wasser wird gleichzeitig die Koordination verbessert. Dies erleichtert später das Gehen unter der Schwerkrafteinwirkung.
Weniger verbreitet ist die Möglichkeit, mit **kaltem Wasser** den Muskeltonus zu senken. Dieser Effekt ist zum Teil über die Senkung der

Muskelspindelaktivität zu erklären und läßt sich bei einem längeren Kältebad (z. B. 15 min Eiswasserbad) bei spastisch gelähmten Patienten ausnutzen.

Paradoxerweise gelingt aber auch ein gegensinniger muskeltonisierender Effekt über die Kälteanwendungen. Über beide Effekte kann so bei spastischen Muskelarealen auf die Harmonisierung des muskulären Zusammenspieles eingewirkt werden. Somit steht uns eine hydrotherapeutische Maßnahme zur Verfügung, die auf neurophysiologischem Weg die krankengymnastische Arbeit erleichtert.

Die Effektivität jeder hydrotherapeutischen Maßnahme ist an technische und räumliche Voraussetzungen gebunden und maßgeblich von der Erfahrung des Therapeuten und des verordnenden Arztes abhängig. Darüber hinaus ist die Hydrotherapie nur dann sinnvoll und effektiv, wenn sie sich harmonisch in ein Gesamtbehandlungskonzept einfügt. Ein großer Teil der Hydrotherapie ist nur im Klinikrahmen durchführbar. Dagegen lassen sich z. B. Teilbäder, Packungen und Wickel auch ambulant oder vom Patienten selbst anwenden.

Zwei Beispiele sollen die Teilaspekte der »kleinen Hydrotherapie« (als Bestandteil einer komplexen langfristigen Therapie) illustrieren.

Beispiel 1

Krankheitsbild:
Aktivierte Gonarthrose; der Patient kann das betroffene Bein nicht voll belasten.

Zielsetzung:
- Schmerzreduktion
- Ergußresorption
- Entzündungshemmung
- Funktionsverbesserung

Hydro-Thermotherapie:
- Eispackungen (Eiswürfel, tiefgefrorenes Frottierhandtuch etc.)
- Kalte Teilbäder, wärmeentziehende Waden-, Oberschenkel- oder Beinwickel
- Funktionsverbesserung durch Bewegungen im Vollbad/Thermalbad

Praxistip:

- Das Funktionstraining im Voll- bzw. Thermalbad darf nur dann eigenständig ausgeführt werden, wenn der Patient durch den Therapeuten bzw. den Arzt vorher entsprechend angeleitet wurde und die Fehlermöglichkeiten genau kennt.
- Kaltanwendungen nur im warmen Raum ausführen!
- Lokale Anwendungen können zwei- bis dreimal täglich durchgeführt werden, Vollbäder einmal täglich, ein Bewegungsbad ein- bis zweimal pro Woche.

Beispiel 2

Krankheitsbild:
Belastungsabhängige Lumbalgie mit schmerzhaftem sakroiliakalem Bandapparat, hypertone paravertebrale LWS-Muskulatur

Zielsetzung:
- Wärmezufuhr

Hydro-Thermotherapie:
- Hüft-, Rumpf-Leibwickel
- Warmer Heusack
- Wärmflasche
- Warme bis heiße Dusche
- Warmes bis heißes Vollbad

Praxistip:

- Der Raum, in dem die Anwendung durchgeführt wird, sollte ausreichend warm sein, nach einer Naßanwendung sollte die Haut vor Verlassen des Raumes trocken sein (Nachschwitzen).
- Neben der begleitenden Hydrotherapie, die der Patient zu Hause durchführen kann, ist eine präventive Rückenschule zu empfehlen.
- Bei muskulärer Insuffizienz der rumpfführenden Muskeln ist nach vorheriger krankengymnastischer Anleitung ein tägliches Muskelaufbautraining angezeigt.

Elektrotherapie

Die Elektrotherapie ist ein weiterer Baustein in der physikalischen Therapie der Erkrankungen der Bewegungsorgane. Technische Neuerungen in Form von Mikroprozessoren in kompakteren Geräten und einfacherer Handhabung wurde werbestrategisch genutzt, um die Bedeutung der Elektrotherapie als alleiniger Behandlungsmethode suggestiv zu erhöhen. Die Anpassung brachte zwar auch eine größere Sicherheit in der Elektrotherapie mit sich; zur oft postulierten Erweiterung des Indikationsspektrums oder gar zur erhöhten Wirksamkeit hat diese Entwicklung jedoch nicht geführt.

Elektrotherapie wirkt über elektrische Ströme unterschiedlicher Art und Frequenz auf erregbare Membranen der Nerven, Rezeptoren und Muskeln ein. Die unmittelbare Wirkung des elektrischen Stromes kann zu einer Membranerregung oder zur Dämpfung der Erregbarkeit führen.

Diese Effekte lassen sich besonders in der Schmerztherapie (**Elektroanalgesie**) oder in der Behandlung von Muskelfunktionsstörungen ausnutzen. Zu unterscheiden sind zunächst drei verschiedene Reiztechniken:

- Gleichstromreizung
- Reizung durch niederfrequente Ströme
- Aktivierung durch mittelfrequente Ströme

Gleichstrom

Ein Gleichstrom, der durch den Körper fließt, verursacht über eine Ionenverschiebung die Veränderung des Elektrolytmilieus. Dies wirkt sich auf die nichtmyelinisierten Nervenfasern, vor allem also auf die Nozizeptoren aus und führt zu einem wirkungsvollen analgetischen Effekt. Durch die Änderung der Stromrichtung läßt sich auch auf die Erregbarkeit von Motoneuronen im Sinne der Förderung bzw. Dämpfung Einfluß nehmen. Im orthopädischen Bereich werden aus diesem Bereich am häufigsten Stangerbäder und die Iontophorese eingesetzt.

Stangerbad

Das Stangerbad, auch hydroelektrisches Vollbad genannt, wird in speziellen Wannen durchgeführt, deren Rand mit acht großen Elektroplatten ausgerüstet ist. Sie ermöglichen verschiedene Fließrichtungen des Stroms. Großflächige Schmerzareale können quer oder längs durchflutet werden. Bevorzugt wird die »absteigende Form« mit kaudal liegender Kathode und kranialer Anode. Dies führt im Nacheffekt der eigentlichen elektrischen Reizung zu einer Erregungsdämpfung (Schmerzlinderung).

Ein Stangerbad eignet sich z. B. besonders gut für die Patienten mit ischialgiformer Symptomatik oder mit großflächigen Muskelschmerzen. Zur galvanischen Stromwirkung kommen der relaxierende Effekt des warmen Wassers und der Auftrieb hinzu.

Das Zweizellenbad kann man nach abgeschlossener Diagnostik bei zervikobrachialen Schmerzen gut einsetzen. Die Anode liegt im Bereich der dorsalen HWS, die beiden Hände werden in getrennte Wannenbehälter eingetaucht (Kathode). Durch diese absteigende Form läßt sich in vielen Fällen eine Schmerzlinderung erzielen.

Die galvanischen Anwendungen sind prinzipiell auch ohne Wasser durch eine entsprechende Elektrodenanlage im Sinne der Längs- oder Quergalvanisation einsetzbar. In der Regel sollten nicht mehr als zwei bis drei Bäder pro Woche verordnet werden.

Hauptindikation:
- Großflächige Schmerzareale - z. B. ischialgiforme Schmerzen, Zervikobrachialsymptome.

Praxistip:

☛ Wegen der Gefahr elektrolytischer Hautschäden muß die Elektrodenfläche sorgsam breit unterlegt (z. B. mit speziellen Schwämmen, Frottiertüchern) und die Behandlung überwacht werden.

Iontophorese

Die Iontophorese wird in der Orthopädie häufig angewandt, ihre Wirkung jedoch oft überschätzt. Über galvanischen Strom werden Medikamente je nach ihrer elektrischen Ladung über die Kathode oder Anode in oberflächliche Ge-

websregionen geschleust. Damit kommen neben der galvanischen Stromreizung auch pharmakologische Effekte zur Wirkung. Meist werden analgetische und antiphlogistische Substanzen eingesetzt, deren Polarität bekannt sein muß.
Indiziert ist die Iontophorese bei Schmerzen und abakteriellen Entzündungen am Knie-, Sprung- und Handgelenk sowie im Mittel- und Vorfußbereich.

Praxistip:

- Wie bei allen galvanischen Strömen besteht das Risiko einer elektrolytischen Hautläsion.
- Ein Großteil der Wirksubstanzen wird über oberflächliche Gefäßnetze resorbiert, wodurch die lokale Wirkung erheblich reduziert wird.

Niederfrequente Reizströme (bis 1000 Hz)

Niederfrequente Reizströme lösen eine Depolarisation der lebenden Membran aus, die – abhängig von der Intensitätsveränderung – zu einer fortlaufenden Erregung führen kann. Die Intensitätsveränderung stellt das wesentliche reizwirksame Prinzip dar. Darüber hinaus hängt die fortlaufende Erregung eines Nerven von der Stromrichtung, der Geschwindigkeit der Stromschwankung und der Stromfließdauer ab.
Auf die häufigsten Methoden (diadynamische Ströme, *Träbert*-Reizströme und elektrische Muskelreizung) soll nur kurz eingegangen werden, ohne die physikalischen und physiologischen Grundlagen näher zu erläutern.

Diadynamische Ströme nach *Bernard*

Die diadynamischen Ströme bieten hinsichtlich Frequenz und Impulsform eine große Variationsbreite in der Behandlung. Das Grundprinzip liegt hier in einer kombinierten Wirkung von niederfrequentem Reizstrom und einer gleichzeitigen Gleichstromkomponente (daher »diadynamisch«).
Die Grundform besteht aus einem unidirektionalen sinusförmigen Gleichstromimpuls (10 ms Dauer, 50 bis 100 Hz). Die 50-Hz- Impulsform nennt man MF-Form (monophase fixe), die 100-Hz-Impulsform ohne Pause DF-Stromform (diphase fixe). Kombinationen dieser beiden sind mit der CP-Stromform (modulé en courtes periodes) und der LP-Stromform (modulé en longues periodes) möglich.
Hauptindikationen sind Schmerzen, die von oberflächlichen Strukturen der Bewegungsorgane ausgehen (z.B. Tendoperiostosen und Myotendinosen).

Träbert-Reizströme

Diese etwas seltener eingesetzte Stromform ist charakterisiert durch einen Rechteckimpuls von 2 ms Dauer und einer nachfolgenden Pausendauer von 5 ms. Die Frequenz liegt bei 943 Hz.
Das **Hauptindikationsgebiet** entspricht dem der diadynamischen Ströme; die analgetische Wirkung des Reizstromes nach *Träbert* ist jedoch nicht so hoch einzuschätzen. Daher ist in der Regel eine längere Behandlungsdauer erforderlich.

Elektrische Muskelreizung

Bei elektrischer Reizung der Skelettmuskulatur müssen zwei Ausgangspunkte unterschieden werden: das Vorhandensein einer willkürlich innervierbaren Muskulatur oder denervierte Muskeln, z.B. nach peripheren Nervenläsionen.
Zur **Behandlung innervierbarer Muskeln** stehen die

- Schwellstrombehandlung (verschiedene Impulsformen – Dauer 1 ms bis 100 ms) und die
- Intentionsübungen nach *Foerster*

zur Verfügung.
Indikation: Erhaltung der zentralnervösen Repräsentation von Muskeln oder Bewegungsbildern, z.B. nach längeren Immobilisationsphasen

Praxistip:

- Das Hauptbehandlungsziel ist nicht die Volumenzunahme des Muskels, da diese nicht unbedingt mit einer verbesserten Muskelleistung korreliert, sondern die Wiederherstellung bzw. Verbesserung der sensorischen Repräsentation im ZNS. Eine optimale Wirkung ist nur durch ein komplexes Übungsprogramm erreichbar.

→ Nach der elektrischen Reizung sollten die betreffenden Muskeln gedehnt und die Antagonisten in die Therapie mit einbezogen werden. Parallel dazu sollte über neurophysiologische Behandlungsmethoden (z. B. PNF) das ganze Bewegungsmuster angebahnt werden. Dabei kann der Patient die elektrisch ausgelöste Kontraktion nicht nur fühlen und visuell wahrnehmen, sondern auch durch eine willkürliche Dehnung diese Muskelkontraktion unterstützen. Dies verstärkt das sensorische Bewegungsbild im ZNS besser als eine alleinige Schwellstrombehandlung.

Zur **Behandlung denervierter Muskeln** stehen Dreiecks- und Exponentialströme längerer Dauer und die Mittelfrequenzaktivierung zur Verfügung.
Indikation ist die vollständige Denervierung der Muskulatur.

Praxistip:

→ Wichtige Voraussetzung ist die günstige Prognose hinsichtlich einer zu erwartenden Reinnervation. Bleibt diese aus, kann eine Degeneration des Muskels durch Elektrotherapie nicht aufgehalten werden. Bei peripheren Nervenläsionen bietet sich dann die Möglichkeit einer Nerventransplantation an.
→ Es ist nicht möglich, mit Hilfe der Elektrotherapie das Aussprossen von Nervenkollateralen zu fördern. Die Auswirkungen auf die Trophik des Muskels und der Nerven sind sehr fragwürdig. Aus diesem Grunde ist eine Elektrotherapie als Monotherapie abzulehnen. Sie muß immer in ein individuelles krankengymnastisch – physikalisches Übungskonzept eingebunden sein. Das Hauptziel ist die Aufrechterhaltung des zentral gelegenen sensorischen Muskel- und Bewegungsbildes, was vor allem durch die krankengymnastischen Übungen gefördert werden kann.

Mittelfrequenter Reizstrom (1000 Hz – 300 Khz)

Während die niederfrequenten Ströme meist an Nervenmembranen Erregungen auslösen, spricht bei mittelfrequenten Strömen eher die langsamer reagierende Muskelmembran an. Die lokalen Depolarisierungen werden nicht physikalisch ausgelöst wie im Niederfrequenzbereich, sondern physiologisch aktiv oder reaktiv. Man spricht deshalb auch von einer Mittelfrequenzaktivierung im Gegensatz zur niederfrequenten Reizung. Es besteht keine Abhängigkeit von der Polarität, so daß das gesamte durchströmte Muskelareal mit einer Erregung antworten kann. Die am meisten verwendete Methode ist die Interferenzstrombehandlung nach Nemec.
Andere mittelfrequente Stromverfahren wie z. B. das Wyotom werden wesentlich seltener eingesetzt.

Interferenzstrombehandlung nach Nemec

Bei der Interferenzstrombehandlung nach *Nemec* entsteht durch Überlagerung zweier mittelfrequenter Ströme unterschiedlicher Frequenz (4000 Hz und 4100 Hz) auch eine niederfrequente Schwebungsfrequenz zwischen 1 Hz und 100 Hz. Durch eine Überkreuz-Anordnung der Elektroden addieren sich die Einzelkomponenten vektoriell. Spezielle Techniken ermöglichen, die Richtung des Vektors ständig zu ändern und damit ein dynamisches Interferenzstromverfahren zu gewährleisten. Durch die Verwendung von Saugelektroden kann zusätzlich eine massageähnliche Komponente ausgenutzt werden.
Der Vorteil dieser Methode liegt in der Ungefährlichkeit der Anwendung. Elektrolytische Reizerscheinungen an den Elektroden sind ausgeschlossen. Das oft unangenehme dosisabhängige Hautbrennen bei den niederfrequenten Strömen ist hier nicht zu beobachten.
Hauptindikationen sind Funktionsstörungen der Muskulatur.

Praxistip:

☛ Die mittelfrequente Strombehandlung führt zu einer direkten Aktivierung der Muskulatur und kann bei günstiger Innervationsprognose additiv auch zur Behandlung denervierter Muskeln eingesetzt werden. Vorrangiges Behandlungsziel ist weniger eine höhere Muskelleistung, sondern die Förderung der sensorischen Projektion im zentralen Nervensystem, die dann im weiteren Verlauf die Muskelaktivität verbessert.

Hochfrequenzbereich (über 300 kHz)

In diesem Bereich wird elektromagnetische Energie in Form von Wellen und Feldern abgegeben. Bei der Hochfrequenztherapie entsteht durch die Bewegung freier Landungsträger im Gewebe ein Hochfrequenzstrom. Die dadurch erzeugte Wärme läßt sich therapeutisch nutzen. Anwendung findet die

- Kurzwelle
- Dezimeterwelle
- Mikrowelle

Indiziert ist die Hochfrequenztherapie zur Wärmedurchflutung von Weichteilen im Bereich der Bewegungsorgane (Gelenkkapsel, Bänder, Sehnen, Muskulatur, z. B. bei Tendinosen, Myotendinosen, Tendoperiostosen, chronischen Bursitiden und aktivierten Arthrosen).
Kontraindikationen sind mit Ausnahme der Magnetfeldtherapie gegeben bei Trägern von Herzschrittmachern und metallhaltigen Fremdkörpern oder Implantaten (auch Zahnfüllungen).

Praxistip:

☛ Die Dosierungen (nach *Schliephake* in vier Stufen eingeteilt) richten sich nach den subjektiven Empfindungen. Sehr verbreitet ist die Anwendung von Hochfrequenzimpulsen (»Magnetfeldbehandlung«) besonders bei Metallimplantaten. Postuliert wird eine athermische Wirkung und die Förderung der Osteogenese. Allerdings konnte bisher keine impulsspezifische Wirksamkeit für die sogenannten nieder- und hochfrequenten Magnetfelder nachgewiesen werden. Die wissenschaftlichen Arbeiten über die Förderung der Osteogenese sind sehr widersprüchlich und damit fragwürdig.

Spezielle Methoden

Transkutane elektrische Nervenstimulation (TENS)

Diese spezielle Elektrotherapie zur Schmerz- und Triggerpunktbehandlung zielt auf eine Ausbalancierung der Erregungsströme zwischen langsam- und schnelleitenden afferenten Nervenfasern. Erreicht wird dies in der Regel über batteriegetriebene, tragbare Kleingeräte, die mit unidirektionalen, gelegentlich auch bidirektionalen Impulsen von unter 1 ms Dauer arbeiten. Sie können über längere Zeit auch nachts angelegt werden. Indikationsbeispiele sind

- Behandlung gut lokalisierbarer, nicht wechselnder Schmerz- und Triggerpunkte
- oberflächliche Nervenreizpunkte
- Amputationsneurome

Ultraschalltherapie

Bei der Ultraschalltherapie werden über ein Piezokristall im Schallkopf elektrische in mechanische Schwingungen umgesetzt. Die Schallwellen werden über ein Kopplungsmedium (Gel, Wasser, Mineralöl) auf die Haut und damit auf die tiefliegenden Gewebsschichten übertragen, die Schwingungsfrequenzen liegen bei 800 kHz. Die vom Gewebe aufgenommenen Schallwellen werden in Wärme umgewandelt. Entsprechend der Absorption von Schallwellen werden die verschiedenen Gewebe unterschiedlich erwärmt: Am besten das Knochengewebe, gefolgt von der Muskulatur, weniger gut geschieht dies im Fettgewebe. Die Tiefenwirkung nimmt in umgekehrter Reihenfolge Fett, Muskulatur, Knochen ab und beträgt im Mittel 7 cm.

Wirkungen:
- Erwärmung besonders von Knochen und knochennah gelegenem Gewebe.
- Senkung des Muskeltonus über Thermorezeptoren.

Indikation:
- Knochennah gelegene chronische abakterielle mesenchymale Entzündungen, z.B. Tendinosen, Tendoperiostosen, Myotendinosen und hypertone Muskelareale).

Praxistip:

☞ Da bisher keine direkte Beeinflussung auf das Nervengewebe nachgewiesen werden konnte, ist eine direkte analgetische Wirkung nicht zu vermuten. Gleiches gilt für die »weichmachende Wirkung« auf das Nervengewebe und die Förderung der Osteogenese.

Abschließend ist anzumerken, daß es trotz der technischen Fortschritte nicht sinnvoll erscheint, die Elektrotherapie zu einer Monotherapie hochzustilisieren. Sie stellt im Gesamtkonzept der krankengymnastisch-physikalischen Behandlung eine eher untergeordnete flankierende Maßnahme dar. Bei jeder Verordnung einer Elektrotherapie sollte man sein Hauptaugenmerk auf die nachvollziehbaren positiven Effekte richten (*Tab.1*) und diese sinnvoll im Rahmen eines Gesamtbehandlungskonzeptes ausnutzen.

	Galvanische Ströme	Niederfrequente Ströme	Mittelfrequente Ströme	Hochfrequente Ströme
Hauptwirkungsbereich	• Schmerzreduktion • Muskeltonus ↓	• Muskelkontraktion • Schmerzreduktion	• Muskelkontraktion • Muskeldetonisierung	• Wärmedurchflutung
Nebeneffekte	• Hautdurchblutung ↑	• Hautdurchblutung ↑	• Schmerzreduktion	
fragwürdige Wirkungen	• Trophikverbesserung • Osteogenese	• Trophikverbesserung • Resorptionsförderung • Reizung glatter Muskelfasern	• Wirkung auf Funktionsstörungen innerer Organe • Durchblutung Extremitäten	• athermische Effekte • Wirkungseffekte von Hochfrequenz-Impulsen
häufig eingesetzte Methoden	• Quer-Längs-Galvanisation • Stangerbad • Zellenbad • Iontophorese	• Diadynamische Ströme • Dreieck- und Exponentialströme • Neofaradische Schwellströme • Intentionsübungen nach *Foerster*	• Interferenzstrom nach *Nemec*	• Kurzwelle • Dezimeterwelle

Tab. 1 Wirkungen und Methoden der elektrotherapeutischen Verfahren

Manuelle Medizin (Chirotherapie)

Die manuelle Medizin hat sich in diagnostischer und therapeutischer Hinsicht in der Orthopädie fest etabliert. Die zahlreichen Zusammenhänge der Funktionsabläufe auf vertebraler und viszeraler Ebene eröffnen die Möglichkeit, die oft engen strukturbezogenen diagnostischen Zugangswege des Orthopäden weiter zu fassen.
Funktionsstörungen der Bewegungsorgane, insbesondere der Wirbelsäule, werden oft durch Störherde verursacht, die zunächst keinen Bezug zu Bewegungsorganen zu haben scheinen. Es ist mit ein Verdienst von Manualtherapeuten, Osteopathen und Chiropraktikern, dieses uralte Erfahrungsgut der Medizin wieder ins Rampenlicht gerückt zu haben.

In diagnostischer Hinsicht bietet diese Methode eine Möglichkeit, Funktionsstörungen der Bewegungsorgane zu erfassen, die sich der Darstellung durch bildgebende Verfahren oft entziehen. Auf die manuelle Diagnostik aufbauend kann durch bestimmte Grifftechniken auf die Funktion von Gelenk und Muskulatur Einfluß genommen werden. Es besteht aber auch indirekt die Möglichkeit, über die Behandlung der Wirbelsäule funktionelle Organstörungen (z. B. funktionelle Herzrhythmusstörungen) zu beeinflussen.
Immer mehr Verbreitung finden auch sogenannte viszerale Techniken, über die innere Organe behandelt werden können.

Diagnostik

Das Hauptaugenmerk des Manualtherapeuten richtet sich nicht nur auf das Ausmaß einer Bewegung, sondern auch auf deren Qualität. Schon die Inspektion kann diesbezüglich wichtige Informationen bieten, die sich bei der Funktionspalpation weiter differenzieren lassen. Die Funktion von Muskulatur, Ligamenten und Gelenken kann durch spezielle Tests untersucht werden, woran sich gegebenenfalls eine entsprechende Behandlung anschließen kann.
Während sich die Untersuchung der Bandstrukturen nicht von der konventionellen orthopädischen Untersuchung unterscheidet, sieht der Zugangsweg des Manualtherapeuten hinsichtlich der Muskel- und Gelenkfunktion anders aus. An der Muskulatur ist es oft der unterschiedliche Tonus, der eine »Verkürzung« und Leistungsminderung nach sich zieht. Dies führt zu muskulären Dysbalancen, die sich negativ auf die Gelenkfunktion auswirken können. Die manuelle Untersuchung konzentriert sich daher vor allem auf differenzierte Muskelfunktionstests, die den Tonus, die Länge und die Dehnungsfähigkeit sowie die Leistung überprüfen.
Gelenkfunktionsstörungen können ausschließlich durch muskuläre Balancestörungen ausgelöst sein. So kann z. B. ein hypertoner M. rectus femoris die Flexion des Kniegelenkes beeinträchtigen. Finden sich demgegenüber keine pathologischen Muskelbefunde, so kann auch eine isolierte Gelenksdysfunktion vorliegen in Form eines eingeschränkten Gelenkspiels. Meist sind aber Muskulatur und Gelenk zu gleichen Teilen betroffen.
Das Gelenkspiel ist durch translatorische Bewegungen gekennzeichnet (z. B. mediolaterale Patellabewegung). Sie sind aktiv nicht ausführbar. So wie das seitliche Bewegungsspiel einer Schublade notwendig ist, um diese funktionsfähig zu halten, gewährleistet ein physiologisches Gelenkspiel eine normale Rotations- und Gleitbewegung. Störungen des Gelenkspieles können u. a. durch eine adhäsive Kapsulitis entstehen, eine obligate Folge von Traumen, operativen Eingriffen an Gelenken oder in Gelenknähe und bei Entzündungen unterschiedlicher Genese. In die gleiche Richtung können sich Veränderungen an Haut oder Unterhaut sowie Tonusveränderungen der Muskulatur auswirken.

Therapie

Die therapeutischen Ansatzpunkte unterscheiden sich in vieler Hinsicht von anderen Therapien. Hauptmerkmal ist das Arbeiten mit translatorischen Bewegungen, also nicht wie üblich das Bewegen über große Hebel mit angulären Techniken.

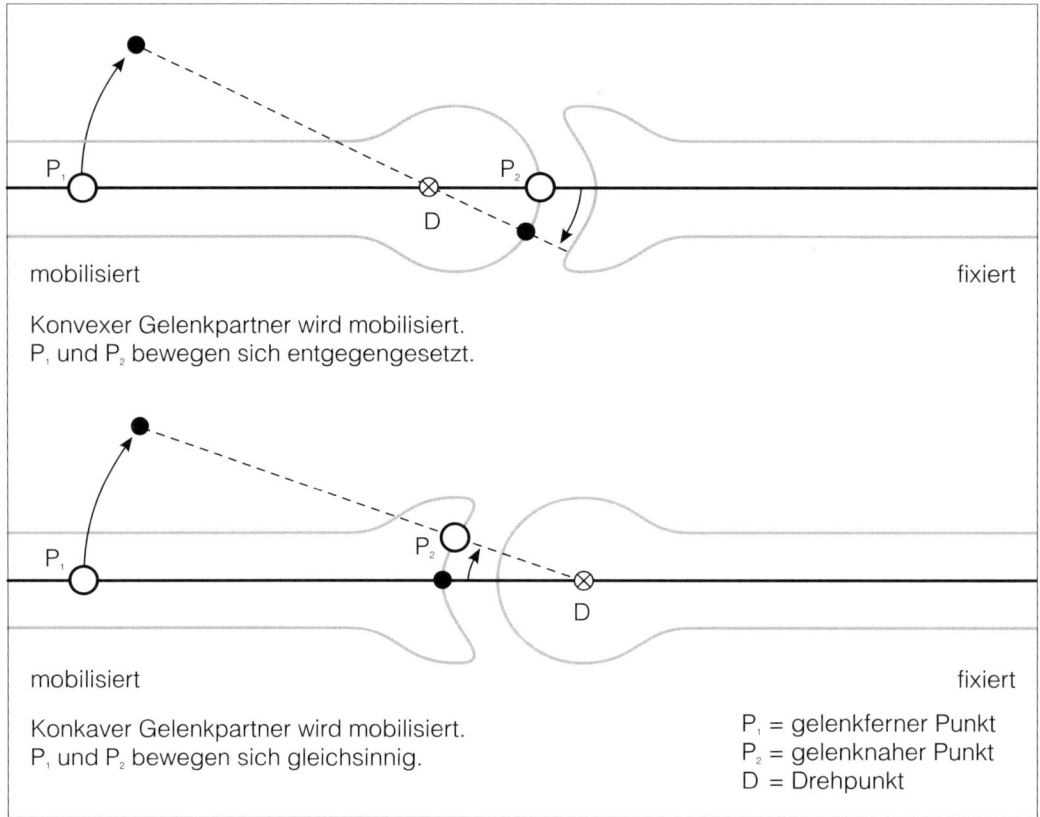

Abb. 1: Konvex-Konkav-Regel nach *Kaltenborn*

Man orientiert sich hierbei an der sogenannten Bewegungsebene, die durch die Fläche des konkaven Gelenkpartners vorgegeben ist. Die mobilisierenden Bewegungen führt man parallel (translatorisches Gleiten) oder senkrecht dazu aus (Traktion).

Einen weiteren wichtigen Orientierungspunkt bei der **Mobilisierungstherapie** stellt die Konkav-Konvex-Regel nach *Kaltenborn* dar (*Abb. 1*). Aus didaktischen Gründen geht man hierbei von einer starren Bewegungsachse aus, obwohl es in der Gelenkmechanik keine starren Achsen gibt. Diese Achse (in der Abbildung der Drehpunkt) liegt immer im gelenknahen konvexen Anteil. Wird nun der konkave Gelenkpartner fixiert und der konvexe bewegt, beschreiben ein gelenknaher Punkt P 1 und ein gelenkferner Punkt P 2 unterschiedliche Richtungen. Wird der konkave Gelenkpartner bewegt, liegen beide Punkte auf einer Stelle der Drehachse und bewegen sich folglich gleichsinnig.

Ins Praktische übertragen heißt das für eine eingeschränkte Kniegelenksflexion, daß die translatorische Gleitmobilisation – dies entspricht der Bewegung des gelenknahen Punktes – in Richtung der eingeschränkten Flexion, also gleichsinnig erfolgen muß. Das umgekehrte Beispiel finden wir bei verminderter Abduktionsfähigkeit des Schultergelenkes. Wird das Schulterblatt mit der konkaven Gelenkpfanne fixiert und translatorisch der proximale Humerus (konvexer Gelenkpartner) bewegt, muß diese Bewegung entgegengesetzt zur eingeschränkten Abduktionsbewegung nach kaudal gerichtet sein (*Abb. 2*).

Eine andere Situation ergibt sich bei den **Manipulationen**, die überwiegend an der Wirbelsäule oder an den Hand- und Fußwurzelknochen angewandt werden. Die Mobilisation erfolgt langsam, die Manipulation stellt dagegen eine Impulstherapie dar. Sie ist immer bei sogenannten Blockierungen von Gelenkpart-

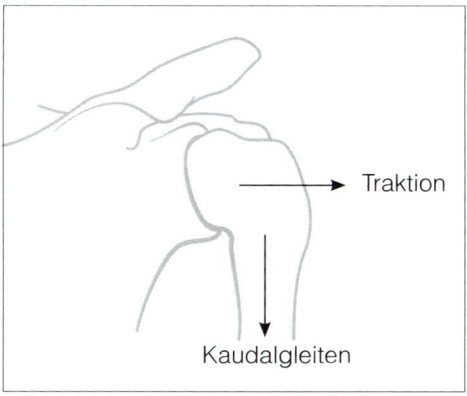

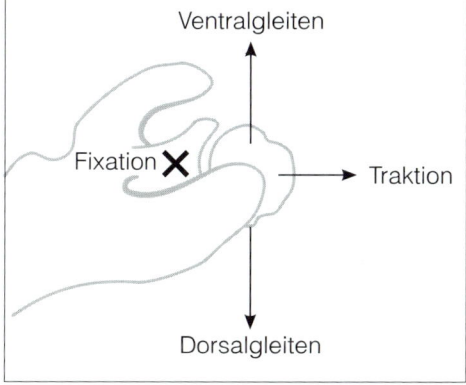

Abb. 2: Mobilisationsmöglichkeiten am Skapulohumeralgelenk. Bei den manualtherapeutischen Techniken werden translatorische Bewegungen, z. B. Traktion oder Dorsal-Ventral-Gleiten, bevorzugt, anguläre dagegen vermieden.

nern indiziert. Hierbei handelt es sich um reversible oder teilreversible Funktionsstörungen im Gegensatz zu Bewegungseinschränkungen, die auf morphologische Veränderungen wie z. B. primäre oder sekundäre Arthrosen zurückzuführen sind. Die Mobilisationsbehandlung kann generell bei allen Funktionsstörungen eingesetzt werden, wenn eine Indikation dazu besteht. Scharf abgegrenzte **Kontraindikationen** gibt es nicht, eher Situationen, in denen die manuelle Therapie nicht geeignet ist. Hierzu zählen akute Bandscheibenvorfälle, die oft von Sekundärblockierungen begleitet sind.

> Die manuelle Medizin bereichert die Therapiemöglichkeiten der Orthopädie, birgt aber auch die Gefahr der einseitigen Betrachtung eines medizinischen Problems. Sie ist weder Allheil- noch »Alleinheil«-Methode. Voraussetzung für die effektive Ausübung dieser Therapiemethode ist eine intensive Ausbildung als Grundlage sowie eine langjährige Erfahrung. Die Manipulationen sind bei unbedachter Anwendung mit nicht unerheblichen Gefahren verbunden. Der Ausübende muß diese Risiken kennen und in der Lage sein, bei Zwischenfällen mit entsprechenden medizinischen Maßnahmen zu reagieren. Dies bedarf einer entsprechenden Ausbildung und Erfahrung.

Psychosomatik in der Orthopädie

H. Heinl

Die Orthopädie ist traditionell von einer Sichtweise geprägt, welche die Mechanik des sogenannten Stütz- und Bewegungs«apparates« in den Vordergrund stellt. Hier interessieren Material und Form, Makro- und Mikrostruktur, statische und biomechanische Eigenschaften und die Funktion im Ablauf von Haltung und Bewegung.

So sehr hat diese Sichtweise des menschlichen Körpers in den diagnostischen und therapeutischen Konzepten der Orthopädie Eingang gefunden, daß sich von einem »Maschinenmodell« sprechen läßt. Dies ist in keiner Weise abwertend gemeint, da modellhafte Abstraktionen im gesamten Bereich der Medizin wie auch der Naturwissenschaft die Grundlage dafür bieten, komplexe Zusammenhänge zu vereinfachen und damit in ihrem Wirken besser zu verstehen. In der Tat sind die orthopädischen Erfolge, die auf der Basis des Maschinenmodells erzielt wurden, außerordentlich und aus dem heutigen Behandlungsrepertoire nicht wegzudenken. Sie verführen jedoch andererseits allzu leicht dazu, die Grenzen, die dieses Denkmodell auferlegt, zu verabsolutieren. Somit besteht die Gefahr, die Wahrnehmung all solcher Phänomene auszublenden, die sich nicht in das Raster dieses klassisch-mechanischen Denkens einfügen bzw. einzwängen lassen, weil ihre ursächlichen Wurzeln tief in seelische Problemfelder reichen, seien sie individualpsychologischer, interaktioneller, familiär bedingter oder soziokultureller Natur.

Der Grundriß einer psychosomatischen Orthopädie zeichnet sich erst in der Erkenntnis ab, daß sich ein Panorama an orthopädischen Erscheinungsformen auftut, das nicht auf dem Boden des Maschinenmodells des Körpers verstanden werden kann, sondern erst, wenn die Bewegungsorgane im Spannungsfeld von Seele und Körper gesehen werden. Der klassische, marionettenhafte Stütz- und Bewegungs»apparat« wird in der psychosomatischen Betrachtung zum Ausdrucksorgan der Befindlichkeit des Menschen, seiner biographischen Prägung und seiner Lebenswelt. Im Schmelztiegel der Erfahrungen entlang des Lebensweges unterliegen die Bewegungsorgane einer Metamorphose und werden zum Werkzeug und Vollzieher unserer Bewegungsentwürfe, unseres Sichbewegens und Bewegtwerdens, auch im seelischen Sinne. Sie kommunizieren unsere seelische Befindlichkeit, spiegeln unsere verdrängten Gefühle und Konflikte, die nur über sie ihren Ausdruck finden können.

Das Zusammenspiel von Psyche und Soma stellt für das Verständnis einer Reihe von Schmerz- und Funktionsstörungen, die innerhalb des klassischen Modells nicht zu deuten sind, die theoretische Grundlage dar. Daraus folgt, daß auch in Diagnostik und Therapie jeweils die seelische und die körperliche Dimension im Auge zu behalten sind, um die Entstehungsgeschichte von Symptom, Schmerz- und Funktionsstörung akuter oder chronischer Formen zu erfassen, in ihrem seelisch-körperlichen Wechselspiel zu begreifen und mit dem Wissen um die wechselseitige Bedingtheit von Körper und Seele so zu behandeln, als seien beide nur Spielformen eines größeren Ganzen.

Nach mehr als fünfundzwanzigjähriger Arbeit an der Entwicklung dieses Konzeptes und seiner Anwendung in der klinischen Praxis, wovon die später angeführten Fallbeispiele (s. S. 226f, 264ff, 278f, 297f) eine Vorstellung vermitteln, freue ich mich, daß auch unter den Orthopäden mit der epidemieartig anwachsenden Zahl von Schmerzpatienten ein wachsendes Interesse an psychosomatischen Konzepten zu erkennen ist.

Medikamentöse Therapie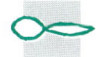

Entscheidend für den Einsatz von Medikamenten ist nicht nur die Grunderkrankung, sondern auch das dominierende Symptom und dessen Lokalisation. Zu unterscheiden sind lokale und systemische Therapie.

Lokale Therapie

Die lokale Behandlung wird am Ort des Geschehens, z.B. bei Monarthritis, Sehnenscheidenentzündung, Bursitis oder als Segment- bzw. Triggerpunktbehandlung in Form von Injektionen vorgenommen.
Bei lokal aufgetragenen Medikamenten erreicht allerdings die Wirksubstanz die subdermalen Gewebsschichten (z.B. Gelenkkapsel, Sehnenscheiden) nur schlecht. Durch Lymph- und Gefäßnetz kommt es im epidermalen und dermalen Bereich zu einer weitgehenden Resorption und damit einer systemischen Verteilung. Tiefere Gewebsschichten werden also indirekt über die Blutbahn erreicht und nicht transdermal durch lokales Auftragen der Substanz. Damit verbunden ist eine wesentliche Verminderung der Konzentration der Wirksubstanz. Die Wirkung ist über einen neurophysiologischen Weg zu erklären.

Angewandt werden vor allem antiphlogistisch-analgetisch wirksame Substanzen und vasodilatierende Salben, Cremes und Gele.
Die **Infiltrationsbehandlung** wird unter verschiedenen Aspekten eingesetzt. Bei Tendopathien beispielsweise wirkt sie direkt lokal; bei Triggerpunktbehandlung wird eine reflektorische Wirkung über Haut- und Muskelzonen erzielt. Die Infiltrationsbehandlung ist die häufigste Anwendungsform medikamentöser Maßnahmen im Bereich der Orthopädie.
Verwandt werden Lokalanästhetika, vor allem zur diagnostischen oder therapeutischen Lokalanästhesie. Je nach Zielsetzung werden die Lokalanästhetika auch in Kombination mit anderen Substanzen (u.a. Kortikoide) eingesetzt. Hierbei haben auch sogenannte Komplexmittel aus der Homöopathie Eingang gefunden.

Systemische Therapie

In der systemischen Therapie nimmt die Behandlung mit antiphlogistisch-analgetisch wirkenden Medikamenten den größten Raum ein. Dazu zählt die große Palette der **nichtsteroidalen Antiphlogistika** (NSAR, auch **NSAID**, non steroidal antiinflammatory drugs), die auch eine unterschiedliche analgetische Komponente aufweisen. Sie finden Anwendung bei abakteriellen Entzündungen (auch postoperativ) sowie bei aktivierten Arthrosen.
Auf der nächst höheren Stufe der Entzündungsbehandlung stehen die Kortikoide, die trotz aller Kritik bei richtiger Indikation und Dosierung aus der Therapie rheumatischer Erkrankungen, chronisch rezidivierender abakterieller Synovitiden anderer Genese und Wurzelkompressionssyndromen nicht wegzudenken sind.
In der postoperativen Phase, z.B. nach Diskektomien, erfreut sich der Verordnung von **Myotonolytika** großer Beliebtheit. Sie mögen in einer kurzen Phase nach der Operation ihre Berechtigung haben; problematisch ist jedoch die (übliche) langfristige Verordnung. Mit Hilfe dieser Substanzen lassen sich zwar schmerzhafte hypertone Muskelareale medikamentös beeinflussen, aber sie beeinträchtigen das muskuläre Aufbautraining, das in der postoperativen Phase dringend notwendig ist.
In der medikamentösen Therapie chronischer Schmerzen, z.B. bei mehrfach bandscheibenoperierten Patienten mit zahlreichen Narbenbildungen oder einer Arachnopathie, beschreitet man einen schmalen Grat zwischen Überdosierung mit Nebenwirkungen einerseits und Wirkungslosigkeit bei Unterdosierung andererseits. In der Regel bewährt sich die Kombination von analgetisch-antiphlogistisch wirksamen Substanzen in Verbindung mit Psychopharmaka und Myotonolytika.
Bei mehrfach wirbelsäulenoperierten Patienten mit Folgeerkrankungen wird häufig der Applikationsweg über den Periduralkatheter gewählt. Dieses große Behandlungsproblem läßt sich nicht alleine medikamentös lösen; es erfordert

eine interdisziplinäre Behandlung unter Einbeziehung der Psychotherapie.

Eine große, kritisch zu betrachtende Medikamentengruppe bilden die sogenannten **Chondroprotektiva**, die – oft in Verbindung mit falschen Erwartungshaltungen – bei der medikamentösen Behandlung der Arthrose in großem Umfang Anwendung finden. Oft wird von den Herstellern auch mit der Bezeichnung »Antiarthrotika« suggeriert, man könne mit diesen Präparaten eine Arthrose kausal behandeln.

Beispiel 1 Synovialitis

Symptom
  Gelenkschwellung

Diagnose
  Synovialitis bei aktivierter Arthrose oder nach Gelenkeingriffen

Medikamentöse Behandlungsmöglichkeiten
  1. Nichtsteroidale Antiphlogistika (NSAID) (antiphlogistischer Effekt in Klammern)
  Naproxen (+)
  Tiaprofensäure (+)
  Piroxicam u. a. (++)
  Indometacin (++)
  Diclofenac (++)
  Lonazolac (++)
  Ketoprofen u. a. (++)

  ➤ Bei Unwirksamkeit der NSAID
  2. Kortikoide
  Prednisolon (+++)
  Triamcinolon (+++)
  Dexamethason (+++)
  Fluocortolon u. a. (+++)

  ➤ Bei Unwirksamkeit
  3. Synoviorthese

Durch verschiedene Substanzen (Osmiumsäure, Varicocid, Yttrium) wird chemisch/radiologisch das Stratum synoviale der Gelenkkapsel zerstört, um den chronisch entzündlichen Prozeß aufzuhalten. Eine weitere Möglichkeit besteht in der chirurgischen Entfernung des Stratum synoviale (Synovialektomie). Die letztgenannten Verfahren werden in der Regel nur stationär durchgeführt.

Zweifelsohne wurden in Tierversuchen positive Effekte an der Knorpelsubstanz nachgewiesen. Die Ausgangssituationen sind aber in keiner Weise mit der Arthroseerkrankung des Menschen gleichzusetzen und dürfen damit auch nicht zu dem Schluß führen, man habe Arzneimittel gefunden, die dem Patienten eine unbegrenzte Belastbarkeit seiner Gelenke garantieren. Der Nutzen dieser Stoffgruppe ist fraglich bei gleichzeitigem Risiko an unerwünschten Wirkungen (»Nebenwirkungen«).

Bei klinischen Verlaufsstudien wurde der Arthroseschmerz häufig als Verlaufsparameter zur Beurteilung der Therapie herangezogen. Dieser Schmerz ist multifaktoriell bedingt und kann durch die unterschiedlichsten Faktoren beeinflußt werden. Der Verlauf einer Arthrose wird ganz wesentlich vom Patientenverhalten mitbestimmt. Daraus folgt, daß eine symptomatische Arthrosetherapie nur dann erfolgreich sein kann, wenn sie von einem gelenkschonenden Verhaltenstraining, Krankengymnastik und Ergotherapie begleitet wird.

Einige Beispiele sollen eine Orientierung bei medikamentöser Behandlung geben.

Praxistips:

- ☞ Bei langfristiger Einnahme nichtsteroidaler Antiphlogistika kann es indirekt über die Proteoglykansytheseshemmung zu einer Knorpelschädigung und damit zur Verschlechterung der Arthrose kommen. Daher ist in diesen Fällen von einer längeren Verordnung der genannten Präparate abzuraten.
- ☞ Kortikoide schädigen den Knorpel und können zu Knochennekrosen führen.
- ☞ Jede intraartikuläre Injektion birgt die Gefahr einer bakteriellen Infektion, die das Gelenk irreversibel schädigen kann. Deshalb sollte vor jeder Injektion die Risiko-Nutzen-Relation abgewogen werden.
- ☞ Jeder Gelenkerguß bietet über die Synoviaanalyse die Möglichkeit einer differentialdiagnostischen Abklärung. Daraus lassen sich kausale oder symptomatische Therapieschritte ableiten. Bei gleicher Symptomatik (Gelenkschwellung) können sich völlig unterschiedliche Therapiekonzepte ergeben.

Beispiel 2 Arthrose

Symptom
Gelenkschmerz

Diagnose
Arthrose ohne Aktivierungszeichen (keine Schwellung der Gelenkkapsel, keine Ergußbildung). Der Schmerz tritt in Abhängigkeit von Belastungen auf.

Therapie:
1. Anpassung von Belastung und Belastbarkeit
2. Krankengymnastik (Ausbalancieren der gelenkführenden Muskulatur)
3. Balneophysikalische Maßnahmen
4. Chondroprotektive Substanzen unter Beachtung der Nutzen-Risiko-Relation.

Praxistip:

- Die medikamentösen Maßnahmen ergänzen die Therapie lediglich; vorrangig sind die Verhaltensweise des Patienten sowie die krankengymnastisch-physikalische Behandlung.
- Treten Dauerschmerzen auch ohne Belastung auf, sollten wegen der Proteoglykansynthesehemmung keinesfalls langfristig NSAIDs verordnet werden. In der Regel ist dann operativen Therapieverfahren Vorrang zu geben.

Beispiel 3 Tendopathie

Symptom
Lokale Schmerzen im Bereich der LWS

Verdachtsdiagnose
Sakroiliakale Tendopathie

Medikamentöse Behandlung
- Infiltration von Procain, Scandicain, Mepivacain u. a. zur diagnostischen Lokalanästhesie (DLA)
- Daraus folgend therapeutische Lokalanästhesie (TLA) mit den gleichen oder mit länger wirksamen Lokalanästhetika (Bupivacain u. a.)

Praxistip:

Bei dem sehr häufig eingesetzten Verfahren der TLA sollte bei ausbleibendem Langzeiteffekt auch die Möglichkeit alternativer Behandlungsmöglichkeiten erwogen werden, z. B. Akupunktur - Reflextherapie, Proliferationstherapie (Sklerotherapie) u. a.
Bei anhaltenden Schmerzen sollte auch an ein psychosomatisches Beschwerdebild gedacht werden, das ein Umdenken in Diagnostik und Therapie erfordert.

Beispiel 4 Wurzelkompressionssyndrom

Symptom
Ischialgiforme Schmerzsymptomatik

Diagnose
Wurzelkompressionssyndrom bei Bandscheibenvorfall

Krankengymnastisch-physikalische Therapie
- Lagerung in schmerzfreier Position
- Kyphosierende Extensionen oder Schlingentisch

Medikamentöse Behandlung
➤ Systemische Behandlung
- Nichtsteroidale Antiplogistika (NSAID)
- Aescin (zur Abschwellung)
- Kortikoide
- Zentralwirksame Analgetika
- Vitamin-B-Komplex (Wirksamkeit umstritten)

Praxistip:

- Im weiteren Sinne gehört zu den entlastenden Maßnahmen auch das Erlernen einer wirbelsäulengerechten Verhaltensweise (Rückenschule).
- Bei Therapieresistenz ist die Indikation für ein operatives Vorgehen zu prüfen. Dabei sollte man sich vorrangig an den klinischen Befunden orientieren und nicht allein am Ergebnis der bildgebenden Verfahren (CT, MRT).

Beispiel 5 Osteoporose

Symptom
Diffuser belastungsabhängiger Schmerz im unteren BWS- und LWS-Bereich

Diagnose
Osteoporose mit Wirbelfrakturen

Erstmaßnahme
Bei großen Schmerzen Ruhigstellung, Korsett oder adäquate Miederversorgung je nach Höhe der Wirbelfraktur.

Medikamentöse Maßnahmen:
- Calcitonin-Injektionsserie zur Hemmung der Osteoklastenaktivität.
- Einleitung einer Langzeittherapie mit Fluoriden bzw. Östrogenen, um die Osteoblastenaktivität anzuregen. Die Kalziumresorption ist u.a. von einem ausreichend hohen Vitamin-D-Spiegel abhängig, gebenenfalls auch Vitamin D substituieren.
- Ausreichende Kalziumzufuhr über die Ernährung. Ist dies nicht adäquat möglich, sollte zusätzlich Kalzium zugeführt werden.

Praxistip

☛ Neben der medikamentösen Therapie muß eine intensive krankengymnastische Übungsbehandlung zum Aufbau der rumpfführenden Muskulatur durchgeführt werden, um von dieser Seite her für eine ausreichende Stabilisierung der Wirbelsäule zu sorgen.
☛ Bei zurückgehender Schmerzintensität sollte nach Möglichkeit das Korsett bzw. das Mieder wieder abgelegt werden.
☛ Die medikamentöse Behandlung hängt von der Ursache der Osteoporose ab und muß darauf abgestimmt werden. Nicht selten ist interdisziplinäres Vorgehen (Osteologe, Orthopäde, Gynäkologe, Allgemeinarzt) erforderlich.

Beispiel 6 Polyarthritis

Symptom
Multiple chronische Gelenkschwellungen an Finger-, Hand-, Fuß- und Kniegelenken

Diagnose
Chronische Polyarthritis im fortgeschrittenen Stadium.

Medikamentöse Maßnahmen
➤ **Kurzfristig wirksame Medikamente**
- NSAID
- Kortikoide

➤ **Langfristig wirksame Medikamente**
- Goldsalze
- D-Penicillamin
- Immunsuppressiva
- Zytostatika

Praxistip:

☛ Meist werden je nach Stadium und Verlauf langfristig wirksame Präparate und NSAID kombiniert, in speziellen Fällen sind auch Dreifach-Kombinationen mit Kortikoiden über kürzere oder längere Krankheitsphasen erforderlich.
☛ Bei den langfristig krankheitsmodifizierend wirkenden Medikamenten wird die Dosierung in der Regel konstant gehalten, während sich die Dosierung der NSAID-Präparate und auch der Kortikoide nach der aktuellen Entzündungs- und Schmerzintensität richten kann.
☛ Die medikamentöse Behandlung bedarf einer großen Erfahrung und sollte dem Rheumatologen vorbehalten sein. Die gesamte Behandlungsstrategie erfordert nicht selten ein interdisziplinäres Vorgehen unter Hinzuziehung anderer Therapeuten (Krankengymnastik, Ergotherapie).
☛ Durch spezielle Ernährungsformen (s.S. 196ff) läßt sich gelegentlich die Dosierung der Medikamente reduzieren.
☛ Ein weiterer Eckpfeiler der Behandlung ist die psychosoziale Betreuung.

Konventionelle und naturheilkundliche Orthopädie: Berührungspunkte

Viele Orthopäden gehen davon aus, daß die konventionellen Behandlungsmöglichkeiten ausreichen, um die meisten Erkrankungen der Bewegungsorgane effektiv zu therapieren. Daß dem nicht so ist, beweist die tägliche Praxis, in der Orthopäden mit der immer größer werdenden Zahl an Rückenschmerzpatienten konfrontiert werden. Der Enthusiasmus über die technischen Möglichkeiten der Diagnostik weicht einer Frustration, der meist nur durch Ignoranz ausgewichen werden kann. Wir vertrauen eher auf das Neue, um aus der therapeutischen Sackgasse herauszukommen, in der Hoffnung, endlich ein sicheres therapeutisches »Werkzeug« in der Hand zu haben. Vor tradierten Betrachtungsweisen und Behandlungswegen schließen wir dagegen viel zu oft die Augen, weil wir sie für veraltet halten.

Wenn man dabei die Möglichkeiten relativiert und kritisch beobachtet, fallen nicht selten die Barrieren der Berührungsangst wie z. B. bei der Akupunktur, die speziell im orthopädischen Bereich immer mehr Anhänger findet. Mit kritischer Toleranz sollten sich die Orthopäden auch den Gedanken der Homöopathie und den Behandlungsmöglichkeiten der klassischen Naturheilkunde öffnen. Umgekehrt dürfen wir auch nicht die Augen vor den Erfolgen und Fortschritten der konventionell orientierten Orthopädie verschließen und sollten ihre Therapiemöglichkeiten nutzen.

Der Schmerz, mit dem der Patient zu uns kommt, ist ein Phänomen, das in biologischen, psychischen und sozialen Ursachen wurzelt und folglich nur unter Berücksichtigung aller dieser Faktoren – nicht nur der biologischen – wirksam behandelt werden kann. Wie oft spiegelt sich die Lebensgeschichte der Patienten in ihrem Schmerzbild wider und bietet nicht selten den Schlüsselpunkt im Verständnis eines chronischen Krankheitsprozesses. Wenn wir dies nicht berücksichtigen, verstehen wir nur einen Teil des Krankheitsgeschehens und können folglich nicht den Anspruch auf eine ganzheitliche Behandlung erheben. Ganzheitlich werden wir nur dann behandeln können, wenn wir alle diese Berührungspunkte akzeptieren und verstehen lernen.

Naturheilverfahren

Grundlagen und Wirkungsweise

Definition

> »Naturheilverfahren umfassen im Rahmen der Gesamtmedizin die Anregung der individuellen körpereigenen Ordnungs- und Heilkräfte durch Anwendung nebenwirkungsarmer oder -freier, natürlicher Heilmittel bzw. Reize.«
> (Definition der Ärztekammer)

Heute, in einer Zeit verschärften Konkurrenzkampfes in der Pharmaindustrie und hoher Akzeptanz naturgemäßer Heilverfahren in der Bevölkerung, wird von verschiedenen Interessengruppen, nicht zuletzt aus merkantilen Gründen, eine Flut von »Außenseitermethoden« unter den Begriff Naturheilverfahren subsumiert. Die Spreu vom Weizen zu trennen ist die Aufgabe der nächsten Jahre. Im vorliegenden Buch werden deshalb in erster Linie die klassischen Naturheilverfahren und unter Einbeziehung der Akupunktur auch die des östlichen Kulturbereiches abgehandelt. Ihre Wirksamkeit ist geprüft, und ihre Zugehörigkeit zu naturgemäßen Heilverfahren steht außer Zweifel.

In der Weiterbildungsordnung für die Zusatzbezeichnung Naturheilverfahren ist der Weiterbildungsgang im einzelnen vorgegeben und damit ein gewisser Standard gesetzt. Zum Weiterbildungsinhalt gehören Vermittlung, Erwerb und Nachweis besonderer Kenntnisse und Erfahrungen in den klassischen Naturheilverfahren (*Tab. 2*).

Tab. 2: In der Weiterbildungsordnung für Naturheilverfahren festgeschriebene naturheilkundliche Verfahren

- Hydro- und Thermotherapie
- Bewegungstherapie einschließlich Atemtherapie/Massageverfahren des Bereiches
- Ernährungstherapie
- Phytotherapie
- Ordnungstherapie
- Ausleitende Verfahren
- Ergänzung: Anwendung »anderer Therapieprinzipien« (z. B. Akupunktur, Neuraltherapie, Homöopathie)

Wesentliche Teile dieser Behandlungsmaßnahmen, beispielsweise die Physikalische Medizin und die Diätetik, sind seit langem im System der Hochschulmedizin integriert. Andere Verfahren gehören zwar nicht zu den klassischen Naturheilmethoden, haben aber im schul- und komplentärmedizinischen Anwendungsbereich einen hohen Stellenwert erlangt. Dazu zählen die Chirotherapie und die Neuraltherapie als therapeutische Lokalanästhesie.

Analog zur Wiederentdeckung naturgemäßer Heilverfahren in Europa wurde in den letzten Jahren auch die Akupunktur für die westliche Medizin erschlossen. Als Teil der chinesischen Medizin ist sie seit Jahrtausenden das klassische Naturheilverfahren des östlichen Kulturkreises und hat durch die Indikationslisten der WHO weitere Anerkennung erhalten.

Im Rahmen einer naturheilkundlichen Therapie im weiteren Sinne hat die Homöopathie in Deutschland seit 200 Jahren einen besonderen Stellenwert. Sie ist in letzter Zeit Gegenstand einer Vielzahl von Studien.

Tab. 3: Synonyme für Naturheilverfahren

- Naturgemäße Heilverfahren
- Biologische Verfahren
- Komplementäre Therapieverfahren
- Ganzheitliche Methoden
- Außenseitermethoden
- Unkonventionelle Therapierichtungen
- Alternative Therapierichtungen
- Erfahrungsheilkunde
- Naturmedizin
- Autoregulative Heilverfahren

Ganzheitsmedizin und konventionelle Medizin

Der Begriff »Ganzheitsmedizin« wird häufig in Verbindung mit Naturheilverfahren genannt. Ganzheitsmedizin stellt unter wissenschaftssoziologischen Gesichtspunkten eine »außerordentliche Wissenschaft« dar, da sie nicht dem kausalanalytischen Denkstil der konventionellen, naturwissenschaftlichen Medizin entspricht. Ihre Heterogenität spiegelt sich in ihren verschiedenen Bezeichnungen wieder (*Tab. 3*).

Die konventionelle Medizin weist dem Organismus eine passive Rolle zu und versucht krankhafte Veränderungen oder die ihnen zugeschriebenen Ursachen direkt zu beseitigen. Methoden hierzu sind operative oder chemische Ausschaltung, pharmakologische Lenkung und künstlicher Ersatz fehlender Körperwirkstoffe, ausgefallener Organleistungen oder Funktionen.

Den naturheilkundlichen Verfahren liegt dagegen als Therapieprinzip eine aktive Reaktion auf eine Reizbelastung über drei verschiedene Wirkprinzipien zugrunde (Reiz-Reaktions-Therapie):

Schonung des Organismus, Dämpfung übersteigerter Reaktionen, Ruhigstellung bestimmter Funktionen und Ausschaltung belastender Faktoren, dadurch Aktivierung von Selbstheilungsprozessen.

Regulierung des vegetativen Gleichgewichtes (»vegetative Gesamtumschaltung«) durch wiederholtes und dosiertes Stimulieren körpereigener Kräfte. Die angeregten Organfunktionen bewirken ihrerseits eine verbesserte Koordination und Ökonomie aller Funktionsabläufe, eine Normalisierung und Verbesserung der Gewebstrophik und Steigerung der unspezifischen Resistenz.

Kräftigung von Funktions- und Organleistungen auf Grund spezifischer trophischer wie auch plastischer Anpassungsprozesse des Organismus.

Der Vergleich mit der Hochschulmedizin zeigt, daß sich deren Therapieprinzipien häufig gegen manifeste krankmachende Veränderungen richten und daher pathogenetisch orientiert sind. Biologische Therapiemaßnahmen zielen im Unterschied dazu auf Anregung und Förderung endogener Eigenleistungen.

Pathogenetische Erklärungsmodelle der Ganzheitsmedizin

Der Vielfalt orthopädischer Beschwerdebilder kann man erst gerecht werden, wenn auch Krankheitsursachen berücksichtigt werden, die über die bekannte Ätiopathogenese hinausgehen (s. Synopsis, S. 19):

- Bedeutung des Regelkreis- und des Herdgeschehens
- Einfluß lokaler und allgemeiner Stoffwechselvorgänge, vor allem des Darmes als zentralem Immunorgan, Beeinflußbarkeit durch diätetische Therapie, reflektorische Wirkungen internistischer und allgemeinärztlicher Krankheiten
- Umwelteinflüsse und Schadstoffbelastungen, endogene und exogene Toxine
- Bedeutung der Ausscheidungsfunktionen
- energetische Dysbalancen
- psychische und psychosomatische Störfaktoren

Gerade letztere werden erst bei eingehender Betrachtung der Patientenbiographie ersichtlich. Nichtbeachten der genannten Punkte ist häufig Ursache für scheinbar therapierefraktäre Beschwerden.

Das System der Grundregulation

Viele gemeinsame Angriffspunkte naturheilkundlicher Therapieprinzipien werden durch das Konzept der Grundregulation nach Pischinger verständlich.

Das lebensimmanente Streben nach Erhalt des Ganzen verlangt ein Ordnungsprinzip, das den gesamten Organismus durchzieht. Dieses Prinzip, das sowohl Zellindividualität als auch soziale Gemeinsamkeit aller Strukturelemente gewährleistet, ist unter anderem durch die Trias Kapillare, Grundsubstanz und Zelle gegeben.

Medizinhistorischer Vorläufer dieses Modells war die Säftelehre der Humoralmedizin (s. Ordnungstherapie, S. 63ff und Ausleitende Verfahren, S. 82ff). Neu entdeckt und wissenschaftlich untermauert wurde sie von *Pischinger* und Mitarbeitern in Untersuchungen über die Funktion des Bindegewebes. Sie definierten Bindegewebe bzw. Interstilium als »Grundsubstanz«, die mit allen Organsystemen in unmittelbarem Kontakt steht und erkannten, daß hier die »Grundregulation« des Organismus stattfindet.

Bindegewebsmodell nach *Pischinger*

Die Grundsubstanz (*Abb. 3*) durchzieht die Extrazellulärräume des gesamten Organismus und ist jeder Zelle vorgeschaltet, weshalb sie auch als extrazelluläre Matrix bezeichnet wird. Der gesamte über die Kapillaren in die Körperperipherie gebrachte metabolische Strom muß, um in die Zelle zu gelangen, eine

Grundlagen und Wirkungsweise 55

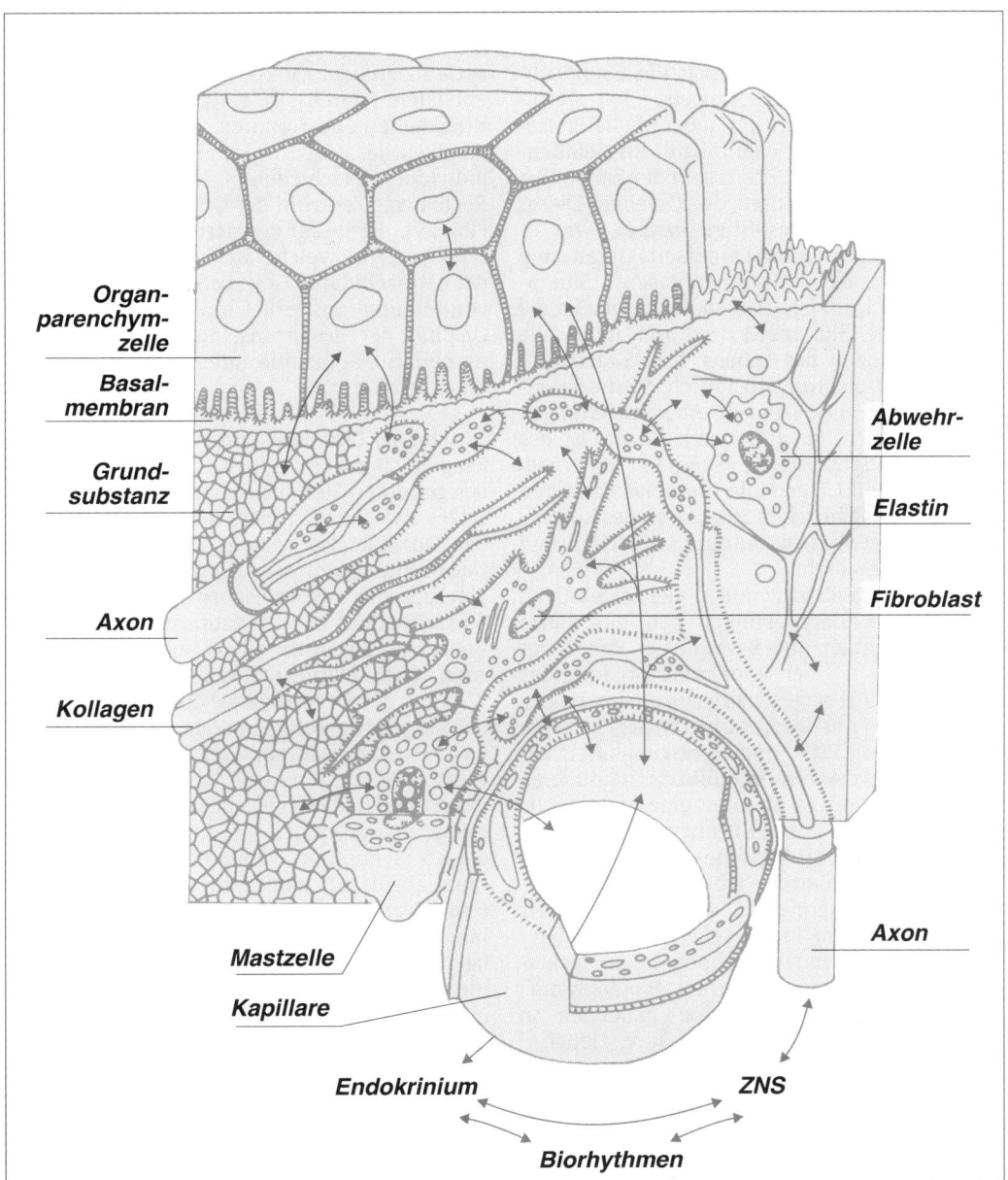

Abb. 3: Beziehungssystem der Grundsubstanz. Die Pfeile geben die wechselseitige Beeinflussung zwischen den einzelnen Strukturen (Bindegewebszellen, Grundsubstanz, Kapillaren, Axone usw.) an. Der Fibroblast als Regelzentrum der Grundsubstanz synthetisiert situationsgerechte Grundsubstanz in Rückkoppelung mit allen zellulären und nervösen Komponenten.

»Transitstrecke« durch die Grundsubstanz zurücklegen.
Besonders reichlich findet sich die Grundsubstanz im submukösen Gewebe der Darmschleimhaut, aber auch im subepithelialen Gewebe von Haut und Schleimhaut, im Gefäßendothel, in den serösen Häuten, in der Zahnpulpa und in Gewebsstrukturen der Gelenke. Dieses **mesenchymale Zelle-Milieu-System**, wie es *Pischinger* nannte, umfaßt einerseits Organ- und Bindegewebszellen, Nervenendfasern, Blutkapillaren und Lymphgefäße und andererseits die extrazelluläre Flüssigkeit (ca. 16 Liter). Alle Grundfunktionen des Lebens, d. h. Sauerstoff-, Wasser- und Elektrolytaustausch, Säure-Basen-Haushalt und unspezifische Abwehrleistungen vollziehen sich in ihr. Unter Kontrolle des Grundregulationssystems werden innerhalb von maximal 30 Tagen alle protoplasmatischen und karyoplasmatischen Strukturen des Körpers bis auf die genetische Substanz, Knochen und Sehnen ausgetauscht.
In der Grundsubstanz enden die vegetativen Nervenfasern; dort befindet sich das ganze Spektrum sessiler und beweglicher Zellen des Immunsystems. Über Kapillaren ist auch das Hormonsystem eingeschaltet, weshalb engste Verbindungen mit übergeordneten Regelzentren (Endokrinium, ZNS und Zwischenhirn) bestehen. Auch psychische Einflüsse modulieren das Grundsystem. Es ist somit eine funktionelle Einheit und stellt ein ungeheuer komplexes, **hochvernetztes biologisches Kommunikationssystem** zwischen den lebenden Zellen dar.
Die Strukturkomponenten der Grundsubstanz unterliegen einem biologischen Fließgleichgewicht. Sie bestehen aus hochpolymeren Zucker-Protein-Komplexen, bei denen Proteoglykane (z. B. Chondroitinsulfat-Proteine) gebunden an Glykosaminoglykane (Hyaluronsäure, Heparin) überwiegen, gefolgt von Strukturglykoproteinen (Kollagen, Elastin) und Vernetzungsglykoproteinen (Fibronektin, Laminin). Alle Komponenten werden von Fibroblasten synthetisiert und können durch freigesetzte lysosomale proteolytische und hydrolytische Enzyme aus Makrophagen und neutrophilen Granulozyten abgebaut werden.
Proteoglykane und Glykosaminoglykane sind neben bestimmten Vitaminen, Spurenelementen und Dismutasen auch Radikalenfänger. Um- und Inweltverschmutzung, auch emotionaler Streß, führen zu einer pathologischen Belastung mit Radikalionen, dem sog. oxidativen Streß. Folgen oxidativer Schäden können Befindensstörungen wie Antriebsmangel, Vergeßlichkeit, Müdigkeit, Kopfschmerzen, aber auch Myalgien, Arthralgien oder Ödemneigung sein. Langfristig entstehen durch freie Radikale chronische Krankheiten und Tumoren. Die Kompensationsfähigkeit des Körpers gegenüber Streß ist dabei individuell verschieden.
Regulatives Zentrum der Grundsubstanz ist der Fibrozyt, die undifferenzierte pluripotente Mesenchymzelle, welche auf jede Veränderung in der extrazellulären Gewebsflüssigkeit innerhalb von Minuten unspezifisch reagiert; z. B. auf die Qualität der Ernährung, auf Fremdstoff- und Arzneimittelaufnahme, Infekte, Antigeneinwirkung, Streß, etc.

Qualität der Grundsubstanz

Reagibilität und Intaktheit dieser Transitstrecke des gesamten Stoffaustausches und Energieumsatzes zwischen Kapillare und Zelle hängen von der Qualität des Milieus der extrazellulären Gewebsflüssigkeit ab. Überlastung führt zur Blockade der unspezifischen Abwehrleistungen und schließlich zur Regulationsstarre.
Der enge **Zusammenhang zwischen Ernährung und Grundsubstanz** zeigt sich in der Wirkung der Proteoglykane auf alle drei Grundnahrungsstoffe Kohlenhydrate, Eiweiß und Fett, welche neben Wasser von ihnen gespeichert werden können. Eiweiß wird besonders im interstitiellen Bindegewebe deponiert. Bei Überernährung, besonders bei Eiweißmast, werden die überschüssigen Nährstoffe im Interzellulärraum abgelagert und gespeichert. Bei überfülltem Speicher werden Eiweißkörper, eiweißgebundene Toxine, Antigen-Antikörper-Komplexe, bakterielle und virale Eiweißreste an den Basalmembranen der Kapillaren ab- und in diese eingelagert.
Die Strukturveränderungen sind elektronenmikroskopisch als Verdickung bis zum Fünffachen der Norm sichtbar. Als Folge davon kommt es zu einer **Behinderung der Transitfunktion**, der Mikrozirkulation und zur Mangelernährung der Zelle. Der Extrazellulärraum wird zur Depositionshalde für Stoffwechselmetaboliten und Toxine (Mesenchymverschlackung).

Bedeutung für die Orthopädie

Das System der Grundregulation durchzieht als übergeordnetes, ganzheitliches Ordnungsprinzip den Organismus und ist eine wichtige Grundlage der Integrität des Organismus. Es ist definiert als Funktionseinheit von Kapillaren,

Lymphgefäßen, nerval-vegetativen Endformationen und Bindegewebszellen, deren gemeinsames Wirkfeld die extrazelluläre Flüssigkeit ist. Seine Aufgabe ist die Regulation des »Zelle-Milieu-Systems« und damit der Lebensgrundfunktionen von Zellen. Als ernährendes und entsorgendes System nimmt es zugleich Abwehrfunktionen wahr.

Veränderungen der Beschaffenheit und Regelfähigkeit des Grundsystems entwickeln sich lange vor klinischen Krankheitsmanifestationen. In der Frühphase können sie in Form funktioneller Beschwerden an den Bewegungsorganen auftreten. Diese manifestieren sich z. B. am Rücken als segmentale Bindegewebsverquellungen in Form der Kibler'schen Hautfalte, als lokale Bindegewebsgelosen (Schröpfzonen), als großflächige Muskelschmerzen, segmentale Tonusstörungen der Muskulatur oder schmerzhafte periartikuläre Verquellungen.

Fortschreitende Ablagerungen in Interstitium und in Kapillarwand behindern den Stoff- und Energieumsatz der Organzellen und blockieren Regelprozesse und Stoffwechselvorgänge. Nach einer bestimmten Dauer der Schädigung werden Organzellen selbst beeinträchtigt. Am Ende steht schließlich eine manifeste, meist chronische Veränderung an den Bewegungsorganen, z. B. eine degenerative Krankheit. Trophikbeeinträchtigungen fallen besonders an bradytrophen Geweben (Knorpel, Sehnen, Ligamente) auf.

»Gewebsverschlackung« und »unreines Blut« waren früher Bezeichnungen für derartige Krankheitsstadien. Synonym ist heute Mikrozirkulationsstörung. Die Behandlung bestand folgerichtig in Maßnahmen zur »Entschlackung«. Die adäquate Behandlung besteht also in Maßnahmen, die Durchblutung, Stoffwechsel und Drainage fördern.

Bei allen chronischen Erkrankungen lassen sich Regulationsstörungen und ultrastrukturelle Veränderungen im Bindegewebe nachweisen (*Pischinger, Perger, Heine*). Methoden zur Funktionsprüfung der Grundsubstanz sind unter anderem Oximetrie, Leukozytentests, Immunelektrophorese, aber auch die Thermoregulationsdiagnostik, Elektroakupunktur und Decoder-Messungen.

Das System der Grundregulation kann als gemeinsame strukturelle Basis für die klassische Medizin und für die Naturheilverfahren angesehen werden. Ein Großteil der Naturheilverfahren wirkt direkt auf das Grundsystem und bietet damit einen physiologischen Therapieansatz.

Krankheitsentwicklung

Es entspricht tradiertem naturheilkundlichem Denken, die Entstehung vieler chronischer Krankheiten als Folge vermehrten Anfalls und unzureichender Entsorgung von Stoffwechselmetaboliten und Schadstoffen zu sehen. Im Lichte der Grundregulationsforschung bestätigen sich heute viele therapeutischen Ansätze der Erfahrungsheilkunde. Anschauliches Beispiel für dieses wesentliche naturheilkundliche Denkmodell ist die im folgenden beschriebene Homotoxikologie von *Reckeweg*, einem modernen Humoralpathologen, der zwei Krankheitsstadien unterscheidet:
- humorales Stadium
- zelluläres Stadium.

Das humorale Stadium wiederum gliedert sich in drei Phasen der Krankheitsentstehung:

Exkretionsphase

Im ersten Stadium der Auseinandersetzung mit der Krankheit kommt es zu physiologischen Ausscheidungen des Körpers in Form harmloser Katarrhe oder unspezifischer Infekte (Schnupfen, Husten, Erbrechen, Durchfall, Harnflut oder Schwitzen). Diese Exkretionsphase dient der Ausscheidung von Gift- und Schadstofen und sollte keineswegs medikamentös blockiert werden. Im Gegenteil, die Exkretion ist therapeutisch zu unterstützen.

Hier liegt ein wichtiger therapeutischer Ansatzpunkt für alle biologischen Heilmittel und Methoden, welche die Selbstheiltendenzen unterstützen. Jede Maßnahme, die die Ausscheidung auf naturgemäße Art fördert (Fasten, Schwitzen, Abführen), ist sowohl für die akute Erkrankung als auch für die Reinigung des gesamten Organismus sinnvoll. Das Grundsystem wird einer natürlichen Clearance unterzogen.

Nach einer vollständig ausgeheilten Krankheit befindet sich der Patient aus dieser Sicht sogar in einem besseren Zustand als zuvor; wie *Pischinger* nachweisen konnte, kommt es zu einer energetischen und immunologischen Verbesserung des Organismus. Durch Training der Abwehrvorgänge kann der Organismus in kürzester Zeit wieder in den Normalzustand der Regulation zurückkehren. Es gibt also geradezu gesundmachende Krankheiten.

Reaktionsphase

Kann der Organismus die Krankheit nicht vollständig überwinden, versucht er, sich in einem zweiten Stadium, der Reaktionsphase, mittels

Entzündungen vorwiegend über Haut und Schleimhäute von Giftstoffen, Schlacken und Krankheitserregern zu befreien. Klinische Äquivalente sind z.B. Exantheme, Pyodermien, Exsudate oder eine Arthritis. Auslöser wie Unterkühlung, Infektion, Diätfehler oder Antigen-Antikörper-Reaktionen spielen dabei nur eine sekundäre Rolle. Die sich als Krankheit manifestierende Reaktion des Körpers stellt biologisch gesehen eine zweckmäßige Maßnahme zur Abwehr gegen endogene und exogene Schadstoffe dar und ist damit eine Selbsthilfemaßnahme des Organismus, um Schäden zu reparieren.

Die ersten beiden Phasen sind verhältnismäßig harmlose Abwehrreaktionen, bei dem über den Mechanismus der Entzündung Gifte zur Ausscheidung gebracht werden.

Depositionsphase

Können ausscheidungspflichtige Stoffe auch durch verstärkte Exkretion oder Entzündungen nicht eliminiert werden, werden sie in der sog. Depositionsphase nach einer bestimmten Hierarchie der Körpergewebe zunächst im weniger wichtigen Binde-, Fett- und Unterhautzellgewebe abgelagert. Das zur Müllhalde gewordene Bindegewebe ist verquollen, pastös, schlecht durchblutet und beim Betasten schmerzhaft. Klinisch treten Tophi und rheumatoide Krankheiten unterschiedlicher Ausprägung auf. Erhöhte Serumwerte von Harnsäure oder Lipiden weisen darauf hin, daß bereits das interstitielle Bindegewebe der parenchymatösen Organ mit Ablagerungen belastet ist.

Dieser Zustand wird als **Mesenchymblockade** bezeichnet. Elementare Lebensvorgänge des Flüssigkeits- und Stoffaustausches sind unmittelbar betroffen. Entlastung bringen »Ausscheidungskrankheiten«, z.B. häufige Erkältungen oder ausleitende Therapien, z.B. humoraltherapeutische Verfahren oder eine längere Fastenkur.

Ohne Terrainsanierung, d.h. ohne Reinigung der Grundsubstanz, schreitet der Verschlackungsprozeß vom humoralen in das zelluläre Krankheitsstadium fort. Nun kommt es zu Rückvergiftungen, wiederum in drei (zellulären) Phasen.

Die erste ist gekennzeichnet durch Penetration von Schadstoffen aus dem Interstitium in die Zellen mit Schädigung von Zellstrukturen: **Imprägnationsphase**. Diese Schädigungen können zunächst latent bleiben, stellen aber einen organischen Schwachpunkt dar.

Bei wiederholter und anhaltender Rückvergiftung mit Zunahme der Belastungen des Organismus kommt es zu Zerstörung von Zellstrukturen in der **Degenerationsphase**. Das zelluläre Stadium ist charakterisiert durch schwere Entzündungsprozesse mit zellulärem Umbau, Degenerationen und Parenchymschäden, auch fortgeschrittene Arthrosen, etc. Eine restitutio ad integrum ist in diesem Stadium nicht mehr möglich.

Als Endstadium des beschriebenen Verlaufes sind Neubildungen anzusehen (**Neoplasmaphase**). Ein Tumorleiden geht mit tiefgreifenden Stoffwechselveränderungen einher, bevor es sich als Geschwulst manifestiert.

Selbstverständlich kann nicht immer ein derartiger linearer Krankheitsverlauf beobachtet werden. Unterschiedliche Ausprägungen der einzelnen Krankheitsstadien, Überspringen oder Persistieren bei einer Phase sind möglich.

Fazit

Aus Sicht der Erfahrungsheilkunde ist die zunehmende Inzidenz funktioneller, degenerativer, chronisch-entzündlicher und immunologisch geprägter Erkrankungen der Bewegungsorgane auch im Zusammenhang mit der iatrogen-medikamentösen Behinderung von Ausscheidungen, Unterdrückung von Fieber, Hemmung von Entzündungen und Störung natürlicher Entgiftungsvorgänge zu sehen.

Die therapeutische Chance der naturheilkundlichen Verfahren liegt in den frühen Stadien der Krankheitsentwicklung, besonders in der funktionellen Phase, in der noch eine Ausheilung möglich ist. In diesem Sinne sind naturgemäße Heilverfahren bei Erkrankungen der Bewegungsorgane die beste Prophylaxe vor schwereren Organ- und Gewebsschäden, zugleich aber auch ihre adäquate Therapie.

Erklärungsmodell Biokybernetik

Grundlagen

Einen wichtigen Schritt zum Verständnis ganzheitlich-naturheilkundlicher Therapiekonzepte hat das Wissenschaftsmodell der Biokybernetik gebracht. Kybernetisches Denken in der Medizin geht davon aus, daß alle Lebensvorgänge des Organismus über komplexe Systeme (Informationsmuster) nach dem **Regelkreisprinzip** gesteuert werden und zusammenhängen. Kybernetik verbindet verschiedene Fachbereiche und Seinsebenen. Sie schließt zusammen und vernetzt, was im linear-kausalen Denken der naturwissenschaftlichen Medizin mit ihren einfachen Ursache-Wirkungs-Zusammenhängen auseinanderfällt.

Gesundheit hängt vom selbstgesteuerten Funktionieren der physiologischen Regelkreise ab. Jedes Organ verfügt über eine **Regulationsfähigkeit,** die externe Reize und Schäden bis zu einem bestimmten Grad kompensieren kann. Bei Überforderung dieses auf zellulärer, interstitieller, kapillärer, neurovegetativer und humoraler Ebene ablaufenden Grundregulationssystems dekompensieren die Regelmechanismen. Es resultieren zunächst reversible, später irreversible Störungen der morphologischen, physikalischen, biochemischen und emotionalen Ordnung, die als Krankheitssymptome in Erscheinung treten.

Krankheit heilt nur bei intakten Selbstheilkräften. Besonders chronische Krankheiten sind Ausdruck gestörter Selbstregulation. Chronizität ist ein kybernetisches Problem irregulär vernetzter Regelkreise. Der Körper arbeitet insgesamt unökonomisch. Aus kybernetischer Sicht ist der Sollwert so verstellt, daß alle anderen Regelparameter zunächst über dem Normalwert liegen. Schließlich erschöpfen sich die Regulationsleistungen, die Reagibilität im Sinne eines Adaptationssyndromes nach *Selye* läßt nach.

Naturgemäße Heilverfahren zielen auf die Wiederherstellung der gestörten Funktion, indem sie auf die natürlichen Regeleinrichtungen einwirken. Sie sind also Ordnungsfaktoren.

Kybernetisches Therapiemodell
Die Funktions- und Regenerationsfähigkeit des Organismus kann mit dem Regelkreisprinzip erklärt werden. Tritt bei einer Störung oder Krankheit des Organismus keine spontane Heilung ein, versagt also die wiederherstellende Kraft des biologischen Regelkreises (Regelabweichung), gibt es drei verschiedene Möglichkeiten des therapeutischen Eingreifens:
- **Kausaltherapie.** Sie beseitigt die Krankheitsursache (Ausschalten der Störgröße).
Beispiel: Vermeiden einer krankmachenden Lebensweise, z. B. bei der Arthrosetherapie Vermeiden von Überlastungen. Auch die chirurgische Notfalltherapie ist Kausaltherapie.
- **Passive Regulation.** Durch supprimierende, symptomatische Therapie werden die Symptome der Krankheit abgeschwächt oder unterdrückt (Korrektur am Stellkanal).
Beispiel: Analgetika, Antibiotika oder Antiphlogistika bei Schmerzen und Entzündungen, Substitution (Vitaminzufuhr, Insulin) oder Reparatur (Gelenkersatz bei zerstörten Gelenkflächen).
- **Aktive Regulation.** Mit der aktivierenden Therapie werden die Eigenregulation, d. h. die Selbstheiltendenz des Organismus angeregt und Funktionsabläufe trainiert (Störwert- oder Kontrollwertaufschaltung).
Beispiele: Krankengymnastik, physikalische Therapie, Chirotherapie, Enzymtherapie, Homöopathie und Psychotherapie, Naturheilverfahren. Die Wiederherstellung der Regulationsfähigkeit bei Regulationsstarre durch eine »umstimmende« Therapie ist ebenfalls eine aktive Leistung des Organismus. Aktive Regulationstherapie ist häufig zugleich auch kausale Therapie (Diätetik, Fastentherapie etc.).

Fazit

Ein entscheidender Unterschied zur konventionellen hochschulmedizinischen Sicht besteht darin, daß der Patient aus kybernetischer Betrachtungsweise nicht nur mit seinen morphologischen Defekten oder funktionellen Störungen, sondern auch als lebendiger Regelkreis zu sehen ist, der von physikalischen, biologischen, aber auch psychischen Störgrößen in seiner Regulations- und Reaktionsfähigkeit und damit seiner gesamten Integrität beeinflußt wird.

Regulationsblockierung

Blockierungen der Regulation können die Wirkung von Heilreizen verhindern und das Vegetativum ernsthaft irritieren. Störgrößen sind beispielsweise chronische Entzündungen, Herde (vor allem im Zahn-, Kiefer-, Mund- oder Kopfbereich) oder stumme Störfelder (Operationsnarben). **Herde** und **Störfelder** können über Jahre zu unterschwelligen Grundregulationsstörungen führen (s. Kapitel Neuraltherapie). Wird jedoch ein durch chronische Belastungen bereits destabilisiertes Grundsystem von einer zusätzlichen Noxe getroffen (Umweltgifte, körperliches oder psychisches Trauma), kann die biologische Regulation rasch zusammenbrechen, und eine Krankheit tritt auf.

Ein fundamentaler Faktor für Regulationsblockierungen ist die **Mesenchymverschlackung** (Transitstreckenblockade) im Sinne des Grund-

regulationsmodells von *Pischinger.* Sie hat in Form des chronischen Darmherdes weitaus die größte Bedeutung für Regulationsstörungen.
Während ein Herd als bindegewebige Veränderung histopathologisch faßbar ist, ist ein von ihm reflektorisch induziertes, auch entferntes Störfeld lediglich an ultrastrukturellen Veränderungen in der Grundsubstanz erkennbar. Wird der Herd saniert, kann sich das zugehörige Störfeld unterdessen bereits verselbständigt haben. Entscheidend ist die durch Vorbelastungen chronisch veränderte Reaktionslage des Organismus, erkennbar an der Unfähigkeit, Reize lokal oder ganzheitlich auszuregulieren und meßbar z. B. durch Thermoregulationsdiagnostik. Deshalb sind therapeutische Maßnahmen zur präventiven Entschlackung des Grundsystems aus naturheilkundlicher Sicht so wichtig (s. Kapitel Heilfasten, Ernährung und F. X. Mayr).

Auswirkungen auf die Bewegungsorgane
Für die Bewegungsorgane bedeutet dies, daß in frühen Stadien die Störung auf die belasteten Körpersegmente (Head-Zonen) begrenzt bleibt. Später kann sie auf die ganze homolaterale Körperhälfte übergreifen und dort Schmerzen auslösen (z. B. Quadranten-Syndrom nach *Tilscher*). Die reflektorischen Krankheitszeichen innerer Organe induzieren tastbare Veränderungen im Hautbindegewebe des betroffenen Dermatoms (Gelosen und schmerzhafte Triggerpunkte) und segmentale Muskelverspannungen; auch schmerzhafte Triggerpunkte bilden sich aus. Über die zugehörigen Spinalnerven ist meist auch das Achsenorgan betroffen. Damit wird deutlich, wie direkt die Bewegungsorgane in Regulationsblockierungen einbezogen sind. Hier kann bei frühzeitiger Behandlung mit stoffwechselaktivierenden Maßnahmen oder durch einen peripheren Therapieansatz mit Wärme, Wasseranwendungen, Akupunktur oder Neuraltherapie auf einen weit entfernten Auslöser noch erfolgreich eingewirkt werden.

Störfeld Darm
Der Darm ist bei vielen Patienten das führende Störfeld. Die Darmschleimhaut verfügt über das ausgedehnteste lockere Bindegewebe des Körpers und hat damit den höchsten Anteil an Grundsubstanz und deren Regulation. Man bedenke, daß der Dünndarm mit 5–7 m Länge und ca. 300 m^2 eine riesige Oberfläche besitzt. Entlang des Darmrohres ist daher auch das Immunsystem am stärksten konzentriert. Das darm-
assoziierte Immunsystem (gut associated lymphatic tissue, GALT) repräsentiert 75 % aller immunkompetenten Zellen. Das lymphoretikuläre Gewebe der Darmschleimhaut ist dicht von Nervenfasern durchzogen. In der Mukosa findet sich darüber hinaus ein eigenes immunologisches Informationssystem (mucosa associated lymphoid tissue, MALT), das die Antigenität an der Darmepitheloberfläche prüft.
Lokale Regelkreise sind mit übergeordneten verbunden, so daß auch psychogene Einflüsse auf den Darm verständlich werden. Fehlernährung, Darmdysbiose, alle vegetativen Störungen, auch Streß können den Darm zu einem riesigen Störfeld für die gesamte Grundregulation machen.
Bei Patienten mit chronischen Erkrankungen ist in den meisten Fällen eine mehr oder minder schwere **Dysbiose** zu beobachten, die zu Störungen der Abwehrleistung führt. Pathogene Substanzen des Darmes (Stoffwechselprodukte der Dysbiose-Keime, Fäulnis- und Gärungsstoffe) gelangen durch eine chronisch gereizte Schleimhaut fast ungefiltert in die Lymphbahnen. Das abdominelle Lymphsystem wird blockiert. Begleiterscheinungen sind Defizite an Mikronährstoffen durch Resorptionsstörungen. Sanierung des Darmes und Normalisierung der Darmfunktionen sind deshalb ausschlaggebend für den Erfolg jeder Regulationstherapie, d. h. aller Therapieweisen der biologischen Medizin.
Die Beseitigung jeder länger bestehenden **Regulationsblockade** ist Voraussetzung für jede weitere naturheilkundliche Therapie. Ansonsten kann schließlich die Störung als klinisches Krankheitsbild erkennbar werden. Chronizität tritt immer dann auf, wenn anhaltende Gewebsdesintegrationen vorliegen, verursacht z. B. durch Schwermetalle, Immunkomplexe, Dysbiosen des Darmes.
Da beim chronisch Kranken Dysfunktionen und Befindensstörungen im Vordergrund stehen, deren Ursachen häufig nicht erkennbar sind, geben auch bildgebende Verfahren und biochemische Parameter nur wenige Anhaltspunkte für einen möglichen konventionellen Therapieansatz. Wie in späteren Kapiteln ausführlich beschrieben, ist gerade der chronische Darmherd die Quelle für eine bunte Fülle von Allgemeinsymptomen und schwer definierbaren funktionellen Beschwerden, die mit ihm scheinbar in keinem Zusammenhang stehen. In der Folge wird der diffuse, unklare Zustand einem klinischen Syndrom zugeordnet und mit Pharmaka und Akutmaßnahmen behandelt. Diese

belasten aber ihrerseits wieder ernsthaft die Grundregulation und »zementieren« schließlich den Herd ein. Aus dem funktionellen Symptom ist eine morphologisch faßbare Krankheit geworden.

Naturheilkunde in der Orthopädie

Allgemeine Aspekte

Kausalanalytisches Denken ist zur Lösung spezieller Probleme geeignet und notwendig z. B. ein Gelenkersatz bei einer konservativ nicht mehr therapierbaren Arthrose. Demgegenüber ist zur adäquaten Behandlung eines Großteils struktureller oder funktioneller Krankheiten der Bewegungsorgane eine synthetische Betrachtungsweise erforderlich, die auf einem ganzheitlich orientierten kybernetischen Denkansatz beruht, bei dem die Vernetzung komplexer Kausalfaktoren und Regulationsebenen diagnostisch und therapeutisch zum Ausdruck kommt.

Allgemeine Indikationen und Kontraindikationen

Die nosologisch uneinheitliche Gruppe von Krankheiten der Bewegungsorgane läßt sich aus naturheilkundlicher Sicht in funktionelle, degenerative, entzündliche und sog. »weichteilrheumatische« Krankheiten einteilen. Letztere umfassen eine heterogene Krankheitsgruppe mit schmerzhaften extraartikulären Prozessen. Mit Ausnahme der akut entzündlichen Veränderungen sind generell fast alle Krankheiten der Bewegungsorgane einer naturheilkundlichen Therapie sehr gut zugänglich, so daß sich eine detaillierte »Indikationsliste« erübrigt.

Die häufige Diskrepanz zwischen den Ergebnissen bildgebender Verfahren und der Beschwerdeintensität ist gerade bei Krankheiten der Bewegungsorgane bekannt. Die besonders gute Therapiewirkung der meisten in diesem Buch dargestellten Naturheilverfahren auf die periartikulären Weichteile hinsichtlich Durchblutung, lokalem Stoffwechsel, Trophik und Trainingszustand legt deshalb die Vermutung nahe, daß der Stellenwert dieser Faktoren für die Krankheitsentstehung mindestens ebenso große Bedeutung hat wie die morphologischen Veränderungen an Knorpel und Knochen selbst.

Die meisten hier beschriebenen Naturheilverfahren sind auch als Monotherapien effizient. Ihre synergistischen Wirkungen potenzieren sich aber in der Kombination verschiedener Verfahren miteinander um ein Vielfaches. Aus diesem Grund empfiehlt sich bei naturheilkundlichen Verfahren meist im Sinne einer gezielten Polypragmasie vorzugehen.

Vor Therapiebeginn sind alle kausal zu beeinflussenden Störfaktoren auf den verschiedenen Ebenen des Leib-Seele-Organismus zu erfassen. Sind diese so weit wie möglich therapeutisch ausgeschaltet, wird der Organismus mit gezielten Reizen von unterschiedlichen Regulationsebenen aus angesprochen. Nur im Notfall kommen passiv supprimierende Therapien zum Einsatz, da sie meist dem Gesamtsystem schaden und nicht dem Prinzip des nil nocere entsprechen.

Daraus leiten sich auch die **Kontraindikationen** für eine Therapie mit naturgemäßen Heilverfahren ab. Eine reaktivierende Therapie ist nicht indiziert, wenn die körpereigenen Regelsysteme nicht mehr ansprechen, bei Verletzungen der Bewegungsorgane, nicht beherrschbaren Entzündungen usw. Dies ist die Domäne der passiven Regulationstherapie.

Integrative Orthopädie

Die ganzheitliche Behandlung orthopädischer Krankheiten befindet sich grundsätzlich im Spannungsfeld zwischen operativer und konventionell-medikamentöser Therapie auf der einen Seite und »funktionellen«, übenden Verfahren auf der anderen. Die tägliche Erfahrung in Klinik und Praxis hat allerdings immer wieder gezeigt, daß bei vielen Erkrankungen der Bewegungsorgane letztere als weniger invasive und nebenwirkungsbehaftete Verfahren meist vorgeschaltet werden können. Dazu gehören neben Krankengymnastik, physikalischer Therapie und Chirotherapie vor allem die klassischen Naturheilverfahren, ergänzt durch naturgemäße Heilverfahren im weiteren Sinne, z. B. Neuraltherapie, Akupunktur und Homöopathie; zu einer ganzheitlichen Therapie gehört unverzichtbar auch die Psychotherapie. Sie berücksichtigt viele Aspekte des Krankseins und bildet flankierend oder ursächlich das therapeutische Rüstzeug einer ganzheitlich geprägten orthopädischen Medizin.

In der Akut- und Notfalltherapie haben die

operative und die konventionell-medikamentöse Therapie ihren unbestrittenen Platz. Das Gros der Patienten sucht die orthopädische Sprechstunde allerdings wegen funktioneller, chronisch degenerativer oder psychosomatischer Beschwerden auf, für welche diese Therapiestrategien nicht angemessen oder sogar ungeeignet sind. Von Patienten und Ärzten werden sie zunehmend wegen der Nebenwirkungen und der Invasivität kritisch beurteilt. Hier sind die naturgemäßen Therapien als aktive Regulationsverfahren prädestiniert, den adäquaten therapeutischen Platz einzunehmen oder zumindest adjuvant eingesetzt zu werden.

Mit dem in den folgenden Kapiteln dargestellten Spektrum therapeutischer Methoden für die orthopädische Sprechstunde erweitert sich das Arsenal des Arztes im konservativen orthopädischen Bereich durch differenzierte und individuelle Behandlungsmöglichkeiten. Eine in diesem Sinne verstandene (konservative) Orthopädie wird zu einer interdisziplinären und ganzheitlich geprägten Fachrichtung, der integrativen Orthopädie.

Naturheilkundliche Basistherapie: Ordnungstherapie (»Diaita«)

Die Menschen erflehen von den Göttern
Gesundheit und wissen nicht, daß sie in ihrer
Hand liegt
(Demokrit)

Grundlagen

Gesundheit ist bei allen Lebewesen gleichzusetzen mit einer dynamischen und stabilen Ordnung in Wechselbeziehung zur Umwelt. Krankheit ist Ausdruck der Störung dieser Ordnung. Der Organismus versucht, die innere Ordnung durch Kompensations- und Reparaturmechanismen auf jeder möglichen Ebene wiederherzustellen. Mißlingen führt zur Erkrankung, bei völligem Ordnungsverlust tritt der Tod ein.

Jede Therapie ist darauf ausgerichtet, die natürliche Ordnung des Organismus wiederherzustellen. Dabei bedient sich die konventionelle Medizin überwiegend der Substitution, Suppression oder operativer Maßnahmen. Ziel naturheilkundlicher Maßnahmen hingegen ist zuerst die Ausschaltung aller Störfaktoren, welche die Selbstregulationsfähigkeit behindern.

Ein solcher Therapieansatz ist kausaltherapeutisch und verlangt Veränderungen der individuellen und sozialen Lebensordnung des Patienten. Er ist die naturheilkundliche Basistherapie bei allen Krankheiten und zugleich Grundlage jeder echten Prävention. Sie ist nicht nur wegen der finanziellen Belastungen des Gesundheitssystems heute notwendiger denn je, sondern auch wegen der Vielzahl der anders nur insuffizient zu behandelnden chronischen Erkrankungen.

Medizingeschichte

In allen Hochkulturen der Menschheit wurde Gesundsein immer als ein Leben in Maß und Mitte verstanden. Im Zentrum der Heilkunde stand nicht nur der Kranke, sondern auch der genesende, der wiederhergestellte Kranke, ja der Gesunde. Auch die Medizin der Antike hat sich aus dieser **Gesundheitskultur** entwickelt und war vornehmlich gesundheitsorientiert. Grundfrage von Arzt und Patient war stets, welche Lebensbedingungen und Voraussetzungen den Menschen gesund erhalten und wieder gesund machen könnten.

Je mehr der Mensch den Gesetzen der Natur treu bleibt, desto gesünder bleibt er. Nichts kann die Lebenskraft so sehr bewahren und stärken, wie die Kunst, Maß zu halten, der tägliche Genuß der reinen und frischen Luft, eine einfache und natürliche Nahrung und eine ständige Übung der Kräfte.
(Christoph Wilhelm Hufeland)

Im antiken Heilkundesystem umfaßte diese das ganze Leben ordnende Therapie, genannt »Diaita«, eine Sammlung empirisch gewonnener Verhaltensvorschriften, die weit über eine reine Diätetik hinausgingen. Gesundheit zu erlangen hieß für den Patienten, zunächst mit Hilfe des Arztes alle Fehler seiner Lebensführung, die für die Krankheit verantwortlich waren, aufzudecken. Der Patient war aufgefordert, seinen Lebensstil daraufhin zu überprüfen, ob er dem Erhalt von Gesundheit und Wohlbefinden förderlich war, was den hohen Grad an eigener Verantwortung verdeutlichte. Die Durchführung ordnungstherapeutischer Maßnahmen wurde als Aufgabe jedes Menschen angesehen, aus eigener Kraft das rechte Maß in seiner Lebensgestaltung auf dem Weg zu Wohlbefinden und Gesundheit zu finden. Während Gesundheit und physiologische Lebensvorgänge den res naturales zugeordnet waren, entsprachen Krankheit und Pathologie den res contra naturam.

Ordnungstherapie als Gesundheitsmedizin

Gesunde Lebensführung bedeutete Ordnung in folgenden Lebensbereichen:
- Richtiger Umgang mit Licht, Luft, Wasser, Wärme und Kälte, auch zur Hautpflege

- Maßvoller Genuß ausgewogener und bekömmlicher Nahrung
- Vernünftiges Training des Körpers durch Gymnastik und Bewegung
- Angemessener Wechsel zwischen Arbeit und Erholung, Wachen und Schlafen
- Beachtung und Förderung der Ausscheidungsfunktionen von Darm, Niere, Lunge und Haut
- Innere Ausgeglichenheit durch Pflege von zwischenmenschlichem Kontakt, Muße und Besinnung.

Hippokrates, der mit seiner Humoralpathologie (humores = Säfte) das erste ganzheitliche medizinische System der Medizingeschichte begründete, definierte Gesundheit als Ausdruck des Gleichgewichtes der vier Säfte Blut, Lymphe, Schleim und Galle; ein Zustand, der als Eukrasie bezeichnet wurde. Krankheiten entstehen seiner Lehre nach durch schädigende Einflüsse von Umwelt und Nahrung auf der einen sowie ungenügende Ausscheidung von Schlacken und Giften auf der anderen Seite; d.h. allgemein gesprochen durch Folgen eines gesundheitsschädigenden Lebensstils und eines aus dem Gleichgewicht geratenen Seelenlebens. Dadurch komme es zu einer pathologischen Säftequalität, früher als Dyskrasie, heute eher als Stoffwechselstörung bezeichnet. Ohne entsprechende Behandlung »verschlakke« der gesamte Organismus. Eine solche Veränderung des Blut- und Gewebemilieus gehe jeder Organveränderung voraus. Krankheitserscheinungen wurden als Reaktion des Organismus interpretiert, sein inneres Gleichgewicht wiederherzustellen; sie galten als sinnvolle Maßnahme der Natur, welche therapeutisch durch Entschlackung und Ordnung der gestörten Lebensbereiche zu unterstützen waren.

In der Neuzeit erlebte die Humoralpathologie durch *Bernhard Aschner* (1883-1960) eine Renaissance. Er beschrieb in seinem Buch »Technik der Konstitutionstherapie« die zum Teil jahrtausendealten Methoden der »ab- und ausleitenden Heilverfahren«, seitdem auch als Aschner-Verfahren bezeichnet (s. Kapitel Ausleitende Verfahren).

Ordnungstherapie als Basistherapie

Aus der Fülle der Erfahrungen großer Ärzte und Beobachtungen der Volksmedizin haben sich im Laufe der Medizingeschichte die elementaren Grundsätze naturgemäßer Behandlung herauskristallisiert und wurden als Erfahrungsschatz der Naturheilkunde weitergegeben. Viele der tradierten Vorstellungen ließen sich durch die moderne wissenschaftliche Forschung bestätigen. Die Bedeutung biologischer Rhythmen bzw. der Chronobiologie ist heute unbestritten. Beispielsweise wird eine Vielzahl physiologischer Lebensrhythmen von äußeren Zeitgebern bestimmt; die Schlaf-Wach-Phasen sind durch den Wechsel von Licht und Dunkel geordnet. Arbeitszeiten, Mahlzeiten und Ruhephasen wirken als vegetative Ordnungsfaktoren. Gut erforscht ist auch der Einfluß innerer und äußerer Streßfaktoren auf hormonelle Regelkreise, vegetative Funktionen und körpereigene Abwehrkräfte (Psychoneuroimmunologie).

Die heutige naturheilkundliche Ordnungstherapie geht auf *Kneipp* und *Bircher-Benner* zurück, deren Ziel die Wiederherstellung von Gesundheit durch eine vernünftige Lebensweise in einer freud- und sinnreichen Lebenskultur war. Ordnungstherapeutisch bedeutsam ist nicht nur das objektive, sondern auch das subjektive Kranksein des Patienten. Genutzt werden alle diagnostischen und therapeutischen Möglichkeiten der Medizin, d.h. Ordnungstherapie ist Bestandteil der Gesamtmedizin.

Ordnungstherapie ist die naturheilkundliche Basistherapie schlechthin. Sie steht der psychosomatischen Medizin nahe; als psychagogische Methode richtet sie sich an Motivation und Eigenverantwortlichkeit. Der mündige Patient verfügt heute meist ausreichend über Informationen, die eine gesunde Lebensweise betreffen, handelt aber meist wider besseres Wissen dagegen, weil er fast zwanghaft gesundheitsschädigenden Gewohnheiten und Verhaltensmustern verhaftet ist. Hier hat die Ordnungstherapie die Aufgabe, den biographischen Hintergrund des Patienten zu erhellen und unbewußte, irrationale Motivationen, Konflikte und Ängste aufzudecken.

Jeder Patient erwartet von einem naturheilkundigen Arzt, konkrete Empfehlungen zu seiner Gesundheit zu erhalten, um so mehr, als er oft durch Laienmedien verunsichert wird. Unabhängig davon sind Gesundheits- und Lebensberatung ureigene ärztliche Aufgabenbereiche, die sich der Arzt wieder zurückgewinnen sollte. Unter diesem Aspekt ist die Ordnungstherapie der Einstieg in die **präventive Gesundheitsmedizin**.

Wer in dieser Form differenzierte Gesundheitsleistungen in der Sprechstunde als Kassenarzt, privatärztlich oder im Selbstzahlerbereich anbietet, findet hierfür heute gute Abrechnungsmöglichkeiten und verschiedene Marketingmodelle, um daraus auch wirtschaftlichen Nutzen ziehen zu können (z. B. »Gesundheitsprophylaxe-Konzepte«, s. Anhang). Naturheilkunde und psychosomatische Medizin sind zwischenzeitlich auch ökonomisch durchaus wieder interessant geworden.

Soll der Anspruch der Ganzheitlichkeit in der Orthopädie verwirklicht werden, muß die Ordnungstherapie zwingend in Diagnostik und Therapie mit einbezogen werden. Die orthopädierelevanten ordnungstherapeutische Prinzipien werden im folgenden dargestellt.

Die Anamnese

Grundlage der naturheilkundlichen Ordnungstherapie ist eine umfassende Anamnese, die alle Aspekte der Lebensordnung des Patienten berücksichtigt (Tab. 4). Aus praktischen und organisatorischen Gründen wird sie am besten in Form eines Fragebogens erhoben. Eine derart umfangreiche Anamnese ist nicht in der Zeitnot des Praxisalltages eines Kassenarztes möglich. Sie kann nur Bestandteil in einer Spezialsprechstunde für Naturheilkunde sein. Verwiesen sei hier z. B. auf den Fragebogen von *Boessmann* und *Pescheschkian* in »Positive Ordnungstherapie«. Den theoretischen und praktischen Hintergrund zu diesem Thema beleuchtet auch *Sigrid Das*.

Tab. 4 Ordnungstherapeutische Anamnese

- Aktuelle Beschwerden
- Auslöser und Begleiterscheinungen der Krankheit (funktionell-vegetative Symptome)
- Bisherige Erkrankungen und Therapien
- (Konstitutions- u. Dispositionsfaktoren)
- Lebensweise des Patienten (Ernährung, Bewegung, natürliche Reize, Ruhe, Schlaf, Ausscheidungsfunktionen, soziales Verhalten)
- Sucht- und Genußgifte
- Umwelttoxikologische Belastungen
- Psychosoziale Bedingungen und Auswirkungen der Erkrankung
- Persönliche Konflikte, (nicht gestillte) psychosoziale Bedürfnisse
- Traumatisierende Ereignisse und einschneidende Veränderungen in der Biographie (»life events«)

> Die Multikausalität und Komplexität von Krankheiten läßt sich dem Patienten am besten in Form einfacher und plastischer Bilder nahebringen. Als modellhafte Vorstellung für die Entstehung von Krankheiten der Bewegungsorgane eignet sich z. B. das Bild eines Fasses, das durch den steten Tropfen verschiedenartiger krankmachender Einflüsse schließlich zum Überlaufen gebracht wird und Krankheit erzeugt.

In der Anamnese werden alle ordnungstherapeutischen Bereiche angesprochen, die im Rahmen der ganzheitlichen Diagnostik und Behandlung eine Bedeutung für die Genese von Krankheiten der Bewegungsorgane haben könnten. Der naturheilkundlich tätige Orthopäde wird immer auch mit Krankheiten außerhalb seines Fachbereiches zu tun haben – ganzheitlich-naturheilkundliche Therapie und im besonderen Ordnungstherapie lassen sich nicht auf ein Symptom oder ein Fachgebiet eingrenzen!

Vegetative Symptome

Fragen nach funktionell-vegetativen, oft schwer objektivierbaren Symptomen bilden einen Kernbereich der Anamnese. Dazu gehören Hauterscheinungen, funktionelle Beschwerden an den Verdauungsorganen (Blähungen, Verstopfung etc.), Harn- und Geschlechtsorganen, Kreislaufdysregulation, Symptome der Luftwege und »nervöse Beschwerden« (betreffend z. B. Schlaf, Müdigkeit, Konzentration, Stimmung). Chronische Störungen vegetativer Regelkreise können dauerhafte Funktionsstörungen eines oder mehrerer Organe unterhalten und schließlich in eine Organerkrankung einmünden. Dazu gehören auch durch vegetativen Streß ausgelöste bzw. verstärkte Muskeldysbalancen, wie sie vor allem an Schulter und Nacken auftreten können. Naturgemäße Verfahren spielen hier auf der Basis von »life-style«-Veränderungen eine besondere therapeutische Rolle.

Konstitution – Disposition – Diathese

Familienanamnese und durchgemachte Krankheiten weisen auf die individuelle Krankheitsbereitschaft hin. In der Naturheilkunde haben die Begriffe »Konstitution«, »Disposition« und »Diathese« für die Planung der individuellen

Therapie und der spezifischen prophylaktischen Maßnahmen eine überragende Bedeutung.
- Konstitution: Gesamtheit aller angeborenen Eigenschaften, besondere Reaktionsbereitschaft des Organismus
- Disposition: individuelle Krankheitsbereitschaft und Empfänglichkeit des Organismus
- Diathese: chronische Manifestation der Krankheit an den Schwachstellen

Erwähnt seien die verschiedenen medizinhistorischen und zeitgenössischen Einteilungen der Konstitution, die einem Konstitutionstyp die Anlage zu bestimmten Krankheiten, ja sogar Charaktereigenschaften und Verhaltensweisen zuordnen.

Auch die Diagnostik der klassischen Akupunktur kennt konstitutionelle Unterschiede. Am bekanntesten sind die vier Reaktionstypen von *Hippokrates*, die in der Humoralpathologie *Aschners* eine differenzierte Konstitutionsbestimmung gefunden haben.

Therapeutisch relevant ist vor allem die Differenzierung in Patienten von asthenischem und solche von fettleibigen und athletischem Habitus. Diese für die Behandlung orthopädischer Krankheiten pragmatische Einteilung unterscheidet den Pyknosomen vom Leptosomen: Beide unterscheiden sich in der neurohumoralen Regulation und bedürfen verschiedener Reizstärken in der Behandlung; manchmal müssen sie auch mit ganz unterschiedlichen Naturheilverfahren behandelt werden.
- Leptosomer: vagoton-katabol, körperliche Überempfindlichkeit, Neigung zu Störung der Nierenfunktion. Empfehlung: Eiweiß bevorzugen, Kohlenhydrate einschränken. Keine starken therapeutischen Reize, z.B. nur milde Kneipp-Anwendungen, in der Akupunktur eher Laser-Anwendungen etc. (Näheres in den einzelnen Kapiteln).
- Pyknosomer: sympathiko-anabole Stoffwechsellage, »verdauungsstark«, Neigung zu Störungen im Leber-Gallesystem, Arteriosklerose, Hypertonie und Diabetes mellitus (metabolisches Syndrom). Empfehlung: Eiweißreduktion, Hautfunktionsanregung. Der Patient verträgt meist gut drastische Maßnahmen, z.B. eine längere Fastenkur, blutiges Schröpfen etc.

Lebensweise

Fragen zur Lebensweise des Patienten betreffen die verschiedenen Lebensbereiche der »Diaita« *(Tab. 4)*. Über diese klassischen Kausalfaktoren für Gesundheit hinaus werden heute umwelttoxikologische und psychosoziale Einflüsse in die Anamnese mit einbezogen.

Allergien und Unverträglichkeiten

Bei Erstmanifestation von Beschwerden ist der Zusammenhang mit bestimmten Auslösern anamnestisch häufig offensichtlich. Für den disponierten Organismus stellen Allergene und unverträgliche Nahrungsmittel hochbrisante Noxen dar. Hier genügt oft eine konsequente Expositionsprophylaxe. Eine tiefergehende Beeinflussung der Beschwerden ist nur durch tatsächliche Veränderung einer ungesunden Lebensweise, Streßverarbeitung oder Aufarbeitung eines Traumas möglich. Für die Orthopädie sei in diesem Zusammenhang an die multiple Symptomatik von Nahrungsmittelallergien und -intoleranzen verwiesen, die auch Beschwerden an den Bewegungsorganen umfaßt (Myalgien, segmentale Muskelverspannungen, Bindegewebsverquellungen im Bereich von Head-Zonen, vor allem thorakal).

Genußgifte

Chronische Krankheiten machen eine Ordnungstherapie besonders sinnvoll. Der vom Patienten geforderte Verzicht auf Alkohol, Nikotin und Drogen wird je nach Leidensdruck meist akzeptiert. Genußgifte belasten neben ihren systemisch-toxischen Wirkungen anfällige Organsysteme und beeinträchtigen damit die Effektivität einer biologischen Therapie. Die Naturheilkunde orientiert sich bei der Beurteilung von Genußgiften nicht nur an deren direkter Toxizität, sondern an möglichen Folgen für das Grundregulationssystem. Eine drastische Einschränkung beispielsweise des Genusses von tierischem Fett, Eiweiß, Kaffee und Zucker ist wegen vieler nachteiliger Wirkungen auf Stoffwechsel, physiologische Darmflora und Immunsystem unumgänglich. Alle diese Faktoren wirken direkt oder indirekt auch auf die Funktion und Strukturqualität der Bewegungsorgane ein.

Iatrogene Schäden

Belastungen mit Fremd- und Schadstoffen, inzwischen eine physische Bedrohung der menschlichen Existenz, entstammen nicht nur der Umwelt, sondern teilweise der iatrogenen Therapie durch chemisch-synthetische Arzneimittel. Patient und Arzt müssen sich gleichermaßen bewußt werden, daß jedes nicht naturgemäße Medikament neben seinen spezifischen Nebenwirkungen körpereigene Regulationen im Grundsystem stören kann und damit zu einem weiteren Belastungsfaktor des Organismus wird. Viele Patienten glauben, verführt durch die Werbung, jede Form von Beschwerden mit einer Tablette beseitigen zu können. Genuß ohne Reue wird vorgegaukelt. Daß sich körperliche und seelische Probleme auf Dauer nicht symptomatisch unterdrücken lassen, sollte in einer ordnungsmedizinischen Sprechstunde unmißverständlich zum Ausdruck kommen.

Auch die medikamentöse Behandlung orthopädischer Erkrankungen, z. B. mit nichtsteroidalen Antiphlogistika, ruft beträchtliche Nebenwirkungen hervor, belastet das Grundsystem und ist aus kybernetischer Sicht eindeutig eine suppressive Therapie.

Umwelteinflüsse

Das ökologische Gleichgewicht wird zunehmend zerstört, die biologischen Grundlagen des Menschen werden gefährdet durch verunreinigte Luft, verseuchtes Wasser, vergiftete Nahrung und schadstoffbelastete Häuser usw. Die umwelttoxikologische Thematik verlangt in der Sprechstunde eine klare Stellungnahme des Arztes und keine verdrängende Beschwichtigung. Einem Schreckensszenario müssen allerdings Arzt und Patient gemeinsam begegnen. Ökologisches Verantwortungsbewußtsein zu entwickeln ist eine wichtige Aufgabe auf dem Weg zur selbstverantwortlichen und selbstbestimmten Persönlichkeit.

Hinweise auf Bezugsquellen für ökologisch einwandfreie Lebensmittel, nicht schadstoffbelastete Möbel, Kleidung und hypoallergene Kosmetika sind Themen einer ordnungstherapeutischen Sprechstunde. Sachliche Informationen über reale Gefahren sind angebracht, zugleich aber auch der Appell an die Verantwortlichkeit des eigenen Handelns und Ermutigung zum Gelingen. Resignation des Arztes oder Patienten bedeutet Stehenbleiben in der gesundheitlichen Gefährdung und inneren Unordnung. Nur allzu leicht bietet der Hinweis auf die toxikologische Gesamtsituation des heutigen Lebens ein Alibi für eigenes Versagen im Bereich gesundheitsbewußten Verhaltens.

Die durch Genußmittelabusus und Fehl-/Überernährung verursachten Folgeschäden für Stoffwechsel, Herz-Kreislauf und nicht zuletzt Bewegungsorgane sind mit großer Wahrscheinlichkeit von viel größerer gesundheitlicher Relevanz als die Schadstoffbelastungen durch Umweltgifte. Der Patient kann sich in kürzester Zeit selbst durch konsequentes gesundheitsorientiertes Verhalten davon überzeugen, daß vieles weitgehend in seiner Hand liegt. Zum Beispiel kann er rasch die heilsame Wirkung einer kurzen Fastenkur auf seine »weichteilrheumatischen« Beschwerden oder auf die Schmerzintensität entzündlich-rheumatischer Krankheiten erfahren, also von dieser gesundheitlichen und ordnungstherapeutischen Eigenleistung direkt profitieren.

Trotzdem sei hier darauf hingewiesen, daß z. B. durch quecksilberhaltige Amalgamfüllungen neben vielen Befindensstörungen und vegetativen Symptomen auch (unspezifische) Muskelschmerzen ausgelöst werden können.

Psychosomatik

Die funktionelle und psychosomatische Ebene einer Krankheit ist auch in der naturwissenschaftlichen Medizin Gegenstand der Exploration, wenn die somatische Diagnostik und Therapie ohne Ergebnis blieb und kein naturwissenschaftlich meßbares Substrat oder eine eindeutige Ursache gefunden wurden. Ganzheitsmedizin soll Ordnung auch im seelischen Bereich ermöglichen. Das gilt besonders für Patienten, bei denen therapeutische Ordnungsversuche bereits auf verschiedenen Ebenen fehlgeschlagen haben. Für die Krankheiten der Bewegungsorgane etabliert sich in letzter Zeit die Psychoorthopädie.

- Fragen nach Auswirkungen der Krankheit auf das Körpergefühl, den Beruf, auf Partnerschaft und Zukunftsplanung können Hinweise auf einen unbewußten Sinn und Zweck von Symptomen geben. In diesem Zusammenhang kann Krankheit ein Mittel sein, soziale Kontakte zu erzwingen oder einen Rückzug daraus zu intensivieren. Auch das durch die Krankheit veränderte Selbstwertgefühl des Patienten (Minderwertigkeit, Hoffnungslosigkeit, Depression) gibt Hinweise auf die Schwere der Erkrankung und das therapeutische Vorgehen.
- Der Umgang des Patienten mit seinem Körper, Alter, seiner Konstitution und Krankheitsveranlagung zeigt Zusammenhänge zwischen Lebensweise und Krankheit auf und weist auf die Notwendigkeit eines adäquaten Gesundheitsverhaltens hin. Schlüsselfrage ist hier: »Achten Sie auf Ihre Gesundheit, Ernährung, körperlich-seelische Verfassung, etc?«

- Die Beziehung des Patienten zu seiner Leistung und seinem Beruf kann eine Quelle von Ängsten und Konflikten sein. Sie kann sich als Flucht in die Arbeit, Verlust der Leistungsfähigkeit und depressive Symptomatik manifestieren. Sie kann aber auch zu einer chronischen körperlichen, beruflichen oder emotionalen Überforderung führen. Muskuläre Verspannungen oder Schmerzen sind hier häufige Somatisationsformen.
- Ausbruch und Verschlimmerung einer Krankheit, z. B. auch bei entzündlichen rheumatischen Erkrankungen, stehen häufig in Zusammenhang mit einschneidenden biographischen Ereignissen und schmerzvollen Erfahrungen, die das Leben des Patienten schicksalshaft verändert haben (Trennungen, Enttäuschungen, Kränkungen, Niederlagen). Alte Wunden und nicht bearbeitete Konflikte, welche Lebensfreude und Aktivität behindern, müssen in Erinnerung gerufen und durchgearbeitet werden, um schließlich abgelegt werden zu können. Eine positive Lebenseinstellung soll Mut zu einer tatsächlichen Verhaltensänderung machen.
- »Wofür lohnt er sich für Sie, gesund zu werden?« Hat der Patient Zukunftspläne, Hoffnungen, Träume? Die Frage nach unbewußten Motivationen und dem Gewinn durch die Gesundheit ist für den Therapieverlauf gerade älterer Patienten von entscheidender Bedeutung. Ordnungstherapie verlangt vom Patienten Mitarbeit, Ausdauer und Eigenverantwortung. Die Anstrengung des Gesundwerdens muß einen Sinn geben. Wenn der Patient dies bejaht, ist es Aufgabe des Arztes, ihn dabei zu unterstützen.

Untersuchungsmethoden

Naturheilkundliche Untersuchungsmethoden umfassen neben der üblichen körperlichen Untersuchung diagnostische Techniken, die in der naturwissenschaftlichen Medizin nicht gebräuchlich sind. Befunde werden überwiegend mit den fünf Sinnen oder mit einfachen Hilfsmitteln gewonnen und liefern wertvolle Informationen, welche die Ordnungsdiagnose objektivieren. Stellvertretend seien einige wesentliche Methoden vorgestellt, die sich ergänzend zur ganzheitlichen Funktionsdiagnostik von Beschwerden der Bewegungsorgane eignen.

Segmentdiagnostik: Diagnostik der Head-Zonen über Dermatome am Rücken.

Meridiandiagnostik: Eine für orthopädische Krankheiten gut geeignete Methode bei der Suche nach druckschmerzhaften Punkten entlang eines Akupunkturmeridians (muskulotendinöse Meridiane).

Störfeldsuche: Narben oder chronische Entzündungsherde (Zähne, Gallenblase etc.) können nach den Vorstellungen der Neuraltherapie (s. S. 108ff) zu Schmerzen und Funktionsstörungen im Segment, aber auch in jeder anderen Körperregion führen.

Zungendiagnostik: Form, Farbe und Belag der Zunge lassen Rückschlüsse auf den Zustand der Verdauungsorgane zu und sind hilfreich bei der Einordnung funktioneller Abdominalbeschwerden, die sich auf die Wirbelsäule auswirken können. Eine besondere Bedeutung hat die differenzierte Zungendiagnostik zur Beurteilung des energetischen Zustands der inneren Organe in der traditionellen chinesischen Medizin (TCM).

F. X. Mayr-Diagnostik: Charakteristische Kompensationshaltungen der Wirbelsäule, Bauchformen und humorale Veränderungen (Haut, Schleimhaut) entstehen als Folge eines durch Fehlernährung entstandenen Verdauungsschadens (s. S. 159).

Applied Kinesiology, Neuralkinesiologie und andere Varianten der Kinesiologie: über die Testung der Muskulatur auf Widerstand (und dessen Änderung) bzw. auf Muskellängenveränderung werden funktionelle Verbindungen und Kausalzusammenhänge mit dem gesamten Organismus verdeutlicht. Beispielsweise lassen sich damit Rückschlüsse auf die Reaktion des Organismus auf Medikamente, Nahrungsmittel, Allergene, unverträgliche oder toxische Substanzen nachweisen.

Kinesiologische Testverfahren eignen sich in der Orthopädie darüberhinaus besonders zur Störfelddiagnostik, Differenzierung chirotherapeutischer Befunde und sogenannter Schädelfehler der Osteopathie.

➤ Ausbildungsadressen s. Anhang.

Elektroakupunktur nach Voll (EAV). Die Meßpunkte dieses elektromedizinischen Meßverfahrens liegen auf der Hautoberfläche (in klassischen Akupunktur- und in neuen Reaktionspunkten). Der gemessene elektrische Leitwert bzw. das elektrische Potential des Meßpunktes erlauben Rückschlüsse auf den funktionellen Zustand des zugeordneten Organs bzw. Organbereichs. Meßwerte unterhalb des Normbereiches (50–60 mV) weisen auf ein degeneratives Geschehen hin, Meßwerte darüber lassen entzündliche Vorgänge vermuten. Ein Abfall des Meßwertes während des Meßvorgangs spricht für eine toxische oder subtoxische Belastung des Organbereichs.

Die Art der Störung bzw. Belastung wird in einem zweiten Meßdurchgang diagnostiziert, indem der Meßstrom durch Einbringen von Medikamenten in den Stromkreis moduliert wird. Die Anwesenheit eines Mittels im elektromagnetischen Feld des Meßstromes reicht aus, um die Information der Substanz auf den Organismus zu übertragen und eine minimale, aber meßbare funktionelle Reaktion hervorzurufen (dadurch extrakorporale Substanz- bzw. Medikamententestung). Wird durch den modulierten Meßstrom ein pathologischer Meßwert normalisiert, gilt die Substanz für den zugehörigen Organbereich als passend. Damit kann das ausgetestete Medikament als das geeignete angesehen werden; bei Isopathika (homöopathisch aufgearbeiteten Toxinen) und Nosoden (homöopathisierte Krankheitsprodukte) kann eine toxische oder subtoxische Belastung des Organismus mit diesem Mittel bzw. Krankheitsprodukt angenommen werden.

Generell lassen sich homöopathische Arzneimittel, Phytotherapeutika und andere Allopathika auf diese Weise austesten. In letzter Zeit wurden Computerprogramme entwickelt, die die Schwingungen der einzelnen homöopathisierten Stoffe gespeichert haben und nach Abruf zum Testen in den Meßstrom eingeben. Vergleichende Untersuchungsreihen haben das virtuelle Testen als gleichwertigen Meßvorgang bestätigt. Auf Grund der Verknüpfungen der Meßpunkte untereinander und der Beziehungen der Organbereiche zueinander kann die Weiterleitung bzw. Fernwirkung einer Störung nachvollzogen werden, wobei die Normalisierung des Meßwertes in einem Meßpunkt auf korrespondierende Meßpunkte übertragen wird. Auf diese Weise lassen sich Störfelder exakt austesten, ja im Zusammenhang mit Reizung des Zahnes sogar ein bestimmtes Zahnfach als Herd diagnostizieren. Bei eingeschränkter Regulationsfähigkeit infolge subtoxischer Belastung des Organismus läßt sich durch Gabe der ausgetesteten Medikamente die Reaktiosfähigkeit wiederherstellen, Heilungsvorgänge können initiiert werden.

Die EAV eignet sich zur Therapie akuter wie chronischer Erkrankungen und ist eine exzellente Methode in der Diagnostik subtoxischer Belastungen, Störfelder und Herde.
▶ Ausbildungsadresse s. Anhang.

Aurikulomedizin. *Nogier* beobachtete, daß ähnlich dem Homunculus auf der Großhirnrinde auch auf der Ohrmuschel die Projektion des gesamten Körpers wiederzufinden ist. Sämtliche Körperbereiche und Organe finden sich in einem geordneten System auf der Ohrmuschel und auf der Rückseite der Ohrmuschel wieder. Darüber hinaus existieren funktionelle (z. B. Allergiepunkt) und psychotrope Punkte (z. B. Antiaggressionspunkt).

Auch der RAC, Réflexe auriculo-cardiaque, eine spezielle Methode der Pulstastung, basiert auf Erkenntnissen *Nogiers*. Wird die Spitze der Akupunkturnadel über den reagiblen Ohrpunkt gehalten, ändert sich die Pulswelle im Radialispuls deutlich tastbar. Dieses Phänomen ist auch zu ertasten, wenn eine Substanz, auf die der Körper allergisch oder unverträglich reagiert, vor das Ohr gehalten wird. So kann über den RAC sowohl der geeignete Akupunkturpunkt im Ohr wie auch die Reaktion auf eine Substanz festgestellt werden.
▶ Ausbildungsadresse s. Anhang.

Therapie

Allgemeine Aspekte

Ein Leitsatz der Ordnungstherapie lautet: **Nicht nur Krankheit bekämpfen, sondern vor allem Gesundheit fördern.**
Aus kybernetischen Überlegungen heraus ist verständlich, daß wesentliches Merkmal der naturheilkundlichen Behandlung die Wiederherstellung von Ordnung und Gesundheit des Gesamtorganismus ist. Der Organismus wird als funktionelle Einheit gesehen, in dem interstitiell, humoral und neurovegetativ ein reger Informationsaustausch besteht. Störungen oder Krankheit in einem Teil oder Funktionsbereich des Körpers können wesentlich verantwortlich sein für solche in einem anderen, auch weit

entfernten Teil, selbst wenn keine direkte anatomische oder physiologische Beziehung besteht. Die enge kybernetische Vernetzung des gesamten Organismus erscheint dem naturheilkundlichen Anfänger beim diagnostischen Aufsuchen komplexer Kausalzusammenhänge manchmal schwer verständlich. Besteht doch die Kunst des naturheilkundlich tätigen Arztes darin, aus der Fülle der kausalen Störfaktoren das für den Patienten aktuell relevante herauszufinden und zu behandeln.

Dieses Therapieprinzip kommt auch bei orthopädischen Funktionsstörungen und Krankheiten zum Tragen; immer ist jedoch eine interdisziplinäre, fachübergreifende Therapie notwendig, die den ganzen Menschen in die Behandlung mit einbezieht. Der fachübergreifende Aspekt der naturheilkundlichen Ordnungstherapie sollte jedoch beim ganzheitlich orientierten Orthopäden keine Berührungsängste oder Ablehnung auslösen.

Beseitigung der belastenden Auslöser. Voraussetzung für die Aktivierung der Selbstheilkräfte ist zuerst die Beseitigung all jener Störfaktoren und Belastungen, die zu einer Fehlsteuerung der Regelsysteme geführt haben. Aufgespürt werden können sie oft nur durch eine akribische Anamnese.

Ordnungstherapie verlangt zuerst Korrekturmaßnahmen falscher Lebensweise. Dies erfordert zeit- und zuwendungsintensive Gespräche, die als Psychotherapie mit privatärztlicher Liquidation adäquat in Rechnung gestellt werden können. Voraussetzung hierfür ist zumindest der Nachweis für die Zusatzausbildung psychosomatische Grundversorgung.

Stärkung der Eigenregulation. Die Eigenregulationsfähigkeit wird durch vielfältige Maßnahmen gefördert und genutzt. Eine wesentliche Strategie ganzheitlich orientierter Naturheilkunde ist es, mit naturgemäßen Behandlungsmethoden Allgemeinzustand, Konstitution und Terrain begleitend zur spezifischen Lokaltherapie zu beeinflussen. Auch hier ist die Ordnungstherapie eine wesentliche Therapiesäule. Das bedeutet z. B., daß der Orthopäde wenn nötig auch eine Fastenkur mit anschließender mikrobiologischer Therapie bei Dysbiose durchführt oder psychotherapeutisch interveniert.

Aktivierung gestörter Regelkreise. Naturgemäße Heilverfahren ordnen die Funktionen gestörter Regelsysteme und aktivieren insuffiziente Funktionsmechanismen. Je physiologischer die verwendeten Medikamente und Methoden sind, d. h. je mehr sie der körpereigenen Regelung entsprechen, desto nebenwirkungsärmer sind sie und desto weniger belasten sie das Grundsystem.

Beim Gros der Krankheiten sind die Regulationssysteme nur geschwächt und fehlgesteuert. Sie sind deshalb Naturheilverfahren mit ihren Reizen Licht, Luft, Wasser, Kälte, Wärme, Bewegung und Nahrung gut zugänglich.

Dabei gilt, daß der kleinste wirksame, fast schon unterschwellige Reiz der beste ist und nachhaltigere Funktionsverbesserung bewirkt als supprimierende Maßnahmen. Daher hängt der Erfolg einer naturgemäßen Therapie auch vom therapeutischen Feingefühl des Behandlers für die notwendige Reizart und -stärke ab.

Physikalische Reiztherapie

Ein großes Arsenal ordnungstherapeutischer Möglichkeiten bietet die physikalische Therapie. Sie erlaubt eine gute Dosierung naturgemäßer Heilmittel und kann gezielt auf die Bewegungsorgane einwirken. Sie ist seit jeher geradezu eine Domäne orthopädischer Therapie, hat aber weit über die Bewegungsorgane hinausgehende Wirkungen auf verschiedene Organsysteme und Funktionsbereiche. Ihr historisch bekanntester Vertreter ist Pfarrer *Kneipp* als Begründer der Kneipp-Therapie, die mit ihren fünf therapeutischen Säulen (Hydro-Thermotherapie, Bewegung, Diät, Heilpflanzen und seelische Harmonisierung) ein typisch ganzheitliches naturheilkundliches System darstellt, das in der Kneipp-Kur seine Verbreitung gefunden hat. (s. spez. Kapitel)

Rhythmus

Rhythmik ist das Urprinzip biologischer Regelvorgänge. Störungen des Lebensrhythmus können durch »Rhythmisieren« wieder in Ordnung gebracht werden. Auch Verdauung, Stoffwechselsystem, Vegetativum und Endokrinium unterliegen einer funktionellen Rhythmik. Alle chronischen Erkrankungen der Bewegungsorgane sind multifaktoriell bedingt und immer auch durch Ordnung essentieller Lebensrhythmen beeinflußbar.

Menschen mit hektischem Lebensstil und Überbetonung von Spannung, Arbeit und Leistung brauchen einen bewußt gesetzten Ausgleich durch regelmäßig eingeschaltete Zeiten des

Essens, der Entspannung, der Stille und Hingabe an Dinge, die Ruhe vermitteln. Sie sind Quelle neuer Kräfte. Ein zu einseitiger Lebensstil braucht den ordnenden Ausgleich der vernachlässigten Qualität. Voraussetzung dazu ist die Bereitschaft und Fähigkeit zum Maßhalten und Abgrenzen bei Verpflichtungen des Alltags. Aus dem Rhythmus gekommene Patienten spüren meist genau, wo Änderungen ihres Lebensstils angezeigt sind. Der Arzt hat deshalb vornehmlich die Rolle eines Katalysators für Umstellungen. Die wesentlichen Schritte zur Gesundheit sind meist nicht spektakuläre Therapien, sondern kleine, aber entscheidende Lebensstilveränderungen.

Schlaf – Ruhe – Besinnung

Genügend Schlaf setzt zunächst eine gewisse Disziplin bei der Tagesarbeit und Planung der Freizeit voraus. Belastendes sollte vor dem Zubettgehen z. B. durch einfache Riten und Gewohnheiten bewußt abgelegt werden (entspannende Musik oder ein kleiner Spaziergang). Nachdem die schlafhemmenden Faktoren herausgefunden sind (z. B. zu spätes Essen, zuviel Streß, Medikamente, Genußmittelabusus), können bei leichteren Schlafstörungen Entspannungstechniken empfohlen werden. Sie können in Gruppenform in der Arztpraxis ohne besonderen Aufwand vermittelt werden.

Der heutige Mensch ist auch auf geistig-seelischer Ebene einem ständigen Fremd- und Schadstoffeinstrom ausgesetzt. Durch die Verarbeitung von Millionen von Sinneseindrücken und kontinuierlicher Informationsüberflutung kommt es bei empfindlichen Menschen zu einer vegetativen Überforderung und unbewußten Belastung, die sich häufig an der Muskulatur manifestiert (Unruhe, muskuläre Verspannungen, nächtlicher Bruxismus mit Kiefergelenksschädigung etc.). Reduktion oder Ausschalten überflüssiger Störquellen (Fernsehen, Radio) ist angezeigt. Durch Besinnung und Ruhe erwachen die feineren Sinne und die echten Bedürfnisse. Dann ist der Mensch wieder in der Lage, Fremdbestimmung zu erkennen und sein Leben aus der eigenen Mitte zu leben.

Bewegung

Bei der heutigen Tendenz zu allgemeinem Bewegungsmangel hat regelmäßige und adäquate körperliche Aktivität eine große Bedeutung. Nach Feststellen der Leistungsfähigkeit der Bewegungsorgane und des Herz-Kreislauf-Systems geht es um Beratung für konstitutionell und vom Lebensstil her geeignete Bewegungs- und Trainingsarten. Die entsprechenden ärztlichen Empfehlungen müssen die Lebensumstände berücksichtigen. Ziel der individuellen Beratung sind aber auch Freude an Bewegung und körperlicher Aktivität. Bewegungs- und Sportberatung ist eine spezielle Leistung orthopädischer Ordnungstherapie.

Maßvolle körperliche Mobilisierung ist in jeder Altersstufe ratsam. Bei über 70jährigen können bereits Treppensteigen und konsequenter Verzicht auf den Fahrstuhl einen ausreichenden Effekt für ein adäquates Kreislauf- und Muskeltraining haben. Für eine regelmäßige forcierte Bewegung (Walking, Radfahren, Schwimmen) gibt es viele Möglichkeiten. Jüngere Patienten sind vor übertriebenem sportlichem Ehrgeiz zu warnen, um dauerhafte Schäden am Bewegungsapparat zu vermeiden. Pauschale Hinweise zu allgemeiner sportlicher Aktivität sind wertlos. Die Bedeutung eines altersentsprechenden Sportes mit überwiegend aerober Belastung für die Prävention von Herz-Kreislauferkrankungen, als Gefäßtraining, als Stoffwechseltherapie und mildes Immuntraining ist den meisten Patienten prinzipiell bekannt.

Von besonderer Bedeutung ist regelmäßige sportliche Betätigung im aeroben Bereich auch zur körperlichen und seelischen Entspannung, zur Streßverarbeitung und nicht zuletzt auch zur Förderung der Hirnleistung.

Motivationspsychologisch von Vorteil und für die orthopädische Naturheilsprechstunde geradezu ideal ist die Demonstration einfacher gymnastischer Übungen durch den Arzt selbst. Es empfiehlt sich, ein kleines und gezieltes Programm von »unverzichtbaren« Übungen zusammenzustellen, die der Patient täglich durchführen sollte: Kräftigung der Rumpfmuskulatur durch isometrische Übungen und ergänzend dazu Dehnungsübungen für die wichtigsten tonischen Muskelgruppen (s. S. 28ff). Die Übungen sind in Abständen zu kontrollieren und immer wieder zu variieren.

Ein 5000 Jahre altes, bewährtes Bewegungsprogramm für die meisten Muskelgruppen stellt das chinesische Qi Gong dar. Es dient dem psychovegetativen Spannungsausgleich und harmonisiert Körper und Seele. Auch Yogaübungen mit ihrer ruhigen und muskeldehnenden Qualität empfehlen sich im Wechsel zu westlichen Gymnastik- und Fitneßsystemen und ergänzen sich hervorragend.

Sportlich weniger ambitionierte Kollegen delegieren Bewegungsprogramme und kooperieren mit Fachleuten für bestimmte Gesundheitsbereiche und Vorsorgeleistungen. Ausgezeichnete Gesundheitskurse für Laien werden vom Kneipp-Bund angeboten. Sinnvoll ist auch eine Zusammenarbeit mit Fitneßstudios, welche sich an ärztlichen Übungsempfehlungen orientieren, oder die Verordnung spezieller Krankengymnastik als »Gesundheitsgymnastik«.

Im weiteren Sinne gehören zur Gesundheitsprophylaxe durch Bewegungstherapie auch Methoden wie die neurophysiologische Krankengymnastik nach *Pfeiffer-Meisel* zur Verhütung von Koordinationsstörungen und zur Förderung der Hüftentwicklung bei Säuglingen.

Pflege der Entgiftungssysteme

Erfahrungsgemäß bestehen bei chronischen Krankheiten der Bewegungsorgane schon über längere Zeit auch Funktionsbeeinträchtigungen der vier großen Entgiftungssysteme Darm, Lunge, Niere, Haut und Schleimhäute. Endogene und exogenen Noxen können die ausscheidenden Organe belasten und Lebensgrundfunktionen beeinträchtigen. Dies hat für Stoffwechsel, Trophik und Perfusion der Bewegungsorgane Bedeutung.

Iatrogene Belastungen des Grundsystems

Eine besonders häufige und weitgehend überflüssige Belastung der Entgiftungssysteme erfolgt iatrogen durch eine monokausal gerichtete medikamentöse Therapie (Antipyrese, Antiphlogese, Antibiose etc). Obgleich derartige Pharmaka vital indiziert und lebensrettend sein können, werden sie in der Praxis (mangels therapeutischer Alternativen?) auch bei banalen Krankheiten und Funktionsstörungen eingesetzt. Aus biologischer Sicht behindern sie die restlose Ausheilung vieler Krankheit und hinterlassen Defekte an den Ausscheidungsorganen, z.B. Nierenschäden, Entzündungen der Darmschleimhaut und Leberveränderungen durch nichtsteroidale Antirheumatika.

Aufgabe der Entgiftungssysteme Darm, Lunge, Niere und Haut ist auch die Eliminierung endogener Schadstoffe (z.B. Krankheitserreger und deren Produkte, Toxine, Stoffwechselschlacken) und die Aufrechterhaltung des inneren Milieus, besonders in der bindegewebigen Grundsubstanz. Die endogenen Schadstoffe sind wahrscheinlich Promotoren für viele funktionelle und organische Krankheiten der Bewegungsorgane (s. Kapitel Ernährung und F. X. Mayr). Mit Förderung der Clearance des bindegewebigen Grundsystems mit geeigneten Naturheilverfahren beseitigt und bessert sie die Krankheitserscheinungen.

»Entschlackung«

Nach wie vor wird von der naturwissenschaftlichen Medizin die Bedeutung des Entgiftungs- und Entschlackungsprinzips gering geschätzt, die Existenz von »Schlackenstoffen« sogar grundsätzlich in Frage gestellt. Die Naturheilkunde legt bei jeder Krankheit größten Wert auf die Aktivierung und Pflege der Ausscheidungsfunktionen als biologische Basisbehandlung. Die Definition ist im Kapitel »Naturgemäße Diätetik« gegeben.

Therapeutisch eignen sich dazu vor allem die aus dem Wissens- und Erfahrungsschatz der alten Ärzte stammenden Behandlungsmethoden, die auf verschiedene Organsysteme gleichzeitig einwirken und deshalb Allgemeinbehandlungsmethoden genannt wurden. Dazu gehören vor allem Heilfasten, Ausscheidungsanregung über den Darm, über Nieren, über die Lunge und die Haut; schließlich auch die ausleitenden, stoffwechselentgiftenden Methoden der Humoraltherapie.

> Dem Patienten wird nahegelegt, sich mindestens einmal jährlich einer »inneren Reinigung« durch eine Art Entgiftungskur zu unterziehen.

1. Ausscheidungssystem Darm

Die Darmschleimhaut spielt die größte Rolle als Entgiftungssystem zur Erhaltung des inneren Milieus. Mit ca. 7 m Länge und 300 qm Oberfläche bietet der Darm eine riesige Kontaktfläche zwischen Körperinnen- und Außenwelt. Er ist Hauptversorgungs-, aber auch Hauptentsorgungssystem des Körpers, dient der Resorption von Nährstoffen und der Entfernung von Gift- und Schlackenstoffen. Die Darmschleimhaut ist zudem die Hauptbarriere des Körpers gegen exogene Substanzen. Der darmassoziierte lymphatische Apparat ist mit 80 % der immunkompetenten Zellen das größte Immunorgan des Organismus und damit unerläßlich für die Funktionsfähigkeit des Abwehrsystems.

Intestinale Beschwerden wie rezidivierende Gastroenteritiden, Gärungs- und Fäulnisdyspepsien, übelriechende, in Konsistenz, Farbe und Frequenz wechselnde Stühle, Obstipation, Blähungen, Völlegefühl und Druckschmerzhaftigkeit des Abdomens sind sehr verbreitet. Sie werden als Funktionsstörungen eines überforderten Verdauungssystems oft nicht ernst genommen. Häufig damit vergesellschaftet sind morgendliche oder ganztägige Müdigkeit, Benommenheit, postprandiale Dyskardien, Kurzatmigkeit, aber auch Kreuzschmerzen, weichteilrheumatische Beschwerden, Infektanfälligkeit und Leberschäden bei Fehlen einer nutritiv-toxischen Anamnese (Enteropathiesyndrom nach Mayr, s. S. 159ff).

Ursachen sind Fehlernährung, mangelnde Bewegung, Fremd- und Schadstoffbelastung, Arzneimittel-Nebenwirkungen. Die Ernährung ist hier derjenige Faktor, der am tiefsten in das Leben jeder Zelle einwirkt. Deshalb nehmen Verdauungsorgane und Darmflora in der naturheilkundlichen Behandlung eine so zentrale Stellung ein. Die Sanierung des Darmes ist ein wesentlicher Schritt auf dem Weg zur Ordnung im Körper, auch in der Behandlung von Erkrankungen der Bewegungsorgane.

Therapeutische Empfehlungen

Zu empfehlen sind kurzes Fasten und eine stoffwechselaktive Diät. Ziel ist die Entschlackung und Entgiftung des gesamten Organismus einschließlich der Bewegungsorgane. Eine diätetische Stoffwechselentlastung wirkt sowohl bei degenerativen als auch bei entzündlichen Erkrankungen im nicht aktiviertem Zustand ausgesprochen umstimmend (s. Kapitel Heilfasten und Diätetik). Noziceptive Einflüsse auf LWS und Becken von seiten des chronisch belasteten Darmes können günstig durch Darmsanierung beeinflußt werden.

Kurzfasten oder zumindest die drastische Reduzierung der Nahrungszufuhr wirken therapeutisch am schnellsten, sowohl bei akuten alimentären Überlastungen als auch zu Beginn der Behandlung chronischer Verdauungskrankheiten. Varianten sind Haferschleimtage, die Schroth-Kur oder die Mayr-Kur (s. S. 162ff). Für eine gründliche Sanierung und Reinigung des Grundsystems sind jedoch längere Fastenperioden erforderlich.

Zur Darmreinigung werden in den ersten Tagen einer Entgiftungs- und Fastenkur salinische Abführmittel (Karlsbader-, Bitter-, Glaubersalz, F.X. Passagesalz) verwendet und bei Bedarf zusätzlich Einläufe mit lauwarmem Wasser durchgeführt. Sie haben keinen Gewöhnungseffekt. Zum gleichen Zweck kann eine Darmspülung mit der Colon-Hydrotherapie durchgeführt werden. Hierzu werden spezielle Darmspülungsgeräte verwendet (z. B. Colosan Plus®, Fa. Kress, Hösbach ➤ Adresse s. Anhang).

Bei habitueller Obstipation wird die Darmperistaltik mit Leinsamen, Flohsamen, Pflaumen, Sauerkrautsaft (½ Glas/Tag) oder Milchzucker (1 TL/Tag) unterstützt; peristaltikanregend wirkt auch die Bauchbehandlung nach Mayr (s. S. 163f). Einfache isometrische Übungen sind als Bauchmuskeltraining (im Liegen mit angewinkelten Beinen) zur reflektorischen Peristaltikförderung sinnvoll.

Auf den gesamten Organismus ausgerichtete Maßnahmen der Darmaktivierung sind körperliche Bewegung, Kneipp-Therapie (Anregung des Entleerungsreflexes) mit kalten Güssen, Leibwaschungen und Leibwickeln. Ansteigende, wechselwarme Fuß- oder Beinbäder dienen der vegetativen Umstimmung. Wichtig ist auch, daß sich der Patient Zeit nimmt für den Entleerungsreflex, was dessen Bahnung erleichtert.

Cholagog wirkende Pflanzen regen milde die Peristaltik an: Alle Bitterkräuter (Schöllkraut, Curcuma, Artischocke, Löwenzahn, Wermut, Schafgarbe, Pfefferminze, z. B. als Neurochol® gtt. oder Cholagogum Nattermann® gtt.).

Die **Mobilisierung** eliminationspflichtiger Stoffwechselprodukte und Giftstoffe aus den interstitiellen »Mülldeponien« kann bei längerem Fasten so intensiv werden, daß die Entgiftungskapazität von Leber und Niere überfordert wird (Anstieg des Harnsäure- und Indikanspiegels). Eine phytotherapeutische Unterstützung mit Präparaten für Leber und Niere ist deshalb angezeigt, welche eine antitoxische oder organspezifische Wirkung haben, z. B. Mariendistel (Beispiel: Legalon®) zur Leberzellregeneration, Nierentees mit Goldrute, Brennessel und Orthosiphon und organotrope homöopathische Präparate. Zur Pufferung der anfallenden Säuren eignen sich basische Wirkstoffe aus Gemüsen (Gemüsebrühe) oder Natriumbikarbonat (z. B. Bullrich's Vital® Tabl.).

Nach dem Fasten folgt der Aufbau einer Kost, die dem Patienten individuell angepaßt ist (s. K. Ernährung) unter Beachtung einer »Eßkultur«, wie sie von F.X. Mayr beschrieben wurde: Nahrungsaufnahme nur bei Hunger, lang-

sam essen, gut kauen, naturbelassene, weitgehend vollwertige, nicht industriell bearbeitete Nahrungsmittel. Die Auswahl der optimalen Nahrung hängt auch von bestehenden Nahrungsmittelunverträglichkeiten ab. Austesten mit kinesiologischen Verfahren ist oft der einfachste Weg. Gründliches Kauen hilft der Vorverdauung im Mund.
Beim Thema Ernährung sind viele Ängste und Vorbehalte im Spiel, die verhindern können, daß vertraute Gewohnheiten verlassen werden. Deshalb braucht die nötige Ernährungsumstellung Zeit.
Die **Ausscheidung von Darmgiften** fördert Heilerde (Luvos ultra® oder Carbo Königsfeld®, 1-2 TL/Tag) durch Adsorption.
Substitution von Nahrungsergänzungsstoffen (z.B. in Algen, Hefepräparaten, Vitamin-C-haltige Wildfrüchten) oder Mikronährstoffen (s.S.199ff) bei ernährungsbedingten Vitalstoffdefiziten hat sich in der Praxis bestens bewährt; hierzu gibt es zahlreiche Studienergebnisse. Beachten eines ausreichend hohen Serum-Kaliumspiegels bei Laxanzienabusus, Diuretikaeinnahme oder alimentären Dysbalancen ist selbstverständlich.

2. Ausscheidungssystem Lunge

Die Lunge ist als Ausscheidungsorgan bedeutsam für die Entsorgung von Kohlendioxid und die Regulierung des Säure-Basen-Haushaltes. Atembewegungen verbessern den Rückfluß von Blut und Lymphe, massieren physiologisch die Bauchorgane und regen die Darmperistaltik an.
Fehlhaltungen (z.B. Rundrücken) durch sitzende Lebensweise oder einseitige Wirbelsäulenbelastungen verschlechtern die Atmung. Der direkte Einfluß von Affekten auf die Atmung ist bekannt. Habituelle Mundatmung und Kurzatmigkeit gehen einher mit Unruhe, leichter Erregbarkeit und Konzentrationsschwäche. Vor allem Angst, Trauer und Schmerzen behindern das freie Fließen des Atems. Zuversicht und Freude öffnen und weiten ihn.
Atemarbeit ist ganzheitliche Therapie; ihre heilende Wirkung zur seelischen Harmonisierung war schon in alten Kulturen bekannt. Der unbewußte Atem wird erlebbar und erfahrbar durch Schulung der Wahrnehmungsfähigkeit für das Atemgeschehen und die damit verbundenen Empfindungen. Enge- und Spannungsgefühle sind dadurch veränderbar, Muskelverspannungen lösen sich, verspannungsbedingte Schmerzen verschwinden. Mit entspannenden Atemtechniken lassen sich emotional verstärkte Schmerzen »wegatmen« und damit Medikamente einsparen. Gezielte Atemtherapie eignet sich deshalb in der Orthopädie gut als praktische und wirksame Basisschmerztherapie.

Therapeutische Empfehlungen

Voraussetzung für die Pflege des Bronchialsystems ist die Bereitschaft des Patienten zum **Nikotinverzicht**. Entsprechende Raucherentwöhnungsprogramme können auch vom Orthopäden in kompakter und sinnvoller Form angeboten werden. Dazu gehören neben konkreten Informationen über die Schäden des Rauchens und verhaltenstherapeutische/motivationspsychologische Maßnahmen (Gruppenvorträge veranstalten!) auch eine Akupunkturtherapie gegen die initialen Entzugserscheinungen des Rauchens sowie ärztlich geleitete Sportgruppen; dort findet der gesundheitsorientierte, zur Entwöhnung entschlossene Kunde (nicht Patient!) die Möglichkeit zu kontrollierter und intensiver sportlicher Betätigung. Ziel des Bewegungsprogramms ist es, psychosomatische Spannungen und vegetative Beschwerden abzubauen, aber auch in der Gruppe mit Spaß neue freudvolle Lebensbereiche ohne Zigaretten kennenzulernen. Diese große Nische auf dem Gesundheitsmarkt sollte endlich von kompetenten Ärzten in ihrer Verantwortung für gesundheitsbewußtes Verhalten ihrer Patienten angegangen werden.
Jede Möglichkeit zum Aufenthalt in frischer Luft und **körperlicher Bewegung** im Freien ist zu nutzen. Ausdauertraining durch Laufen, Radfahren oder Schwimmen unter Beachtung der individuellen Leistungsfähigkeit kombiniert die positiven ordnungstherapeutischen Wirkungen von Atmung und Bewegung.
Für gute Belüftung von Arbeits- und Schlafräumen bei niedriger Raumtemperatur (15-20 °C) und geringer Luftfeuchtigkeit (30-60 Vol.%) ist zu sorgen.
Zur Verbesserung der Sauerstoffversorgung eignen sich Inhalationen salzhaltiger Aerosole und Sauerstofftherapien, z.B. die Sauerstoffmehrschritt-Therapie nach *Ardenne*.
Bei tiefergehenden Behinderungen der Atmung (Asthma bronchiale) sind eventuelle

psychische Schlüsselprobleme psychotherapeutisch anzugehen.
Zur Sekretolyse sind Phytopharmaka (z. B. Bronchicum Elixier plus ® oder Bronchialtees nach Standardzulassung) geeignet.
Vollatmung (Zwerchfell- und Thoraxfellatmung) erlernen, Atem- und Entspannungsübungen durchführen, ggf. Atemtherapie im Rahmen der Krankengymnastik.
Mit gezielten **Atemübungen** (z. B. nach der körperorientierten Psychotherapie, Methode Hendricks) kann gerade in Streßsituationen auf diese dem willentlichen Einfluß zugängliche Körperfunktion regulierend eingewirkt werden. Gleichzeitig lösen sich Muskelverspannungen, die Schmerzempfindung wird generell verringert.
➤ Adresse s. Anhang.

3. Ausscheidungssystem Haut

Das Organ Haut ist mit allen großen Regulationssystemen des Organismus vernetzt: Kreislauf-, Lymph-, Stoffwechselsystem, vegetatives Nervensystem. Die Haut hat sekretorische, wärmeregulierende, zirkulatorische, immunologische und entgiftende Funktionen und braucht als adäquates Training zur Durchblutungs- und Funktionssteigerung regelmäßig physiologische Reize der Umwelt, d. h. Licht, Luft, Wärme, Kälte, Wasser und mechanische Stimulation.
Die Haut wurde von alters her auch als dritte Niere bezeichnet. Über Talg- und Schweißdrüsen werden Harnstoff, Harnsäure, toxische Stoffwechselprodukte (Gärungs- und Fäulnisstoffe des Darmes), auch Arzneistoffe ausgeschieden. Bei Patienten, die nicht in der Lage sind zu schwitzen, können die hautpflichtigen Substanzen nur schlecht ausgeschieden werden. Eine schlecht durchblutete Haut ist anfälliger für exogene Schadstoffe und mechanische Irritationen.
Aktivierung der Haut fördert ihre selektive Permeabilität. Mit intensiver Hautpflege lassen sich diese Funktionen bessern und kann auch Schwitzen »erlernt« werden. Die Intaktheit der Haut als Ausscheidungs-, Stoffwechsel-, Immun- und Regulationsorgan ist auch zur Prophylaxe und Therapie von Erkrankungen der Bewegungsorgane wesentlich.
Haut und Unterhaut/Bindegewebe stellen darüber hinaus ein Reaktionsorgan dar, über das diagnostische Hinweise für segmentale Funktionsstörungen, z. B. der Wirbelsäule erhalten (lokale Veränderungen der Haut, Bindegewebsturgor, Gelosen, lokale Druckdolenzen) und therapeutisch Reize gesetzt werden können (physikalische Therapie, Neuraltherapie, Akupunktur).
Da Hautkrankheiten auch als unbewußte Leistung des Organismus angesehen werden und eine Sinnhaftigkeit ausdrücken, muß aus ordnungstherapeutischer Sicht stets die Frage nach dem Sinn einer Hautkrankheit gestellt werden.

Therapeutische Empfehlungen

Hautpflege durch Schonung der physiologischen Hautflora: Vermeiden zu häufigen Waschens mit alkalischen Seifen und hautreizenden Kosmetika, statt dessen Behandlung mit rückfettenden Substanzen und Benutzung hautfreundlicher Pflegemittel. Maßvolle Sonnenexposition, Tragen atmungsaktiver Kleidung.
Pflege der Haut durch **Funktionssteigerung**: Anregen der Hautdurchblutung (Kapillartraining) mit Trockenbürsten, Massagen, Wechselduschen oder Fußbädern, Packungen, Wickeln, Waschungen und Güssen, der Hautatmung mit dosierten Luft-, Licht- und Sonnenbädern und der Hautausscheidung durch Schwitzen. Aktives Schwitzen durch Sport, Bewegung oder körperliche Arbeit ist eines der besten und einfachsten Mittel der Hautpflege.
Schwitzen. Giftausleitung über die Haut durch Schwitzen (Diaphorese) ist traditionell eine Basismethode der Naturheilkunde. Die Körperperipherie wird hyperämisiert, der Lymphfluß angeregt, das mesenchymale Grundgewebe entlastet, vegetative Funktionen werden reguliert und Schmerzen gelindert. Schwitzprozeduren werden durchgeführt als Packungen, Ganzwickel oder ansteigende Vollbäder. Kernstück der naturgemäßen Rheumatherapie nach *Prießnitz*, *Schroth* und *Kneipp* sind die großen, serienmäßig durchgeführten Packungen nach Vorerwärmung des Körpers.
Hyperthermie. Die Bedeutung des Fiebers als natürliches Heilmittel in der Antike dokumentiert folgender Spruch:
»Gib mir die Macht, Fieber zu erzeugen, und ich heile jede Krankheit.«
(Parmenides, griechischer Weiser des Altertums)
Schon durch **Saunieren** kann die Körperkerntemperatur bis 39° Celsius ansteigen. Bis zu 200 ml Schweiß werden je Saunagang ausgeschieden, dazu Elektrolyte und Harnstoff. Die Wirkung besteht im Ausgleich hyper-

und hypotoner Kreislaufregulationsstörungen, in einer Verbesserung der peripheren Durchblutung und Wärmeregulationsfähigkeit. Indiziert ist die Sauna bei funktionellen Störungen des Bewegungsapparates, zur Steigerung der Stoffwechselintensität, als Immuntraining, zum Ausgleich der vegetativen Tonuslage, und schließlich zur seelischen Entspannung.

Die **passive Hyperthermie** durch Überwärmungsbäder wurde schon im Altertum als Immunstimulans verwendet. Nach wie vor wird die Methode mit Erfolg in der biologischen Tumornachbehandlung und als Präventionsmaßnahme angewendet. Sie ist allerdings zeit- und personalaufwendig, umfaßt doch die Behandlung unter Aufsicht eine Stunde Vollbad und mehrere Stunden Nachruhe. Kreislaufstabilität ist Voraussetzung.

Leider sind z.Z. keine zugelassenen Präparate für die **aktive Hyperthermie** erhältlich. Mit keiner anderen Methode lassen sich durch Anregung der Immunkaskade und Beschleunigung der Stoffwechselvorgänge solch beeindruckende Erfolge bei allen immunologisch geprägten Krankheiten erzielen.

- Allgemeine Indikationen für forciertes Schwitzen und Überwärmungsbäder sind rezidivierende Erkältungskrankheiten und subakute unspezifische Infekte. Orthopädische Indikationen sind rheumatische und degenerative Krankheiten des rheumatischen Formenkreises, Gicht, para- und postinfektiöse Myalgien sowie chronisch-schmerzhafte Weichteilbeschwerden.

Entgiftung der Haut durch **Hautreiz- und Ausleitungsmethoden.**

Wo die Natur einen Schmerz erzeugt, dort will sie schädliche Stoffe ausleiten und ausleeren. Und wo sie dies nicht selbst fertigbringt, dort mache ein Loch in die Haut und lasse die schädlichen Stoffe heraus
(Paracelsus).

Das Prinzip der »Hautausleitung« durch lokale Hautreizungen stammt aus den Uranfängen der Medizin. Auch heute noch sind in der Volksmedizin Afrikas und Asiens Methoden der Hautskarifikation weit verbreitet. Ein drastischer Hautreiz mobilisiert die Abwehrkräfte des Körpers und die Funktionsabläufe in der Haut (vegetative Umschaltung). Durch Erzeugen einer starken Hyperämie mit Exsudation und iatrogener Eröffnung der Epidermis wird eine Toxinelimination angestrebt. Bei vielen Formen von funktionellen oder chronischen Beschwerden des Bewegungsapparates stellen die Hautreizverfahren eine äußerst wirksame Form der lokalen Schmerztherapie dar. Im Sinne der Ordnungstherapie können sie als entgiftende und entschlackende Maßnahmen auch prophylaktisch eingesetzt werden.

Hautrötende Mittel (Rubefazienzien) sind die mildeste Form der Hautreizung und wirken reflektorisch auch auf tiefere Gewebsschichten. Sie werden appliziert in Form von Einreibungen oder Wickeln mit Senfmehl, Senföl oder Capsicaintinktur.

Die weiteren ausleitenden Heilverfahren werden ausführlich in einem eigenen Kapitel beschrieben (z.B. Schröpfen, Cantharidenpflaster, Baunscheidt-Verfahren, Aderlaß).

4. Ausscheidungssystem Niere

Zentrale Aufgabe der Nieren sind Ausscheidung von Stoffwechselschlacken und -giften, Regulierung des Wasser- und Mineralhaushaltes sowie des Säure-Basengleichgewichtes. Die Nieren dienen damit der Konstanterhaltung des inneren Milieus. Sie scheiden harnpflichtige Substanzen aus, vor allem stickstoffhaltige Abbauprodukte purinhaltiger Nahrungsmittel, Salze, Gallenfarbstoffe, Darmfäulnisprodukte und Xenobiotika.

Nierenschäden sind häufig Spätfolgen unterschiedlicher pathogener Einflüsse. Aus ordnungstherapeutischer Sicht gibt es folgende relevante Ursachen, die so früh wie möglich erfaßt werden sollten:

Fehlernährung führt zur Stoffwechselüberlastung (Hyperurikämie, Hyperlipidämie, Hyperglykämie) mit Ablagerung von Proteinen (Amyloid) in der bindegewebigen Grundsubstanz und Lipoiden in den Gefäßwänden. Saure Stoffwechselprodukte fallen an, die von der Niere zu eliminieren sind. Die Säureflut im Urin spiegelt den Anfall purinhaltiger Nahrungsmittel wider. Bei Überlastung der Nieren kommt es zu harnsauren Ablagerungen im Grundgewebe (Gicht) und in der Niere (Steinbildung).

Harn-pH-Messungen mit Lackmuspapier dienen als grober Anhalt zur Beurteilung des Säure-Basen-Haushaltes. Bei einer ausgeglichenen Ernährung treten als Ausdruck einer optimalen Stoffwechsellage rhythmische Tagesschwankungen mit pH-Werten zwischen 5,0 bis 8,0 auf; bei Säurestarre kommt es zu relativ fixen pH-Werten im Sauren. In der Regel liegt dann

bereits eine fortgeschrittene Schädigung der Niere vor.
Funktionseinschränkungen der Nieren treten auf als Folge der intestinalen Autointoxikation (Eiweißfäulnisprodukte), durch Schadstoffbelastung aufgrund von Schwermetallen und Arzneimitteln (z. B. Phenacetin, nichtsteroidale Antirheumatika). Zu den häufigen Ursachen gehören darüber hinaus Abflußhindernisse der ableitenden Harnwege, rezidivierende Harnwegsinfekte etc.
All diese Ursachen haben direkt (Gicht, Hyperurikämie, Chondrocalcinose etc.) oder indirekt (Verschlackung des Bindegewebes, Übersäuerung, Schwermetallbelastung, Trophikverschlechterung) auch eine Bedeutung für die Bewegungsorgane.

Therapeutische Empfehlungen

- Nach Ausschluß einer fortgeschrittenen Nierenerkrankung ist die **Kartoffeldiät** (reine Kartoffeltage zur Ödemausschwemmung und Kaliumzufuhr) eine rasch wirksame Maßnahme zur Stoffwechselentlastung. Für die funktionsgestörte Niere ist eine eiweißreduzierte, purinarme, vegetabil betonte Grunddiät mit schadstoffarmen Lebensmitteln aus kontrolliert biologischem Anbau zu empfehlen. Eiweiß sollte überwiegend aus Vegetabilien, Kartoffeln, Eiern und Soja stammen. Eine latente Azidose wird über eine **basenbetonte Ernährung** und eine kontrollierte Basenzufuhr mit Mineralstoffgemischen (s. S. 187ff) behandelt.
- Minimierung der intestinalen **Autointoxikation** und Beseitigung der Dysbiose
- Gewöhnung an eine **adäquate Trinkmenge** zur Diuresesteigerung; die tägliche Trinkmenge soll ca. 2 Liter betragen. Funktionsanregung der Nieren durch pflanzliche Diuretika (Goldrute, Orthosiphon, Hauhechel, z. B. Aqualibra® Kps. oder Blasen-Nierentees als Standardzulassung).
- **Rezidivprophylaxe** von Harnwegsinfektionen mit antibakteriell wirkenden Phytotherapeutika (Bärentraubenblätter, z. B. Cystinol akut® Drg.); Unterkühlungen vermeiden, lokale Wärmeapplikationen in der Nierengegend, für warme Füße sorgen. Organotrope Homöopathika oder Konstitutionstherapie bei rezidivierenden Harnwegsinfekten oder zur Nierenfunktionsverbesserung (z. B. Solidago Pentarkan®, Berberis Pentarkan® Tropfen)
- **Absetzen** nephrotoxischer Arzneimittel (z. B. Acetylsalicylsäure, Phenylbutazon und Derivate) und Ausschaltung aller eliminierbaren Schadstoffbelastungen (Amalgam, Nikotin)
- **Ausleitung** ausscheidungspflichtiger Stoffe über die Haut (als »dritter Niere«) durch Schwitzen oder Aschner-Verfahren.
- **Entlastung der Grundregulation** durch Herdsanierung, Störfeldbeseitigung und biologische Therapie chronischer Entzündungen.
Entlastung des Immunsystems durch Sanierung der Darmfunktion, danach Immunmodulation/spezielle Immunstimulation (s. Kapitel Phytotherapie).
Reflextherapie zur Funktionsverbesserung der Nieren, z. B. Fußreflexzonentherapie und Akupunktur.

Naturgemäße Ausleitung von Umweltgiften
Das Immunsystem wird heute im Rahmen der gesamten toxikologischen Umweltsituation besonders durch Schwermetalle belastet. Neben den vielen nicht zugänglichen Schadstoffen ist Amalgam zahntechnisch ganz zu vermeiden und therapeutisch weitgehend beeinflußbar. Die bisherigen Untersuchungsergebnisse deuten darauf hin, daß einem chronisch Kranken mit nachweisbarem Immundefizit die Entfernung von Amalgam als Füllungsmaterial in Zahndefekten dringend empfohlen werden muß. Anschließend sind eine Detoxifikation mit Chelatbildnern (DMPS oder DMSA) und die Therapie mit Phytopharmaka zur Anregung der Entgiftungsfunktion von Leber und Niere sinnvoll. Begleitend dazu erfolgt eine Substitution mit Zink (z. B. 2x 40 mg Zinkorotat®) in Kombination mit gepuffertem Vitamin C (z. B. Natrium-, Kalium- und Kalziumascorbat 3x 500 mg). Auch eine langfristige Intervalltherapie mit orthomolekularen Substanzen (s. S. 199ff) unter serologischer Kontrolle hat sich bewährt.
Biologische Präparate wie Süß- und Meerwasseralgen als Nahrungsergänzungsstoffe finden als alternative Langzeittherapie bei Patienten hohe Akzeptanz. Unter dieser Therapie kommt es zu einer signifikanten Ausscheidung von Blei, Cadmium und Quecksilber im Harn. Parallel dazu kann eine deutliche Befindensbesserung und Schmerzreduktion vor allem im Bereich

von Muskulatur und Bindegewebe beobachtet werden.

Auf spezielle Detoxifikationstherapien von Umweltgiften kann in diesem Rahmen nicht eingegangen werden. Eine im weiteren Sinne naturheilkundliche Therapieform von Umweltgiften und Toxinen ist die homöopathische Toxinausleitung in Form potenzierter Krankheitsstoffe (Nosoden), s. Kapitel Homöopathie.

Therapeutische Empfehlungen

Eine »biologische Entgiftungskur« wird je nach Allgemeinzustand meist mit einer kürzeren oder längeren Nahrungskarenz eingeleitet, weil über die Darmsanierung die meisten Regelkreise angesprochen werden. Naturheilkundliche Ausleitung endogener und exogener Toxine versucht darüber hinaus alle ausscheidenden Funktionssysteme des Organismus zu beeinflussen. Dazu dienen unter anderem die Methoden der physikalischen Therapie, Homöopathie, Phytotherapie, orthomolekularen Therapie, ausleitende Heilverfahren und die forcierte Diurese. Therapeutischer Schwerpunkt ist vor allem die **Drainage** des mesenchymalen Grundsystems. Ein spezieller therapeutischer Effekt wird durch der Eliminierung der »toxischen Information und Imprägnation« der Zellen durch Homöopathika/Nosoden erreicht. Die Wirksamkeit dieser Therapieansätze hängt von vielen Faktoren ab (z. B. Hydro- oder Lipophilität der Toxine, Penetrationsfähigkeit der Therapeutika in bestimmte Gewebskompartimente). Mit Sicherheit ist die zum Teil sehr optimistische Erwartungshaltung vieler »biologischer Therapeuten« nicht realistisch. Andererseits ist es bei vielen umweltbelasteten Patienten angebracht, konsequent alle körpereigenen Regulationssysteme anzusprechen und therapeutisch das Mögliche zu unternehmen, statt von vornherein bei Umweltschäden zu resignieren.

Naturheilkundliches Immuntraining

Gegenstand aller ordnungtherapeutischen Verfahren ist auch der naturgemäße Umgang mit dem körpereigenen Abwehrsystem. Sowohl banale Infekte als auch chronische Erkrankungen sind immer mit einer Veränderung des Immunsystems und Störungen der Grundregulation vergesellschaftet. Länger bestehende Organstörungen oder funktionelle Reizzustände (chronische Sinusitis, Gastroenteritis, Pyelonephritis) belasten ihrerseits wieder Immunsystem und Grundregulation. Deshalb empfiehlt es sich bereits akute Entzündungen naturgemäß nachzubehandeln. Dem Zustand des darmassoziierten Immunsystems fällt hier eine zentrale Rolle zu.

In der Pathogenese der unterschiedlichsten chronischen Krankheiten der Bewegungsorgane wird dem Immunsystem heute eine Schlüsselstellung zugesprochen und damit der Ansatz der Humoraltherapie bestätigt. Auch degenerative Gelenkveränderungen werden in Zusammenhang mit Immundefekten gebracht.

Zur Immuntherapie kann das ganze Spektrum der Naturheilverfahren eingesetzt werden.

Beispiel: Akute Myalgien

Sie können als para- oder postinfektiöse Myalgien und Weichteilschmerzen, meist im Rahmen unspezifischer Virusinfekte mit katarrhalischen Entzündungen der oberen Luftwege, auftreten und sind in der orthopädischen Praxis sehr häufig.

Therapeutische Empfehlungen

Ordnungstherapeutische Ansatzpunkte zur Beeinflussung der körpereigenen Abwehr bei Infekten sind:
Konsequente Karenz von Genußgiften, Sport und Sonnenbestrahlung; körperliche Schonung, viel Ruhe und Schlaf, Einschränkung der Nahrungszufuhr, auch Kurzfasten mit Anregung der Eliminationsvorgänge über Darm und Haut durch Darmreinigung, forcierte Diurese und Schwitzprozeduren mit Wickeln zur Hyperämisierung. Ansteigende Fußbäder dienen neben dem Warmhalten und der besseren Durchblutung der Kreislaufperipherie auch der reflektorischen Beeinflussung der oberen Luftwege.

Jeder Infekt bietet die Chance zum Immuntraining für den Organismus, welche nicht leichtfertig vertan werden sollte. Fieber ist also naturgemäß zu nutzen und nicht dagegen zu arbeiten! Geeignet sind fiebersenkende Einläufe, Schwitzprozeduren und vor allem Bettruhe.

Wenn möglich sollte jede Regulationssuppression und symptomatische Therapie mit Antipyretika, Antitussiva oder Vasokonstringenzien gemieden werden. Ohne künstliche

Antipyrese sind häufige Virusinfekte meist schneller wieder abgeklungen. Antipyretika sollten nur bei schlechtem Allgemeinzustand, fortgeschrittenem Alter und sehr hohem, anhaltendem Fieber zum Einsatz kommen. Wenn eine Antibiose indiziert ist, sollte dem Patienten und dem Arzt bewußt sein, daß damit auch unspezifische Abwehrleistungen geschwächt, physiologische Darmsymbionten geschädigt werden und die Rezidivhäufigkeit der Infekte steigt.

Naturgemäße Stimulation bzw. Modulation des Immunsystems mit Phytopharmaka und Homöopathika: parenterale Therapie mit Mistel-Präparaten (z. B. Helixor®), orale Gabe von z. B. Propolis Aargard Kaps., Eleu kokk® Saft, IL HWA Ginseng Extrakt oder Echinaceapräparate, z. B. Echinacin®, anfangs 4x40 gtt, dann 3x20 gtt über 4 Tage; als Kombinationspräparat mit Baptisia und Thuja, z. B. Esberitox® Tbl. Bei rezidivierenden Infekten Eigenbluttherapie über 5 Tage, z. B. anfangs 1 ml Venenblut, täglich um 1 ml steigern.

Jeder Infekt sollte nach seinem Abklingen nachbehandelt und »auskuriert« werden, selbst wenn die Krankheitssymptome völlig verschwunden sind. Ziel sind nicht nur die Rezidivprophylaxe und Stabilisierung der neurovegetativen Regulation, sondern auch die **Drainage des Grundsystems**. Therapeutische Möglichkeiten sind vermehrte körperliche Schonung für eine bis zwei Wochen, Nieren- und Leberfunktionsanregung, reflextherapeutische Maßnahmen (Fußreflextherapie, Trockenschröpfungen) und Therapie mit den entsprechenden Krankheitsnosoden, z. B. Coxsackie D 4, Herpes simplex D 12.

Bei chronisch rezidivierenden Infekten mit Blockierung der vegetativen Grundregulation ist eine **Umstimmungstherapie** bzw. Immunstimulation der zellulären, humoralen und unspezifischen Abwehrvorgänge mit Echinacea, Elpimed oder homöopathischen Mitteln angezeigt, z. B. Echinacin® 3x40gtt 5 Tage lang. Auch hier sind zuerst ordnungstherapeutische Allgemeinmaßnahmen nötig: Entlastung, Reinigung und Regeneration des Verdauungssystems, Ernährungsumstellung, Mikrobiologische Therapie, Aktivierung der Haut (s. o.), Anregung der Nieren.

Die immunologisch stärksten Effekte mit Produktion vieler Immunmediatoren hat Fieber. Für Patienten, die bei einem Infekt nicht mit Fieber reagieren, ist im infektfreien Intervall eine **aktive Fiebertherapie** mit pyrogenen Substanzen immunologisch am wirkungsvollsten. Hier sei auf die umfangreiche Erfahrung der Veramed-Klinik (Meschede) in der Tumornachsorge verwiesen.

Sehr gute Ergebnisse werden auch mit Methoden der moderaten passiven Hyperthermie mittels Infrarotstrahlung erzielt. (➤ Adressen s. Anhang)

Psychotherapie

Patienten werden heute überall mit Ratschlägen über gesundheitsgerechtes Verhalten versorgt, so daß krankmachende Verhaltensweisen großenteils bekannt sind. Dennoch verändern sachliche Informationen über gesundheitsgerechtes Verhalten nur bei wenigen Menschen den Lebensstil. Appelle des Arztes an die Einsicht des Patienten oder Schüren von Angst vor den Folgen einer gesundheitsschädigenden Lebensweise sind nur begrenzt effektiv. Die sachliche Darstellung der Konsequenzen mangelnder Compliance nimmt zumindest dem Therapeuten einen Teil der Verantwortung bei therapeutischem Mißerfolg.

Therapeutische Empfehlungen

Sollen ordnungstherapeutische Maßnahmen greifen, müssen deshalb in erster Linie Motivation, unbewußte Widerstände und Ängste eines Patienten berücksichtigt werden. Verständnis des Arztes für wiederholtes »Versagen« und positive Deutung des Patientenverhaltens helfen bei Rückfällen in alte Gewohnheiten. Wesentlich ist eine Analyse, welche starren Überzeugungen und fixen Meinungen des Patienten eine Veränderung zum Guten blockieren. Beispiele:

– »Fasten ist Hungern«.
– »Ich kann mich nur mit Alkohol entspannen«.
– »Ich werde es ja doch nie schaffen, meinen Süßhunger zu verlieren.«

Auch Zweifel am Durchhaltevermögen oder Versagensängste beeinträchtigen die Motivation. Die Suggestion der Zuversicht und die Anerkennung kleiner Fortschritte wirken hier wahre Wunder. Ärztliche Aufgabe ist es, ein positives und konkretes Zukunftsbild als Vision mitzugestalten.

»Beherrschen der Emotionen«. Eine Spruchweisheit des Yoga und der abendländischen Naturheilkunde besagt, daß die Fähigkeit, die emotionale Ebene zu beeinflussen, der Schlüssel zur seelischen und körperlichen Gesundheit ist. Partnerschaftskonflikte, Überbetonung von Beruf und Leistung führen zu starken Spannungen und Störungen des emotionalen Gleichgewichtes. Sie verursachen eine Fülle vegetativer Symptome und prädisponieren zu endokrinen Störungen, v. a. zu Störungen der Sexualfunktion.

Nach Ausschluß einer organischen Erkrankung ist zunächst die Verbalisierung dieses oft noch als Tabu behandelten Themas vonnöten. Mögliche Widerstände des Patienten sind auf jeden Fall zu respektieren. Je nach Leidensdruck des Patienten und Bereitschaft, die Hintergründe seiner Beschwerden aufzudecken, ist eine psychotherapeutische Arbeit angezeigt. Verschiedene Entspannungstechniken können in dieser Zeit stützend angeboten werden. Am bekanntesten sind das Autogene Training und die progressive Muskelentspannung, aber auch einfache Suggestivtechniken sind wirksam. Im Rahmen einer psychoorthopädischen Beratung oder Behandlung sind sie rasch erlernbar.

Thematisiert werden sollte auch das Verhältnis des Patienten zu seiner Arbeit und der Menge an Energie und Zeit, die er in seine Leistung steckt. Ist es Selbstverwirklichung oder übertriebene Selbstbestätigung, überzeugtes berufliches Engagement oder Flucht in die Arbeit als Kompensation? Ist ein psychophysischer Erschöpfungszustand eingetreten »weil die Batterien leer sind«?

Hinterfragt werden muß weiterhin die Ebene der Partnerschaft und der sozialen Bindungen des Patienten, weil hier eine Quelle tiefgehender und rezidivierender Mikrotraumen mit vielfältigen psychosomatischen Auswirkungen liegen kann.

Psychosomatischer Hintergrund. Chronische, nicht organisch bedingte Beschwerden der Bewegungsorgane sind häufig Ausdruck psychosomatischer Störungen. In unserem Sprachgebrauch kommen diese Zusammenhänge in Sprachbildern zum Vorschein, z.B. »hartnäckig« sein, »vor Angst gelähmt sein«, etc. Unterdrückte Aggressionen, depressive Gestimmtheit und Resignation spielen z.B. beim Rheumatiker eine große Rolle. Auslöser oder Aggravationsfaktoren für orthopädische Krankheiten, besonders »weichteilrheumatische« Formen, sind häufig berufliche, emotionale oder partnerschaftliche Konfliktbereiche. Entspannungsverfahren reduzieren Spannungen, Schmerzen und Angst. In der Praxis haben sich besonders Visualisierungstechniken und die Hypnose bewährt. Sie stärken imaginative Fähigkeiten und verankern formelhafte Leitsätze für kritische Lebenssituationen.

Gesprächstherapie. Bei allen Patienten mit chronischen Krankheiten, die zu einer wesentlichen Einschränkung von Lebensqualität und Lebensfreude geführt haben und den Kranken in Hilf- und Hoffnungslosigkeit zurücklassen, sind gesprächstherapeutische Interventionen unerläßlich. Diese dienen zunächst der akuten Entlastung. Damit zeigt der Arzt aber auch seine Anteilnahme am Patienten, der bei einer guten therapeutischen Beziehung besser mit seinen geheimen Ängsten und verdrängten Lebenserfahrungen konfrontiert werden kann. In einer Atmosphäre der Verbundenheit sind auch die Zukunftserwartungen und der Lebenssinn Gegenstand der ordnungstherapeutischen Interaktion. Wirksame Ordnungstherapie thematisiert auch Fragen des Lebenssinns, weil sie ein Grundbedürfnis des Menschen sind. Dabei geht es keinesfalls um fertige Antworten, sondern um die Bereitschaft des Arztes, seine Patienten auch auf einer existentiellen Ebene als Partner zu begleiten.

Der Patient sollte bereit sein, diesen sehr persönlichen Bereich zu bearbeiten, weil er ihm zur Klärung verhilft, welche Inhalte in seinem Leben Bedeutung haben und wofür es sich gesund zu werden lohnt. Durch eine kritische Neubesinnung von Lebensthemen wird sich der Patient auch bei Behinderungen der verbleibenden Freuden im Leben wieder besser bewußt.

Regelmäßige Selbstreflexion ist eine Voraussetzung für innere Zufriedenheit. Auch seelische Gesundheit kann trainiert und erarbeitet werden. Dazu sind einfache Übungen geeignet: abendliche Tagesrückschau, Einübung formelhafter Vorsätze für Ruhe und Gelassenheit, regelmäßige Zeiten der Besinnung und Beschäftigung mit weltanschaulichen Themen. Der Patient bekommt so Zugang zu seiner inneren Realität und Gefühlssphäre, eine Voraussetzung zur Selbstfindung und Selbstbestimmung seines Lebens.

Fazit

Die Anwendung ordnungstherapeutischer Prinzipien ist bei allen Störungen der Bewegungsorgane indiziert, besonders bei Mitbeteiligung anderer Organsysteme, psychogener Ursache und Multimorbidität, die zum Alltag der orthopädischen Praxis gehört. Ordnungsfaktoren beeinflussen entscheidend die Heilungstendenz und sind wesentliches Merkmal einer naturheilkundlich-ganzheitlichen Therapie.

Mit einer neuraltherapeutischen Injektion oder Akupunktur-Behandlung (kurzzeitig) dem Patienten die Beschwerden zu nehmen, ohne ordnungstherapeutische Aspekte anzugehen, entspricht sicher nicht naturheilkundlich-kybernetischem Denken, sondern ist lediglich symptomorientiert, wenn auch mit »sanften« Mitteln.

Die **Beziehung zwischen Arzt und Patient** ist in einer naturheilkundlichen Praxis auf Grund der zuwendungsorientierten, zeitintensiven und vielschichtigen Interaktionen sehr eng. Die Patienten entwickeln meist ein sehr intensives Vertrauensverhältnis zu ihrem Arzt und registrieren auch schon kleine Besserungen ihrer Beschwerden mit großer Dankbarkeit. Die große Compliance bei naturgemäßen Behandlungen und die guten therapeutischen Ergebnisse bei Krankheiten der Bewegungsorgane begünstigen die Mitarbeit der Patienten auch bei ordnungstherapeutischen Maßnahmen. Der Patient lernt, durch gesundheitsbewußtes Verhalten und angemessene Lebensführung Selbstverantwortung für seine Krankheit zu übernehmen.

Über diesen Zugang zum Patienten kann der Arzt mit seiner ganzen Überzeugungskraft bewußt auf die körperlichen und seelischen Selbstheilkräfte des Patienten einwirken. Entscheidend für ein Gelingen der ordnungstherapeutischen Arbeit ist letztlich die ärztliche Fähigkeit, den Patienten individuell anzusprechen und ihm wieder Mut zur Gesundheit zu machen.

Ziel der Ordnungstherapie ist nicht »Beseitigen« von Krankheit, sondern Gewinn von Gesundheit. Sie ist kein Zustand, sondern ein Prozeß und muß täglich durch sinnvollen Umgang mit den elementaren Grundbedürfnissen des Lebens neu errungen werden. Dazu ist ein gewisses Maß an Gesundheitsbildung nötig, die in der ordnungstherapeutischen Sprechstunde vermittelt wird.

In diesem Sinne hatte die Ordnungstherapie schon vor Jahrtausenden einen Vorläufer in der traditionellen chinesischen Medizin. Der Arzt wurde im alten China nur so lange vom Patienten honoriert, wie dieser gesund blieb! Welch ein Unterschied im Verständnis für die gesundheitliche Verantwortung des Patienten und die gesundheitsberatende Aufgabe des Arztes im Vergleich zum heutigen »Gesundheitssystem«.

Das weite Feld Gesundheit und Krankheit, das heute überwiegend von Laien auch in publizistischer Form besetzt wird, muß als therapeutische Aufgabe wieder von ärztlicher Seite übernommen werden. Der Arzt ist letztlich Gesundheitsberater des Patienten. In seinem Handeln sollte er sich dabei stets der Worte des größten griechischen Weisen bewußt sein:

Wenn jemand Gesundheit sucht, frage erst, ob er bereit sei, künftig auch die Ursachen der Krankheit zu meiden; erst dann darfst du ihm helfen. (Sokrates)

1. Boessmann, U., Peseschkian, N.: Positive Ordnungstherapie. Hippokrates, Stuttgart 1995
2. Capra, F.: Wendezeit, 11. Aufl. Scherz, München
3. Das, S.: Ohne Inweltentgiftung keine ganzheitliche Therapie. Sonntag, Regensburg 1989
4. Frankl, V.: Der Mensch auf der Suche nach dem Sinn. Herder, Freiburg 1973
5. Grifka, J.: Naturheilverfahren. Urban und Schwarzenberg, München 1995
6. Hendricks, G.: Die neuen Körpertherapien, Knaur, München, 1994
7. Hendricks, G.: Atemtherapie, Knaur, München, 1992
8. Machens, R.: Ganzheitliche Praxisführung. Schattauer, Stuttgart 1994
9. Pischinger, A.: Das System der Grundregulation, 8. Aufl. Haug, Heidelberg, 1990
10. Rosen, J.: Stufenplan für die Behandlung chronischer Krankheiten. Haug, Heidelberg 1993

Ausleitende Verfahren (Aschner-Verfahren)

Einführung

Das Verständnis für die ausleitenden Verfahren wird durch eine kurze medizinhistorische Einführung erleichtert. Zusammenhänge zwischen Körperinnerem und Hautoberfläche sind seit den Anfängen der Medizin bekannt. Krankheiten innerer Organe wurden durch Maßnahmen an der Haut beeinflußt, wodurch nach Auffassung der alten Ärzte giftige Stoffe nach außen abgeleitet würden. Aus dieser Vorstellung resultiert der Begriff »ausleitende Verfahren«. Darstellungen von Schröpfgläsern sind aus dem alten Ägypten überliefert. Auch die anderen humoralpathologischen Verfahren sind größtenteils schon jahrtausendealt und wurden von fast allen bedeutenden Ärzten bis zur Neuzeit angewandt.

Zu den Grundsäulen dieser historischen Medizin, die bis Mitte des 19. Jahrhunderts als Humorallehre die Lehrmedizin an den Universitäten war und seit alters her zur »Reinigung« des Körpers angewendet wurde, zählen sieben Standardverfahren:

- Blutentziehende Therapien (Aderlaß, Blutegel, Schröpftherapie)
- Derivation (Hautausleitung durch blasen- und pustelerzeugende Mittel, Rubefazienzien)
- Diaphoretische Therapie (Steigerung der Schweißabsonderung)
- Diuretische Therapie (harntreibende Therapie)
- Emmenagoge Therapie (menstruationsfördernde Therapie)
- Emetische Therapie (Auslösen künstlichen Erbrechens)
- Purgation (Laxanzientherapie)

Von diesen Verfahren haben die blutentziehenden, derivierenden und schweißtreibenden Maßnahmen sowie die Purgation bis zum heutigen Tag im Rahmen der Naturheilweisen ihren Stellenwert auch in der Schmerztherapie behalten.

Grundlagen

Externe Aschner-Verfahren

In den Fünfziger Jahren hat der Wiener Histologe *Pischinger* die alte humoralpathologische Theorie wiederbelebt, als er das in der bindegewebigen Grundsubstanz lokalisierte System der Grundregulation entdeckte und wissenschaftlich analysierte.

Die humoralpathologischen Verfahren selbst neu entdeckt und in ein therapeutisches System gebracht zu haben, ist das Verdienst des Wiener Arztes und Forschers *Bernhard Aschner* (1883-1960). Seitdem werden die technischen externen Anwendungen der Humoralmedizin »Aschner-Verfahren« genannt.

Zu den für die Orthopädie interessanten Methoden zählen die blutige und unblutige Schröpftherapie, die Blutegelbehandlung, der Aderlaß, der japanische Aderlaß, das Baunscheidt-Verfahren, das Kantharidenpflaster, die Fontanelle sowie die Mini- und Mikrofontantelle. Diese eminent wirksamen naturgemäßen Therapiemethoden haben sich besonders in der orthopädischen Schmerztherapie bewährt.

Interne Aschner-Verfahren

Weniger bekannt sind die internen Aschner-Methoden. Zu diesen gehören u. a. Schwitzprozeduren, Darmreinigung und vor allem Phytotherapeutika mit laxierender, cholagoger, spasmolytischer, allgemein tonisierender und sekretionsfördernder Wirkung. Sie werden eingesetzt zur Beeinflussung von Stoffwechsel, Darmflora, Entgiftung, Regulierung des Säure-Basen-Haushaltes und Mikronährstoffsubstitution. Ein weiteres internes Verfahren ist die Aschner-Diätetik. Die genannten Verfahren sind im Rahmen der Ordnungstherapie Bestandteil ganzheitlicher orthopädischer Behandlung. Sie wurden dort bereits kursorisch abgehandelt.

Konstitutionstypen

In der Humoralmedizin spielen konstitutionelle Aspekte eine entscheidende Rolle. Ein bestimmter Konstitutionstyp ist charakterisiert durch die Gesamtheit seiner äußeren und inneren Merkmale und seine Disposition zu bestimmten Krankheiten. *Aschner* differenzierte sieben verschiedene Konstitutionstypen anhand von Alter, Geschlecht, Körperbau, Habitus, Temperament, Tonus von Haut und Bindegewebe, organischen Schwachstellen und »Blutfülle« oder »Blutleere«. Für die orthopädische Behandlung relevant und ausreichend ist die Unterscheidung von zwei Grundtypen der Konstitution; einerseits der Plethoriker oder **»Fülletyp«**, der dem adipösen, »blühend« aussehenden, vitalen Patienten mit meist vielen Risikofaktoren, im Ansatz auch dem athletischen Typ entspricht. Der Fülletyp verspürt in der Regel Beschwerden erst relativ spät, manchmal auch zu spät.

Der Gegenpol dazu ist der **»Leeretyp«** (früher Phthisiker), d.h. der physisch eher schwache Patient in reduziertem Ernährungszustand. Letzterer kann körperlich sehr leistungsfähig und ausdauernd sein, wenn er in seiner Lebensweise seine konstitutionellen Schwachstellen respektiert. Dieser Konstitutionstyp stellt meist viel größere Anforderungen an das Können des Behandlers als der Fülletyp, weil bei ihm die therapeutische Reizart vorsichtiger ausgewählt und feiner dosiert werden muß. Ähnliche konstitutionelle Differenzierungen existieren auch in der Diagnostik nach F. X. Mayr und in der chinesischen Medizin.

Therapieindividualisierung. Vor Beginn einer Organ- oder Lokaltherapie wird in der Humoralmedizin immer erst der Allgemeinzustand des Patienten, seine aktuelle emotionale, psychische und energetische Verfassung in Zusammenhang mit der Grundkonstitution analysiert. Dabei finden sich alle Übergänge. Unter Berücksichtigung von Konstitution und Allgemeinzustand wird dann ein individuelles naturgemäßes Therapiekonzept erstellt.

Ausleitende Verfahren heute

Trotz des Booms der Naturheilverfahren führen die ausleitenden Verfahren auch bei Anhängern der biologischen Medizin immer noch ein Schattendasein und gelten in Unkenntnis ihrer Wirkungsweise und ihrer Indikationsbreite häufig als Inbegriff einer anachronistischen Medizin. Anderseits halten sie in den letzten Jahren auf Grund ihrer therapeutischen Effizienz sogar Einzug an Schmerzambulanzen einiger Universitätskliniken, die naturheilkundliche Therapie anbieten. Teilbereiche von ihnen sind schon lange Bestandteil einer pragmatisch orientierten Hochschulmedizin wie z.B. die Blutegelbehandlung nach handchirurgischen Eingriffen oder der Aderlaß. Aufgrund ihrer Wirksamkeit und raschen Erlernbarkeit sind humoraltherapeutische Verfahren gerade in der orthopädisch-schmerztherapeutischen Praxis angezeigt, wo sie fachbezogen zu den besten Naturheilverfahren überhaupt gehören. Die systematische Anwendung der Aschner-Verfahren war im klinischen Bereich in den letzten Jahrzehnten im deutschsprachigen Raum auf zwei Schwerpunkte beschränkt: Sanatorium Schloß Lindach, Lindach/Schwäbisch Gmünd (Leitender Arzt: Dr. J. Abele) und Klinik Al Ronc, Castaneda/Graubünden (Leitender Arzt: Dr. G. Anselmi), beide Schüler *Aschners*.

Ein wichtiger Grund für die geringe Akzeptanz dürfte auch in den von *Aschner* übernommenen historischen Begriffen und tradierten Vorstellungen der Humoralmedizin liegen. Eine moderne Terminologie, die heutigen wissenschaftlichen Erkenntnissen über zugrundeliegende Wirkprinzipien entspricht, verbreitet sich erst allmählich. Sie wurde vor allem von *Johann Abele*, dem heute bekanntesten Aschnertherapeuten, eingeführt.

Aschner-Verfahren als Regulationstherapie

Als klassische Naturheilverfahren wirken die ausleitenden Verfahren nicht »unterdrückend« im Sinne einer passiven Blockierung physiologischer Regulationsmechanismen, sondern aktivierend auf körpereigene Prozesse. Ihre Wirkung ist sehr vielschichtig und insgesamt nur mit geringen Nebenwirkungen behaftet. In ihrer Wirkungsweise sind sie drastisch und im Vergleich zu anderen naturgemäßen Heilverfahren fast als invasiv zu bezeichnen.

Angesichts der Multimorbidität vieler Patienten, der Vielzahl schwer therapierbarer chronischer Krankheiten der Bewegungsorgane und nicht zuletzt der iatrogen-medikamentösen Schädigung vieler Patienten bilden sie heute wegen ihrer **schmerztherapeutischen Wirksamkeit** einen zentralen Bestandteil in einem ganzheitlichen naturheilkundlichen Therapiekonzept bei Krankheiten der Bewegungsorgane.

Grundsystem und Humoraltherapie

Das Grundregulationsmodell erklärt die Wirkung der ausleitenden Verfahren (s. auch S. 54). Das System der Grundregulation ist in der bindegewebigen Grundsubstanz lokalisiert, die aus Endstrombahn, differenzierten und undifferenzierten Bindegewebszellen und der vegetativ-nervalen Endformation besteht. Die Organzelle schwimmt sozusagen im interstitiellen Raum und der extrazellulären Flüssigkeit. Der einheitliche, ubiquitäre »Bindegewebskörper«, der den ganzen Körper durchdringt, ist der Ort aller Entzündungs- und Abwehrvorgänge, Reparaturprozesse, der vegetativen Organsteuerung, überhaupt aller Lebensgrundfunktionen.

Dieses Grundregulationsgewebe wird seinerseits vom vegetativen Nervensystem, hormonellen System, chemischen, physikalischen und elektromagnetischen Faktoren, sowie von übergeordneten Regelkreisen, zu denen auch die Psyche gehört, beeinflußt. Das System reagiert sehr empfindlich und jeweils in seiner Gesamtheit auf Reize jeder Art.

Mesenchymverschlackung. Die Clearance der ausscheidenden Organe wird bei unphysiologischer Ernährungs- und Lebensweise überfordert. Das interstitielle Bindegewebe wird zum Depot für nicht eliminierte Stoffwechselmetaboliten, Toxine, Eiweiß und Fett. Perfusion und Stoffwechsel werden behindert, der Nährstofftransport zwischen Grundsubstanz und Zelle ist erschwert (s. Kapitel Ernährung). Auch die Basalmembran der Kapillaren gehört zur Grundsubstanz. Über Proteoglykane kann sie z.B. bei alimentärem Proteinüberschuß Eiweiß in Form von speziellem Speichereiweiß oder Amyloid speichern und sich auf das Zehnfache ihrer Dicke vergrößern (*Wendt*). Dadurch kommt es zu Mikrozirkulationsstörungen. Dieser Prozeß ist allerdings wieder reversibel, wenn die Speicher durch Fasten und eine adäquate Ernährungsweise entleert werden.

Noxen des Grundsystems. Viele Organerkrankungen entstehen durch chronische Störungen und Belastungen dieses vorgeschalteten Systems. Noxen, welche die Dynamik der Funktionsabläufe des Bindegewebes beeinflussen, sind z.B. exogene und endogene Toxine, Entzündungen, mechanische Störungen, Gelenkblockierungen, Verletzungen, Störfelder usw. Neben umwelttoxikologischen Faktoren belasten chemische Pharmaka die Regulation.

Wegen der fundamentalen Bedeutung des Grundsystems sind deshalb Therapieverfahren mit möglichst geringer biologischer Belastung dieses empfindlichen Systems zu bevorzugen. Das Grundsystem ist therapeutisch gut durch Aschner-Verfahren zu beeinflussen.

Wirkung der Aschner-Verfahren

Verschiedene Wirkungsmechanismen der ausleitenden Verfahren lassen sich heute mit gut untersuchten Wirkungen erklären.

Wirkung auf Bindegewebsstoffwechsel und Mikrozirkulation. Die ausleitenden Methoden verbessern die Mikrozirkulation durch Drainage lokaler Blut- und Lymphkongestionen nach außen auf die Haut, entleeren die Bindegewebsdepots und fördern den Bindegewebsstoffwechsel mit all seinen spezifischen und unspezifischen Funktionen.

Entgiftung und Entschlackung. Im Zusammenhang mit der externen Drainage steht die Elimination von Toxindepots und Stoffwechselmetaboliten aus dem interstitiellen Bindegewebe (Harnsäure, Immunkomplexe etc.).

Antiphlogistischer und analgetischer Effekt. Ein spezifischer Drainageeffekt ist die Beseitigung lokaler Schmerz- und Entzündungsmediatoren direkt über die Haut sowie durch die lokale Hyperämie nach innen – eine sehr effektive und elegante, weil nebenwirkungsfreie Schmerztherapie.

Immunstimulation. Über die Reizwirkung der externen Aschner-Verfahren kommt es in der Haut als lymphatischem Organ zu einer massiven Immunstimulation. Die dort erzeugten immunologisch wirksamen Substanzen haben eine lokale und generalisierte Wirkung im gesamten Organismus.

Reflexwirkung. Externe Aschner-Verfahren werden oft an Hautzonen eingesetzt, welche in besonders enger Beziehung zu inneren Organen stehen. Über Hautreize werden reflektorische Analogveränderungen am inneren Zielorgan ausgelöst (Perfusion, Lymphdrainage und vegetative Tonuslage).

Gegenirritation. Ein analgetischer Effekt wird bei akuten und chronisch schmerzhaften Krankheiten auch durch das Prinzip der Counterirritation auf der Haut erreicht.

Energetische Wirkung: Humoraltherapien bewirken eine Tonisierung oder Sedierung analog der Akupunkturwirkung auf das Meridiansystem.

Schröpftherapie

Zusammenhänge und Wechselwirkungen zwischen inneren Organen und der Körperoberfläche sind durch die Neurologie und die Embryologie gut untersucht. Die Wirkungsweise des Schröpfens erklärt sich durch enge Verbindungen zwischen Körperinnerem und -oberfläche.

Ein **horizontales Prinzip** mit metamerer Gliederung ist über das spinale und vegetative Nervensystem mit den kutiviszeralen und viszerokutanen Reflexbahnen vorgegeben. Bei Erkrankung oder Störung innerer Organe projizieren sich spezifische Reflexpunkte oder Reflexareale über die quere Segmentation des Körpers auf die Körperoberfläche. Dazu gehören Head-Zonen, muskuläre Triggerpunkte, paravertebrale Irritationszonen, Myogelosen und Bindegewebsgelosen. Ihr morphologisches Substrat ist unterschiedlich. Alle Einwirkungen auf diese Reflexzonen können anhand von Veränderungen der Sensibilität, Temperatur, des Kolloidzustandes, des Tonus und der Perfusion in Haut, Unterhaut, Bindegewebe und Muskulatur objektiviert werden.

Segmentale Verbindungen bestehen nicht nur zwischen Haut und inneren Organen, sondern zwischen allen von einem Segment aus innervierten Strukturen, also zwischen Haut, Unterhaut, Muskulatur, Gefäßen, Nerven, Gelenkkapsel, Gelenken, Knochen und Bindegewebe, wie sie z. B. im Junghans-Bewegungssegment zusammengefaßt sind.

Ein **vertikales Prinzip** ist durch die Bahnen des Rückenmarkes (spinomedulläre Leitungsbahnen), Vagus, Sympathikus, Stammhirn und Cortex definiert.

Andere vertikale Verbindungen sind über Längssegmentierungen des Körpers durch das Meridiansystem der Akupunktur anzunehmen, welches den Körper überzieht und senkrechte Funktionskreise bildet. Auch die Fitzgerald-Linien, Grundlage der Fußreflexzonentherapie, teilen den Körper senkrecht in Funktionseinheiten.

Als spezielle Variante von Innen-Außen-Beziehungen sind die verschiedenen, empirisch gefundenen **Somatotopien** aufzufassen. Dazu gehören die Akupunkturmikrosysteme, wie die Ohrmuschel (Ohrakupunktur), die Mundhöhle (Mundakupunktur), der Schädel (Schädelakupunktur), Nase, Hand- und Fußflächen etc. Auf ihren Projektionsfeldern werden Organe und Funktionen des Organismus auf eng umgrenzten Raum lokalisiert und zeigen ein wesentliches Prinzip der biologischen Organisation an: die Repräsentation des Ganzen in jedem seiner Teile. Zwischen all diesen Systemen bestehen Überschneidungen, wechselseitige Beziehungen und intensive Vernetzungen, die mit dem kybernetischen Modell von vernetzten biologischen Regelkreisen interpretiert werden können, welches die Selbstregulation des Körpers steuert. Bei Erkrankungen eines Körperteils werden die Reflexpunkte aller damit zusammenhängenden Regelkreise aktiviert. Sie erscheinen dann sichtbar bzw. tastbar und werden druck- oder spontandolent. Andererseits löscht die erfolgreiche Therapie an einem kybernetischen System die analogen Alarmpunkte der anderen meist sofort.

Reflexzonen sind gleichzeitig Orte der Diagnostik und der Therapie. Sie sind ein Spiegelbild der Dynamik, mit der die komplexen Vorgänge der Selbstregulation des Körpers vor sich gehen. Alle an der Körperoberfläche angreifenden Naturheilverfahren nutzen dieses biologische Prinzip und sind deshalb in diesem Sinne auch Reflexzonentherapien. Für die Orthopädie stellen sie hervorragend wirksame und pragmatische Systeme als diagnostische und therapeutische Bereicherung dar.

Schröpfzonen als »Super-Reflexzonen«

Unter den vielen Reflex-Verbindungen zwischen Körperinnerem und Oberfläche sind die Schröpfzonen als Schnittstellen des quer und längs segmentierten Kommunikationssystems des Organismus anzusehen. Man könnte sie auf Grund ihrer beeindruckenden Größe und palpablen Konsistenz im Vergleich zu allen anderen bekannten Reflexarealen aus Chirodiagnostik, Ohr- und Körperakupunktur etc. auch als »Superreflexzonen« bezeichnen. Sie geben allerdings lediglich Hinweise auf den Ort der Erkrankung und lassen nur qualitative diagnostische Rückschlüsse im Sinne einer Hinweisdiagnostik zu.

Die meisten Schröpfzonen befinden sich am Rücken und sind in »aktiviertem« Zustand gut tastbar. Durch ihre Behandlung wird das kybernetische Selbstregulationsprinzip an einer entscheidenden Stelle angestoßen. Diese Zonen sind im wesentlichen identisch mit den in der Schmerztherapie bekannten Triggerpunkten.

Aus humoraltherapeutischer Sicht ist die Schröpfzone ein Reflexort, der mit seinem »Zielgebiet« in enger wechselseitiger Beziehung steht. Zum Zielgebiet einer Schröpfzone gehören das segmentbezogene Dermatom, Myotom, Sklerotom, Viszerotom und im weiteren Sinne all das, was dem gesamten »Funktionskreis« der Reflexzone zugeordnet ist (s. Kapitel Akupunktur). Alle hämorheologischen, metabolischen, immunologischen und vegetativen Vorgänge laufen in der Schröpfzone analog wie im primär erkrankten Organ ab. Beide Orte beeinflussen sich gegenseitig. Das heißt, durch einen gezielten Reiz in der leicht zugänglichen Schröpfzone wird die Selbstregulation auch in tiefer liegenden analogen Organen und Gewebsstrukturen in Gang gesetzt. Voraussetzung ist allerdings, daß die morphologischen Strukturen unversehrt sind. Aus der reflektorischen Entstehung lebendigen Dynamik einer Schröpfzone erklärt sich ihre topographische Variabilität innerhalb bestimmter Normgrenzen.

Die beim Gesunden völlig unauffälligen Areale der fakultativen Schröpfzonen zeigen schon in einem sehr frühen Stadium einer Erkrankung eine »erfaßbare« Veränderung an. Dabei ist meist noch kein pathologischer Organbefund beim Patienten festzustellen, sondern möglicherweise nur sein Befinden gestört, wie z.B. die Leberzone bei klinisch unauffälliger Leber, aber Symptomen wie Fettunverträglichkeit und »Lebermigräne«. Der schröpfkundige Arzt ist also in der Lage, bereits in einer Phase, in der sich der Patient noch gesund fühlen kann, körperliche Schwachstellen und Krankheitsdispositionen zu erkennen. Diese können selbstverständlich nur als diskrete Hinweiszeichen interpretiert werden.

Entstehung von Schröpfzonen *(Abb. 4)*

Eine Schröpfzone entsteht an der Körperoberfläche durch exogene oder endogene Irritationen: Hartnäckige Blockierung eines Gelenkes, Überlastungen der Wirbelsäule, Organerkrankung oder funktionelle Organstörung, Persistenz eines starken Fokus oder psychosomatische Prozesse. Bei entsprechender Dauer und Intensität des Reizes spiegelt sich ein solches Geschehen reflektorisch an den Schröpforten des Rückens wider und ist dort in Form von Gelosen tastbar. Gelosen sind eine Nozireaktion an Haut, Unterhaut, Bindegewebe und oberflächlicher Muskulatur, ausgelöst durch nozizeptive Afferenzen aus dem Segment, dem Funktionskreis oder von zentralen Strukturen.

Störfeldinduktion

Die ursprüngliche Noxe kann sich auf verschiedenen Regulationsebenen des Organismus auswirken und ein lokales, segmentales oder peripher entferntes Störfeld bilden. Jede Regulationsebene kann wiederum durch unterschiedliche Noxen irritiert werden. Beispiel: Nozireaktionen in einem Wirbelsegment können durch Fehlstatik, Überlastung, Blockierung, Entzündungen, aber auch durch einen geschädigten Darm, beherdeten Zahn oder seelischen Kummer ausgelöst werden. Umgekehrt gehen von einem funktionsgestörten LWS-Segment nozizeptive Impulse in alle segmental verschalteten Bezirke und lösen dort entsprechende Reaktionen aus.

Achsenorgan und Schröpfzonen

Das Achsenorgan steht besonders häufig im Blickpunkt der Beschwerden, da es nicht nur Mittelpunkt der Haltungs- und Bewegungsmechanik, sondern auch Zentrum des nervös-reflektorischen Komplexes über ein Netz von segmentalen und longitudinalen Verbindungen ist. Aus diesem Grunde sind die Bewegungssegmente der Wirbelsäule sehr anfällig und können ihrerseits selbst viele Funktionen des Organismus stören. Die meisten Schröpfzonen sind paravertebral lokalisiert und häufig symmetrisch angeordnet.

Das morphologische Substrat, an dem sich jeder Reiz als Schädigung niederschlägt, ist zunächst die ubiquitäre bindegewebige Grundsubstanz, welche vom Aschnertherapeuten über die Schröpfzonendiagnostik erfaßt werden kann.

Gelosen

Im Bereich der Schröpfzonenareale gibt es drei Hauptqualitäten von Bindegewebsveränderungen: Gelosen der Fülle, der Leere und des Übergangs. Sie imponieren beim Abtasten des Rückens als Erhebungen, Härten oder sulzige Eindellungen. Eine »Fülle-Gelose« ist eine mit angestautem Blut überladene und umschriebene Zone der Haut, Unterhaut und Muskulatur. Das Gewebsmilieu ist dort zur Gelphase hin verschoben (Pischinger/Kellner). Eine »Leere-Gelose« zeigt sich als ischämische Verhärtung oder auch als teigiges Bindegewebe, welches ebenfalls eine Gelphase aufweist. Mischformen zwischen heißen und kalten Zonen sind die »Übergangsgelosen«. Wo keine Gelose zu tasten ist, kann davon ausgegangen werden, daß der Funktionskreis, das Segment oder das Organ,

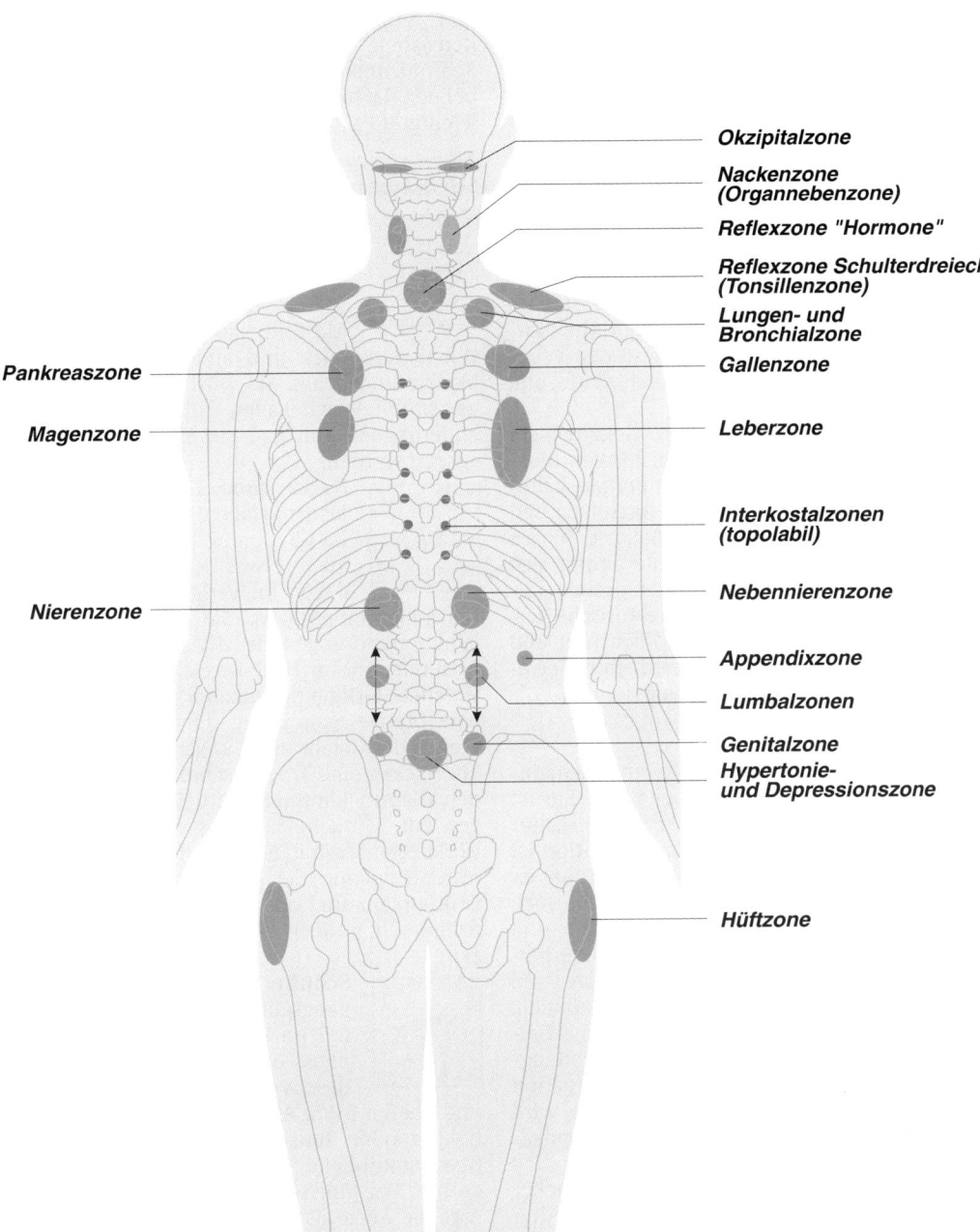

Abb. 4: Topographie der dorsalen Schröpfzonen.

das die Reflexzone widerspiegelt, kybernetisch ausgeglichen ist.

Füllegelosen
Die mit kongestioniertem Blut gefüllte Zone imponiert als prallelastische umschriebene Härte. Sie ist bedingt durch eine Strömungsverlangsa-

mung des Blutes in Kapillaren und Präkapillaren. Die Gelose kann die Größe eines Fünf-Mark-Stükkes haben oder fließend in die Umgebung übergehen. Beim Betasten tritt ein Schmerz auf.
In der Reflexzone kommt es durch die reflektorisch ausgelöste Kongestion zu den »Füllezeichen« dolor, calor, rubor und tumor. Sie ist thermographisch überwärmt und wird deshalb auch als »heiße« Gelose bezeichnet. Durch die Kongestion entstehen in der Endstrombahn eine Hypoxie und Azidose, gesteigerte Kapillarpermeabilität und -fragilität. Das perivaskuläre Ödem in der Schröpfzone komprimiert die Blutgefäße zusätzlich und verhindert so den venösen Abfluß. Die Erythrozyten sind rigide und weisen Sludge-Phänomene auf.
Die lokale Azidose erhöht den Gelanteil im Bindegewebe und führt zu einem lokalen Muskelhartspann. Dadurch ändert sich der Muskeltonus, was sich über Muskelketten fortsetzen und schließlich zur muskulären Dysbalance führen kann. Die Haltung der Wirbelsäule ändert sich folglich, es kommt zu lokalen oder pseudoradikulären Schmerzbildern. Über reflektorische Vorgänge werden Durchblutung, Stoffwechsel und Trophik in den segmental zugeordneten Geweben und inneren Organen beeinflußt.

Leeregelosen
Die seltenere Leeregelose stellt eine ischämische Verhärtung im Bindegewebe dar. Sie ist auch thermographisch kalt, weshalb sie »kalte« Gelose genannt wird. Die lokale Zirkulation ist durch Shuntgefäße umgeleitet. Die Zone ist meist klein und hart. Manchmal treten auch großflächige Bereiche mit teigig-sulzigen und talförmig eingesunkenen Bindegewebsverhärtungen auf, in die pfenniggroße, harte und schmerzhafte Gelosen eingestreut sein können. Das Bindegewebsmilieu ist ebenfalls zur Gelphase verschoben, der Stoffwechsel verlangsamt. Schmerz entsteht erst bei fester Palpation und führt kaum zu Hautrötung. Wärme wird immer gut vertragen, sei es als lokale Applikation, Moxatherapie, Fußbad oder Vollbad.
Leeregelosen sind häufiger bei konstitutioneller Schwäche (Astheniker, Leptosome), im Alter und bei reduziertem Allgemeinzustand zu finden. Sie sind als Ausdruck eines Yin-Geschehens aufzufassen und bei allen Konstitutionstypen zu finden.

Übergangsgelosen
Häufig bestehen fließende Übergänge und Mischformen zwischen heißen und kalten Zonen. Sie sind eher großflächig, von teigiger Konsistenz und spiegeln die Dynamik der Schröpfzonenentwicklung wider. Schmerz tritt bei den flächigeren Übergangsgelosen schon bei leichterer Palpation auf.

Schröpfzonentopographie (*nach Abele*) (Abb. 4)

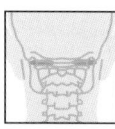

Okzipitalzone: in aktiviertem Zustand eine teigige oder derbe, dolente und leicht palpable Bindegewebsveränderung über dem Mastoid; sie weist auf Herde im Ohr-Kieferbereich und auch auf Kopfgelenksblockierungen hin. Sie wird nur extrem selten geschröpft. Wie bei allen »sulzigen« Gewebeveränderungen kann ggf. ein Kantharidenpflaster gesetzt werden.

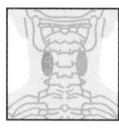

Nackenzone: Leere- oder Füllegelose im Höhe der Zervikalsegmente C3-C5 paravertebral, manchmal auch etwas kranial oder kaudal davon im Verlauf des Blasen- und Gallenblasenmeridians. Sie wird aktiviert bei Funktionsstörungen der HWS und der oberen Extremitäten, im HNO-Bereich oder an inneren Organen (»Organnebenzone«). Hier sollte nur eine blutige Schröpfung durchgeführt werden. Wegen der Gefahr einer Weichteilschwellung ist am Nacken eine Trockenschröpfung mit stehenden Gläsern kontraindiziert. Schröpfkopfmassagen zur Muskelrelaxierung sind hier von der Wirkungsintensität her gut steuerbar. Wird bei fester Palpation der Dornfortsätze C2-C5 eine Druckdolenz und oder sulzige Hautveränderung festgestellt, ist auch ein Kantharidenpflaster indiziert.

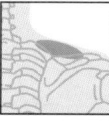

Schulterzone: Fülle- oder Übergangsgelose, etwa in Höhe C 6 und C 7 im Bereich der Mm. supraspinatus und trapezius. Sie weist auf Beschwerden an der unteren HWS und oberen BWS, Affektionen der Nasennebenhöhlen oder Tonsillen sowie auf organische bzw. funktionelle Störungen von Herz und Lunge hin. Bei linksseitigem Auftreten bezeichnet man sie auch als »Herzbuckel«. Meist wird sie blutig geschröpft, gelegentlich aber auch zuerst mit einer Schröpfkopfmassage als Vorbereitung auf eine blutige Schröpfung behandelt.

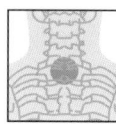

Hormonzone: Sie tritt als Fülle- oder Übergangsgelose um den 7. HWK bei Dysbalancen endokriner Organe auf, außerdem bei arterieller Hypertonie und Neigung zu depressiver Verstimmung. V.a. bei Frauen ist sie zusammen mit verhärteter Schultermuskulatur als psychosomatische Reaktionsform zu interpretieren. Sie wird meist trocken geschröpft. Auch eine lokale Wärmetherapie ist hier gut wirksam. Homöopathisch sprechen lokale Injektionen mit Apis (D12, D30) gut an.

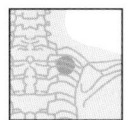
Lungenzone: (in der Akupunkturnomenklatur: »Tor des Windes«): in Höhe des 2. und 3. BWK paravertebral gelegen, Hinweis auf segmentale Störungen im zervikothorakalen Übergang, organische Erkrankungen von Herz, Lunge oder Mediastinum. Bei Füllezustand, z. B. bei Lungenstauung, ist sie blutig zu schröpfen. Nicht selten findet sich ein teigiges Areal über dem Processus spinosus beider Segmente, das im Zusammenhang mit pseudopektanginösen Beschwerden vertebragener Genese beobachtet wird. Therapeutisch angezeigt ist dann ein Kantharidenpflaster.

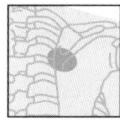
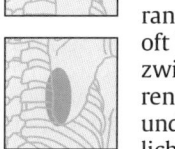
Gallen- und Leberzone: Beide liegen ausschließlich rechts, die Gallenzone als fünfmarkstückgroßes Areal am kraniomedialen Skapularand, die Leberzone kaudal davon, oft bis zur 10. Rippe hinabreichend zwischen dem inneren und äußeren Ast des Blasenmeridians (ca. 3 und 6 QF paravertebral). Gelegentlich gehen beide fast fließend ineinander über. Die Leberzone ist die größere von beiden, mehr teigig-induriert, manchmal vorgewölbt (»Leberbuckel«), teilweise sehr schmerzhaft. Beide sind Hinweis auf vertebragene BWS-Beschwerden, v. a. aber auf Störungen der Leber und der Gallenblase mit ihren Funktionskreisen (s. Kapitel Akupunktur). Die Gallenzone ist blutig zu schröpfen. Die Leberzone wird besonders bei asthenischen Patienten trocken geschröpft, wegen des angenehm tonisierenden Effektes.

Beide Zonen können leicht getastet werden. Ihr deutliches Vorhandensein bei ca. 50 % der Erwachsenen dokumentiert die biologische Belastung der Entgiftungsorgane. Nach einer Fastenkur werden beide Zonen deutlich kleiner und weniger druckschmerzhaft. Ihre Behandlung ist meist so erfolgreich und beeindruckend, daß beim Anfänger Zweifel an der Wirksamkeit Schröpftherapie verschwinden.

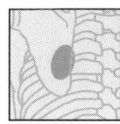
Magenzone und Pankreaszone: Ihre Topographie ist individuell unterschiedlich auf dem inneren und äußeren Ast des Blasenmeridians, linksthorakal zwischen Th2-

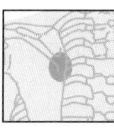
Th 7; die Pankreaszone liegt oberhalb der Magenzone und hat in der Gallenzone ihre kontralaterale Entsprechung. Bei Asthenikern mit empfindlichem Magen findet sich hier oft eine Leeregelose (»Magental«). Beide Zonen sind nicht immer leicht voneinander zu unterscheiden. Sie zeigen Störungen und Erkrankungen von Magen oder Pankreas sowie segmentale vertebragene BWS-Beschwerden an.

Auch druckdolente, sulzige Gewebsveränderungen über den Dornfortsätzen der BWS deutet auf Irritationen der segmentalen Intervertebral- und Kostotransversalgelenke hin und werden am besten mit einem Kantharidenpflaster behandelt. Hautbezirke direkt über Knochen sollten im übrigen nicht blutig geschröpft werden.

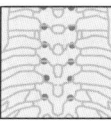
Interkostalzonen können in jedem Interkostalraum auftreten; sie liegen ca. 1-3 QF paravertebral, nahe den Sell-Irritationspunkten, denen gegenüber sie etwas größer sind. Sie weisen auf lokale vertebragene oder kostotransversale Irritationen hin (rezidivierende Blockierungen, Tietze-Syndrom, Interkostalneuralgien) oder Entzündungen (Herpes zoster).

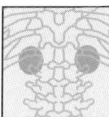
Nebennierenzone: Meist als Leeregelose paravertebral von Th 12-L 1 zu tasten, manchmal tritt sie auch zusammen mit einer druckdolenten Einsenkung über BWK 12 auf. Hinweise auf Funktionsstörungen der Niere oder Nebenniere (essentielle Hypotonie, Adynamie etc.).

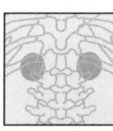
Nierenzone: Auf dem inneren Ast des Blasenmeridians ca. 3-5 QF paravertebral in Höhe von L 1- L 2, ca. fünfmarkstückgroß. Hinweis auf vertebragene Störungen im thorakolumbalen Übergang, auf funktionelle oder organische Störungen der Nieren bzw. eine nephrogene Hypertonie. Zusätzlich liegen hier auch die etwa pfenniggroßen Boas-Punkte, rechts für das Duodenum, links für den Magen. Die Nierenzone wird als Füllegelose blutig geschröpft. Bei Asthenikern im Yinzustand empfiehlt sich eine Trockenschröpfung.

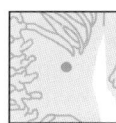
Appendixzone: Das handbreit paravertebral rechts in Höhe von L3 gelegene Areal ist in aktiviertem Zustand bis zu 5 cm im Durchmesser groß. Es hat lediglich diagnostischen Wert und weist dann auf eine chroni-

sche Appendizitis oder Reizerscheinungen im Ileozökalbereich (z. B. Ileozökalklappensyndrom) hin.

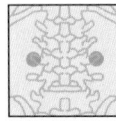
Lumbalzonen: Meist topolabil. Sie repräsentieren segmentale Störungen der LWS oder den irritierten Dünndarm bzw. Dickdarm; häufig in unterschiedlicher Größe, Zahl, Anordnung und Konsistenz (meist Füllezonen) paravertebral der LWS. Sie sind deshalb diagnostisch nicht spezifisch zu verwerten und schröpftherapeutisch vor allem dann anzugehen, wenn sie besonders groß oder palpationsdolent sind.

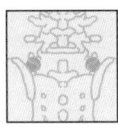
Genitalzone (Beckenzone): liegt etwa in Höhe von L 4 im Winkel von LWS, Os sacrum und Os ilium. Sie zeigt funktionelle oder strukturelle Störungen an, die sich an der unteren LWS, im Genitalbereich (Dysmenorrhoe, Prostata-Beschwerden), an den Hüften und den Extremitäten (Durchblutung) abspielen.

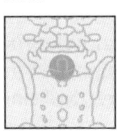
Hypertonie- oder Depressionszone: In der Medianlinie auf Höhe von L 5/S1 deutet eine typische Füllegelose (»Hypertoniesülze«) auf schon länger bestehende Lumbalgien, arterielle Hypertonie oder klimakterische Depressionen hin. Bei einer Dysmenorrhoe finden sich je nach Konstitution Fülle- oder Leeregelosen. Bei starker allgemeiner oder lokaler Fülle kann hier auch einmal über dem Dornfortsatz blutig geschröpft werden. In der Regel ist jedoch ein Kantharidenpflaster indiziert.

Weitere Reflexzonenareale: Außer den umschriebenen lokalen Schröpfzonen gibt es am Rücken auch breitflächig-diffuse Reflexzonen als Ausdruck einer plurisegmentalen unspezifischen Bindegewebsreaktion. Sie sind besonders für die trockene Schröpfung bedeutsam und werden wie die ventralen und an den Extremitäten lokalisierten Reflexzonen (Trochanter major, Kniegelenk) bei den einzelnen Indikationen beschrieben. Sie sind nicht in Abbildung 4 dargestellt.

1. Blutige Schröpftherapie

Synergie mit anderen Naturheilverfahren

Schröpfen sollte wie alle Regulationstherapien nicht als Monotherapie durchgeführt werden, obwohl es z. B. als akute Schmerztherapie auch als alleinige Behandlung mit Erfolg eingesetzt wird. Zur Therapie geschwächter Patienten mit konstitutionsbedingter Energieleere (z. B. bei Kindern und älteren Patienten) ist eine Trockenschröpfung in Kombination mit einer tonisierenden Akupunktur geeignet.

Auch die Phytotherapie ergänzt die Schröpftherapie ausgezeichnet. Zur Roborierung sind fast alle Heilkräuter geeignet, die Bitterstoffe enthalten. Organtonisierung ist auch die Domäne der chinesischen Arzneitherapie. Allgemein tonisierend und in Europa am bekanntesten ist der schwarze Ginseng (z. B. II HWA Ginseng).

Wirkung der Schröpftherapie am Beispiel Gallenzone

Von allen Naturheilverfahren dürfte bei Krankheiten der Bewegungsorgane der Schröpfkopf der leichteste Einstieg in die gestörte Regulation des Organismus sein. Bei gezielter Schröpftherapie verschwinden gleichzeitig oft viele andere Beschwerden. Daraus wird ersichtlich, daß die Schröpftherapie nicht nur einen lokalen Effekt hat, sondern einen Eingriff in den gesamten »Funktionskreis« darstellt.

Als Beispiel soll die Schröpfung der Gallenzone angegeben werden, die neben dem Organ Gallenblase die gesamte Funktionseinheit »Gallenblase« im Sinne der chinesischen Medizin beeinflußt. Sie umfaßt damit Augen, Tonsillen, obere Eckzähne, Kieferhöhlen, Genitale und die ganze Außenseite des Körpers. Sie wirkt sogar auf psychische Qualitäten wie Zorn und Ärger, Schlaflosigkeit und Gereiztheit.

Wenn bei einem multimorbiden Patienten die Indikation zur blutigen Schröpfung an der Gallenzone gegeben ist, kann es zu folgenden Effekten kommen:

1. Abnahme der Rückenschmerzen im Bereich der oberen BWS, meist die vordergründige Beschwerde des Patienten, Besserung der Beweglichkeit und Schmerzreduktion in den betroffenen Thorakalsegmenten und eines rechtsseitigen Schulter-Armsyndroms, vor allem der Insertionstendinose des M. levator scapulae (oft identisch mit der Gallenzone), u. U. auch Beeinflussung von Hüftgelenkschmerzen (der Gallenblasenmeridian verläuft über dem Trochanter).
2. Besserung chronischer »Gallebeschwerden« bzw. funktioneller rechtsseitiger Oberbauchschmerzen, gelegentlich auch funktioneller Herzbeschwerden (Fokus Gallenblase).
3. Beeinflussung weiterer mit dem Regelkreis Leber-Galle zusammenhängender funktioneller Symptome: rechtsbetonte, ins Auge

(Augenbraue) strahlende, migräneartige Kopfschmerzen, auch im Anfall, funktionelle Sehstörungen (Augenflimmern etc.)
4. Spürbare Besserung vegetativer und emotionaler Symptome wie Gereiztheit, Ärger oder Schlaflosigkeit mit Aufwachen zwischen 1 und 3 Uhr nachts.

Praxistip

In der schmerztherapeutischen Praxis ist am häufigsten die Indikation für die Schröpfung der Gallenzone zu stellen, gefolgt von den Schulterzonen. Das Ergebnis ist für die Patienten oft sehr verblüffend, da sie das (u.U. dauerhafte) Verschwinden einer »Gallemigräne« durch eine einzige Schröpftherapie erleben.
Eine solche Normalisierung des Gesamtregelkreises Gallenblase ist nicht mit dem Konzept des Junghans-Bewegungssegmentes zu erklären, sondern nur durch ein weit darüber hinausgehendes, kybernetisch orientiertes Ursache-Wirkungsmodell verständlich. Hier kann mit vollem Recht von einer ganzheitlichen orthopädischen Therapie gesprochen werden.

Fazit

Wie aus diesem Beispiel der Schröpftherapie ersichtlich, wird der naturheilkundlich tätige Orthopäde/Schmerztherapeut unweigerlich auch fachübergreifend tätig. Es fällt nicht schwer, dies als Bereicherung der Praxistätigkeit anzusehen, die auch von den meisten Patienten begrüßt wird.

Blutig geschröpft werden ausschließlich die umschriebenen, paravertebral am Rücken liegenden Füllegelosen.

Die blutige Schröpfung ist vom energetischen Aspekt aus gesehen (s. Kapitel Akupunktur) als sedierende Maßnahme einzustufen. Deshalb muß vor jeder Schröpftherapie der aktuelle Energiezustand des Patienten beurteilt werden. Bei Patienten in schlechtem Allgemeinzustand kann unter Umständen zuerst eine tonisierende Behandlung trotz Vorhandenseins von Füllegelosen notwendig sein. Auf keinen Fall dürfen Leeregelosen blutig oder Füllegelosen trocken geschröpft werden! Man riskiert damit deutliche (passagere) Verschlechterungen der Beschwerden.

Wirkung des blutigen Schröpfens

Durch Beseitigen der Blut- und Lymphkongestion in der Schröpfzone bessert sich die Rheologie der lokalen Mikrozirkulation. Dabei läßt sich bei einer ausgiebigen Schröpfung auch der Hämatokrit senken. Durch Abnahme des intravasalen Druckes sinkt der Tonus der glatten Muskulatur in den Gefäßwänden, ein erhöhter Blutdruck kann sich normalisieren. Mit Beseitigung des peripheren Ödems der Füllegelosen werden Toxine, Schlacken und Schmerzmediatoren nach außen, durch die reaktive Hyperämie nach innen drainiert; die Trophik im Bindegewebe bessert sich. Schließlich kommt es auch zu einer massiven Stimulation von Hautrezeptoren, die eine Detonisierung der Muskulatur und eine Schmerzreduktion im Segment auslöst.

Schröpfzonen-Diagnostik

Zur Palpation sollte der Patient auf der Untersuchungsliege sitzen, seinen Oberkörper so weit wie möglich nach vorne beugen, dabei Kopf und Schultern nach vorne hängen lassen. Der Untersucher setzt sich hinter den Patienten und tastet zunächst mit leichtem, dann mit festem Druck seiner Zeige- und Mittelfinger (evtl. auch dem Ringfinger) von kranial nach kaudal die Zonen ab. Zur genaueren Lokalisation und Umgrenzung der Schröpfzone wird dann exakt von allen Seiten palpiert. Bei Füllegelosen erzeugt man ein hörbares Knirschen durch Quetschen der Venolen. Bei Delegieren der Schröpftherapie empfiehlt es sich, die Zonen mit einem Filzstift zu markieren. Die Dauer der gesamten Untersuchung beträgt ca. 2 Minuten. Die Dokumentation erfolgt durch Kennzeichnen der Schröpfzonenart, des Schröpfortes und des geplanten oder schon durchgeführten Eingriffes.

Technik

Nach exakter Lokalisation der Schröpfzone und Differenzierung als Fülle-, Leere- oder Übergangsgelose wird die Haut desinfiziert. Dann werden am sitzenden Patienten mit einer Blutlanzette oder völlig schmerzlos mit einem speziellen Schröpfgerät, dem Schröpfschnepper, mehrere Stiche senkrecht in die Haut gemacht. Die Stichtiefe beträgt einige Millimeter, so daß etwas Blut austreten kann. Auf die etwa fünfmarkstückgroße Füllegelose wird ein dünnwandiger, sterilisierbarer Schröpfkopf aus Glas gesetzt. Durch Abbrennen von etwas Watte entsteht darin ein Vakuum, wodurch das Glas auf der Haut haftet. Durch den Unterdruck saugt sich das gestaute Kapillarblut in die Gelose hinein. Der Schröpfkopf wird erst abgenommen, wenn nach ca. 5-10 min der Saugvorgang beendet ist und das Glas zu etwa einem Drittel gefüllt ist. Man löst den Unterdruck im Glas, indem man mit einem Finger am oberen Rand die Haut etwas eindrückt. Bei einer prallen Füllegelose füllt sich auch das nächste Schröpfglas noch weitgehend.

In der Regel werden aus einer Füllegelose meist zwischen 20 und 50 ml Blut entfernt. Danach verklebt man die Wunde mit einem ausreichend großen Pflaster. Narben bleiben nicht zurück. Notwendige Utensilien sind ein Tablett mit Spiritusbrenner oder Feuerzeug, Watte, Blutlanzetten, Alkohol, mehrere Schröpfgläser verschiedener Größe, Filzstift, Einmalhandschuhe, Kompressen, Zellstoff, Wundpflaster, Wundsalbe, auch einfache Nivea®-Salbe.

Indikationen nach Topographie

Das Indikationsspektrum umfaßt sowohl orthopädische als auch nicht-orthopädische Krankheiten, die über neurovegetative, reflexogene oder störfeldbedingte Rückkoppelung Einfluß auf die Bewegungsorgane haben. Häufig wird die Schröpfung adjuvant zur konventionellen Therapie eingesetzt. Bei Patienten in gutem Allgemeinzustand ist eine blutige Schröpfung bei fast jedem Krankheitsbild begleitend möglich. Die Indikationsbreite der Schröpftherapie resultiert wie bei allen humoraltherapeutischen Methoden aus der Tatsache, daß sie eine Regulationstherapie ist.

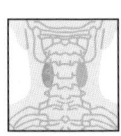
Nackenzone. Lokales und pseudoradikuläres HWS-Syndrom bei Blockierungen, Muskeldysbalancen oder degenerativen Veränderungen, v. a. Zervikozephalsyndrom und Zervikobrachialsyndrom mit ständigen oder vorwiegend nächtlichen Brachialgien und Parästhesien der Arme, Epicondylopathia radialis und ulnaris, Okzipitalneuralgie, Trigeminusneuralgie, Nasennebenhöhlenerkrankungen, Kopfschmerzen, Magen-, Galle- und Nierenmigräne (nach Akupunkturdifferenzierung), funktionelle Sehstörungen, Glaukom, zerebrale Durchblutungsstörungen besonders beim Fülletyp, transitorische ischämische Attacken (TIA) und »Präapoplex«. Aktiviert ist die Zone auch bei funktionellen Herzbeschwerden. Palliativ ist eine Schröpfung sogar sinnvoll bei Dyspnoe durch Einflußstauung am Hals und Mediastinum, z. B. bei M. Hodgkin.

Bei einem radikulären Syndrom durch einen zervikalen Bandscheibenprolaps sollte an der Nackenzone nicht blutig geschröpft werden, während dies bei einem lumbalen Prolaps an den Lumbalgelosen indiziert sein kann.

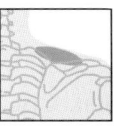
Schulterzone. Lokal schmerzhaftverspannte Schultern, vertebragene Beschwerden aller Art (wie bei der Nackenzone), zervikozephale und zervikobrachiale Symptome, Epicondylopathia radialis und ulnaris, Lymphödeme an Arm und Hand, Tendovaginitis, Heberden-Arthrosen, sympathische Reflexdystrophie Stadium 1 und 2, Tietze-Syndrom, alle Erkrankungen aus dem HNO-Bereich, die als Fokus unterschiedliche Erkrankungen auslösen können. Deshalb wird die Schulterzone auch **Herdreflexzone** genannt. Wenn sie isoliert links auftritt, kann sie Hinweis auf eine chronische kardiale Belastung oder funktionelle Herzbeschwerden sein. Über die Schulterzone ist auch eine adjuvante Therapie bei Dysmenorrhoe und Asthma bronchiale möglich.

Die Schröpfung dieser Zone ist sehr häufig indiziert, sie wird fast immer blutig durchgeführt. Wirkungsvoll ist sie besonders als Vor- und Nachbehandlung zur Chirotherapie. Eine Schröpfkopfmassage kann hier eine blutige Schröpfung vorbereiten. Häufig wird sie auch bei Patienten mit depressiven Verstimmungen angewendet.

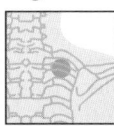
Lungenzone. Lokales und pseudoradikuläres Zervikothorakalsyndrom bei muskulärer Dysbalance oder degenerativen Veränderungen, Kopfschmerzen, akute und chronische Bronchialinfekte, Asthma bronchiale beim Fülletyp, dann Schröpfung zusammen mit der Nierenzone. Auch bei Depressionen beim Fülletyp (Zusammenhang mit dem Lungenfunktionskreis der Akupunktur, dem als Emotion die Trauer zugeordnet ist).

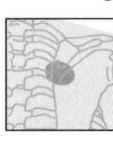
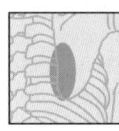
Gallen- und Leberzone. Die Gallenzone wird blutig geschröpft. Im Vordergrund stehen lokale myotendinöse Schmerzsyndrome, wie die Insertionstendinose des M. levator scapulae, welche auch als Füllegelose der Gallenzone zu interpretieren ist und therapeutisch gut anspricht; des weiteren auch beim lokalen und pseudoradikulä-

ren BWS-Syndrom und rechtsseitigen Schulter-Arm-Syndrom. Sehr häufig ist die Schröpftherapie von Leber- und Gallenzone zusammen vor oder nach einem chirotherapeutischen Eingriff indiziert. Einen guten Effekt auf die Leberzone erzielt man auch mit einer trockenen Schröpfung, v. a. bei allen Hepathopathien. Auf die Indikation zur Schröpfung der Gallenzone weisen auffallende emotionale Symptome hin wie Ärger und Wut.

Bewährte Indikationen sind ferner funktionelle und organische Störungen von Gallenblase und Gallenwegen, Magen und Herz. Bei einem Postcholezystektomiesyndrom wird nach Schröpfung der Gallenzone zusätzlich ein Kantharidenpflaster auf den rechten Rippenbogen oder den Narbenbereich appliziert. Zufriedenstellende Resultate sind zu erzielen bei allen Erkrankungen und Beschwerden von Organen, die zum Funktionskreis Leber-Galle gehören (s. S. 90); ausgezeichnete Ergebnisse werden meist bei der typischen Gallenmigräne erreicht.

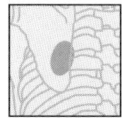

Magen- und Pankreaszone. Lokales und pseudoradikuläres BWS-Syndrom im oberen und mittleren BWS-Bereich, rezidivierende Intervertebral- und Kostotransversalgelenksblockierungen mit dem Gefühl, nicht durchatmen zu können, auch Schulter-Arm-Syndrom links, funktionelle und organische Beschwerden der Oberbauchorgane und funktionelle Herzbeschwerden.

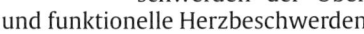

Interkostalzonen. Lokales und pseudoradikuläres BWS-Syndrom, Interkostalneuralgien, Rippen-Wirbelgelenksblockierungen und Herpes Zoster, wo eine Kombinationstherapie bestehend aus Schröpftherapie, Kantharidenpflaster, Baunscheidt-Verfahren und Blutegeln ggf. zusammen mit Chirotherapie, Ohrakupunktur und Neuraltherapie angezeigt ist.

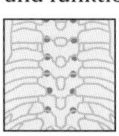

Nierenzone. Lokales und pseudoradikuläres Thorakolumbalsyndrom, Rippen-Wirbelgelenksblockierungen am thorakolumbalen Übergang, Iliosakralgelenk (ISG-) Blockierung; Nierenerkrankungen und funktionelle Nierenstörungen wie die sog. Nierenmigräne, klimakterische Beschwerden und essentielle Hypertonie bei Fülletypen. Hier wird zusätzlich auch die Hypertoniezone bei L 5 geschröpft. Gut sprechen auch Beschwerden von an Magen und Duodenum an evtl. zusammen mit einer Akupunkturbehandlung, da die entsprechenden Zustimmungspunkte auf dem Blasenmeridian mitten in den Nierengelosen liegen (s. Kapitel Akupunktur). Auch die Boas-Druckpunkte befinden sich in den Nierenzonen.

Die naturgemäße Behandlung der Nieren hat in der Humoraltherapie eine große Bedeutung zur Entschlackung des Körpers (s. Ordnungstherapie). Bei Asthenikern wird die Nierenzone trocken geschröpft und gemoxt, evtl. in Verbindung mit einer physikalischen Wärmeapplikation.

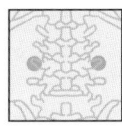

Lumbalzone. Bei lokalen und pseudoradikulären Schmerzen im Lumbalbereich führt man eine blutige Schröpfung der Gelosen meist einseitig auf der Schmerzseite durch. Ein Versuch beim Postnukleotomiesyndrom in Kombination mit anderen ausleitenden Verfahren ist gerechtfertigt. Weitere Indikationen sind der chronische Darmschaden (Enteropathie, s. Kapitel F. X. Mayr), gastrointestinale Infekte und vegetativ-funktionelle Darmspasmen, evtl. in Kombination mit einer Trockenschröpfung, die den Bauchraum entspannt.

Das Zentrum der Gelose muß exakt getroffen werden. Zur besseren Palpation der Gelosen läßt man den Patienten im Sitzen weit nach vorne beugen. Skoliosebedingte Vorwölbungen sind von Gelosen zu differenzieren. Der Schröpfvorgang wird ggf. erleichtert durch Hyperämisierung mit heißen Packungen. Trotzdem kommt es v. a. bei sehr adipösen Patienten oft nur zu geringem Blutaustritt.

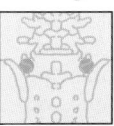

Genitalzone. Bei lokalem, radikulärem, pseudoradikulärem Lumbalsyndrom, Ligamentosen und Myotendinosen im lumbosakralen Bereich. Eine hervorragende therapeutische Ergänzung ist hier das Kantharidenpflaster. Weitere Indikationen: hormonelle Migräne bei Fülletypen, benigne Prostatahypertrophie, Dysmenorrhoe, chronische Adnexitis, Harnwegsinfekte, Dysurie, Harninkontinenz, Beckenbodenschwäche, Hämorrhoiden, Neigung zu Lymphödemen an den Beinen und »burning feet-Syndrom«. Adjuvant ist eine blutige Schröpfung auch bei phlebologischen Erkrankungen und Ulcera cruris sinnvoll. Die Genitalgelose sollte ebenfalls besonders exakt getroffen werden.

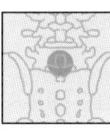

Hypertoniezone / Depressionszone. Lokales Lumbalsyndrom, arterielle Hypertonie, Kopfschmerzen und Depressionen beim Fülletyp. Indikation für eine blutige Schröpfung bei L 5 ist nur eine typische Füllegelose. Als Alternative und bei Restbeschwerden eignet sich ein Kantharidenpflaster über dem lumbosakralen Übergang.

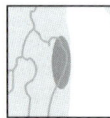 **Hüftzone.** Bei ausgesprochener Füllegelosenbildung über dem Trochanter major mit peritrochanterer Insertionstendinose ist eine Schröpfung indiziert.

Kniezone. Bei Fülletypen mit heißen Gelosen im Bereich des M. vastus medialis oder lateralis im Zusammenhang mit Gonarthrosebeschwerden kann auch an den Extremitäten eine blutige Schröpfung indiziert sein.

Praxistip

- Voraussetzung für eine gute Wirkung ist die exakte Lokalisation der Schröpfzone. Der Patient sollte sich vor der blutigen Schröpftherapie in einem guten Allgemeinzustand befinden. Ungezieltes Schröpfen ist zu vermeiden, weil es zu therapeutischen Mißerfolgen, Zweifeln an der Wirksamkeit der Methode und unnötigen Belastungen des Patienten führt.
- In einer Sitzung darf nicht zuviel Blut geschröpft werden, weil die Gefahr hypotoner Kreislaufreaktionen über mehrere Tage besteht. Besonders im Bereich der LWS ist Zurückhaltung geboten. Deshalb sollte der Patient nach der Schröpfung noch einige Zeit ruhen. Auch zu häufiges blutiges Schröpfen muß vermieden werden; zwei bis drei Sitzungen mit Behandlung von jeweils ein bis zwei Zonen reichen durchaus. Regulationstherapie verlangt oft große therapeutische Geduld.
- Bei einer nur schwach ausgeprägten Füllegelose kann die Blutung durch eine vorausgehende Trockenschröpfung, lokale Massage, heiße Kompresse, Senfpflasterverbände oder auch einen häufigen Gläserwechsel gefördert werden. Die Schröpftherapie wird häufig mit anderen Naturheilverfahren kombiniert (Chirotherapie, Akupunktur, Phytotherapie). Besonders wirksam ist die Schröpfung vor einem chirotherapeutischen Eingriff, weil dadurch die gewünschte Deblockierung fazilitiert wird.
- Kleine Narben treten nur bei Verwendung des Schröpfschneppers mit den ca. 5 mm langen und dünnen Messerchen auf. Sie können bei disponierten Personen durch sofortige Infiltration von Procain vermieden oder zumindest verringert werden. Der Vorteil des Schneppers liegt in seiner schmerzlosen Anwendung. Bei Sticheln mit der Blutlanzette gibt es zwar keine Narben, der Patient muß allerdings auf die relative Schmerzhaftigkeit des Stichelns hingewiesen werden. Für Akupunkteure bietet sich an, vor der Schröpfung die entsprechende Ohrakupunktur-Zone zu nadeln.
- Absolute **Kontraindikationen** für die blutige Schröpftherapie sind akute Entzündungen des betreffenden Hautareals. Relative Kontraindikationen bestehen nur in Abhängigkeit vom Allgemeinzustand bei geschwächten Patienten und solchen, die durch Infekte oder außergewöhnliche psychische Belastungen überfordert sind.

2. Trockenschröpftherapie

Wirkung und Dynamik des trockenen Schröpfens

Mit trockenem (unblutigem) Schröpfen werden ausschließlich Leeregelosen behandelt.

Wie beim blutigen Schröpfen treten mehrere Effekte auf:

Trockenschröpfen erzeugt eine **Hyperämie** an Haut, Unterhaut, Bindegewebe und Muskulatur, lokal und im ganzen Segment. Die Erythrozyten treten durch den Saugvorgang in das perivaskuläre Gewebe aus. Das Entfernen roter Blutkörperchen aus dem Gefäßsystem löst Sludge-Phänomene in der Mikrozirkulation auf, wie sie bei vielen Krankheiten beobachtet werden können. Zugleich kommt es zu einem Einstrom von Lymphe in die Kapillaren. Die Mehrdurchblutung führt in der behandelten Zone und durch konsensuelle Reaktion in allen reflektorisch zugeordneten Gewebsstrukturen mehrere Tage lang zu einer Temperaturerhöhung und Stoffwechselsteigerung. Selbstregulative Vorgänge werden wieder in Gang gesetzt.

Durch Resorptionsvorgänge in der Haut wird das **Immunsystem** aktiviert.

Der mechanische Reiz der Trockenschröpfung bewirkt eine Stimulierung verschiedener Hautrezeptoren, dadurch eine segmentale vegetative *Umstimmung*.

Im Gegensatz zur sedierenden Wirkung der blutigen Schröpfung ist die unblutige Schröpftherapie eine tonisierende, »energiezuführende« Maßnahme.

Technik
Ziel der Trockenschröpfung ist die Erzeugung von Extravasaten. Dazu geeignet sind
- Trockenschröpfung mit festsitzenden Gläsern
- Saugglockenmassage
- Schröpfkopfmassage

Die **Trockenschröpfung mit festsitzenden Gläsern** ist geeignet besonders für erschöpfte und energiearme, sehr schmerzempfindliche Patienten. Über der zu behandelnden Hautzone wird das evakuierte Schröpfglas (Technik s.S. 92) ohne vorherige Hautverletzung aufgesetzt. Haut- und Unterhautgewebe saugen sich fest an, wodurch eine Sugillation ausgelöst wird. Die Extravasate verfärben die Haut rötlich-bläulich. Je nach Hautfestigkeit und Vakuumstärke wird der Schröpfkopf nach unterschiedlich langer Zeit (5–15 Minuten) wieder entfernt. Ein zu starker Sog kann die Epidermis gerade bei älteren Patienten blasig abheben. Nachbehandlung mit einer Lymphsalbe ist möglich.
Saugglockenmassage. Auf die Haut wird etwas Öl gebracht, ein evakuierter Schröpfkopf aufgesetzt und dieser langsam nach kranial und kaudal geschoben. Die Haut wird bei gleitendem Schröpfkopf auf der ganzen Behandlungsfläche angesaugt und dadurch sehr flächig bearbeitet. Die Dauer eines solchen Schröpfvorganges beträgt nur wenige Minuten. Es entsteht dabei ein schneidender Schmerz wie bei einer starken Bindegewebsmassage.
Die Massage wirkt tonisierend und löst Muskelspasmen.
Variante: Petechiale Saugmassage (PSM) nach Zöbelein. Diese Fortentwicklung der Saugglockenmassage wird mit einem mechanischen, motorgetriebenen Sauggerät mit stufenlos einstellbarer Saugintensität durchgeführt. Die PSM ist ein gutes Diagnostikum für die Kapillarpermeabilität von Haut und Unterhaut. Sie zeigt Veränderungen bereits bei latent gestörten Reflexzonen in Form punktförmiger Blutungen ins interstitielle Bindegewebe an. Gesundes Gewebe reagiert weder mit Gelosierung noch mit Petechien.
Mit der PSM wird therapeutisch der Erythrozyten-Sludge in der Endstrombahn beseitigt und die Mikrozirkulation verbessert. Der onkotische Sog führt zu einer stärkeren Rückresorption von Flüssigkeit aus dem Interstitium. Die extravasalen Erythrozyten wirken zudem als Reizdepot zur Stimulation immunologischer Vorgänge. Die entstandenen Sugillationseffekte verschwinden wieder nach einigen Tagen.
Man behandelt zwei mal pro Woche jeweils fünf Minuten so oft, bis das »petechiale Kapillarsyndrom« verschwunden ist und die geschädigte Kapillarwand wieder intakt ist.
Mit dieser Methode lassen sich insbesondere Schmerzsyndrome behandeln, die durch eine Dysregulation im Bindegewebe bedingt sind oder von palpablen Schröpfzonen bzw. Gelosen begleitet werden (»Weichteilrheumatismus«, »Zellulitis«). Die PSM ist risikolos, ohne Nebenwirkungen und zeitsparend einsetzbar. Die Haut muß trocken sein. Es empfiehlt sich aber eine Nachbehandlung mit Öl.
Schröpfkopfmassage (Chinesische Münzmassage). Sie wird ebenso wie die PSM flächig angewendet, dauert einige Minuten und kann auch an mehreren Tagen hintereinander wiederholt werden. Ein häufiger Behandlungsort sind Nacken und Schultergegend, oft vor und nach Chirotherapie oder Akupunktur. Sie ist indiziert, wenn ein tonisierender Effekt erwünscht ist. Mit starker Intensität durchgeführt wirkt die Schröpfkopfmassage allerdings auch sedierend. Das zu behandelnde Hautareal wird mit Pfefferminz- oder Mandelöl eingerieben. Dann reibt man mit dem Rand eines dünnen Schröpfglases in kurzen weichen oder harten Strichen über die entsprechende Körperstelle, bis Sugillationseffekte auftreten. Diese sind weniger ausgeprägt als bei der Saugmassage.
Kombinationsmöglichkeiten. PSM und Schröpfkopfmassage sind gleichbedeutend bezüglich allgemeiner Tonisierung und leichter Spasmolyse der Muskulatur. Beide sollten nicht schmerzhaft sein, v.a. dann nicht, wenn sich der Patient in energetischer Leere befindet und dadurch noch mehr sediert würde.
Am Rücken kann lokal an den Leeregelosen oder großflächig mit festsitzenden Gläsern bzw. einer anderen Trockenschröpftechnik gearbeitet werden. Eine Behandlung des Rückens ist sowohl als Trockenschröpfung in ein oder zwei zur Wirbelsäule parallelen Reihen (mit engem Gläserabstand), als auch in Form einer Saug- oder Schröpfkopfmassage möglich.
Ob zuerst eine trockene oder eine blutige Schröpfung durchgeführt wird, ist therapeutisch unerheblich. Wenn Allgemeinzustand und energetische Lage des Patienten nicht eingeschätzt werden können, sollte man sich für die

nichtinvasive Methode des trockenen Schröpfens mit stehenden Gläsern entscheiden.
Trockenschröpfen ist ein ideales Adjuvans zur Chirotherapie. Eine therapeutische Alternative zur Trockenschröpfung ist die trockene Baunscheidt-Behandlung mit Mandelöl. Eine gute Ergänzung ist das Kantharidenpflaster bei M. Bechterew und Osteoporose.

Orthopädische Indikationen
Eine Trockenschröpfung ist immer angezeigt bei umschriebenen oder diffusen Schmerzzuständen von Bindegewebe und Weichteilen, bei lokalen oder pseudoradikulären Wirbelsäulensyndromen mit muskulären Balancestörungen oder Überlastung, Erkrankungen des rheumatischen Formenkreises im nicht aktivierten Zustand (v. a. M. Bechterew), Schmerzen bei Osteoporose (täglich den ganzen Rücken behandeln), lokalen muskulären Verspannungen, ausgeprägter Muskelschwäche besonders des Rückens, hypermobilen Patienten, zur Steigerung postoperativer Resorptionsvorgänge, Narbenbehandlung und bei der sympathischen Reflexdystrophie Stadium 1 und 2.

Allgemeine Indikationen
Trockenschröpfen ist angezeigt zur Behandlung von Schwächezuständen, besonders bei asthenischen und älteren Patienten mit hypotonen Kreislaufbeschwerden, zur Durchblutungssteigerung bei funktionsgestörter Haut, auch »Bindegewebsschwäche«.

Indikationen nach Topographie

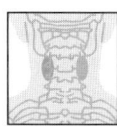
Nackenzone. Die Schröpfkopfmassage wirkt hier hervorragend bei vielen Beschwerden. Jedoch sollte nicht mit stehenden Gläsern trocken geschröpft werden.
Dornfortsätze der oberen BWK. Viele Schröpftherapeuten berichten über gute Ergebnisse bei Hypotonie und chronischer Müdigkeit durch eine serienmäßig durchgeführte Schröpftherapie.

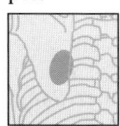
Magenzone. Bei eingesunkenem Bindegewebsbezirk (»Magental«), lokalem und pseudoradikulärem BWS-Syndrom, Schulter-Arm-Syndrom links; bei funktionellen Herzbeschwerden, akuten oder chronischen Bronchialinfekten, Beschwerden nach Pleuritis, Migräne mit Schwerpunkt im Stirnbereich (sog. Magenmigräne) sowie Magenerkrankungen funktioneller und organischer Art. Dabei werden zusätzlich das gesamte Abdomen und die Alarmpunkte des Magens am Rücken behandelt.

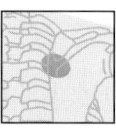
Leber-Gallenzone. Lokales und pseudoradikuläres BWS-Syndrom in Höhe der Leber-Gallenzone; bei Funktionsstörungen von Leber und Galle (auch bei Leberzirrhose), akute und chronische Bronchialinfekte, Appetitlosigkeit, postinfektiöse Adynamie. Eine Schröpfkopfmassage der Leberzone ist bei allen Schwäche- und Energiemangelzuständen, auch bei Leberzirrhose indiziert. Die Leberzone sollte überwiegend trocken behandelt werden.
Gesamter Rücken. Häufig angewandte roborierende Basisbehandlung in Ergänzung zu anderen Naturheilverfahren, die große Akzeptanz bei den Patienten findet.
Lokale Schröpfzonen am Rücken. Eine lokale Behandlung ist immer bei umschriebenen Schmerzzuständen, Muskelverspannungen und funktionellen abdominellen Beschwerden, besonders bei asthenischen und älteren Patienten angebracht.
Lenden-Kreuzbeinregion. Lumbalgien, Funktionsstörungen des weiblichen und männlichen Genitales, Durchblutungsstörungen der Beine auf Grund der reflektorischen Wirkung auf die Trophik.
Ventrale Thoraxzonen (Th1-Th7). Pseudoradikuläres BWS-Syndrom, Interkostalneuralgien, pseudopektanginöse Beschwerden, akute und chronische Bronchialinfekte, Reizhusten, Asthma bronchiale. Zusätzlich werden die dorsalen Schröpfzonen mit einer Saugmassage behandelt.
Oberbauch. Funktionelle Oberbauchbeschwerden, exkretorische Verdauungsschwäche. Gute adjuvante Behandlungsmöglichkeit bei M. Crohn und Colitis ulcerosa.
Unterbauch, Leiste und Oberschenkelinnenseite. Funktionelle und organische Beschwerden des Gastrointestinal- und Urogenitaltraktes. Die Behandlung wird mit einer Serie von Heublumensitzbädern kombiniert.
Oberschenkel-Außenseite. Adjuvant bei initialer Coxarthrose und Obstipation.
Schultergelenk. Trockenschröpfung mit stehenden Gläsern bei Schultersteife und zur Durchblutungssteigerung der oberen Extremitäten.

Praxistip

- Trockenes und blutiges Schröpfen lassen sich gut miteinander kombinieren. Die trockene Schröpfung kann zur Anregung der Durchblutung vorgeschaltet werden. Es können in einer Sitzung beide Schröpfformen durchgeführt werden.
- Unter Umständen läßt sich eine blasse in eine rote und damit leichter zu therapierende Gelose umwandeln. Das minderdurchblutete Hautareal wird über mehrere Tage so lange trocken behandelt, bis im Zentrum der kalten Gelose eine kleine Füllegelose entsteht.
- Die Differenzierung von Fülle oder Leere wird durch die Schröpfkopfmassage erleichtert. Tritt eine blutig tingierte Verfärbung auf, ist dies Hinweis auf einen relativen Füllezustand, der blutig geschröpft werden kann.
- Bezug von Schröpfgläsern und Schröpfzubehör z. B. über Firma Noz. ➤ Adresse s. Anhang.

Aderlaßtherapie

Die Aderlaßtherapie ist auch für die orthopädische Sprechstunde eine einfache, aber wichtige naturgemäße Maßnahme, die als Basistherapie einer ganzheitlichen Behandlung präventiven und kurativen Charakter hat.

Der Aderlaß gehört zum uralten Therapiegut aller Kulturen. Heute wird er von der naturwissenschaftlichen Medizin im Rahmen der rheologischen Therapie als isovolämische Hämodilution angewandt. Zahlreiche Krankheiten, auch der Bewegungsorgane, werden von den *Fließeigenschaften des Blutes* entscheidend beeinflußt.

Ist das Verhältnis zwischen korpuskulären und liquiden Anteilen im Blut zugunsten ersterer verschoben, werden die Kapillarperfusion erschwert und die Erythrozyten durch Hypoxie und Übersäuerung rigide. Die Hämatokriterhöhung wird häufig verursacht durch alimentäre Übersäuerung (s. S. 139ff und 159ff) und saure Stoffwechselprodukte, z. B. beim metabolischen Syndrom. Die vermehrte Rigidität und Geldrollenbildung der Erythrozyten (Sludge-Phänomen) in der Endstrombahn führt zu verminderter Sauerstoffversorgung und latenter Azidose des lokalen Bindegewebes. Die Kapillarpermeabilität ist erhöht, es entstehen Gefäßspasmen und ein perivaskuläres Ödem. Der Stoffaustausch ist behindert, das Bindegewebe verschlackt. Am Rücken manifestieren sich diese Veränderungen als druckdolente ödematöse oder harte Füllegelosen, in der Muskulatur als schmerzhafte Verspannungen, im venösen Gefäßsystem als Thromben.

Wirkung des Aderlasses
Die Humoralmedizin schrieb dem Aderlaß eine »antidyskratische«, d. h. »säftereinigende«, bei lokaler Anwendung auch antiphlogistische Wirkung zu. Diese medizinisch-historische Erklärung wird durch die Ergebnisse der modernen Mikrozirkulationsforschung verständlich.

Auf Grund der heutigen Lebensweise liegt der Hämatokrit meist weit über 0,4. Erst bei einem Hämatokrit von 0,38 sind optimale rheologische Verhältnisse gegeben, weil dann zwischen den Erythrozyten kein Kontakt mehr besteht. Der Blutverlust eines Aderlasses führt zu einem Verdünnungseffekt in der Endstrombahn mit verbesserter Mikrozirkulation. Das Blutvolumen wird durch Rückresorption von Gewebsflüssigkeit sofort ersetzt. Trotz Abnahme von Sauerstoffträgern steigt auf Grund der verbesserten Durchblutungsverhältnisse nach einem Aderlaß die Sauerstoffversorgung des Gewebes an.

Mit dem Verlust an Erythrozyten ist auch ein Eiweißverlust verbunden. In der Folge werden die Depots der zum Eiweißspeicher gewordenen Basalmembranen der Gefäße entleert (*Wendt*). Durch die Dickenabnahme der Gefäßwände bessern sich die Durchblutung und der transmembranöse Stoffaustausch.

Lokale Aderlässe (blutiges Schröpfen, Blutegel, japanischer Aderlaß, Mikroaderlässe) führen zu lokaler Entstauung und Drainage mit Besserung der Mikrozirkulation und des Stoffwechsels.

Technik
Man entnimmt Venenblut mit einer großen Flügelkanüle mit Schlauchansatz und läßt das Schlauchende in ein graduiertes Gefäß hängen. Die zu entnehmende Blutmenge variiert je nach Alter des Patienten und Höhe des Hämatokrit; normalerweise werden ein- bis maximal zweimal pro Woche jeweils 100-150 ml Blut, selten mehr abgenommen, um die Erythropoese nicht

zu stark zu stimulieren. Bei asthenischen und älteren Menschen ist eine fraktionierte Durchführung mit kleineren Mengen (50 ml) angebracht. Ziel ist ein Hämatokrit um 0,4. Selbstverständlich muß der Patient nach dem Aderlaß wegen möglicher Kreislaufreaktionen eine Zeitlang ruhen und ist zu überwachen.

Indikationen
Alle Krankheiten, die mit einem **Hämatokrit über 0,38**, entsprechend etwa einem Hämoglobinspiegel über 14,5 mg% einhergehen, also nicht nur die Polyglobulie und die Polycythaemia vera. Ein typischer Aderlaßpatient befindet sich im »Füllezustand«. Er ist »vollblütig-plethorisch«, adipös und hat multiple Risikofaktoren wie arterielle Hypertonie, Adipositas, Gicht, Hyperurikämie, Diabetes mellitus, Hyperlipidämie und einen Genußmittelabusus. Der Hämatokrit ist deutlich erhöht, oft über 0,5. Er hat kaum Beschwerden und fühlt sich subjektiv mehr oder weniger gesund. Hier empfiehlt sich auch für den Orthopäden ein Aderlaß im Sinne einer präventiven Maßnahme.

Dringend indiziert ist ein Aderlaß, wenn bei deutlich erhöhtem Hämatokrit **Symptome einer Blutfülle** wie diffuse Kopfschmerzen, Schwindel, Schlaflosigkeit, Schweißausbrüche, Tinnitus, Hirnleistungsstörungen oder kardiopulmonale Dekompensationszeichen auftreten. Manche Kopfschmerzsymptomatik, die einer Kopfgelenksblockierung zugeschrieben wird, ist mit einem Aderlaß schnell zu behandeln.

Alle Erkrankungen mit **venöser Stase**, besonders der gesamte variköse Symptomenkomplex. Hier wird ein lokaler Aderlaß durchgeführt, der bei orthopädischen Krankheiten im Bereich der unteren Extremitäten eine Schmerzreduktion, Verbesserung von Stoffwechsel und Trophik bringt (z.B. phleboarthrotischer Komplex).

Kontraindikationen
Anämie, Dehydratation, akute Diarrhoe, essentielle Hypotonie, besonders bei Jugendlichen und sehr alten Patienten, allgemeine körperliche Schwäche.

Aderlaß-Sonderformen
Lokaler Aderlaß. Am maximalen Schmerzpunkt einer Vene oder Varize punktiert man mit einer Kanüle und läßt bis zu 150 ml Blut abtropfen, z.B. am Fußknöchel oder im Bereich variköser Kniegelenke. Der lokale Aderlaß wirkt durch die Dekongestionierung bei stauungsbedingten Beschwerden schmerzlindernd und bessert dadurch die Stoffwechsellage bei Gonarthrosen. Kurze Hochlagerung des Beines und bei Bedarf eine Kompressionsbehandlung bringen die Blutung rasch zum Sistieren.

Mikroaderlässe oder japanische Aderlässe sind überall dort indiziert, wo sich Kapillarektasien als Zeichen einer lokalen Stauung zeigen und die Mikrozirkulation verbessert werden sollte. Oft verschwinden therapieresistente Beschwerden wie heiße und schwere Beine oder Stauungsbeschwerden in der Kniekehle auf der Basis einer Varikose schlagartig. Auch bei »restless legs« ist ein Therapieversuch angebracht.

Der Patient sitzt auf einer Liege und läßt das zu behandelnde Bein in eine Fußbadewanne hängen. Der Therapeut sticht die Besenreservarizen des Unterschenkels oberflächlich mit einer Blutlanzette an und läßt das meist sehr dunkle Blut abtropfen. Dabei geht man in kaudokranialer Richtung vor bis zum Kniegelenk. Die Blutung sistiert meist von selbst oder durch Hochlagerung des Beines, notfalls auch durch einen Kompressionsverband.

Blutegeltherapie

Schon vor Jahrtausenden wurde der Blutegel zu therapeutischen Zwecken verwendet. Wie beim Aderlaß wurde die medizinische Anwendung in den letzten Jahrhunderten aber so maßlos übertrieben, daß dies schließlich zum Verschwinden der Methode führte. In Mitteleuropa ist das Tier praktisch ausgerottet. Heute wird der ca. fünf cm lange Blutegel meist in Zuchtanstalten kultiviert oder aus Gegenden mit gering belasteter Umwelt importiert.

Wirkungen
Der Blutverlust durch das Saugen des Tieres beträgt 5-10 ml, die prolongierte Nachblutung über 24 Stunden weitere 10-20 ml. Zur Vermeidung eines zu großen Blutverlustes begrenzt sich die Zahl der zu applizierenden Egel auf ca. 10-12. Das Resultat der Blutegeltherapie ist ein **milder Aderlaß** mit langsamer Abnahme des Hämatokrits, was zu deutlicher Verminderung der lokalen Blutviskosität und Verbesserung der Fließeigenschaften in der Endstrombahn führt.

Der Blutverlust wird intravasal durch Gewebsflüssigkeit rasch wieder ersetzt. Eine Wirkungsverstärkung kommt durch das vom Blutegel sezernierte Antikoagulans Hirudin, einem Thrombinantagonisten, zustande. Heparin wurde erstmals 1916 aus den Eingeweiden von Schlachttieren hergestellt, Hirudin wird seit 1985 gentechnisch produziert.

Lokaler Blut- und Lymphverlust führen zur Dekongestionierung und Ödembeseitigung. Diese Wirkung ist bei vielen Krankheitsbildern, v. a. aber in der Traumatologie, erwünscht.

Zugleich ist dies auch Teil der lokalen antiphlogistischen Wirkung. Darüber hinaus werden Entzündungsprozesse durch verschiedene Blutegelwirkstoffe, die mit dem Speichel der Egel in Gewebe und Blutbahn gelangen, begrenzt. Diese Wirkstoffe blockieren die bei Entzündungen oder Traumen aktivierten, oft überschießenden enzymatischen Vorgänge. Körpereigene Proteinase-Inhibitoren werden gefördert. Hirudin hemmt die Blutgerinnung, fördert die Diurese und wirkt antibiotisch. Eglin hemmt Verdauungsproteasen, Bdellin ist ein Plasminhemmer, Hementin und Orgelase haben hyperämisierende Wirkung; eine anästhesierende Substanz führt zu Schmerzfreiheit beim Saugen.

Technik

Die Blutegel werden mit einem Rezept verordnet (bis zu 12 Stück pro Anwendung) und beim Apotheker oder direkt bei einer Zuchtanstalt bestellt. (➤ Adresse s. Anhang). In der Praxis werden die Tiere an einem kühlen, schattigen und ruhigen Platz in einem großen, luftdurchlässig abgeschlossenen Glasbehälter aufbewahrt. Das mineralarme Wasser muß täglich frisch gewechselt werden. Leitungswasser läßt die Tiere nach wenigen Tagen eingehen.

Die Blutegel-Applikation erfordert Geduld und Ruhe. Der Patient sollte nur wenig getrunken haben und muß mit leerer Blase erscheinen. Die zu behandelnde Körperstelle darf an den Tagen davor nur mit Wasser gewaschen, muß sauber abgespült und sollte nicht parfümiert sein. Der Patient liegt auf einem Gummituch. Die genaue Lokalisation der geplanten, evtl. markierten Bißstelle ist sehr wichtig. Sie wird bei Bedarf rasiert und kann mit einer Lanzette geritzt werden. Der Blutegel wird nun mit einer stumpfen Pinzette aus dem Reagenzglas, in das man ihn aus dem Vorratsbehälter vorsichtig gebracht hat, mit seinem Kopf an die kleine Wunde gelegt. Man kann ihn aber auch ohne vorherige Hautskarifikation in einem kleinen Glas auf der Haut bis zum Anbeißen festhalten.

Der Patient verspürt den Biß nur leicht, anschließend schmerzt die Behandlung nicht mehr. Der Egel setzt sich mit beiden Enden fest, kann aber nur mit seinem Mund saugen. Bis zum Biß dauert es manchmal fast eine halbe Stunde. Je nach Indikation und Ort können bis zu 12 Tiere angelegt werden. Ruhe und Halbdunkel fördern das Saugen, welches durch Abfallen des vollgesogenen Egels nach etwa 20-40 Minuten beendet ist. Auf keinen Fall darf der Egel gewaltsam abgerissen werden. Durch Bestreuen mit Salz oder Betupfen mit etwas Alkohol kann das Abfallen allerdings forciert werden.

Blutegel verwendet man nur einmal. Wer sie, wie in den Medien gelegentlich behauptet wird, bei anderen Patienten nochmals ansetzt, begeht einen unverzeihlichen Kunstfehler! Die Tiere werden in einen fest verschließbaren Behälter gebracht; mit konzentrierter Essigsäure oder Alkohol übergossen sind sie in Sekunden tot und können sofort entsorgt werden.

Aus der Bißwunde sickert nun über Stunden Blut und Lymphe nach, was einem protrahierten Aderlaß entspricht, der den direkten Blutverlust durch Saugen verdoppelt bis verdreifacht. Für das austretende Blut muß reichlich Zellstoff vorhanden sein. Gerade bei Krampfadern, an die die Blutegel nie direkt, sondern nur nahe heran angelegt werden, kommt es oft zu einer langen (gewünschten) Nachblutung. Sie kann allerdings jederzeit mit einem Druckverband gestoppt werden. Nach einer Stunde wird ein fester Verband mit viel saugfähiger Watte angelegt; solange muß der Patient liegen bleiben.

Nach ca. 24 Stunden, also meist am nächsten Morgen, wird der erste Verbandswechsel durchgeführt. Weitere Verbände folgen bei Bedarf. Nach 2-3 Tagen kann die Bißstelle wieder gewaschen werden. Wegen protrahierter Nachblutungen und Allergien muß eine ambulante Kontrolle innerhalb der ersten drei Tage gewährleistet sein. Eine Blutegeltherapie erfolgt ebenso wie blutiges Schröpfen oder ein Aderlaß nur bei Patienten in gutem Allgemeinzustand.

Indikationen

- **Arthrosen** der großen und kleinen Gelenke, v.a. Gonarthrose, Vorfußarthrose und Heberden-Arthrosen; Postnukleotomiesyndrom, degenerative Wirbelsäulenveränderungen, Arthritis urica, Dupuytren-Kontraktur, Tendovaginitis stenosans

- **Schmerztherapie** bei Migräne und Neuralgien, v.a. bei Herpes-zoster-Neuralgien
- **Wundheilungsstörungen** durch Lymphstau oder Infektionen (Handchirurgie)
- **Variköses Syndrom,** postthrombotisches Syndrom, Phlebothrombose, akute Thrombophlebitis
- Akute und chronische Otitis media, Mastoiditis, Angina pectoris, Hepatitis, Postcholezystektomie-Syndrom, Hämorrhoidalsyndrom, bei Fülletypen mit arterieller Hypertonie

Die Blutegeltherapie ist immer dann angezeigt, wenn ein Aderlaß indiziert, aber technisch nicht möglich oder hinsichtlich des Allgemeinzustandes ungünstig wäre. Eine Alternative stellt das blutige Schröpfen dar. Bei lokaler Fülle und allgemeinem Leerezustand (Astheniker, Hypotoniker) sollten nur 2-3 Egel verwendet werden. Eine Blutegeltherapie kann mit allen anderen humoraltherapeutischen Verfahren (in zeitlich angemessenem Abstand) kombiniert werden.

Kontraindikationen
Hämorrhagische Diathesen, Antikoagulanzientherapie, Hauterkrankungen an den Applikationsorten, AVK und diabetische Mikroangiopathie.

Nebenwirkungen
Das vom Egel u.a. sezernierte Histamin führt gelegentlich zu lokalen allergischen Hauterscheinungen, welche als Sofortreaktion oder bis zu einer Woche verzögert auftreten können. Darüber muß der Patient vorher aufgeklärt werden (Merkblatt!). Leider häufen sich in den letzten Jahren Allergien nach Blutegeln, besonders bei Tieren, die nicht aus einheimischer Zucht sind. Gründe dafür werden in der zunehmenden Umweltverschmutzung der Gewässer vermutet. Die Therapie ist einfach und rasch wirksam: Quarkumschläge, Kalzium und lokale Antihistaminika-Applikationen. Systemische Allergiereaktionen oder Erysipele im Gefolge einer Blutegelbehandlung scheinen eine Rarität zu sein.

Eine juckende Hautrötung oder eine kleine Narbe an der Bißstelle können wochenlang bestehen bleiben.

Heftpflasterallergie werden nach einer Blutegelbehandlung häufiger angetroffen; deshalb ist die Verwendung hautschonender, hypoallergener Pflaster ratsam.

Praxistip

> Die Behandlung mit Blutegeln ist personal-, zeit- und materialaufwendig. Wie bei vielen Naturheilverfahren gibt es keine (EBM) oder nur völlig ungenügende Abrechnungsziffern (GOÄ), was als Ausdruck der Wertschätzung seitens der naturwissenschaftlichen Medizin und Krankenkassen angesehen werden kann. Wie im Kapitel Ordnungstherapie angedeutet, sollte diese wertvolle und seit Jahrtausenden bewährte Naturheiltherapie auch ihren berechtigten finanziellen Stellenwert haben. Wer die Behandlung seinen Patienten nicht (buchstäblich) schenken möchte, findet korrekte Möglichkeiten, sie privatärztlich adäquat abzurechnen (s. S. 315 ff). Als Alternative bietet sich je nach Indikation an, die Blutegeltherapie auch als rein gesundheitsprophylaktische Maßnahme für Selbstzahler durchzuführen.

Baunscheidt-Verfahren

Das Verfahren nach *Baunscheidt* gehört in der methodischen Klassifikation Aschners zu den Pustulanzien, d.h. Hautreizverfahren, die ein künstliches Exanthem erzeugen. Die Methode wurde von *Karl Baunscheidt*, einem deutschen Feinmechaniker, vor etwa 100 Jahren in Nachahmung der Wirkung eines Wespenstiches entwickelt. Er konstruierte dazu ein Stichinstrument, den »Lebenswecker«, und verwendete ein hautreizendes Öl, dessen Orginalrezeptur nicht überliefert ist. Das Baunscheidt-Verfahren war im 19. Jahrhundert weltbekannt; von Ärzten und Laien wurden ihm sehr viele Indikationen zugeschrieben. Mit dem Einzug der naturwissenschaftlichen Medizin ist die Methode bei Ärzten fast in Vergessenheit geraten.

Wirkung
Mit den ausleitenden Verfahren, insbesondere dem Baunscheidt-Verfahren, wird die gestörte Grundregulation, die gemeinsame pathogenetische Ebene vieler orthopädischer und nichtorthopädischer Krankheiten, entscheidend beeinflußt. Durch Sticheln mit dem sog. Baunscheidt-Apparat und Einreiben einer speziellen Paste

oder eines Öls wird eine künstliche Entzündung der Haut mit vorwiegend sterilen Hautpusteln verursacht. Dabei können sechs Wirkungsbereiche unterschieden werden.
- **Hyperämie** der Haut durch mechanische Reizung; über kutiviszerale Reflexbahnen wird eine Mehrdurchblutung im Segment ausgelöst. Daraus resultiert eine lokal erhöhte Stoffwechselaktivität.
- **Reflektorische Aktivierung** von Organfunktionen (Diurese und Darmmotilität) durch Stimulation umschriebener Hautareale mit reflektorischer Wirkung auf innere Organe. Dadurch kommt es u.a. auch zu einer Wirkung auf das hormonale System im Sinne einer Funktionsnormalisierung. Folgende Reflexareale sind dabei von Interesse: der Bereich C7 als Korrespondenzzone für Schilddrüse, Hypophyse und psychotrope Botenstoffe, die Schröpfzone »Schulterdreieck« für Ovarien und Testes, das Areal um L1 für die Nebennieren und der Bereich um L5 ebenfalls für Sexualhormone.
- Als tonisierendes und energiezuführendes Verfahren, ähnlich einer Moxibustion oder Akupunktur mit Goldnadeln, führt das Baunscheidt-Verfahren zu einer allgemeinen **Roborierung** und Belebung. Es ist in dieser Hinsicht dem blutigen Schröpfen entgegengerichtet.
- **Immunstimulation** durch Aktivierung des lymphatischen Gewebes in der Haut, welche zu einer lokalen Immunreaktion mit Erhöhung der Zahl immunkompetenter Zellen, Steigerung des Phagozytoserate und Ausschwemmung von Antikörpern führt.
- **Lymphdrainage** im gesamten Applikationsbereich, Drainage von Exsudat und Immunkomplexen auf die Haut, aber auch Drainage nach innen durch die reaktive Hyperämie.
- **Antiphlogistisch-analgetischer Effekt** durch Elimination von Toxinen, Stoffwechselschlacken und Schmerzmediatoren über die Haut.

Baunscheidt-Externa
Im Laufe der Zeit wurden mehrere rezeptpflichtige Hautreizöle entwickelt.
Das krotonölfreie Redskin® und das Präparat GA 301® (Fa. Galmeda) erzeugen nur Quaddeln oder ein lokales Reizödem. Sie sind milde Varianten eines Baunscheidt-Externums.
Ein sehr wirksames Rezept zur Erzeugung einer Pustulation ist die **Reizpaste** nach Baunscheidt mit Marmorsand:

Rp.	Vaselinum album	1000,0
	Oleum crotoni	75,0
	Oleum lauri	50,0
	Tinctura cantharidis	50,0
	Acidum formicidi	50,0
	Fructus capsici pulvis	50,0
	Marmor pulvis gross.	250,0
M.f.	Paste.	

Ein anderes Rezept ist die **Pustelsalbe** »nach Baunscheidt«:

Rp.	Oleum crotonis	10,0
	Pulvis cantharidis	20,0
	Tartar. stibiat.	30,0
	Vaseline	100,0
D. S.	Pustelsalbe	

Schließlich gibt es noch ein schwächeres **Hautreizöl** »nach Baunscheidt«:

R.p.	Oleum crotonis	8,0
	Oleum terebinth.	40,0
	Mezereum Urtinktur	20,0
	Rhus tox. Urtinktur	20,0

Hinweis: Krotonöl ist wegen seiner (Ko-)Kanzerogenität seit 1996 in Deutschland nicht mehr erhältlich. In vielen europäischen Nachbarländern wird es jedoch weiterhin verwendet (s. auch S. 103).

Apparatives Zubehör (Baunscheidt-Geräte). Für das Sticheln der Haut werden halbmechanische, sterilisierbare und mit Alkohol zu reinigende Hautstichler, z.B. der »Lebenswecker« nach *Baunscheidt* in Form eines Spezialnadelrollers, verwendet.

Technik
Vor der Prozedur müssen die Haare im Applikationsbereich rasiert und die Haut mit Alkohol desinfiziert werden. Die Haut wird nun mit einem Baunscheidt-Gerät gestichelt. Die richtige Stichtiefe liegt vor, wenn die Haut danach gerötet erscheint und vereinzelt Petechien auftreten. Ambulant sollten nicht zu große Areale behandelt werden, also z.B. nur der obere oder der untere Rücken. Bei einer großen Baunscheidt-Anwendung wird vom Hals bis zum Steißbein im Bereich des gesamten Rückens behandelt, eine Anwendung, die als reizstarke Therapie einige Tage Bettruhe erfordert.
Anschließend wird das behandelte Gebiet dünn

mit einer Paste eingerieben. Einreibedruck, Fläche und Dauer sind bei der Paste individuell vom Krankheitsbild, der Konstitution und dem Allgemeinzustand des Patienten abhängig. Der Behandler sollte Handschuhe tragen und Schleimhautkontakt mit der Paste vermeiden. Die Paste wird bei Patienten mit empfindlicher Haut und bei Kindern unter 10 Jahren auch ohne vorherige Nadelung direkt in die intakte Haut eingerieben. Bei Verwendung des Baunscheidt-Öls anstelle der Paste ist eine vorherige Stichelung unbedingt erforderlich.

Mit normaler Watte (auch Tafelwatte) oder einem einfachen Vlies, über das ggf. noch eine Zellstofflage gelegt wird, deckt man das Areal ab. Ein Trikotverband verhindert das Verrutschen, ein hypoallergenes Pflaster verklebt den Verband. Etwa 5 Tage lang sollte die behandelte Region nicht gewaschen werden. Körperliche Schonung fördert die Heilwirkung.

Wundkontrolle und Verbandswechsel ist auf jeden Fall in den ersten Tagen nötig. Nach 5 Tagen kann der Verband abgenommen und die Haut mit Mandelöl gesäubert werden.

Die Hautreaktion ist zufriedenstellend, wenn hirsekorngroße Pusteln oder kleine Blasen mit klarem Inhalt oder sterilem Eiter gefüllt auftreten. Sie platzen nach einigen Tagen auf oder trocknen ab. Der Patient verspürt während dieser Zeit ein Wärmegefühl auf der behandelten Haut. Unangenehm kann allerdings ein starker Juckreiz werden.

Gelegentlich treten bei einer Baunscheidt-Therapie, die über dem gesamten Rücken ein starkes Exanthem hervorgerufen hat, auch subfebrile Temperaturen auf. Der Patient sollte in diesem Fall einige Tage Bettruhe einhalten, um die Wirkung der immunstimulierenden Umstimmungstherapie nicht zu behindern. Bei schwacher Reaktion können am nächsten Tag Nadelung und Applikation des Baunscheidt-Externums wiederholt werden. Nach etwa zwei Monaten ist eine nochmalige Durchführung des gesamte Verfahrens zur Wirkungsintensivierung möglich.

Baunscheidtieren ohne Paste, also eine trockene Nadelung, hat einen tonisierenden, vegetativ regulierenden Effekt. Es entspricht etwa einer lokalen Akupunktur (Locus-dolendi-Stechen) und kann täglich wiederholt werden.

Indikationen

Sehr gute Ergebnisse lassen sich erzielen bei **Schmerzen** im Rahmen degenerativer Veränderungen der Wirbelsäule und Gelenke, bei Osteoporose, M. Scheuermann, radikulären und pseudoradikulären Wirbelsäulensyndromen, bei muskulären Balancestörungen und Überlastungen, verschiedenen Formen von Periarthritis humeroscapularis, vor allem Impingement-Syndrom, bei Tendovaginitiden, Infektarthritiden und zervikaler Migräne. Baunscheidt-Therapie und Chirotherapie können hervorragend miteinander kombiniert werden, v.a. bei rezidivierenden Blockierungen.

Gute Ergebnisse werden beobachtet bei Gicht (großflächig periartikulär und nicht direkt über dem Gelenk behandeln), M. Bechterew (handbreit vom Sakroiliakalgelenk bis zum Okziput und zusätzlich das Abdomen mitbehandeln), bei chronischer Polyarthritis (nur im Intervall baunscheidtieren), Kokzygodynie, Restbeschwerden von Tendovaginitiden, Periostreizungen und Achillodynie (hier Fokussuche durchführen).

Allgemeine Indikationen sind viele Befindensstörungen, funktionelle und organische Erkrankungen. Allerdings sollte eine Baunscheidt-Therapie nie bei floriden Prozessen durchgeführt werden. Bewährte allgemeine Indikationen sind:

- Essentielle Hypotonie, Müdigkeit und Anämie bei Asthenikern, besonders bei älteren und multimorbiden Patienten; überlastungsbedingte depressive Verstimmung, vegetative Dysregulationen und klimakterische Depressionen.
- Chronische Infektanfälligkeit, postinfektiöse Adynamie, akute und chronische Bronchitis, Bronchiektasien, Asthma bronchiale, funktionelle Herzbeschwerden. Reizmagen, Colon irritabile, Divertikulitis und Divertikulose, chronische Obstipation, Dünndarmptose, Gallenwegsdyskinesien, exkretorische Pankreasinsuffizienz, Harninkontinenz, chronische Harnwegsinfekte, benigne Prostatahypertrophie, chronische Adnexitis und Dysmenorrhoe.
- Schwindel, Tinnitus und Hypakusis, verschiedene Migräneformen, Spannungskopfschmerzen.
- Kinder sprechen auf die tonisierende Wirkung des Baunscheidt-Verfahrens meist gut an. Sie können ohne Stichler nur mit Paste schon ab dem 5. und etwa ab dem 10. Lebensjahr wie Erwachsene behandelt werden. Hauptindikationen sind Infektanfälligkeit, rezidivierende Angina tonsillaris, Keuchhusten, Enuresis nocturna und Impffolgen (z.B. Gelenkschmerzen).

Kontraindikationen

- Krankheiten des allergischen Formenkreises, Autoaggressionskrankheiten.

Direkt über Pyodermien, Nävi und anderen Hautveränderungen darf keine Baunscheidt-Applikation gesetzt werden. Auch bei Fieber und hochakuten Krankheiten sollte nicht baunscheidtiert werden. Deshalb ist zum Ausschluß einer floriden Entzündung vor der Behandlung eine BKS-Kontrolle ratsam. Bei Werten > 25/50 mm verbietet sich eine Baunscheidttherapie.

Nebenwirkungen

Das Baunscheidt-Verfahren ist eine relativ eingreifende Methode, weshalb der Patient über mögliche Nebenwirkungen (schriftlich) aufmerksam gemacht werden sollte:

- Geringe Schmerzen beim Sticheln, Hitzegefühl, gelegentlich Fieber oder stärkere lokale Hautreaktionen wie Eiterungen, Pruritus.
- Hyperpigmentierungen können bei pigmentreichen Patienten mit dunklem Teint über ein Jahr persistieren, verschwinden aber in den allermeisten Fällen.
- Selten kommt es zu lokalallergischen Reaktionen. Therapie: Paste mit Öl entfernen und evtl. Oleotüll/Sofratüll® applizieren, dazu Kalzium und Antihistaminika verabreichen. Bei stärkeren Begleitreaktionen wirkt außer einer Lokaltherapie erfahrungsgemäß rasch eine Kombination aus Zentramin®, Polybion® und Cebion® forte i.v.

Das in der Paste oder im Öl verwendete Krotonöl (aus Croton tiglium) gilt als Kokarzinogen bei interner Anwendung (früher als Laxans verwendet). Gesicherte Hinweise über ähnliche Wirkungen bei externer Anwendung existieren nicht. Streng naturwissenschaftlich ausgerichtete Kollegen, z.B. die Rechtsmediziner *Oepen* und *Prokop*, vertreten aber die Meinung, daß das Baunscheidt-Verfahren wie auch das Kantharidenpflaster als Körperverletzung anzusehen seien. Seit 1996 ist Krotonöl in Deutschland in Apotheken nicht mehr erhältlich. Es kann aber weiterhin im Ausland, z.B. in Österreich, bezogen werden. Das Baunscheidt-Externum ohne Krotonöl wirkt nach Ansicht aller Anwender ungleich schwächer. Der mündige Therapeut muß also im Einzelfall die Verwendung von Krotonöl entsprechend der Nutzen-Risiko-Relation abwägen und selbst verantworten.

Dazu sind bei unvoreingenommener Betrachtung und sachlicher Analyse der erwähnten Einwände folgende Bemerkungen angebracht: Im Vergleich zu den medikamentösen Therapiemaßnahmen, die hochschulmedizinisch bei den o. a. Krankheiten empfohlen und üblicherweise ohne besondere Aufklärung des Patienten längerfristig angewendet werden, ist das Baunscheidt-Verfahren nur mit relativ geringen Nebenwirkungen behaftet, zumal es vergleichsweise selten Anwendung findet. Die applizierte Menge Krotonöl spielt als Kokarzinogen vermutlich eine unbedeutende Rolle.

Praxistip

- Bezug von Baunscheit-Salbe und Öl
- Bezug der Baunscheidt-Apparate: Adressen s. Anhang

Kantharidenpflaster

Die Therapie mit dem Kantharidenpflaster gehört zu den blasenerzeugenden Verfahren (Vesikanzien) und wurde bereits in der Antike angewendet. Der Kantharidenextrakt wird aus der Spanischen Fliege (Lytta vesicatoria), einer Laufkäferart, gewonnen.

Wirkung

Das Kantharidenpflaster ähnelt in der Wirkungsweise der blutigen Schröpftherapie und wird wegen seiner Wirkung auf das Lymphsystem auch »weißer Aderlaß« genannt. Der Hautreiz des Kantharidenextraktes erzeugt eine künstliche Verbrennung zweiten Grades und führt zu einer Brandblase. Im lokalen bindegewebigen Grundgewebe summieren sich verschiedene Effekte:

- Durch direkte Einwirkung auf die Haut kommt es zur **Gegenirritation** und damit zur Schmerzlinderung.
- **Antiödematöser** und **antiphlogistisch-analgetischer Effekt:** Der Sog von Lymphflüssigkeit in die Blase stellt eine massive Lymphdrainage dar, begleitet von einem Strom von Schmerzmediatoren, Immunkomplexen und Stoffwechselschlacken (Harnsäure, saure Radikale usw.) aus tieferliegenden Gewebsschichten an die Hautoberfläche.
- Drainage nach innen durch die verbrennungsbedingte **lokale Hyperämie**. Je größer der Lymphverlust während der Pflasterapplikation ist, desto größer ist auch die resultierende Reduktion von Schmerzen und Beschwerden.

- **Immunologische Wirkung:** Zunächst lokal, später im ganzen Organismus Bildung und Aktivierung von immunkompetenten Zellen und hydrolytischen Enzymen. In der Grundsubstanz des behandelten Areals werden Mediatoren und Botenstoffe freigesetzt, welche selbst wieder Immunreaktionen auslösen. Am Applikationsort werden immunlogische Abläufe, die blockiert waren, wieder aktiviert.
- **Hyperämie:** Die regionale Mehrdurchblutung während der Heilungsphase der Brandblase führt zu einer starken lokalen Stoffwechselsteigerung, begleitet von einer entsprechenden Tiefenwirkung im gesamten Segment.

Hilfsmittel für die Behandlung

Kantharidenpflaster sind in der Apotheke fertig beziehbar. Die Pflasteranwendung mit einer Salbe nach Rezept ist jedoch wegen der besseren Dosierbarkeit zu bevorzugen.

Schwarze Kantharidensalbe:

Rp.		
	Cantharidis pulvis	350,0
	Acidum aceticum 99 %	54,0
	Oleum terebinthi	300,0
	Cera alba	250,0
	Adeps benzoatus	400,0
	Colophonium pulvis solub.	350,0
	Lanolin	250,0
	Oleum arachidis	250,0

Helle Salbe:

Rp.		
	Tinctura cantharidis	10,0
	Oleum arachidis	2,0
	Adeps benzoatus	2,0
	Cera flava	1,0
	Unguentum molle	ad 50,0

Diese Salbe ist milder, entmischt sich leicht, deshalb sollte nur in kleinen Mengen hergestellt werden; sie verursacht keine Pigmentierungen.

Kantharidensalbe nach *Anselmi*:

Rp.		
	Pulvis Cantharidis	25,0
	Oleum olivae	5,0
	Cera flava	35,0
	Elemi	15,0
	Styrax depur. fl.	12,0
	Colophonium	8,0

Technik

Das Pflaster kann morgens angelegt werden, um die schmerzhafte Phase nicht in die Nacht zu verlegen und die Beschwerden tagsüber behandeln zu können. Das Anlegen am späten Nachmittag hat den Vorteil, den ersten Verbandswechsel bequem am nächsten Morgen durchführen zu können. Der Patienten wird vorher informiert, daß nach etwa 3-4 Stunden (erträgliche) Brennschmerzen einsetzen. Das Hautareal wird nach Palpationsbefund des Bindegewebes und nach Lokalbefund ermittelt, markiert und rasiert. Man bestimmt die Größe des Pflasters, welche 5x10 cm nicht überschreiten sollte. Die Haut wird ggf. mit Benzin entfettet und dann die Pflastermasse dünn auf die Haut oder zunächst auf einen Zellstoffstreifen aufgebracht; darüber werden Kompressen zur Resorption des Wundsekretes gelegt. Gut haftende Heftpflasterstreifen (Fixomull-stretch®) verkleben als Fensterrahmen den Verband. Auch großflächige Totalklebeverbände oder elastische Binden (am Kniegelenk) kommen zur Anwendung.

Hinweis: Unter dem Verband darf keine Salbe hervortreten, weil sonst die Gefahr von Verbrennungen außerhalb des gewünschten Hautareals besteht.

Nach 12-16 Stunden sollte eine ausreichend große Brandblase entstanden sein; die Oberhaut hat sich vom Corium abgehoben. Jetzt wird die erste Wundkontrolle vorgenommen. Bei klarer Flüssigkeit inzidiert man die Blase am unteren Wundpol mit einer Kanüle und läßt das Sekret abfließen. Die Haut der Brandblase wird nur entfernt, wenn sie stark eingerissen ist oder bei sulzig-eingedicktem Inhalt. Ansonsten beläßt man sie zur besseren Wundheilung. Die Salbenreste werden sorgfältig von der Haut entfernt. Die Wunde wird mit einer sterilen Kompresse, die dünn mit einer neutralen Salbe bestrichen ist, bedeckt und mit einem Heftpflasterverband versorgt. Weitere Verbandswechsel zur Wundkontrolle erfolgen täglich in den nächsten 5 Tagen. In dieser Zeit darf der Verband nicht durch Waschen befeuchtet werden. Ein zweites Pflaster sollte an derselben Stelle nach völliger Abheilung der Haut frühestens nach ca. 6 Wochen appliziert werden.

Indikationen

Für ein Kantharidenpflaster sind Hautareale geeignet, die druckdolent und als Hinweis auf ein lokales Lymphödem etwas sulzig sind. Auch äußerlich unauffällig erscheinende Hautbezirke können mit einem Pflaster versehen werden.

Gute Erfolge sind vor allen bei lokalen (akuten oder chronischen) Schmerzen und Entzündungen zu erzielen.

Wirbelsäulenbeschwerden: lokale, pseudoradikuläre und z.T. auch radikuläre WS-Syndrome, im Bereich der HWS bis zum SIG, Schulter-Arm-Syndrome verschiedener Genese (Impingement-Syndrom), Postnukleotomiesyndrom, Interkostalneuralgien und chronisch-rezidivierende Gelenksblockierungen. Das Kantharidenpflaster kann gut mit der Chirotherapie kombiniert werden.

Gelenkbeschwerden: Gonarthrosen im nicht aktivierten Stadium. Hier wird das Pflaster am Dolenzmaximum des inneren oder äußeren Kniegelenksspaltes unter Aussparung einer evtl. bestehenden Beinvarikose appliziert. Es eignet sich bei Beschwerden nach Kniegelenkseingriffen, v. a. nach Meniskusentfernung, Handwurzelarthrosen, v. a. am Daumengrund- und -sattelgelenk, Fingerpolyarthrosen, Arthrosen der Schultergelenke und der Sprunggelenke.

Weitere orthopädische Indikationen sind Tietze-Syndrom, Insertionstendinosen und Myotendinosen (Trochanter major, Epikondylopathie) und Okzipitalneuralgien. Eine gute Indikation ist auch der M. Bechterew, bei dem kleine Pflaster im Bereich der Dornfortsätze appliziert werden.

Allgemeine Indikationen sind Tumorschmerzen bei isolierten Knochenmetastasen (Schmerzklinik der Universität Gießen), Otitis media acuta und chronica, v. a. bei Kindern (Pflaster auf das Mastoid setzen), Sinusitis frontalis et maxillaris (ebenfalls am Mastoid), rezidivierende Angina tonsillaris, Tonsillarabszesse, Herpes zoster und Postzosterneuralgien, Trigeminusneuralgie, Pleuraergüsse und Verschwartungen, Postcholezystektomiesyndrom, postoperative Narbenbeschwerden (Pflaster über die ganze Narbe setzen), chronische Ekzeme und klimakterische Depressionen in Verbindung mit lokalen Kreuzschmerzen. Hier wird auf das Areal um L5/S1 ein Pflaster von der Größe einer halben Postkarte gesetzt.

In der Literatur angegebene Indikationen, die sich in der Praxis als unwirksam erwiesen haben, sind die Coxarthrose, entzündliche oder traumatische Kniegelenksschwellungen, akute rheumatische Schwellungen, Diskushernien (s.o.) mit Wurzelreizsyndrom bei asthenischen Patienten.

Kontraindikationen
Wegen der nephrotoxischen Wirkung größerer Mengen von Cantharidin darf keine Pflastertherapie bei einer akuten Zystitis oder Pyelonephritis durchgeführt werden. Deshalb wird vor Therapiebeginn routinemäßig zum Ausschluß eines floriden Harnwegsinfektes bei jedem Patienten eine Urinuntersuchung vorgenommen. Prophylaktisch kann disponierten Patienten Urgenin® oder Spasmo-Urgenin® verabreicht werden.

Weitere Kontraindikationen sind Gangrän, Stauungsödeme, arterielle Durchblutungsstörungen und alle nicht differenzierbaren Hautveränderungen, akut entzündete Gelenke und floride Systemerkrankungen. Grundsätzlich wird nur bei unauffälligen Entzündungsparametern ein Pflaster appliziert. Als Grenze kann eine Blutsenkungsreaktion von 25/50 mm n.W. gelten. Die Salbe darf auf keinen Fall auf offene Wunden, Schleimhäute und in Gelenkbeugen gebracht werden.

Nebenwirkungen
Zurückhaltung ist geboten, wie beim Baunscheidt-Verfahren, bei dunklen, pigmentreichen Patienten wegen der Gefahr von Hyperpigmentierungen, die Jahre bestehen können. Sicherheitshalber verwendet man hier die milde und hellere Salbe. Unangenehm sind manchmal lokale Schmerzen im Stadium der Brandblasenbildung. Kleine Pflaster brennen ebenso stark wie größere und erzielen u.U. keine Wirkung. Der Patient wird vorher darüber genau informiert und erhält ggf. ein peripher wirkendes Analgetikum. Harnblasenreizungen, in seltenen Fällen auch eine hämorrhagische Reizblase, sind mögliche Nebenwirkungen in den ersten beiden Tagen. Superinfektionen werden praktisch nie beobachtet.

Praxistip

- Die Salbe ist in der Regel nicht länger als zwei Jahre haltbar, danach läßt ihre Wirkung nach.
- Bezug von Kantharidensalbe: Adresse s. Anhang

Fontanellentherapie

Historisch leitet sich die Fontanellentherapie aus der Behandlung mit dem »Glüheisen« ab. Ein Ausspruch von *Hippokrates* dokumentiert dessen medizinhistorische Bedeutung: »Was Medikamente nicht heilen, heilt das Eisen und was das Eisen nicht heilt, heilt das Feuer...«

Die Fontanelle (»Quellgebiet«) ist ein künstlich erzeugtes, in permanenter Sekretion gehaltenes Ulkus zur Behandlung chronischer Entzündungen und Schmerzen, besonders an Gelenken. Die Methode erzielt bei den wenigen noch bestehenden Indikationen überraschend gute Therapieergebnisse, obwohl sie nur noch selten zur Anwendung kommt.

Wirkung

In und um einen morphologischen Defekt, z. B. ein arthrotisches Gelenk, bildet sich eine funktionelle Störung, die selbst wieder zum Störfeld werden kann. Bekanntermaßen steht die Schmerzhaftigkeit von Arthrosen nicht immer in direktem Zusammenhang mit dem Ausmaß der morphologischen Gelenkveränderungen. Die Beschwerdeintensität hängt vielmehr wesentlich von Stoffwechsel und Mikrozirkulation der periartikulären Weichteilstrukturen ab. Wie bei den anderen ausleitenden Verfahren kommt es bei der Fontanellentherapie zu einer mehrschichtigen Wirkung:

Sie wirkt wie ein lokaler Aderlaß und eine lokale Lymphdrainage, die über Wochen kleine Mengen Blut und Lymphe sezerniert. Zugleich werden dadurch, so die humoralmedizinische Theorie, saure Stoffwechselvalenzen, Schmerzmediatoren und Toxine ausgeleitet. Auf Grund des deutlich verbesserten Milieus in der bindegewebigen Grundsubstanz schwindet der Schmerz. Auch nach Abheilen der Fontanelle besteht oft jahrelange Schmerzfreiheit. Darüber hinaus kommt es durch die Reizkörperwirkung zu einer perifokalen Hyperämie und einer langanhaltenden Immunstimulation.

Letztlich hängt aber die Dauer der Beschwerdefreiheit von allen das lokale Grundsystem beeinflussenden Faktoren ab. Dazu gehört im weiteren Sinne auch die Lebensführung des Patienten (s. Kapitel Ordnungstherapie). Eine strukturell bedingte Bewegungseinschränkung bleibt natürlich unverändert.

Technik

Nach Lokalanästhesie wird mit einem Elektrokauter an der indizierten Stelle, die sich möglichst nahe am Krankheitsprozeß, aber außerhalb der Gelenkkapsel befinden und ausreichend Weichteilgewebe haben sollte, ein etwa knapp pfenniggroßer Gewebsdefekt bis zur Muskelfaszie erzeugt. Es kommt zunächst zu einer erwünschten Blutung aus dem Defekt (bis zu 100 ml), welche schmerzentlastend wirkt. Danach wird die Wunde verschorft. Durch Einlegen einer sterilisierbaren Metallkugel oder Glasperle verhindert man einige Wochen lang ein vollständiges Granulieren der Wunde. Beim Verbandswechsel kann der Fremdkörper täglich gewechselt werden. Eine Superinfektion wurde bisher noch nie beobachtet.

Zu große Ulcera läßt man etwas zugranulieren. Dieser Prozeß ist auch in umgekehrter Richtung durch Applikation von katabol wirkenden Externa zu beeinflussen. Meistens ist nach spätestens sechs Wochen der erwünschte analgetische Effekt eingetreten. Die Wunde kann aber auch drei Monate lang offengehalten werden. Eine ausführliche Aufklärung über den Eingriff ist selbstverständlich.

Indikationen

Hauptindikation ist die Coxarthrose, bei der eine Fontanelle 3-4 QF hinter dem Trochanter major gesetzt wird. Auch bei der Gonarthrose hat die Fontanelle gelegentlich noch ihre Berechtigung. Sie wird an der Innenseite der Wade ca. 10 cm unterhalb des medialen Gelenkspaltes plaziert. Bei extrem schmerzhaften degenerativen LWS-Veränderungen kann eine Fontanelle paravertebral als ultima ratio durchgeführt werden. Alle anderen, früher üblichen Indikationen sind heute obsolet.

Die Fontanellentherapie wird nur noch sehr selten angewendet, weil Operationstechnik und Intensivmedizin heute Operationen selbst in hohem Lebensalter relativ problemlos ermöglichen. Trotzdem hat sie nach wie vor ihre Berechtigung in der Behandlung starke Schmerzen bei weit fortgeschrittenen Arthrosen und inoperablen, operationsunwilligen oder Hoch-Risiko-Patienten.

Komplikationen

Thrombosen am Unterschenkel können bei falscher Lage der Fontanelle in der Nähe größerer Venen auftreten, sehr selten auch Wundheilungstörungen.

Andere Reizkörpermethoden

Minifontanelle

Aus der ostasiatischen Heilkunde ist die Moxibustion (Abbrennen) eines Heilkrautes auf der Haut bekannt. Davon abgeleitet ist die Minifontanelle, bei der ein stecknadelkopfgroßes Kegelchen aus getrocknetem Beifuß (Artemisia vulgaris) an bestimmten Stellen auf der Haut abgebrannt wird. Dabei entsteht am unteren Teil des Moxakegels ein kurzer und heftiger Schmerz. Bis zum Abfallen des Schorfes nach einer Woche wird täglich etwas Salbe auf die Wunde gegeben. Die Brennmoxa hat ähnliche, wenn auch schwächere Wirkungen wie die Fontanelle: ableitende, umstimmende und wohl auch immunologische Effekte.
Indikationen sind in erster Linie Arthroseschmerzen.
Am Daumensattelgelenk sind meist nur zwei Anwendungen nötig. Die gerstenkorngroßen Moxakegel werden an 5-10 Schmerzpunkten abgebrannt.
Am Großzehengrundgelenk werden sie bei Hallux-valgus-Schmerzen auf die Dorsal- und Medialseite der Zehe gesetzt.
An den Finger- und Zehengelenken appliziert man jeweils dorsal eine Brennmoxe. Bei Spreizfußbeschwerden ist die Behandlung mehrmals zu wiederholen.
Am Mittelfuß können 10-15 Kügelchen plaziert werden.
Am Hüftgelenk, wo die Minifontanelle besonders bei asthenischen Patienten mit Coxarthrose indiziert ist, moxt man den Patienten in Seitenlage an den maximalen Schmerzpunkten.
Bei Gonarthrosen, aber auch bei traumatischen Kniegelenksergüssen werden kleinste, reiskorngroße Moxakügelchen am medialen Kniegelenkspalt bis hin zum Pes anserinus gesetzt.

Mikrofontanelle

Die Verwendung einer Akupunktur-Dauernadel stellt ebenfalls eine Fontanelle in kleinstem Umfang dar.
Bei der Epicondylopathia radialis und ulnaris wird eine Akupunkturdauernadel flach intrakutan an den schmerzhaftesten Punkt gesetzt, mit einem wasserdichten Pflaster abgedeckt und bis zu sechs Wochen belassen. Sobald ein Schmerz auftritt, wird die Nadel entfernt. Eine ideale Kombination hierzu ist blutiges Schröpfen am Nacken oder an der Schulterzone bzw. die Applikation eines Kantharidenpflasters in Höhe von C7.
Bei der **Okzipitalneuralgie** wird entlang der Linea nuchae an den Akupunkturpunkten Blase 10 und 20 quer zur Meridianrichtung jeweils eine Nadel intrakutan mit der Spitze nach lateral gesetzt, mit einem Pflaster bedeckt und etwa eine Woche belassen.
Schmerzen einer **Kiefergelenksarthritis** verschwinden in der Regel schnell durch Setzen einer Dauernadel am maximalen Schmerzpunkt. Zusätzlich sollte hier eine Mundakupunktur, ein Kantharidenpflaster oder eine Schröpfung am Nacken erfolgen.

Praxistip

Die Anwendung der ausleitenden Verfahren in der Praxis verlangt vom Arzt präzise Sachkenntnis, besondere Sorgfalt und auch therapeutischen Mut. Deshalb ist es unbedingt empfehlenswert, zum Erlernen der Aschner-Methoden einen praxisorientierten Kurs zu besuchen, wie er z. B. als Fortbildungsveranstaltung von *Abele* im Rahmen der Medizinischen Woche Baden-Baden angeboten wird.
Theoretisch werden die Aschner-Verfahren auch bei den **Weiterbildungskursen Naturheilverfahren** dargestellt. Ideal geeignet zum Erlernen der Methoden ist das dreimonatige Praktikum zur Weiterbildung in Naturheilverfahren bei einem humoraltherapeutisch erfahrenen Weiterbilder.
➤ Adresse s. Anhang

1. Abele, J.: Propädeutik der Humoraltherapie. Haug, Heidelberg 1992
2. Aschner, B.: Lehrbuch der Konstitutionstherapie, 8. Aufl. Hippokrates, Stuttgart 1986
3. Augustin, M., Schmiedel, V. (Hrsg.): Praxisleitfaden Naturheilkunde, 2. Aufl. Jungjohann, Ulm 1994
4. Herget, H., Vogelsberger, W.: Schmerztherapie und Naturheilverfahren. Hippokrates, Stuttgart 1986

Neuraltherapie

Gegenstand der Neuraltherapie ist die Injektion von Lokalanästhetika zu therapeutischen Zwecken. Wesentliches Prinzip der Neuraltherapie ist – wichtiger als die pharmakologische Wirkung der Lokalanästhetika – deren **Effekt auf lokale und übergeordnete Regelkreise**. Die Breite der therapeutischen Anwendung und die Komplexität der Neuraltherapie sind deutliche Hinweise, daß nicht primär die lokale Wirkung des Procains, sondern das Eingreifen in Regulationsphänomene, d.h. die Umstimmung für den therapeutischen Erfolg verantwortlich sind. Applikationsort und Art des Reizes spielen dabei eine besondere Rolle. Ähnliche Ergebnisse sind auch durch Injektionen mit Kochsalzlösungen, Akupunktur oder Bindegewebsmassagen zu erzielen. Als Regulationstherapie ist die Neuraltherapie zur Behandlung zahlreicher orthopädischer Krankheiten geeignet. Die Indikationen reichen weit über die der therapeutischen Lokalanästhesie hinaus, bei der akute und chronische Schmerzen durch temporäre Ausschaltung von Nozizeptoren, Blockade afferenter nozizeptiver Bahnen und Unterbrechung sympathischer oder somatomotorischer Reflexmechanismen beeinflußt werden. Dieses Kapitel beschränkt sich auf das Naturheilverfahren Neuraltherapie, obwohl es viele Gemeinsamkeiten und Überschneidungen mit der therapeutischen Lokalanästhesie gibt.

Nerven- und Plexusblockaden sowie die relativ komplizierten Injektionstechniken an Ganglien und Spinalwurzeln sind ausführlichen Lehrbüchern zu entnehmen. Gerade eine naturheilkundlich orientierte Therapie, die den Anspruch weitgehender Nebenwirkungsfreiheit erhebt, sollte aber im Sinne der Verhältnismäßigkeit der Mittel therapeutische Techniken verwenden, die von Seiten des Nutzen-Risiko-Verhältnisses gerechtfertigt erscheinen. Im Einzelfall sind sicher immer wieder auch invasivere Injektionen zur Schmerzausschaltung und Regulationstherapie nötig.

Grundlagen

Prinzipien der Neuraltherapie

Die Neuraltherapie wurde von den Gebrüdern *Huneke* vor Jahrzehnten auf Grund von Einzelbeobachtungen und eigenen Erfahrungen begründet. *Ferdinand Huneke* stellte drei »Lehrsätze« auf:

1. Jede Krankheit kann störfeldbedingt sein.
2. Jede Stelle des Körpers kann zum Störfeld werden.
3. Eine Impletol® -Injektion (Procain mit Zusatz von Coffein) in das Störfeld heilt eine störfeldbedingte Krankheit über das Sekundenphänomen, soweit anatomisch noch möglich.

Diese Feststellungen gelten noch heute bis auf Einschränkungen beim dritten Lehrsatz, denn Krankheiten können sich verselbständigen und dann unabhängig vom Störfeld werden. Wenn eine sogenannte Regulationsstarre im Organismus vorliegt, ist vor der Neuraltherapie eine biologische Vorbehandlung notwendig, die das bindegewebige Grundsystem drainieren muß.
Heute verwendet man statt Impletol® vorwiegend Procain und Lidocain. Zur Umstimmung und Reizverstärkung werden auch pflanzliche und bakterielle Reizstoffe als Injektionspräparate oder Einreibungen in die skarifizierte Haut eingesetzt.

Wirkung

Lokalanästhetika haben eine analgetische und antiphlogistische Lokalwirkung. Sie ermöglichen den Aufbau physiologischer Membranpotentiale und normalisieren die von Störstellen ausgehenden unphysiologischen Dauerdepolarisationen, wodurch sich gestörte Regelkreise wieder normalisieren. Die neuraltherapeutische Wirkung zielt deshalb auf lokale, segmentale und übergeordnete Regelkreise, deren ständige Reizüberflutung durch Nozizeption und Schmerz über eine Stabilisierung des Membranpotentials vermindert wird. Beispiel einer lokalen Regulationverbesserung durch Neuraltherapie ist das Durchbrechen des **Circulus vitiosus** von Schmerz -Muskelverspannung – Ischämie – Schmerz. Die Wirkungszusammenhänge von kutisomatischen, kutiviszeralen und vertebroviszeralen Reflexen sind bekannt.
Entsprechend dem Modell des bindegewebigen Grundsystems nach *Pischinger* und dem Konzept des Zelle-Matrix-Systems von *Heine* kann das

weiche Bindegewebe des Interzellularraumes als morphologisches Substrat angenommen werden, in dem die Neuraltherapie und auch andere Umstimmungstherapien – lokal, über Akupunkturpunkte, Störfelder und Somatotopien – wirksam werden. Diskutiert werden folgende Effekte:
• Der Nadelstich bewirkt eine lokale Mesenchymreaktion und eine erhöhte Bereitschaft des Organismus, Reize zu verarbeiten.
• Das Lokalanästhetikum beeinflußt lokal die Redoxsituation und stabilisiert die Zellmembranen.
• Der Injektionsdruck führt im Bindegewebe Gel- in Solzustände über.
• Insgesamt unterstützt die Neuraltherapie als umstimmende Maßnahme die Selbstregulationsmechanismen des Organismus.

Vordiagnostik

Die Vordiagnostik umfaßt die funktionelle Prüfung der Bewegungsorgane sowie eine internistische und neurologische Untersuchung.
Unerläßlich sind eine spezielle Anamnese und Befunderhebung. Für die Neuraltherapie ist es ganz besonders wichtig, die zeitlichen Zusammenhänge zwischen Trauma und Erkrankung mit der jetzigen Symptomatik genau zu eruieren; des weiteren müssen erfaßt werden:
• die Lateralität der Beschwerden
• alle Narben, Hautatrophien, Hyperkeratosen
• lokale Entzündungszeichen
• Hautturgor, Temperaturdifferenzen
• Bindegewebskonsistenz, Gelosen, Triggerpunkte, Periostverquellungen
• vegetative Stigmata (Schlaf, Sudomotorik, Wetterfühligkeit, periphere Durchblutung)
Auch jede Änderung des Beschwerdebildes nach einer Neuraltherapie kann als Hinweis auf ein Störfeld gesehen werden, z. B. eine Besserung oder Verschlechterung bzw. das Auftreten alter oder neuer Symptome.

Anwendungsformen

Entsprechend dem Resultat von Anamnese, Befund und Untersuchung wird die Neuraltherapie lokal, im Segment oder über einen übergeordneten Regelkreis eingesetzt.

Lokaltherapie

In der Regel beginnt man mit der lokalen Injektion von Lokalanästhetika, die bei allen akuten oder erst kurz bestehenden Schmerzen angezeigt ist. Bei Beschwerdebesserung wird die Behandlung wiederholt, bei indifferenter Reaktion ebenfalls, zugleich aber die Behandlung im Segment angeschlossen.

Segmenttherapie

Darunter werden intrakutane Reiztherapien in Reflexzonen sowie Injektionen an Triggerpunkte, periphere Nerven und sympathische Ganglien zusammengefaßt. Zu einem Segment gehören sämtliche durch neurale Übertragung mit einem inneren Organ verbundenen oberflächlichen und tiefen somatischen Gewebsstrukturen. Beispiel für ein segmentalreflektorisches Störungsmuster bei Leber- und Gallenkrankheiten zeigt *Abbildung 5*.
Eine Segmenttherapie ist immer dann angezeigt, wenn die Lokalbehandlung nicht suffizient war oder die betroffenen Organe nicht direkt zugänglich sind. Sie ist auch kontralateral möglich, z. B. bei Phantomschmerzen oder lokalen Reizzuständen. Alle segmentalen Bezüge und Reflexbögen von Haut, Unterhaut, Muskeln, Sehnen, Gelenkkapseln und Periost können durch gezielte Injektionen angesprochen werden.
Quaddeln ist die häufigste Form der Segmenttherapie. Besonders effektiv ist die Quaddeltherapie bei chronischen und mehr diffusen Schmerzen, z. B. an der Wirbelsäule. Eine streng intrakutane Anwendung ist zu bevorzugen, weil dadurch der Reiz für eine Umstimmung der Fehlregulation größer ist als bei subkutaner Injektion.
Angriffspunkt der segmentalen tieferen **Neuraltherapie im Unterhautgewebe** sind Gelosen und Triggerpunkte, die als deutlich tastbare, zum Teil sehr harte Knötchen in der Subkutis imponieren.
Gelenkaffektionen werden neuraltherapeutisch weniger mit intraartikulären Injektionen als vielmehr mit Injektionen an die Kapsel und den Bandapparat behandelt. Neben lokalen Wirkungen zur Ausschaltung von Nozizeptoren sind hier kurze Reflexbögen für die Wirkung verantwortlich.
Innere Organe können in der Regel nur über

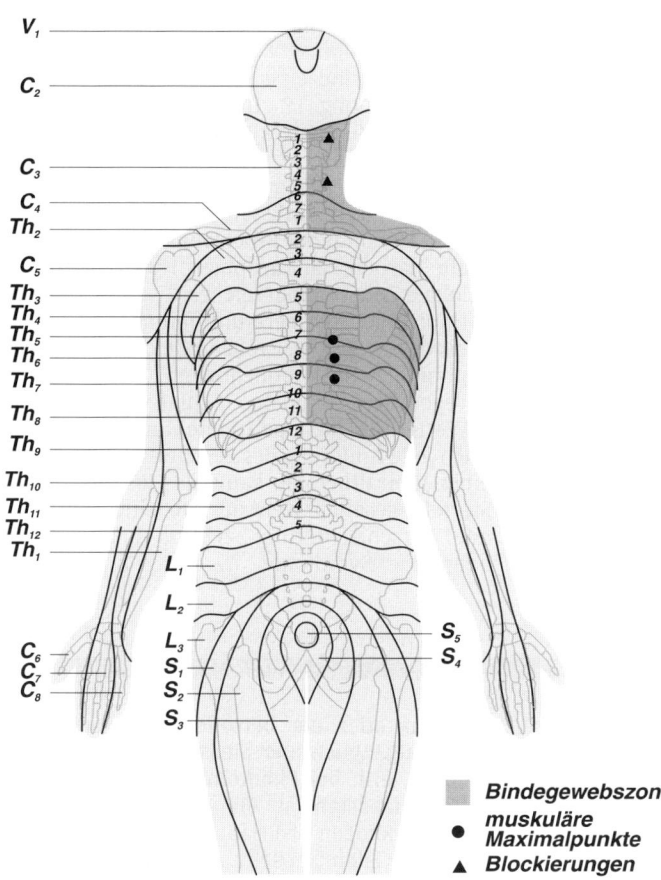

Abb. 5: Segmental-reflektorisches Störungsmuster bei Leber- und Gallenblasenerkrankungen. Ventral zeigen sich Bindegewebszonen im Rippenbogenbereich rechts. Typisch ist ein rechtsseitiger Schulterschmerz, oft auch eine Schmerzzone frontal über dem rechten Auge.

■ Bindegewebszonen
● muskuläre Maximalpunkte
▲ Blockierungen

segmentale Beziehungen oder über Akupunkturpunkte und zugeordnete Ganglien behandelt werden.
Eine Verschlechterung der Symptomatik durch Lokal- oder Segmenttherapie kann auf ein Störfeldgeschehen hinweisen. Dann ist mit einer Störfeldsuche zu beginnen oder eine Behandlung über andere Bezugssysteme zwischenzuschalten.

Therapie über nicht segmentgebundene Funktionskreise

Noch vor der Störfeldsuche ist der Versuch angezeigt, hormonelle Regelkreise neuraltherapeutisch zu beeinflussen, vor allem über Behandlung von Schilddrüse und Ovarien. Geeignet sind lokale Organinjektionen, Injektion in Akupunkturpunkte und Beeinflussung über Somatotopien.
Schilddrüse. Alle Krankheitsbilder mit auffallender vegetativer Symptomatik können über eine Neuraltherapie der Schilddrüse behandelt werden. Besonders eignen sich hierfür Schilddrüsenfunktionsstörungen. Symptome einer Über- und Unterfunktion können bei normalen Schilddrüsen-Laborparametern nebeneinander bestehen.
Die Neuraltherapie an die Schilddrüsenkapsel und in die Schilddrüsenlappen bessert oft schon bei der ersten Behandlung schlagartig Beschwerden und Allgemeinbefinden (nervöse Unruhe, Reizbarkeit, Müdigkeit, Schlafstörungen etc.). Auch diffuse, als larvierte Depression erscheinende Beschwerdebilder können verschwinden. Empirisch äußert sich die umstimmende Wirkung häufig als eine Regulierung zur physiologischen Norm. Über den theoretischen Hintergrund endokriner Funktionsstörungen durch die Neuraltherapie ist wenig bekannt. Durch Beeinflussung des vegetativen Grundsystems wird vermutlich die Autoregulation der Schilddrüse verbessert.

Gynäkologischer Raum und Frankenhäuser-Ganglien. Eine Beeinflussung des weiblichen Hormonkreises kann auch für die orthopädische Praxis wichtig sein, weil viele Patientinnen mit orthopädischen Krankheiten an hormonellen Dysfunktionen und Entzündungen im kleinen Becken leiden (genitales Störfeld).

Therapie über Akupunkturpunkte

Auch Akupunkturpunkte können als Schmerz-Maximalpunkte neuraltherapeutisch genutzt werden. Wenn die betroffenen Organe nicht direkt zu erreichen sind, werden Nah- und Fernpunkte sowie Zustimmungs- und Alarmpunkte einbezogen.

Beispiele: Bei Epikondylopathien werden Akupunkturpunkte des Dickdarmmeridians, der die Schmerzregion durchzieht, gestochen (Di 4, 10 und 12), bei Gonarthroseschmerzen die im schmerzhaften Kniereal gelegenen Meridianpunkte, z. B. Leber-, Nieren-, Magen-, Milz/Pankreas- oder Blasenmeridian.

Über den Wirkungsmechanismus der neuraltherapeutischen Behandlung an Akupunkturpunkten ist noch wenig bekannt. Möglicherweise wird hier mit der Injektion eines Lokalanästhetikums ein energetischer Ausgleich im Meridiansystem erzielt.

Somatotopien

Korrespondenzzonen (Zuordnungssysteme) des Organismus oder Somatotopien können über sog. Akupunkturmikrosysteme mittels mechanischer Stimulierung (Akupressur, Nadelstich) oder durch oberflächliche Quaddelung neuraltherapeutisch genutzt werden: am Kopf in Form der Schädelakupunktur, an den Ohren über die Ohrakupunktur, an den Füßen über die Fußreflexzonentherapie oder im Zahn-Kieferbereich über die Mundakupunktur.

Bevorzugt sollten diejenigen Systeme behandelt werden, welche trophische Auffälligkeiten aufweisen oder durch Narben etc. verändert sind. Die Vernetzung der verschiedenen Somatotopien mit der Gesamtregulation des Organismus ist wissenschaftlich ebenfalls noch nicht geklärt, wird aber seit langem empirisch erfolgreich genutzt (s. Kapitel Akupunktur).

Therapie von Herden und Störfeldern

Bleiben die bisher beschriebenen therapeutischen Ansätze ohne Erfolg oder tritt gar eine Verschlechterung ein, muß an ein störfeldinduziertes Krankheitsbild gedacht und mit der Störfeldsuche begonnen werden.

Wenn Erkrankungen der Bewegungsorgane in ihrer Gesamtheit erfaßt werden sollen, bietet die lokale Pathomorphologie allein oft keine ausreichende Erklärung für das Auftreten und die Intensität von Beschwerden. Herd- und Störfeldgeschehen wurden früher sicher überbewertet. Heute ist ihre Bedeutung als mitbestimmende Krankheitsursache bei funktionellen und degenerativen orthopädischen Erkrankungen, auch bei Krankheiten des rheumatischen Formenkreises, längst nicht mehr Spekulation, sondern eine statistisch weitgehend gesicherte Tatsache (*Eder, Tilscher*). Beweisend für die Richtigkeit dieser Annahme ist das Auslösen des Sekundenphänomens bzw. der therapeutische Erfolg durch operative Sanierungsmaßnahmen.

Bei einigen Autoren bleibt der Begriff »Herd« ausschließlich für einen bakteriell streuenden Fokus reserviert. *Heine* definiert ihn als bindegewebige, histopathologisch faßbare Veränderung im Gegensatz zum reflektorisch induzierten Störfeld. Auch der Terminus »Störfeld« ist bis heute nur vage definiert. Es fehlt ein ausreichender wissenschaftlicher Hintergrund zur Erklärung des Störfeldgeschehens. Man versteht darunter nach *Eder* und *Tilscher* Irritationszentren in Geweben außerhalb der segmentalen Zuordnung, die auf nervalem Weg ihre pathologische Fernwirkung an einem beliebigen Ort des Körpers entfalten können. Durch die pathologischen Gewebsveränderungen und Fehlreaktionen auf Grund einer Reizüberflutung wird das komplexe Regelkreisgeschehen der Gesamtregulation überlastet; dadurch werden an vorbelasteten Strukturen Fernstörungen ausgelöst.

Herde schaffen also am Locus minoris resistentiae die Voraussetzungen für die Manifestation von Organschäden. Hauptort für Fernstörungen ist das Achsenorgan. Wesentlich für die Behandlung vieler, auch chronischer Erkrankungen auf orthopädischem Gebiet ist die Wiederherstellung der Regulationsfähigkeit.

Störfelder bei Krankheiten der Bewegungsorgane

Störfelder finden sich gehäuft vor allem im Zahn-/Kieferbereich und im Rachenring; sie gehen aus von devitalen Zähnen, Restostitiden, Wurzelresten, Granulomen, verlagerten und retinierten Zähnen, tiefen paradontotischen Taschen, chronischen Tonsillitiden und Sinusitiden. Weitere Störfelder gehen von Adnex- und

Prostataprozessen aus, die vor allem rezidivierende Kreuzschmerzen im ligamentären und muskulären Bereich auslösen. Narben von Wunden mit gestörtem Heilungsverlauf sind besonders bei segment- oder quadrantenbezogenen Beschwerdebildern und bei Lage auf Akupunkturmeridianen von Bedeutung. Das bedeutendste Störfeld ist heute jedoch der Darm.

Herdbedingte Störwirkungen scheinen besonders vorgeschädigte Bewegungsorgane zu belasten. Traumen, Infekte, Unterkühlung, Streß und psychische Überlastungen sind als Auslöser eines zunächst subklinischen Herdgeschehens zu sehen. Am Achsenorgan scheinen sich dabei einige Regeln aufstellen zu lassen:
- Herd- und Fernstörung liegen primär homolateral.
- Tonsillen haben enge Wechselbeziehungen zu den großen Gelenken.
- Die Zahn-Kieferregion ist der unteren Lumbalregion, Kopfschmerzen und Migräne zugeordnet.
- Behederte Weisheitszähne können STG-Irritationen auslösen.
- Kieferhöhlenaffektionen lösen häufig neben Kopfschmerzen das interskapuläre Schmerzsyndrom aus.
- Alle Kopfherde weisen eine Affinität zu den drei obersten Zervikalsegmenten auf.

Zwischen Herden im Zahn-Kieferbereich und anderen Organbereichen gibt es besonders enge Verbindungen, wie sie z.B. in den »energetischen Wechselbeziehungen« odontogener Herde zu Organen und Gewebesystemen im System der Elektroakupunktur nach Voll zum Ausdruck kommen.

Störfeldsuche

Herde und Störfelder verursachen häufig nur geringe oder gar keine lokalen Symptome. Ausgangspunkt einer zielgerichteten Störfeldsuche ist eine akribische Anamnese und Befunderhebung vor allem hinsichtlich der häufigen Störstellen und Auslöser, da jede pathologisch veränderte Region des Körpers zum Störfeld werden und Auslöser einer Fernstörung sein kann. Mögliche Hinweise für ein Störfeldgeschehen gibt auch die bunte Symptomatik einer vegetativen Dysregulation mit Wetterfühligkeit und chronischer Müdigkeit. Multiple, sonst nicht erklärbare Druckdolenzen an Sehnen- und Muskelansätzen sollten ebenfalls eine Herdexploration anregen. Routine-Laboruntersuchungen wie Blutbild, Blutsenkung, CRP, ASL-Titer und die Elektrophorese erfassen in der Regel ein Herdgeschehen nicht. Mögliche technische Hilfsmittel der Störfelddiagnostik sind Thermoregulationsdiagnostik und Elektroakupunktur. Bewährt haben sich in der Praxis hier besonders kinesiologische Testverfahren (s. Kapitel Ordnungstherapie).

Zur neuraltherapeutischen Störfelddiagnostik werden Lokalanästhetika an alle Areale injiziert, die störfeldverdächtig sind, z.B. Narben, Schmerzpunkte und Reflexpunkte erkrankter Organe bzw. zugehörige Ganglien. Im Bereich innerer Organe werden Reflex- oder Akupunkturpunkte behandelt. Die Wahl des richtigen Injektionsortes ist der Schlüssel zum Erfolg. Ungezielte Injektionen sind unbedingt zu vermeiden. Als Beweis für ein Störfeld sind rasche Beschwerdelinderung (evtl. Auftreten eines Sekundenphänomens) und über die lokale Anästhesiewirkung hinaus anhaltende Beschwerdebesserung anzusehen. Hinweise auf ein Störfeld sind auch die Beschwerdezunahme nach Lokal- und Segmenttherapie und die Exazerbation alter Beschwerden an einem anderen Ort.

Nicht einzuordnende oder therapieresistente Störungen müssen immer als störfeldverdächtig angesehen werden. Dies gilt auch bei psychischen oder psychosomatischen Beschwerden, die als emotionale Komponente eines Störfeldes durch die neuraltherapeutische Regulationsverbesserung am Locus minoris resistentiae zum Verschwinden gebracht werden können.

Sofort- und Sekundenphänomen

Von Sofortphänomen spricht man, wenn die Injektion am vermuteten Störfeld die Beschwerden sofort und nicht nur kurzzeitig bessert. Das Störfeld liegt dann vermutlich in der Nähe. Ein Huneke-Sekundenphänomen liegt vor, wenn die Beschwerden sofort nach der Injektion an das Störfeld für mindestens 20 Stunden verschwinden und bei Wiederholung der Neuraltherapie noch länger verschwunden bleiben. Die Wirkung der Neuraltherapie muß also reproduzierbar sein. Das Sekundenphänomen ist die eindruckvollste, wenn auch nicht sehr häufige Regulationsumstimmung der Neuraltherapie.

Ausdruck einer erfolgreichen Umstimmung sind bei der Neuraltherapie auch vegetative Erscheinungen wie Kopfrötung, ein Erythema pudoris am Hals, unvermitteltes Weinen, plötzliche Euphorie oder eine tiefe Müdigkeit.

Herdsanierung

Kommt es trotz einer erfolgreichen Störfeldbehandlung immer wieder zum Rezidiv, muß an die operative Revision des Störfeldes gedacht werden (Narbe, Zahn, »chronische Appendizitis«). Die Reihenfolge der Herdsanierungsmaßnahmen sollte allerdings sehr behutsam je nach Allgemeinzustand und Konstitution bestimmt werden. Vor zu rascher Zahnextraktion oder Operation (Tonsillektomie) ist zu warnen. Chirurgisch exaktes Vorgehen ist besonders bei chronischen Ostitiden zu beachten.

Sanierungsmaßnahmen sollten möglichst in einer entzündungsfreien, normergischen Regulationssituation erfolgen. Überschießenden Reaktionen kann durch diätetische Maßnahmen vorgebeugt werden, die die Entzündungsbereitschaft hemmen durch Verschieben des Säure-Basen-Haushaltes zur alkalischen Seite (s. S. 187ff). Präoperativ sollte die Ernährung gezielt basenbetont gestaltet werden. Die Kostumstellung sollte bereits einige Wochen vor dem geplanten Eingriff begonnen werden. Eingeleitet werden kann eine solche diätetische Maßnahme auch durch Kurzfasten oder eine Mayr-Kur. Ziel ist es, ein bestmögliches Zellenmilieu zu schaffen und damit die Grundregulation zu optimieren. Bewährt hat sich auch die zusätzliche Verordnung basischer Valenzen in Form von Mineralien und Spurenelementen (s. S. 177ff).

Alle operativ entfernten Herde sollten mit neuraltherapeutischen Lokalanästhetikainjektionen nachbehandelt werden, damit im postoperativen Narbengebiet wieder normale Potentialverhältnisse entstehen.

Nach der Herdeliminierung sind zur Regulationsoptimierung Umstimmungsmaßnahmen anzuschließen; sonst kann es oft Monate dauern, bis durch die operative Reizentlastung auch Fernstörungen verschwinden.

Am Beispiel der Herdsanierung wird ersichtlich, wie naturheilkundliche Therapien harmonisch und sinnvoll zusammenwirken und in ein konventionelles therapeutisches Vorgehen (operative Sanierung) integriert werden können.

Latente Störfelder
Bei der Störfeldsanierung können auch latente Herde provoziert werden. Dieses biologische Phänomen ist dem naturheilkundlich tätigen Arzt geläufig, wird ansonsten aber leider oft nicht erkannt.

Vorgehen bei Therapieresistenz
Wenn die Regulationsfähigkeit des Organismus so stark geschädigt ist, daß auch durch Herdsanierung keine Besserung zu erreichen ist, bietet sich die Behandlung mit weiteren naturheilkundlichen Maßnahmen an.

Zunächst ist eine **Reiztherapie** angezeigt. Das bekannteste Reiztherapeutikum ist ein Mistelpräparat (Plenosol®), durch welches der Organismus aus der Regulationsstarre in eine aktive Auseinandersetzung mit dem Reiz gebracht werden soll. Durch eine intrakutane Plenosol®-Therapie an den zu vermutenden Störfeldpunkten können Krankheitssymptome zum Verschwinden gebracht werden und dadurch die Lokaltherapie wieder ansprechen. Diese intrakutane Behandlung, eine Segmenttherapie, unterscheidet sich in der Wirkung von der subkutanen Anwendung als immunmodulatorische Therapie mit wesentlich höheren Dosen.

Wenn eine Reiztherapie erfolglos ist, sind **entschlackende Methoden** wie Fasten oder ausleitende Verfahren angezeigt, um das Mesenchym zu entlasten. Weiterhin geeignet sind die künstliche Hyperthermie, z. B. in Form von Überwärmungsbädern, Injektionen von fiebererzeugenden Substanzen und als milde Varianten elektrophysikalische Anwendungen in Form von Packungen, Kurzwellenhyperthermie o. ä. (s. S. 34ff).

Indikationen und Kontraindikationen

Indikationen
- Akute und chronische Schmerzsyndrome und Entzündungen der Bewegungsorgane
- Restbeschwerden nach Traumen und Operationen
- Tumorschmerzen (adjuvante Schmerztherapie)
- Chronische Erkrankungen verschiedener Fachgebiete
- Funktionell-vegetative Beschwerden, hormonelle Störungen
- Differentialdiagnostische Klärung einer Schmerzursache (diagnostische Lokalanästhesie)

Kontraindikationen
- Allergien gegen Lokalanästhetika (echte Allergien gegen Procain und Lidocain sind sehr selten; gelegentlich Intoleranzen gegen Konservierungsmittel und Zusatzstoffe)
- Äußerste Zurückhaltung mit tiefen Injektio-

nen ist bei Gerinnungsstörungen und Antikoagulanzientherapie, schweren Infektionskrankheiten, immunologischen Erkrankungen oder bei Radiojodtherapie der Schilddrüse geboten.

Risiken
Bei Kenntnis der Injektionstechniken und Einhaltung der individuellen Lokalanästhetika-Höchstdosen ist die Neuraltherapie risikoarm. Nachblutungen bei vorher nicht bekannter Gerinnungsstörung sind ebenfalls selten.

Einfache Injektionstechniken und Therapieschemata

Im folgenden werden einige bewährte, effiziente und einfach zu erlernende Techniken für die Behandlung von Erkrankungen der Bewegungsorgane vorgestellt. Fundierte Kenntnisse in der Neuraltherapie sind nur durch Besuch spezieller Kurse und Studium entsprechender Literatur zu erwerben. Exakte anatomische Kenntnisse sind Voraussetzung. Wer Neuraltherapie praktiziert, muß über eine adäquate Notfallausrüstung verfügen und die Verfahren der Reanimation und Schockbekämpfung beherrschen.

Allgemeines
Um den Einstichschmerz zu reduzieren, hat es sich bewährt, die Afferenzen der Nozizeptoren über eine Erregung der Druckrezeptoren auszuschalten, indem beispielsweise mit zwei Fingern die Injektionsstelle bilateral fest eingrenzt wird. Um eine Keimverschleppung in die Tiefe zu verhindern, muß die Haut sorgfältig desinfiziert werden und der im Kanülenlumen befindliche Hautzylinder sofort subkutan ausgespritzt werden. Besonders vor intraartikulären und epiduralen Injektionen muß auf strengste Hygiene geachtet werden. Allerdings ist die Infektionsgefahr bei der reinen Neuraltherapie minimal, da Lokalanästhetika antiseptische Wirkung haben. Schleimhäute und behaarte Regionen werden nicht desinfiziert. Zur exakten Technik gehört weiterhin die konsequente mehrmalige Aspiration mit Drehen der Kanüle vor jeder Injektion.
Für die verschiedenen Techniken werden in der Regel möglichst dünne Kanülen mit scharfem Anschliff und einer Länge von 20–120 mm verwendet.

Neuraltherapeutika
Procain und Lidocain (in 1 %iger Lösung) ohne Zusätze sind für das Gros der neuraltherapeutischen Injektionen ausreichend. Lidocain ist besonders bei tiefen Injektionen wegen der besseren Gewebegängigkeit zu bevorzugen. Es hat eine längere Wirkungsdauer als Procain und wird über die Leber verstoffwechselt. Procain wird lokal rascher abgebaut und ist zur vegetativen Umstimmung gut geeignet.

Lokale Quaddeltherapie
Palpation. Zunächst wird die Haut oberflächlich und ohne Druck palpiert, um Veränderungen der Konsistenz, Temperatur und Verschieblichkeit der Haut zu erfassen. Unter leichtem Druck (»Bindegewebsstrich«) werden Tonus und Turgor der Unterhautgewebes geprüft. Durch Abheben und Abrollen einer Hautfalte zwischen Daumen und Zeigefinger beider Hände (Kibler-Falte) lassen sich Veränderungen von Konsistenz und Verschieblichkeit des Bindegewebes, hyperalgetische Zonen und Dermographismus erfassen. Paravertebral sind auffällige Haut- und Bindegewebszonen häufig auch Ausdruck von Reizungen und Blockierungen der Intervertebral- oder Kostotransversalgelenke.
Technik. Anschließend wird oberflächlich intradermal bei flacher Nadelführung nahezu parallel zur Hautoberfläche über subkutanen, myofaszialen oder artikulären Triggerpunkten gequaddelt. Es muß sich eine blasse Papel bilden.
Im allgemeinen sind zur Regulationstherapie wenige und gezielt gesetzte Quaddeln wirksamer als ein »Übersäen« der Haut mit Einstichen. Effektiv und elegant ist das Very-point-Vorgehen; d. h. dort, wo ein palpables, sichtbares oder spontandolentes Gebiet den richtigen Akupunkturpunkt bzw. Triggerpunkt anzeigt, wird intrakutan, evtl. auch subkutan oder intramuskulär injiziert. Die spezielle Technik, um die wirksamste Injektionsstelle zu finden, besteht darin, die Region vorsichtig mit verschiedener Druckstärke abzutasten oder mit der Nadelspitze zu prüfen, wo der stärkste Schmerzreiz auf der Hautoberfläche ausgelöst wird.
Reizstoffe wie Mistelextrakte (z. B. Plenosol®) werden intrakutan als Quaddel injiziert. Bei zu tiefer Injektion treten keine lokalen, sondern systemische Reaktionen auf. Bei zu oberflächlicher Injektion und zu hoher Reizstoffkonzen-

tration sind dagegen Blasenbildung, schmerzhaft-entzündliche, papulöse Hautinfiltrationen oder kleine Nekrosen möglich.

Im Bereich der Wirbelsäule setzt man Quaddeln über den Dornfortsätzen und 2–3 cm beiderseits paravertebral.

Als **Indikationen** gelten die additive Behandlung bei Nacken-, Rücken- und Kreuzschmerzen, die mit segmentalen Bindegewebsreaktionen oder reflektorischen Schmerzsyndromen (z. B. hyperalgetische Zonen) einhergehen. Bei akuten Beschwerden des Bewegungsapparates sind Quaddelungen selten indiziert, da schmerzbedingt schon ein hohes Reizniveau besteht. Bei chronischen diffusen Beschwerden an der Wirbelsäule sind sie dagegen sehr sinnvoll.

Quaddeln werden über den Hauptschmerzpunkten der Gelenke meist im Bereich der Sehnenansätze, Muskeln, Bänder sowie in Gelenkspalthöhe gesetzt. Sie dienen als Begleittherapie bei Arthrosen, posttraumatischen oder überlastungsbedingten Gelenkschmerzen sowie bei Arthritiden. Je nach Befund kann eine ergänzende Infiltration der schmerzhaften Muskelinsertionen oder auch eine intraartikuläre Injektion angeschlossen werden.

Narben werden ebenfalls gequaddelt. Sie sind als mögliche Störfelder anzusehen, die durch Neuraltherapie ausgeschaltet werden können. Bei Narbenschmerzen und zur Störfeldsuche wird dann durch die Quaddel eingegangen und das ganze Narbengewebe flächig und tief infiltriert.

Eine Auswahl der verschiedenen Quaddelschemata und Applikationsvarianten zeigt *Abbildung 6*.

Segmenttherapie

Bei der Segmenttherapie werden meist Quaddelungen von Head-Zonen und Infiltrationen von Myotomen (MacKenzie-Zonen), peripheren Irritationszonen (Vogler-Punkte) oder Bindegewebsgelosen angewendet, um funktionelle Störungen und Erkrankungen innerer Organe sowie der Bewegungsorgane zu beeinflussen. Bei Gelosen hat allerdings die Schröpftherapie ihre eigentliche Domäne.

Den einzelnen Organen lassen sich zwar typische Segmente zuordnen; eine schematische Behandlung dieser Segmente ist jedoch auf Grund erheblicher Variationen und Überlappungen nicht sinnvoll. Wegweisend für Art und Ort der Injektionen ist der zuvor erhobene körperliche Untersuchungsbefund.

Infiltration von Myogelosen und myofaszialen Triggerpunkten

Bei der Untersuchung der Muskulatur sind neben Tonusveränderung vor allem lokale Atro-

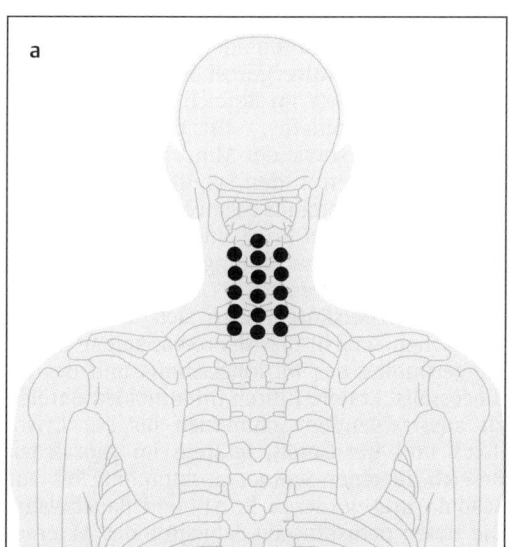

a) Quaddelmuster für die Nackenregion

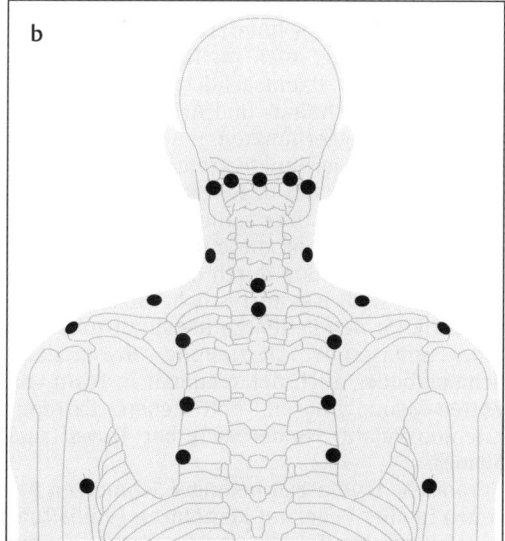

b) Infiltrationstherapie

Abb. 6: Quaddelschemata an der HWS und BWS (nach *Tilscher* und *Eder*).

phien, umschriebene Muskelverhärtungen, z. B. paravertebral isolierte Druckdolenzen und Triggerpunkte zu beachten. Unter einem myofaszialen Triggerpunkt versteht man die empfindlichste, übererregbare Stelle innerhalb eines verhärteten Muskelstranges, der bei Palpation sowohl lokale Druckschmerzen als auch Schmerzen in einer entfernten Referenzzone hervorruft. Diese ist für jeden Muskel charakteristisch. Darüber hinaus ist ein solcher Muskel auch in seiner Dehn- und Kontraktionsfähigkeit eingeschränkt. Die mechanische Reizung des Triggerpunktes ruft häufig auch eine tastbare Muskelzuckung hervor. Neben muskulären gibt es kutane, ligamentäre, artikuläre oder periostale Triggerpunkte.

Triggerpunkte gehen meist mit einer kleinen muskulären, schmerzhaften Verhärtung einher. Bei der Untersuchung schiebt der tastende Finger das Gewebe vor sich her und springt beim Triggerpunkt über eine kleine Schwelle. »Tender points« sind schmerzhafte Muskel- und Sehnenansätze, wie sie z. B. beim sog. Fibromyalgiesyndrom charakteristisch sind.

Können solche Trigger- bzw. Maximalpunkte oder Myogelosen nachgewiesen werden, ist eine topische Infiltration der Muskulatur angezeigt. Nach Palpation werden die Punkte von zwei Seiten mit den Fingern fixiert und das Gewebe nach Setzen einer Quaddel mit einem Lokalanästhetikum in der Tiefe infiltriert.

Indikationen zur Injektion in Triggerpunkte sind grundsätzlich Schmerzsyndrome mit myogener Beteiligung, auch im Rahmen der Störfelddiagnostik; hauptsächliche Indikationen sind Nacken-, Schulter- und Armschmerzen bei muskulären Triggerpunkten.

Muskuläre Triggerpunkte treten in der orthopädischen Praxis bei degenerativen, pseudoradikulären und überlastungsbedingten Beschwerden auf. Wenn diese peripheren muskulären Maximalpunkte durch die Neuraltherapie »gelöscht« sind, ist die restliche Schmerzsymptomatik für den Patienten meist gut tolerabel. Eine umfassende Darstellung myofaszialer Schmerzbilder, auch der sekundär in Form von Ketten-Myotendinosen betroffenen Extremitätenmuskulatur, findet sich bei *Travell* und *Simons*.

Chronische myofaszial bedingte Schmerzen beruhen in aller Regel auf komplexen Fehlhaltungen (verstärkte Brustkyphose, sternosymphysale Belastungshaltung) mit ligamentärer Insuffizienz sowie verkürzter und insuffizienter Muskulatur. Die Infiltrationsbehandlung sollte daher nicht als Monotherapie durchgeführt werden, sondern begleitend dazu eine Dehnungsbehandlung des Muskels mit gezielter funktionsverbessernder Krankengymnastik für den langfristigen Therapieerfolg angeschlossen werden.

Praxistip

Die Kombination von Neuraltherapie in Triggerpunkte mit gezielter Dehnungsbehandlung der schmerzhaft verspannten Muskelgruppen ist eine äußerst effiziente Form akuter Schmerztherapie in der orthopädischen Praxis. Sie ist eine differenzierte Behandlung, die sich hervorragend durch Akupunktur ergänzen läßt und in Spezialkursen erlernt werden kann.
➤ Adresse s. Anhang.

Einige wichtige Triggerpunkte an HWS u. BWS sind in *Abbildung 8* dargestellt.

Die häufigsten Triggerpunkte im **Kopf- und Halsbereich** finden sich in der Kaumuskulatur (M. temporalis, M. masseter), in den Insertionen der Nackenstrecker am Okziput (M. splenius capitis, M. semispinalis capitis) und im M. sternocleidomastoideus. Indikationen für die lokale Injektion sind myofaszial bedingte Kopf- und Nackenschmerzen, vor allem auch bei Dysfunktion des Kauapparates.

Triggerpunkte im Bereich des M. levator scapulae und der Mm. rhomboidei verursachen meist lokal auf den **Schultergürtel** begrenzte Schmerzen. Triggerpunkte im Bereich der Mm. supraspinatus, infraspinatus, subscapularis, teres minor und major sowie der Mm. scaleni lösen vor allem Schmerzen in den Schultern und Armen aus. Die Mm. pectoralis major und minor führen zu Beschwerden in Brust und vorderem Schulterbereich mit Ausstrahlung in die Innenseite von Ober- und Unterarm.

An der **Wirbelsäule** finden sich in der oberflächlichen Schicht des M. erector spinae häufig Triggerpunkte des M. longissimus und des M. iliocostalis. Erstere führen im lumbalen Bereich zu ausstrahlenden Schmerzen bis zur Crista iliaca und ins Gesäß, letztere im thorakalen Bereich zu einer Schmerzausstrahlung bis zur Scapula und vorderen Brust- und Bauchwand. Die tiefen paraspinösen Schichten des M. erector spinae lösen Schmerzen nahe der Mittellinie der Wirbelsäule im betroffenen Segment aus. Triggerpunkte des M. erector spinae lassen sich bei der Untersuchung bei fast allen Patienten

Neuraltherapie 117

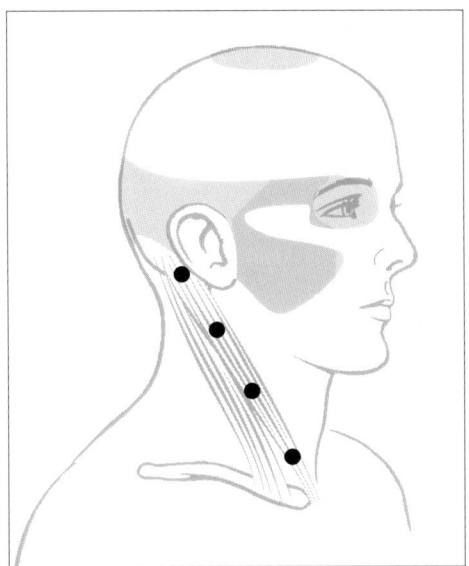

**M. sternocleidomastoideus
Pars sternalis**

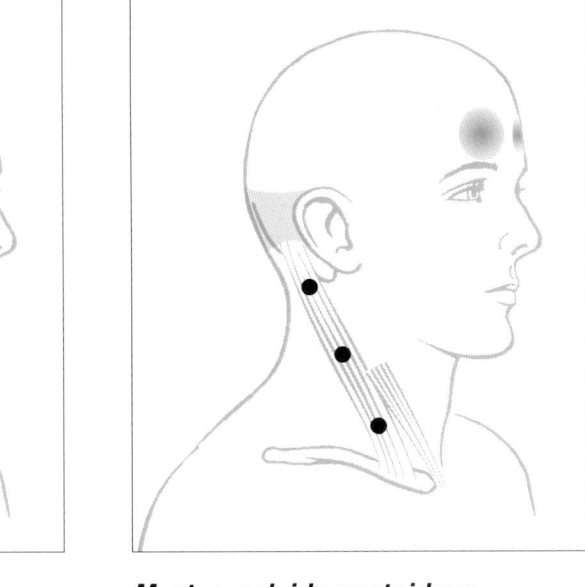

**M. sternocleidomastoideus
Pars clavicularis**

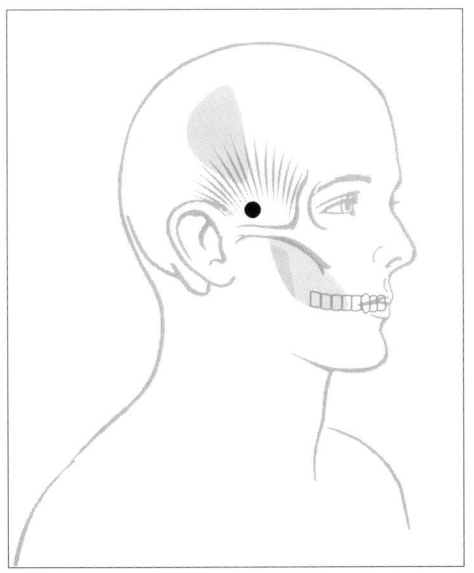

M. temporalis

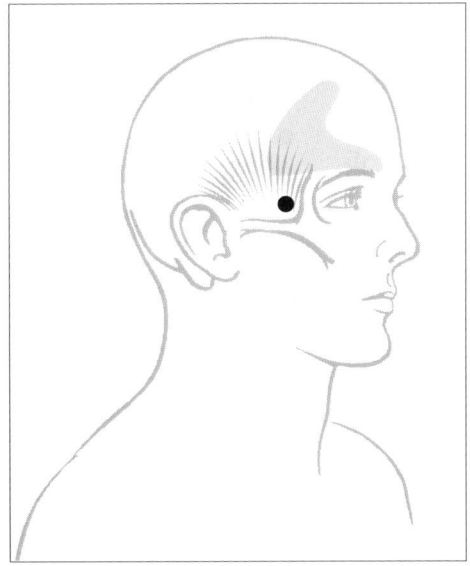

M. temporalis

Abb. 7: Triggerpunkte und Schmerzprojektionszonen (gerastert) des M. sternocleidomastoideus und des M. temporalis. (nach Travell und Simons)

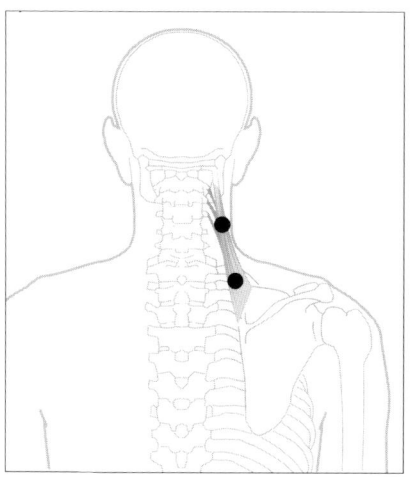

Abb. 8: Triggerpunkte und Schmerzprojektionszonen (gerastert) des M. levator scapulae, der Mm. scaleni und des M. supraspinatus (nach *Travell* und *Simons*)

M. levator Scapulae

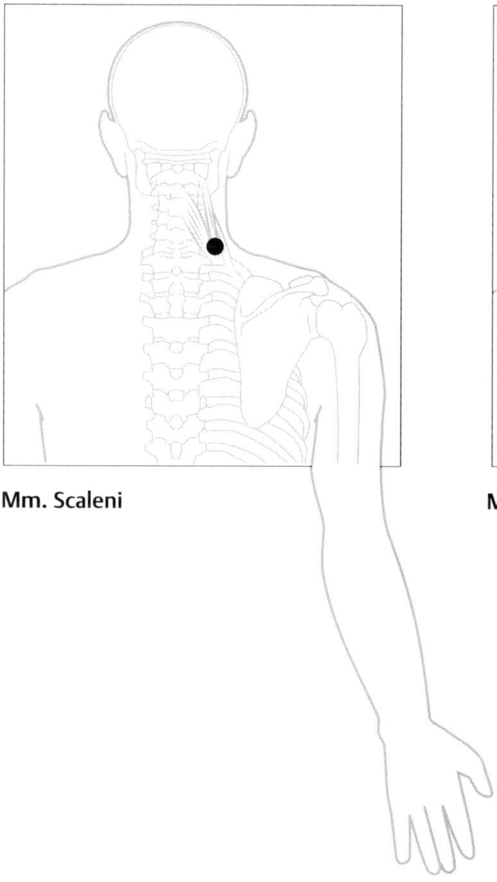

Mm. Scaleni

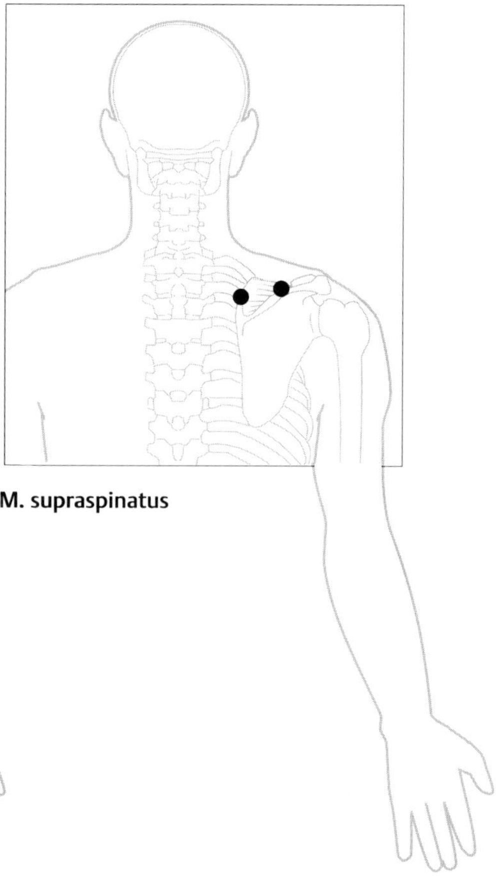

M. supraspinatus

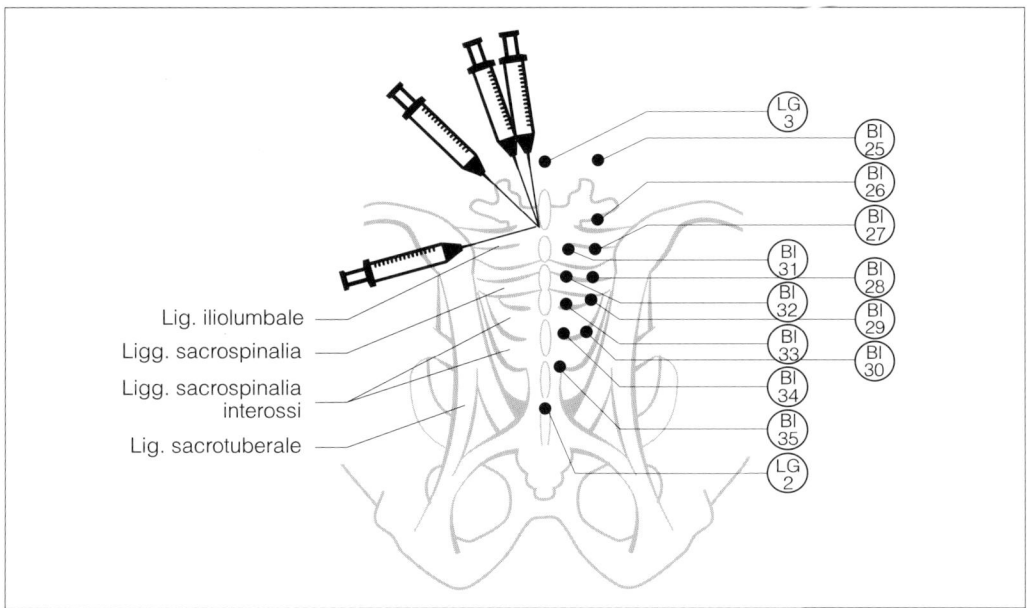

Abb. 9: Infiltration des lumbosakralen Bandapparates und Topographie der lokalen Akupunkturpunkte.

mit Rücken- und Kreuzschmerzen nachweisen. Ursachen sind meist Fehlhaltungen durch eine verstärkte Brustkyphose oder Lendenlordose mit verkürzten oder insuffizienten paravertebralen Rückenstreckern.

Die Insuffizienz des **Beckenbandapparates** stellt eine häufige Ursache chronischer Kreuz- und Beinschmerzen dar. Dazu werden das Lig. iliolumbale, sacrotuberale, sacrospinale sowie die Ligg. sacroiliaca interossea, supra- und interspinalia von einer Einstichstelle aus (in etwa über dem Dornfortsatz des 5. LWK) erreicht. Die Bänder können je nach klinischem Befund einzeln oder in ihrer Gesamtheit infiltriert werden. Dabei werden gerade im Bereich des Lig. iliolumbale zahlreiche wichtige Akupunkturpunkte erreicht, so daß sich zur neuraltherapeutischen Wirkung noch ein Akupunktureffekt addiert (*Abb. 9*).

Gelenkinjektionen

Gelenkinjektionen betreffen in der orthopädischen Praxis am häufigsten das Iliosakralgelenk (ISG bzw. SIG – Sakroiliakalgelenk).
Technik: Zur Injektion in das ISG 3 QF lateral des Dornfortsatzes von S1 im Winkel von ca. 45 Grad zur Haut in lateraler Richtung eingehen, Einstichtiefe 5-8 cm. Dabei wird beim Eingehen mit der Nadel an den mit Rezeptoren stark besetzten ileisakralen, dorsalen Bandapparat ein Depot gesetzt. Bei richtiger Lage der Nadel läßt sich das Lokalanästhetikum ohne Widerstand injizieren (5–10 ml). Kurzzeitige distale Parästhesien oder sogar motorische Ausfälle sind passagerer Natur und ungefährlich (der Patient muß aber vorher informiert werden). Die Injektion ist therapeutisch hilfreich bei hartnäckigen SIG-Blockierungen und bei unklaren, tiefsitzenden Lumbalgien.

Etwas weniger häufig indiziert sind Injektionen in das Kniegelenk und in das subakromiale Gleitlager, z.B. beim Impingement-Syndrom. Bezüglich der Injektionstechnik sei, ebenso wie bei vielen weiteren neuraltherapeutischen Injektionen (z.B. Ganglien, Nervenaustrittspunkte, Grenzstrang etc.) auf ausführliche Darstellungen in Lehrbüchern der Neuraltherapie verwiesen.

Die Neuraltherapie ist als regulationstherapeutisches Naturheilverfahren weit mehr als therapeutische Lokalanästhesie. Sie ist als solche unverzichtbarer Bestandteil der naturheilkundlich ausgerichteten orthopädischen Praxis. Bezüglich technisch schwieriger und risikoreicher Injektionstechniken (z. B. lumbaler Grenzstrang) können dem weniger versierten Behandler ähnlich wirksame, in diesem Buch dargestellte Alternativen empfohlen werden: Körperakupunktur, Ohrakupunktur und ausleitende Verfahren.

1. Dosch, P., Lehrbuch der Neuraltherapie nach Huneke, 13. Aufl. Haug, Heidelberg 1989
2. Eder, M., Tilscher, H.: Reflextherapie, 3. Aufl. Hippokrates, Stuttgart 1996
3. Eder, M., Tilscher, H.: Infiltrationstherapie, 2. Aufl. Hippokrates, Stuttgart 1991
4. Eder, M., Tilscher, H.: Schmerzsyndrome der Wirbelsäule, 5. Aufl. Hippokrates, Stuttgart 1991
5. Grifka, J.: Naturheilverfahren. Urban & Schwarzenberg, München 1995
6. May, W.: Umstimmungstherapie. Hippokrates, Stuttgart 1993
7. Travell, J. G., Simons, D. G.: Myofacial Pain and Dysfunction. The Trigger Point Manual. Williams & Wilkins, Baltimore 1983
8. Weber, K.: Neuraltherapie in der Praxis. Sonntag, Regensburg 1988.

Akupunktur

Grundlagen

Geschichte

Die Vorstellung, daß man über die Behandlung der Körperoberfläche, sei es mit Nadeln, Messern, Schröpfköpfen oder Brennkegeln, reflektorisch auf die Vorgänge im Körperinneren einwirken kann, ist ebenso alt wie die Medizin selbst und so weit verbreitet wie der Mensch. Im Papyrus Ebers aus der 17. Dynastie des alten Ägyptens (ca. 1500 Jahre v. Chr.) wird eine »Messerbehandlung« oder Steinsplitterbehandlung zur Skarifizierung beschrieben; die altindischen Veden ebenso wie das altiranische Awesta erwähnen Nadelungen, Aderlässe, Skarifizierungen oder Schröpfbehandlungen an definierten Körperstellen.

Ursprünglich mögen all diese Verfahren auf magischen oder auch dämonologischen Vorstellungen beruht haben und aus rituellen Tätowierungen oder exorzierenden Heilzeremonien entsprungen sein, bis sie sich zu empirisch begründeten und zunehmend systematisierten therapeutischen Verfahren entwickelten, die nicht mehr in ein religiöses, sondern in ein medizinisches Konzept eingebunden waren.

Heutige Position in der Medizin

Wie aber erklärt sich nun die heutige Popularität der Akupunktur in unserer »aufgeklärten« Zeit?

In den letzten 50 Jahren gewann sie auch in unserem Kulturkreis zunehmend an Aktualität, hat sich einen festen Platz an europäischen Universitäten erkämpft und erweist sich auch nach sogenannten strengen wissenschaftlichen Kriterien als überaus wirksam. Gerade aus der ganzheitlichen Orthopädie ist sie heute nicht mehr wegzudenken, ist es doch ihre hohe Effektivität in der Schmerztherapie, vor allem bei Erkrankungen des Bewegungsapparates, durch die sie im heutigen Medizingeschehen zuerst offizielle Anerkennung erlangte, obwohl Akupunktur natürlich in nahezu allen Bereichen der Medizin Anwendung findet.

Der Einstieg in das zunächst komplexe und unvertraut wirkende Gebiet der **Traditionellen Chinesischen Medizin (TCM)** und der Akupunktur wird dem Orthopäden sicher dadurch erleichtert, daß ihm durch Triggerpunkttherapie und Manuelle Medizin die Vorstellung fortgeleiteter Symptome und ausstrahlender Schmerzen nicht von vornherein abwegig erscheinen wird, und er viele Meridianverläufe oder Akupunkturpunkte längst durch ihre Pathologien und typischen Schmerzsyndrome kennengelernt haben wird.

Akupunktur-Grundlagen im Vergleich zur westlichen Medizin

Mit Akupunktur kann man zwar Erkrankungen und Schmerzen des Bewegungsapparates auch auf einfache Weise angehen, jedoch geht die Akupunktur weit über eine rein mechanistische oder topographische Grundlage hinaus und darf nicht auf ein reflextherapeutisches Regulationsverfahren reduziert werden. Der Patient sollte immer vor dem Hintergrund ganzheitsmedizinischer Betrachtungsweise gesehen und behandelt werden, da sich die Effektivität und auch das Indikationsspektrum durch Berücksichtigung konstitutioneller Faktoren maßgeblich erhöhen.

Ein in sich geschlossenes, beeindruckend komplexes und in sich stringentes System mit eigenständiger Physiologie und Pathogenese fordert, sich auf ein ganz andersartiges Denken fernab unserer abendländisch-wissenschaftlichen Vorstellungen und dennoch von großer Logik einzulassen und neben der gewohnten klinischen Diagnostik eine chinesische Diagnose zu erheben, um dann eine differenzierte und manchmal auch diffizile Therapie durchzuführen, die auf grundlegende Regulations- und Steuerungsprozesse im Organismus zielt. Trotz aller Verschiedenheit zur westlichen Medizin, oder vielleicht gerade deswegen, ist die Akupunktur dann – lege artis angewandt – ein sehr erfolgreiches Verfahren.

Die Wirkweise der Akupunktur beruht auf dem Ansprechen körpereigener Regulationssysteme; neurohumorale Mechanismen werden ebenso diskutiert wie einfache reflektorische Modelle oder sogar Effekte auf das Photonenfeld des

Körpers oder das System der mesenchymalen Grundregulation. Immunmodulierende, endorphinvermittelte analgetische und hormonelle Wirkungen der Akupunktur wurden zum Teil bereits experimentell nachgewiesen.

Natürlich kann man auch mit Akupunktur kein zerstörtes Gewebe oder Organ wieder wachsen lassen, aber viele Funktionen, die nur gestört sind, sprechen ausgezeichnet auf Akupunktur an.

Akupunktur-Systematik

Zunächst einmal beinhaltet Akupunktur die Lehre von den Akupunkturpunkten, die zu einem topographischen System von Meridianen oder Leitbahnen auf der Körperoberfläche (und auch im Körperinneren) gehören und nicht nur untereinander in wechselseitiger Verbindung und Beeinflussung stehen, sondern auch mit zugeordneten Organen und Gewebeschichten bzw. speziellen Substanzen in Verbindung gebracht werden.

Grundelement der Akupunktur ist der **Akupunkturpunkt**, er ist (anatomisch-)morphologisch meist nachweisbar als Gefäß-Nerven-Bündel, eingebettet in weichem Bindegewebe und in einer Lücke der oberflächlichen Körperfaszie gelegen. Störungen im Organismus können sich an der Oberfläche in einem veränderten Verhalten des Akupunkturpunktes widerspiegeln; er kann vermehrt druckdolent sein, gelotisch geschwollen erscheinen, einen veränderten elektrischen Hautwiderstand aufweisen, vermehrt Lichtquanten abstrahlen etc. Die wörtliche Übersetzung aus dem Chinesischen lautet übrigens Loch, Zugang oder Trichter; und nahezu 80 % der Akupunkturpunkte stimmen in ihrer Lokalisation mit bekannten Triggerpunkten der Muskulatur überein, wie bereits oben angedeutet.

Der wesentliche Unterschied des Akupunkturpunktes zum **Triggerpunkt** liegt darin, daß ersterer auch oberflächlich, sogar in der Kutis liegen kann und daß er (mit Ausnahme der sogenannten A shi-Punkte, bei denen es sich um dolente Extrapunkte handelt) einem Meridian mit anderen Punkten zugehört. Das Reizen des

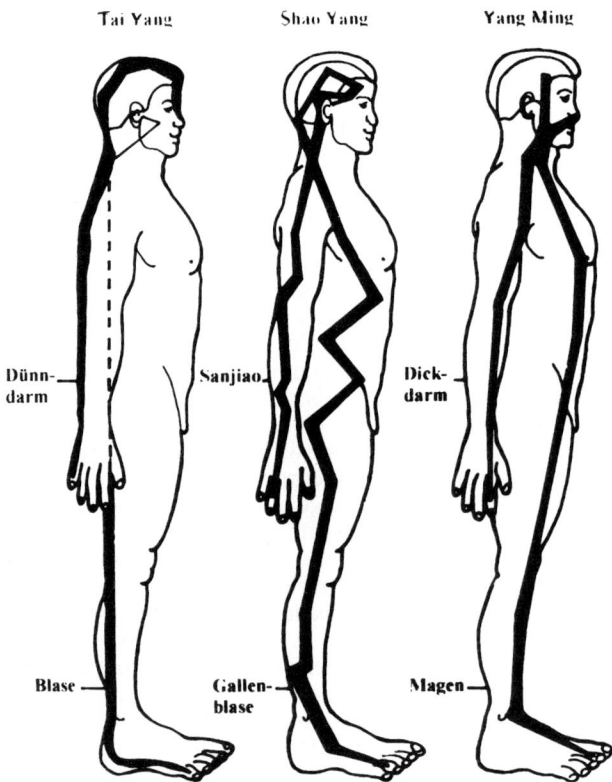

Abb. 10: Das Achsenmodell der Meridiansystematik (nach 7)

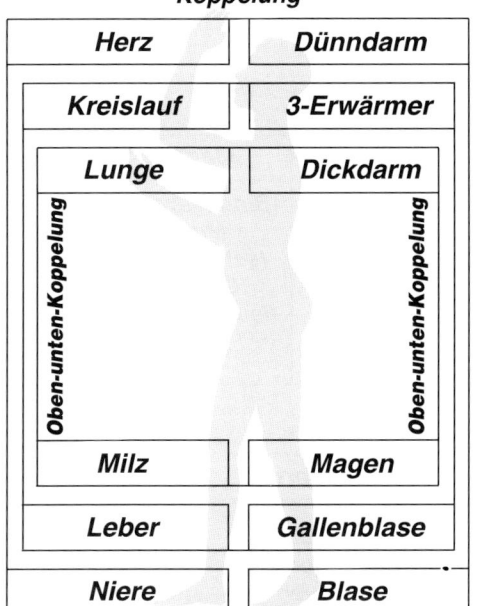

Abb. 11: Hauptmeridiane mit Yin-Yang- und Oben-unten-Koppelung

Akupunkturpunktes kann ein Gefühl der Schwere, von Kribbeln oder eine elektrische Sensation im Verlauf des Meridians auslösen, was als Meridiangefühl oder De Qi bezeichnet wird. Das System der Meridiane erinnert optisch und funktionell ein wenig an die Schalttafel eines elektrischen Gerätes; wenn man sich jedoch ein wenig in die Verläufe einzelner Meridiane vertieft, wird man unschwer erkennen, daß viele von ihnen Muskelfunktionsketten oder manchmal auch Dermatome und Myotome nachvollziehen.

Von primärer Bedeutung für die Therapie sind die **Hauptmeridiane**, die auf drei Bahnen den Körper überziehen (*Abb. 10*), da sie Akupunkturpunkte auf der Körperoberfläche besitzen (von den außerordentlichen Meridianen verfügen nur noch Lenker- und Konzeptionsgefäß über eigene Punkte).

Schmerzen oder Störungen im Verlauf eines Meridians werden zunächst topographisch und funktionell diesem zugerechnet. Angrenzende Meridiane in der Yin-Yang-Koppelung oder Oben-unten-Koppelung können in die Therapieplanung mit einbezogen werden (*Abb. 11*). Sondermeridiane, Außerordentliche Meridiane, Tendinomuskuläre Meridiane und Luo-Gefäße bilden Querverbindungen innerhalb des Meridiansystems, die bei entsprechender Symptomatik genutzt werden können.

Meridiankoppelung. Jeweils ein Yin- und ein gekoppelter Yang-Meridian repräsentieren einen sogenannten Funktionskreis, dem auch vegetative, reflektorische oder energetische Wechselwirkungen in Verbindung mit zugeordnetem Organ und Meridian zugesprochen werden. Sogar psychische Faktoren haben hier ihre Wirkung als innere Energie; ebenso wie Umweltfaktoren als äußere Energie. So können z. B. Angst oder Kälte Auslöser einer Störung sein – ebenso wie sie andererseits auch das Symptom einer Erkrankung darstellen können.

Insgesamt kennt die chinesische Medizin fünf **Funktionskreise**, auch Fünf Elemente oder **Wandlungsphasen** genannt (*Abb. 12*).

Diese fünf Wandlungsphasen sind keinesfalls nur isoliert für sich und statisch zu betrachten; sie stellen vielmehr ein dynamisches und selbstorganisierendes, offenes System ähnlich einem kybernetischen Regelkreis dar. Es existiert sogar die Vorstellung eines hemmenden und fördernden Kreislaufs im Sinne von Regulation und Gegenregulation, der nicht wenig an unsere moderne Endokrinologie erinnert (*Abb. 13*).

Die Substanzen des Körpers

Yang		
	Shen	Geisteskraft
	Qi	funktionelle Kraft
	Xue	Blut
	Jing Ye	Flüssigkeiten
Yin		

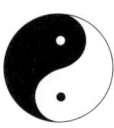 **Yin und Yang**, polare Grundkräfte bzw. Grundqualitäten allen Seins bilden die Basis der chinesischen Wissenschaft wie der chinesischen Philosophie; allgegenwärtig, aber unübersetzbar. Dem Prinzip Yin (in der alten Literatur verglichen mit der Schattenseite eines Berges) kann das Kalte, Dunkle, Schwere, Ruhende und Innere beigeordnet werden, wogegen Yang (die Sonnenseite des Berges) das Warme, Helle, Leichte, das Dynamische und Äußere re-

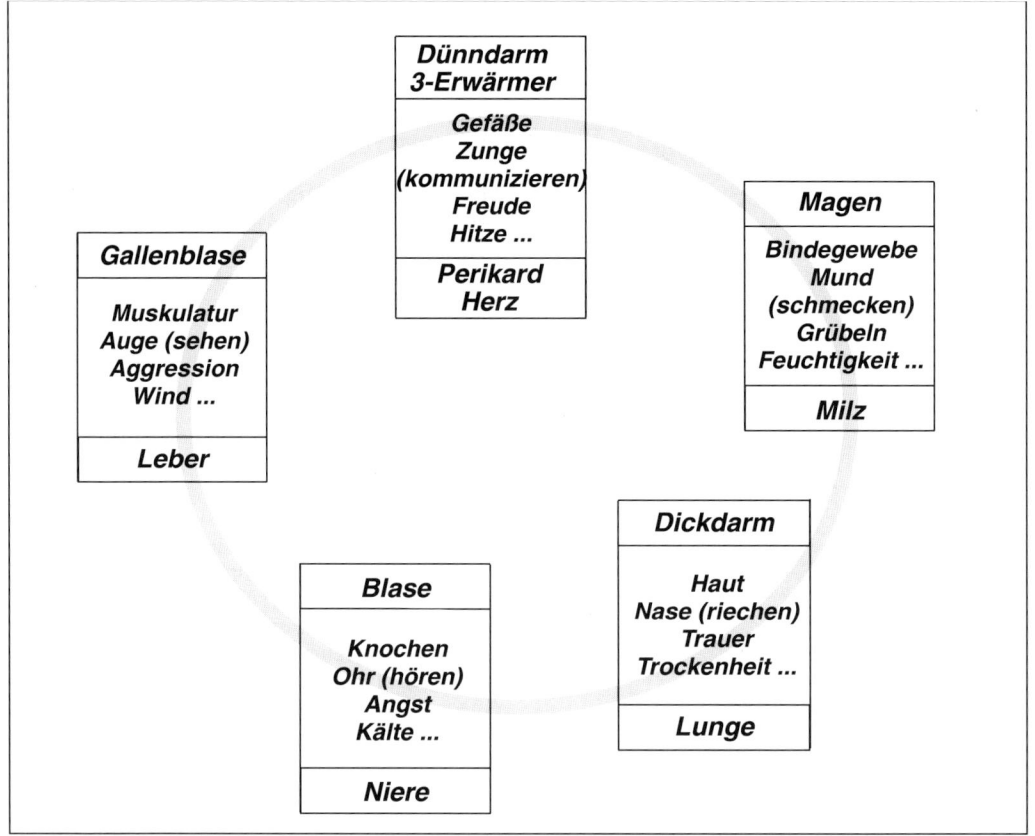

Abb. 12: Wandlungsphasen der Traditionellen Chinesischen Medizin

präsentiert. Yin und Yang als weibliches und männliches Prinzip lassen durch ihre Wechselwirkung die »zehntausend Dinge« dieser Welt entstehen. Ihr Symbol ist die heute auch in unserem Kulturkreis verbreitete Monade.

Yin und Yang sind als funktionelle Kräfte auch im menschlichen Körper ubiquitär vertreten; das Yin als struktives, nährendes und materielles (es stellt gewissermaßen die Hardware des Individuums), das Yang als eher energetisches, bewegendes und wärmendes Prinzip.

Das **Qi** – eine ebenfalls energetische, fast immaterielle funktionelle Kraft, die häufig (nicht ganz treffend) mit Lebensenergie, Prana, Orgon oder Odem übersetzt wird, steht dem Yang nahe. Es zirkuliert zusammen mit dem Blut in Meridianen, Blutgefäßen und Geweben und kann unter anderem als Nahrungsenergie, Atmungsenergie oder Abwehrenergie dienen. Man könnte das Qi mit der informationsbeladenen und steuernden Energie eines Telefonkabels oder Computers vergleichen.

Als vergleichsweise materiell betrachtet die chinesische Medizin das Blut **Xue**, das den Körper nährt und befeuchtet und damit dem Yin nahesteht; um bei dem vorherigen Bild zu bleiben, könnte vielleicht wegen der begrenzten Energiekapazität der Vergleich mit dem Arbeitsspeicher des vorgenannten Computers dienen.

Noch geistiger, flüchtiger und immaterieller als Qi ist das **Shen**, die Geisteskraft, die den Körper mit Bewußtsein und Vitalität ausstattet (die Taktfrequenz). Substantieller als Qi ist das **Jing**, die angeborene Erbenergie, die Wachstum, Entwicklung, Transformation und Regeneration des Körpers steuert (das Steuerungsprogramm).

Zuletzt seien noch **Jing Ye**, die Körperflüssigkeiten wie Tränen, Gelenkflüssigkeit, Liquor etc. erwähnt, die ebenfalls befeuchtende und nährende Aufgaben haben.

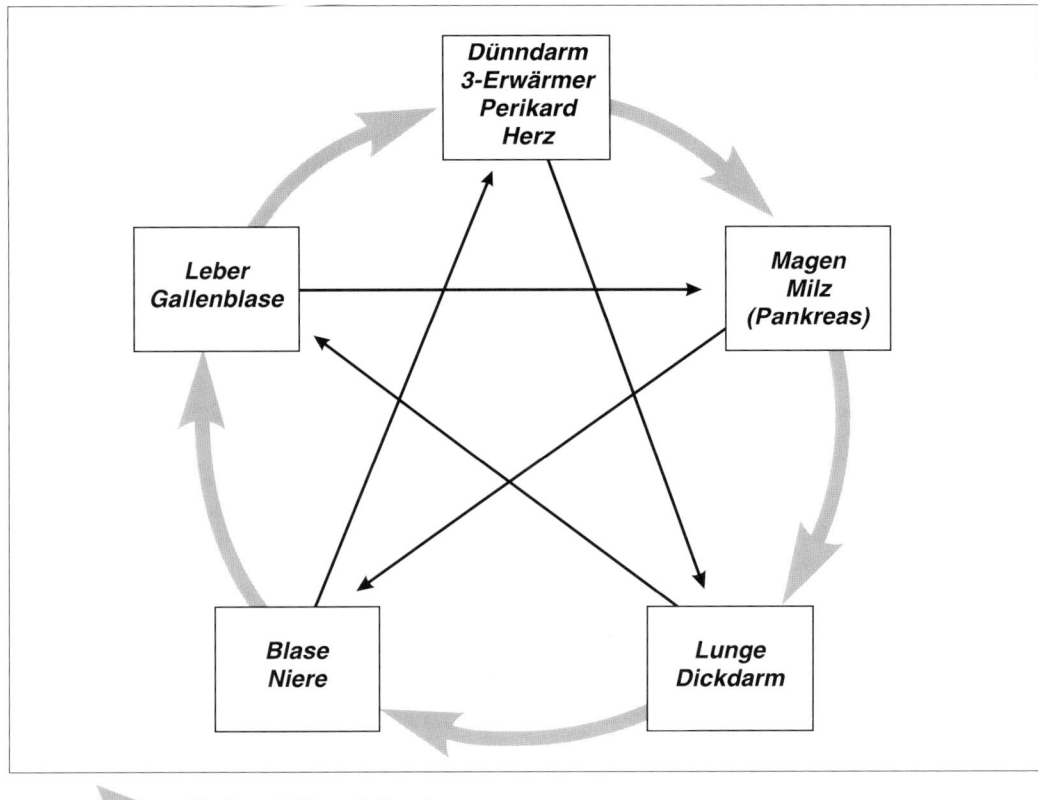

Abb. 13: Wechselseitige Beeinflussung der Meridiane

Die Traditionelle Chinesische Medizin kennt insgesamt 12 **Organe**; 6 Yin- oder Speicherorgane sowie 6 Yang- oder Hohlorgane, denen in erster Linie Aufgaben der Transformation zugeschrieben werden.

Der Organbegriff der chinesischen Medizin beinhaltet außer dem bloßen anatomischen Substrat auch spezifische Aufgaben und Beziehungen zu Körpersubstanzen, Emotionen und Sinnesfunktionen. Die chinesische Medizin denkt funktionell und komplex; sie ist eine Medizin der Regelkreise und der Wechselwirkungen. Physiologie wie auch Pathogenese erklären sich durch ein labiles Gleichgewicht im Gefüge der Substanzen und der Organe bzw. durch Disharmonien, die dieses Gleichgewicht stören.

Das harmonische Gleichgewicht im Fluß der Energien kann durch pathogene äußere (bioklimatische Faktoren wie Kälte, Hitze, Feuchtigkeit, Wind) oder innere (ein Übermaß bestimmter Emotionen) Energien ebenso wie durch Traumata, Fehlernährung, eine der Gesundheit abträgliche Lebensführung und auch eine konstitutionelle oder erworbene Schwäche abhanden kommen. Es kann sich um einen relativ »begrenzten Schaden«, d. h. eine Erkrankung nur eines Meridianes oder eines Funktionskreises handeln oder um eine komplexe Störung, die das ganze System aus dem Gefüge zu bringen droht.

Diagnostik

Die sogenannten **Ba Gang**, die acht Prinzipien der chinesischen Diagnostik, können für den Anfänger eine gute Orientierung vermitteln und bei der Entscheidung für die Punktekombination die wesentlichen Informationen liefern. Eine Erkrankung wird betrachtet nach:
- Innen oder Außen
- Fülle oder Leere
- Hitze oder Kälte
- Yin oder Yang.

Natürlich werden Erkrankungen auch noch bezüglich der betroffenen Organe oder Körpersubstanzen differenziert, aber ein weiteres Eingehen auf die Pathophysiologie der TCM würde sicherlich den Rahmen dieser Abhandlung sprengen. Es sollten jedoch noch einige praktische Erläuterungen zur Diagnostik folgen.

Viele Störungen sind schon an einer typischen Symptomatik des Funktionskreises bzw. des Meridians zu erkennen. Zur Beurteilung der Störung und des Reaktionszustandes bedient sich die chinesische Medizin in erster Linie der spezifischen Anamnese, in der auch Lebensgewohnheiten, Ernährungsweise, seelische Verfassung, Träume oder individuelle Körpersensationen (wie z.B. Schmerzqualitäten) erfragt werden, die in der westlichen Medizin der heutigen Zeit kaum Beachtung fänden. Punkt- bzw. Meridianbeurteilung, Puls- und Zungendiagnose sowie die Betrachtung von Haltung und Habitus sind weitere wichtige diagnostische Methoden. Auf der A. radialis sind 12 Pulsorte zu tasten, denen jeweils ein Organ zugeordnet ist. Die chinesische Medizin kennt insgesamt 28 verschiedene **Pulsqualitäten**, die Rückschlüsse auf die Art der Störung erlauben. In der **Zungendiagnostik** werden Form und Farbe der Zunge, ihr Belag, ihre Beweglichkeit und die Füllung der Unterzungenvenen beurteilt; wobei auch hier sowohl eine anatomische Zuordnung zu einzelnen Organen wie auch eine funktionelle nach der Natur der Störung möglich ist.

Therapieprinzipien

Indem nun Akupunkturpunkte (Abb. 14) mit einer dünnen Nadel punktiert werden, werden nicht nur lokale Reaktionen ausgelöst, sondern auch Störungen im weiteren Verlauf des Meridians erreicht, der Funktionskreis und die Grundsubstanzen beeinflußt oder auch manchmal spezifische Wirkungen entsprechend einer besonderen Funktion des Akupunkturpunktes hervorgerufen.

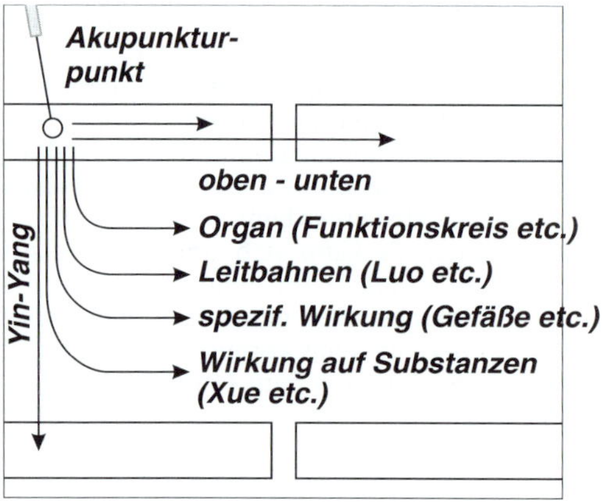

Vor jeder Therapie steht natürlich immer die Diagnose; auf Grund der Diagnose wird ein Therapiekonzept entwickelt. Es kann auf die Elimination eines pathogenen Faktors (z.B. der Kälte) aus dem Körper oder aus einem Meridian zielen (vgl. mit ausleitenden Verfahren); es kann aber auch die Stärkung des »aufrechten Qi«, also letztlich eine Unterstützung der Konstitution des ganzen Systems zum Inhalt haben. Die Traditionelle Chinesische Medizin spricht von Wurzel (ben) und Manifestation (biao) einer Krankheit, wobei die Behandlung jeder komplexen und chronischen Erkrankung eine Behandlung der Wurzel oder des Ursprungs, also eine »kausale« Therapie, einschließt.

In akuten Situationen kann es sinnvoll sein, zunächst symptomatisch vorzugehen und die konstitutionelle Therapie später folgen zu lassen. Gerade im Bereich orthopädischer Erkrankungen finden sich häufig akute Meridianerkrankungen, sogenannte **Bi-Syndrome** (synonym schmerzhafte Obstruktionssyndrome), die auch einer überwiegend oder ausschließlich symptomatischen Behandlung gut zugänglich

Abb. 14: Wirkung und Fernwirkung des Akupunkturpunktes

sind. Trotzdem müssen in jede Therapie auch grundsätzliche Überlegungen zu Konstitution und Allgemeinzustand des Patienten mit einfließen.

Bei einem konstitutionell geschwächten, sozusagen energetisch leeren Patienten, sollte auch mit schwachen und wenigen Reizen gearbeitet werden und eher eine **tonisierende** Nadeltechnik angewandt werden; während eine energetische Fülle und kräftige Konstitution des Kranken stärkere Reize und eine **sedierende** (dispergierende) Technik verlangen. Bei einem Yang-Leerezustand (Wärmeverlangen!) wird häufig die **Moxibustion** (Moxa) angewandt. Hierbei wird der Akupunkturpunkt direkt oder indirekt oder über die gesetzte Nadel mit der Glut des glimmenden Beifußkrautes (Artemisia vulgaris) erwärmt. Der chinesische Fachterminus **Jen zhiu**, der populär mit Akupunktur übersetzt wird, heißt wortwörtlich übersetzt »Stechen und Brennen«. Tatsächlich hat die Wärmezufuhr bzw. die heiße Nadel eine andere Wirkung als die neutrale Nadelung, manche Krankheitsbilder lassen sich sogar nur mit Moxa adäquat behandeln. Eine Fülle kann durch Mikroaderlaß im Akupunkturpunkt behandelt werden; und auch das trockene oder blutige **Schröpfen** über Akupunkturpunkten ist eine verbreitete Therapieform bei Fülleerkrankungen.

Mikrosystemakupunkturen

(z. B. Ohr-, Hand-, Mund-, Schädelakupunktur). Diese speziellen Akupunkturverfahren beruhen auf sogenannten Somatotopien, d. h. der Projektion eines Homunculus auf die Körperoberfläche in einem umgrenzten Bezirk. So findet sich z. B. auf der Ohrmuschel der gesamte Organismus abgebildet und einer reflektorischen Therapie zugänglich (*Abb. 15 u. 17*). Pathologische Veränderungen äußern sich in einer erhöhten Druckdolenz, einer Gelose oder einer Veränderung des elektrischen Hautwiderstandes über dem entsprechenden Akupunkturpunkt.

Die Schädelakupunktur nach Yamamoto

nutzt an der Stirn-Haar-Grenze Areale, die mit dem Bewegungsapparat korrespondieren (*Abb. 16*); im Bereich der Schläfe finden sich Punkte für die inneren Organe. Diese Punkte stehen in reflektorischer Beziehung zu eventuell druckdolenten Punkten im seitlichen Halsbereich und zu manchmal gelotisch verquollenen Arealen im Bauchdeckenbereich, die zum Zweck der Diagnose wie auch der Therapiekontrolle verwendet werden.

Gerade bei den Mikrosystemakupunkturen ist die Auswahl des richtigen Punktes und seine exakteste Lokalisation ausschlaggebend für den Therapieerfolg.

Nur in seltenen Fällen gelingt es, mit einer

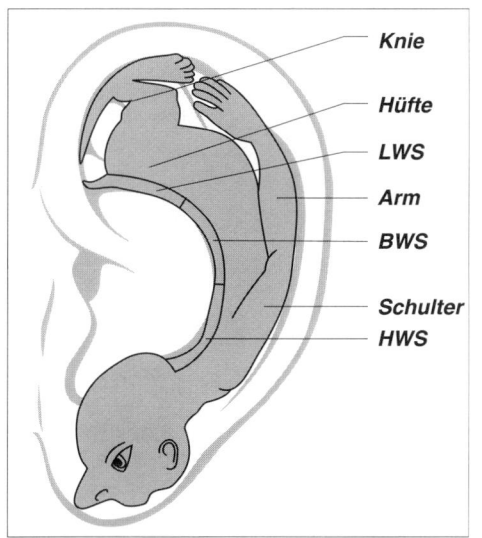

Abb. 15: Repräsentation des Organismus auf der Ohrmuschel

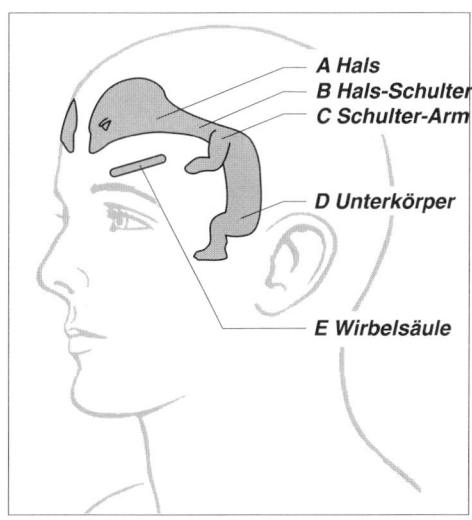

Abb. 16: Repräsentation des Organismus auf dem Schädel

einzigen Nadel, die nur einmal gestochen wurde, anhaltende Beschwerdefreiheit zu erzielen. Akute Erkrankungen müssen häufig täglich, manchmal sogar mehrmals täglich behandelt werden (sollte dies logistisch überhaupt möglich sein), während bei chronischen Krankheiten längere Behandlungsintervalle von einigen Tagen oder einer Woche ausreichen. Üblicherweise wird Akupunktur in Behandlungsserien durchgeführt, wobei durchaus einmal 15 Behandlungen notwendig werden können. Ist nach der dritten bis fünften Behandlung kein eindeutiger Effekt zu verzeichnen, ist zunächst das Therapiekonzept zu überdenken; – bei wiederholtem Ausbleiben des Erfolges lohnt es sich evtl., nach einem Störfeld oder einer Regulationsblockade zu suchen. Man sollte immer beherzigen, daß eine Übertherapie bei schon abgeklungener Symptomatik auch einmal negative Auswirkungen haben kann. Die Wirkung der Akupunktur ist übrigens nicht abhängig von der inneren Einstellung zur Methode, sie wirkt ebenso gut beim narkotisierten Patienten, in der Pädiatrie und in der Veterinärmedizin.

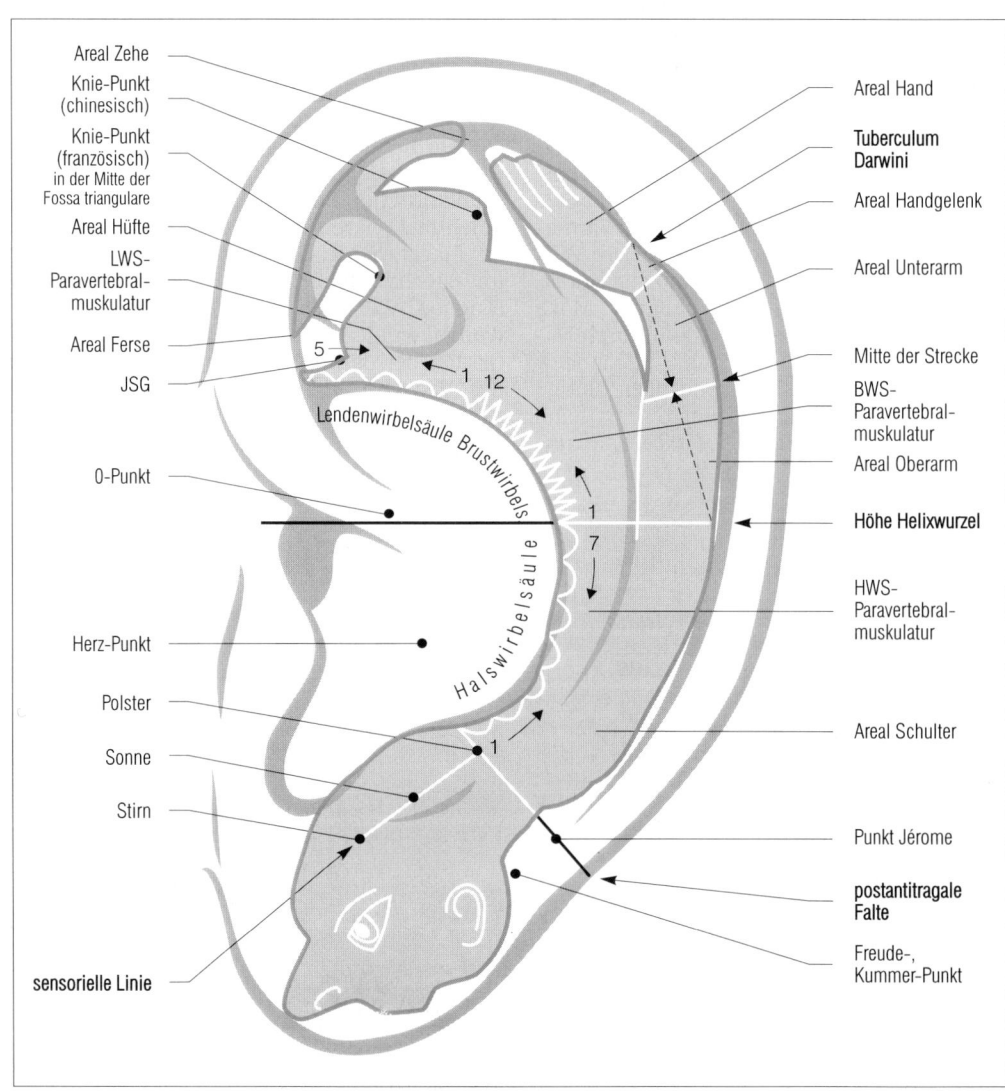

Abb. 17: Somatotopie der Bewegungsorgane auf der Ohrmuschel

Phytotherapie

In der orthopädischen Behandlung nehmen chemisch-synthetische Medikamente, vor allem zur Schmerzbekämpfung und Entzündungshemmung, einen wichtigen Platz ein. Dennoch sind sie nicht unumstritten, vor allem wegen der teilweise gravierenden Nebenwirkungen.

Phytotherapeutika können oftmals eine sinnvolle Alternative darstellen, vor allem in weniger schwerwiegenden Fällen oder zur Einsparung chemisch-synthetischer Präparate. Erfahrungsgemäß ist die Patientencompliance bei Verordnung von Phytotherapeutika gut.

Grundlagen

Phytotherapie ist die Anwendung pflanzlicher Arzneimittel zur Vorbeugung und Behandlung von Krankheiten. Sie gehört wie die Homöopathie und die Anthroposophie zu den Besonderen Therapierichtungen (s. S. 135).

Definition
Phytotherapeutika bzw. Phytopharmaka werden definiert als »Präparationen aus Pflanzen oder getrockneten Drogen pflanzlicher Herkunft, die den Wirkstoff oder die Wirkstoffe in mehr oder minder angereicherter Form und zusätzlich noch Begleitstoffe enthalten – mögen sie Wirksamkeit entfalten oder nicht«.
Die Phytotherapie ist ein Teilgebiet der Arzneipflanzenkunde. Diese umfaßt mehrere ineinander übergehende Bereiche mit unterschiedlich gewichteten Segmenten, die aber aus heutiger Sicht notwendig sind, um eine rationale Behandlung mit pflanzlichen Wirkstoffen durchführen zu können (Abb. 18).

Phytochemie	Phytopharmakologie
Phytopharmazie	Phytotherapie

Abb. 18: Elemente der Arzneipflanzenkunde

Forschung
Die vielfach der Volksheilkunde entnommenen Herstellungsvorschriften und Behandlungsempfehlungen werden seit Jahren untersucht, um sie auf eine Basis zu stellen, die auch naturwissenschaftlichen Anforderungen entspricht. Insofern befindet sich die Phytotherapie derzeit in einer Übergangsphase zwischen »Schulmedizin« und »Erfahrungsheilkunde«. Daraus sind auch die bislang nicht etablierten Termini »Phytopharmaka« und »Phytotherapeutika«, zu erklären: dem Begriff Phytopharmaka werden isolierte reine Stoffe zugeordnet; demgegenüber werden Drogenextrakt-Präparate häufig als Phytotherapeutika bezeichnet. Wir halten die anwendungsorientierte Bezeichnung in forte- und mite-Präparate für sinnvoller, obwohl es auch dabei Überschneidungen gibt.
Die arzneimittelrechtliche Definition für pflanzliche Arzneimittel lautet: »Arzneimittel, die ausschließlich oder überwiegend aus Pflanzen, Pflanzenteilen und Zubereitungen daraus (wie Extrakte, Destillate usw.) bestehen, soweit sie nicht der homöopathischen und nicht der anthroposophischen Stoffgruppe zuzuordnen sind«.

Pharmakologie
Wenngleich in der homöopathischen und anthroposophischen Therapierichtung ebenfalls Arzneipflanzen zu Arzneimitteln verarbeitet werden, so gibt es aus pharmazeutischer und medizinischer Sicht deutliche Unterschiede zur Phytotherapie. Diese Differenzierung ist zur Beurteilung pflanzlicher Präparate notwendig. Um eine rationale Phytotherapie – auch im Sinne der Sozialversicherung mit entsprechender Erstattungsfähigkeit – durchführen zu können, muß das Mono- oder Kombinationspräparat den Kriterien Qualität, Unbedenklichkeit und Wirksamkeit entsprechen. Dabei erfordern die ersten beiden Komponenten im Hinblick auf das genuine Stoffgemisch (Droge) eine Standardisierung und damit eine exakte Definition des Ausgangsmaterials, der Verarbeitung sowie der Endkontrolle.

Inhaltsstoffe. Dazu gehört unter anderem die Bestimmung der für die Wirksamkeit verantwortlichen Inhaltsstoffe. Sobald es sich dabei um Monoextrakt- oder Mehrstoff-Extrakt-Präparate handelt, die das Gros der pflanzlichen Arzneimittel darstellen, wird die damit verbundene Problematik evident. Nur auf der Basis eines Extraktes von gleichbleibender Qualität kann die Wirksamkeit des pflanzlichen Arzneimittels beurteilt werden. Dies bereitet wegen der in der Phytotherapie teilweise sehr unterschiedlichen Darreichungsformen erhebliche Schwierigkeiten, wenn man an so unterschiedliche Herstellungsverfahren wie die Zubereitung als Tee (wäßriger Gesamtauszug) oder einen industriell hergestellten ethanolischen Extrakt denkt.

Vom Herstellungsverfahren und damit der Möglichkeit der Wirkstoffanreicherung hängt es ab, inwiefern mögliche toxische Eigenschaften des Extraktes mit pharmakologisch erwünschten Eigenschaften verbunden werden können und wie das Verhältnis Wirkung/Toxizität zugunsten der nebenwirkungsarmen Wirkintensität verschoben werden kann.

Wirksamkeitsnachweis. Die Beurteilungen zu Wirkung und Wirksamkeit einschließlich Angaben zur Dosierung sind festgeschrieben in den Aufbereitungsmonographien der für pflanzliche Arzneimittel zuständigen Kommission E am BfArM (ehemaligen Bundesgesundheitsamt). Eine derartige monographische Dokumentation der Arzneipflanzen ist für die Nachzulassung sogenannter Altpräparate verbindlich. Wenn diese Dokumentation nicht vorliegt oder wenn die Wirksamkeit negativ beurteilt wurde (»Negativ-Monographie«), werden Fertigarzneimittel aus der Erstattungsfähigkeit genommen. Positiv monographierte Drogen sind erstattungsfähig. Gleiches gilt auch für daraus hergestellte Kombinationspräparate. Inzwischen liegen zu Phytopharmaka zahlreiche klinische Studien vor.

Möglichkeiten und Grenzen der Phytotherapie ergeben sich aus dem Verständnis von Wirkung und Wirksamkeit; sie werden in diesem Buch indikationsbezogen beschrieben. Dies betrifft auch die freie Kombination mit anderen naturgemäßen oder konventionellen Therapiemaßnahmen, die zum Ziel hat, auf risikoreiche Behandlungen so weit wie möglich verzichten zu können.

Mit diesem Verständnis wird die Phytotherapie keine ideologische Fixierung erfahren, sondern ein integrierter Bestandteil der Orthopädie sein.

Therapie

Die wichtigsten Indikationsbereiche für Phytotherapeutika bzw. Phytopharmaka in der Orthopädie sind
- Analgesie – Antiphlogese
- Drogen zur segmentalen Irritanzientherapie
- Kortikomimetisch/immunmodulierend wirkende Phytopharmaka
- Drogen zur mesenchymalen Entschlackung
- Pflanzliche Enzyme als Antirheumatika
- Entspannende und psychisch ausgleichende Drogen

Praxistip

Zu unterscheiden sind eine **lokale Anwendung**, z.B. auch in Form von Wickel- oder Badezusätzen, und eine **interne Anwendung**. Je umschriebener ein Prozeß ist, desto sinnvoller ist eine lokale Anwendung, bei der beispielsweise eine zusätzliche Wärme- oder Kältewirkung genutzt werden kann. Die in den nachfolgenden Tabellen genannten Drogen sind positiv monographiert. In der Regel ist Phytotherapie immer Bestandteil eines Gesamt-Therapieplanes und keine Monotherapie.

Analgetika und Antiphlogistika

Die pflanzlichen **Analgetika** (*Tab. 5*) beeinflussen überwiegend den Arachidonsäure-Stoffwechsel und damit die Prostaglandinsynthese. Der natürliche Prototyp der Acetylsalicylsäure, die Salicylsäure, ist in der Weidenrinde (Cortex salicis) enthalten.

Eine Analgesie wird auch über eine Gegenreizung erzielt durch Irritation des entsprechenden Hautsegmentes. Dieses Wirkprinzip wird bei lokaler Anwendung von ätherischen Ölen (z.B. Pfefferminz-, Kiefernadel-, Lärchenöl, Kampferspiritus) ausgenutzt.

Überwiegend **antiphlogistisch** wirken Kamil-

Tab. 5: Analgetisch-antiphlogistisch wirkende Drogen

Droge	Anwendungsform	Präparat (Beispiele; ®)
Arnicae flos (Arnikablüten)	Tinktur, Salbe, Gel (allergenes Potential beachten)	Arnicament Tropfen, Arthrosenex Salbe, ABC Lokale Schmerz-Therapie Wärme-Pflaster N /Salbe, Retterspitz
Camphora (Kampfer)	äußere Anwendung, z. B. Kampferspiritus	Camphoderm N Emulsion; Camphopin Salbe
Gramini flos (Heublumen)	Feucht-heiße Kompresse, Badezusatz	Kneipp Heupack Herbatherm N
Harpagophyti radix (Teufelskrallenwurzel)	Innere Anwendung, z. B. als Tee (1 EL Droge mit 2 Tassen kochenden Wassers übergießen, 8 Stunden stehen lassen)	Doloteffin, Dolo-Arthrosetten, Defencid Teufelskralle Extrakt-Tabletten
Matricariae chamomillae flos (Kamillenblüten)	Äußerlich: öliger Kamillenblütenextrakt (Oleum Chamomillae infusum); Salben, Cremes, Badezusätze	Kamillosan Lösung, Perkamillon, Silvapin Kamillenblüten-Extrakt N
Menthae arvensis aetheroleum (Minzöl)	Ölige Einreibung	Infiminz (China-Minz- Oel)
Menthae piperitae aetheroleum (Pfefferminzöl)	Ölige Einreibung	Inspirol Heipflanzenöl Lösung, Kneipp Minzöl
Piceae aetheroleum (Fichtennadelöl)	äußerlich, z. B. als Badezusatz, Einreibung	Silvapin Fichtennadel- Extrakt
Pini aetheroleum (Kiefernnadelöl)	äußerlich, z. B. als Badezusatz, Einreibung	Piniol Balsam N
Populi cortex/folium (Pappelrinde/-blätter)	Intern als Teeaufguß (3 g auf 1 Tasse heißes Wasser); extern als Einreibung	Phytodolor Tinktur, Populus cp-Fluid
Salicis cortex (Weidenrinde)	Intern z. B. als Teeaufguß (2 g auf 1 Tasse heißes Wasser); extern als Salbe u. a.	Rheumakaps, Rheumatab Salicis Salbe
Symphyti radix/herba/folium (Beinwellwurzel und -kraut)	Salbe u. a. Externa (Anwendung nur auf intakter Haut!)	Commonfrey -Salbe, Tinktur; Kytta-Plasma f, Kytta-Salbe f
Terebinthina laricina (Lärchenterpentin)	Öl, Salbe (allergenes Potential beachten)	In Kombinationspräparaten
Urticae herba (Brennesselkraut)	innerlich und äußerlich	Arthrodynat N Tropfen/P Salbe; Uriginex Urtica, Rheuma-Hek Kapseln

lenblüten (äußerliche Anwendung) und Teufelskrallenwurzel (interne Anwendung).

Irritanzien

Eine stärkere irritative und gleichzeitig hyperämisierende Wirkung haben die **Irritanzien** (Paprika-, Pfeffer-, Senffrüchte, Tab. 6). Die Irritanzien wirken gleichzeitig auch kortikomimetisch und greifen ebenfalls in den Arachidonsäure-Stoffwechsel ein. Damit wirken sie trotz der hautreizenden Eigenschaften entzündungshemmend.

Immunmodulatoren

Immunmodulierende Drogen sind vor allem in Kombinationspräparaten zur Rheumatherapie enthalten (Tab. 7). Echinacea hat bei entzündlichen und rheumatischen Krankheitsformen empirisch eine gute Wirkung, die allerdings noch nicht in Einzelheiten geklärt ist. Immunkomplexe, die bei der Entstehung vor allem chronisch-entzündlicher Krankheiten der Bewegungsorgane eine Rolle spielen, können durch die systemische Gabe pflanzlicher **Enzyme** (Tab. 8) aufgelöst werden. Daneben scheint vor allem Bromelain antiphlogistische Eigenschaften zu besitzen (zu Enzymen s. auch gesondertes Kapitel, S. 207ff).

Tab. 6: Irritanzien zur segmentalen Therapie

Droge	Anwendung	Präparate (Beispiele; ®)
Capsici fructus (Paprikasamen)	äußerlich, z. B. als Pflaster	ABC Lokale Schmerz-Therapie Wärme-Pflaster N; Finalgon N Schmerzpflaster; Rheumaplast N
Capsici frutescens fructus (Cayennepfeffer)	äußerlich, z. B. als Liniment	Dolenon-Salbe, Kneipp-Rheuma-Salbe, Capsamol-Salbe, Thermo-Bürger-Salbe
Sinapis semen (Senfsamen)	äußerlich (Senfsamenmehl), z. B. als Wickel	
Viscum album (Mistel)	Intrakutane Injektion nach Herstellerangaben	Plenosol N

Tab. 7: Kortikomimetisch/immunmodulierend wirkende Phytopharmaka

Droge	Anwendungsform	Präparate (Beispiele; ®)
Bryoniae radix (Zaunrübe)	Innere Anwendung, z. B. in Kräuterteemischungen	Kneipp-Rheuma N Tee
Dulcamarae stipes (Bittersüßstengel)		Cefabene Tropfen/Filmtabletten; in Kombinationspräparaten
Echinaceae pupurae herba (Sonnenhutkraut)	Tropfen, Tabletten	Echinacea Stada, Echinacin, Immunopret Echinacea; in zahlreichen Kombinationspräparaten
Gummi olibanum (Weihrauch)	Innere Anwendung	Salaki-Tabletten (ayurvedisches Präparat)
Phytolaccae radix (Kermeswurzel)	Innere Anwendung	In Kombinationspräparaten;

Tab. 8: Enzyme als Antirheumatika, Präparatebeispiele und Zusammensetzung

Enzym	Präparat ®
Bromelain (Ananas) Papain (Caraya papaya)	Bromelain-POS (Bromelain) Enzym-Wied (Pankreatin, Bromelain, Papayotin u. a.; daneben Rutin) Mulsal N (Trypsin, Bromelain, Papain) Phlogenzym (Bromelain, Trypsin) Wobenzym (Pankreas-, Ananas- und Papayaenzyme)

Tab. 9: Drogen zur »Entschlackung«

Droge	Anwendung	Präparate (Beispiele ®)
Taraxaci radix (Löwenzahnwurzel)	Innere Anwendung, z. B. als Tee	Kneipp Löwenzahn Tbl.
Tiliae flos (Lindenblüten)	Innere Anwendung als Tee	freie Rezeptur
Urticae folium (Brennesselblätter)	Innere Anwendung mit gleichzeitig erhöhter Flüssigkeitszufuhr; z. B. als Tee; äußere Anwendung z. B. als Brennesselspiritus	Rheumaless; Rheuma-Hek; Uriginex Urtica
Cynarae folium (Artischockenblätter)	Innere Anwendung, z. B. als Tabletten, Tropfen	Hepar-POS, Hepar-SL forte
Silybi marianae fructus (Mariendistelfrüchte)	Innere Anwendung, z. B. als Dragees, Filmtabletten	Cegasilymarin, Legalon, Silimarit

Tab. 10: Drogen mit entspannender und psychisch ausgleichender Wirkung

Droge	Anwendung	Präparate (Beispiele ®)
Lupuli strobulus (Hopfenzapfen)	Interne Anwendung, z. B als Tee; externe Anwendung als Badezusatz	Bonased-L; in zahlreichen Kombinationspräparaten, z. B. Sedacur forte
Hyperici herba (Johanniskraut)	Interne Anwendung, z. B als Tee; deutliche Wirkung erst nach 2wöchiger Einnahme	Aristoforat; Esbericum/-forte; Hewepsychon uno; Helarium-Hypericum Drg./Tropfen, Neuroplant
Melissae folium (Melissenblätter)	Interne Anwendung, z. B als Tee; externe Anwendung als Badezusatz	meist in Kombinationspräparaten, z. B. Sedariston; Sedatruw S
Passiflorae herba (Passionsblumenblätter)	In Kombinationspräparaten zur inneren Anwendung	meist in Kombinationspräparaten, z. B. Phytonoctu Filmtabl., -Fluidextrakt
Piperis methystici rhizoma (Kava-Kavawurzelstock)	Interne Anwendung	Antares 120 Tbl., Ardeydystin forte Drg., Kavatino
Valerianae radix (Baldrianwurzel)	Interne Anwendung	Baldrian-Dispert; Baldrian-Phyton, Seda-Kneipp N

Drogen mit Wirkung auf den Stoffwechsel

Bei orthopädischen Leiden, die bei naturheilkundlicher Betrachtung auf eine »Dyskrasie«, Verschlackung resp. Stoffwechselstörung zurückzuführen sind (z.B. chronische Polyarthritis, Arthrosen, Myogelosen), empfiehlt sich die interne Anwendung von stoffwechselfördernden Drogen wie Brennessel- und Löwenzahnkraut, aber auch Artischockenblätter, Mariendistelfrüchte u.a. (*Tab. 9*). Sie regen die Leber- und Nierentägigkeit an und fördern die Cholerese, so daß sie die Ausleitung von Stoffwechselendprodukten unterstützen und ihrer Deposition in der Grundsubstanz vorbeugen (»Entgiftungsmechanismus«).

Psychotrope Drogen

Vor allem, wenn eine psychosomatische Komponente zur Entstehung von Beschwerden der Bewegungsorgane beiträgt, sind die entspannend und beruhigend wirkenden Drogen (*Tab. 10*) geeignet. Die in der Tabelle genannten Drogen wirken überwiegend schlaffördernd und beruhigend, auch entspannend. Johanniskraut wirkt antidepressiv; in dieser Hinsicht ist ein Wirkungseinritt allerdings erst nach zwei Wochen zu erwarten. Bei Hellhäutigen kann es unter Johanniskrauttherapie zur Überempfindlichkeit gegenüber Sonnenlicht kommen.

1. Braun, H., Frohne, D.: Heilpflanzenlexikon, 6. Aufl. Fischer, Stuttgart 1994
2. Loew, D., Rietbrock, N. (Hrsg.): Phytopharmaka, Bd.1 und 2. Steinkopff, Darmstadt 1995 und 1996
3. Wagner, H., Wiesenauer, M.: Phytotherapie. Fischer, Stuttgart 1995
4. Wichtl, M. (Hrsg.): Teedrogen und Phytopharmaka, 3. Aufl. Wissenschaftliche Verlagsgesellschaft, Stuttgart 1997

Homöopathie

Grundlagen

Homöopathie als Besondere Therapierichtung

Die homöopathische Therapierichtung gilt heute als fester Bestandteil der ambulanten Krankenversorgung, besonders in der Hausarztmedizin. Aber auch andere Fachgebiete erkennen immer mehr den Nutzen einer homöopathischen Behandlung.

Die Homöopathie fällt arzneimittelrechtlich, ebenso wie Phytotherapie und Anthroposophie, unter die Besonderen Therapierichtungen. Für jede dieser Therapierichtungen wurden Arzneimittelkommissionen am BfArM (Institut für Arzneimittel und Medizinprodukte, ehemaliges BGA) berufen. Sie beurteilen die Wirksamkeit und Unbedenklichkeit der in der jeweiligen Therapierichtung verwendeten Arzneimittel (seit Inkrafttreten der 5. Novelle des Arzneimittelgesetzes präparatebezogen). Daraus resultieren die hierzu erhaltenen Befunde in Form der sog. Aufbereitungsmonographien.

Positiv bewertete Arzneimittelmono- und Kombinationspräparate sind erstattungsfähig. Die Verordnung positiv monographierter homöopathischer Arzneimittel zu Lasten der GKV und PKV ist nicht vom Führen der Zusatzbezeichnung »Homöopathie« abhängig.

Herstellung und Qualität der Homöopathika sind durch das homöopathische Arzneibuch (HAB1 als Bestandteil des DAB) geregelt. Obgleich die Herstellungsvorschriften auf *Hahnemann* zurückgehen, werden sie entsprechend den Erkenntnissen der heutigen pharmazeutischen Technologie aktualisiert, um eine gleichbleibende Wirksamkeit zu gewährleisten.

Prinzipien

Aus Unzufriedenheit mit der damaligen Therapie heraus begann der Arzt, Apotheker und Chemiker *Samuel Hahnemann* systematische Studien zur Arzneimittelforschung. Er überprüfte die Wirkung bekannter Arzneimittel im Selbstversuch. *Hahnemann* beobachtete, daß Arzneimittel mit bekannter Wirkung bei Kranken, z. B. die Chinarinde, beim Gesunden Krankheitssymptome auslösen. Gerade diese Symptome, die nach Einnahme des Arzneimittels bei Gesunden auftreten (im Beispiel Chinarinde: Fieber), werden bei Kranken positiv beeinflußt (Fiebersenkung durch Chinarinde). Daraus entwickelte *Hahnemann* schrittweise seine Krankheitslehre: »Similia similibus curentur« – Ähnliches möge mit Ähnlichem geheilt werden (»Simileprinzip« oder Ähnlichkeitsregel).

Die Systematik, mit der *Hahnemann* Arzneimittel prüfte, war für die damalige Zeit revolutionär und verdient große Anerkennung. Die von ihm beobachteten Symptome an Gesunden faßte er jeweils zu detaillierten Arzneimittelbildern zusammen.

Einen weiteren Schritt zur eigentlichen, 1796 begründeten Homöopathie vollzog *Hahnemann*, als er erkannte, daß die »Nebenwirkungen« (eigentlich: Arzneiwirkungen bei Gesunden) eines Arzneimittels geringer wurden, wenn er die Mittel in besonders aufbereiteter Form gab. Diese sogenannte Potenzierung wird nicht allein durch eine sehr starke Verdünnung erreicht, sondern durch eine gleichzeitige Verschüttelung bei der Herstellung.

Wahl des geeigneten Mittels

In der Homöopathie wird das Krankheitsbild (Status des Patienten) mit dem Arzneimittelbild (Wirkungsprofil der Substanz) in seinen individuellen und charakteristischen Symptomen verglichen. Ein vereinfachtes Beispiel soll dies verdeutlichen:

Auf einen Insektenstich folgt eine Lokalreaktion (Entzündungsreaktion) mit Überwärmung, Rötung, Schwellung und Quaddelbildung. Je nach individueller Reaktion ist diese Lokalsymptomatik unterschiedlich stark ausgeprägt oder kann mit Allgemeinreaktionen bis hin zur anaphylaktoiden Reaktion einhergehen.

Die Reaktion per se ist also uniform, jedoch hinsichtlich Intensität und Ausprägung individuellen Schwankungen unterworfen.

Eine solche Beobachtung oder »Versuch am Gesunden« wird in der Homöopathie als Arzneimittelprüfung am gesunden Probanden bezeichnet; sie entspricht einer Phase-I-Studie.

Zur Umsetzung der Ähnlichkeitsregel wird

bei einem Patienten mit der beschriebenen Symptomatik (Krankheitsbild) die auslösende Substanz (z.B. Apis mellifica, Honigbiene) als pharmazeutisch verarbeitetes (potenziertes) Arzneimittel eingesetzt. Erst durch die Potenzierung erfährt die Arznei eine optimale Nutzen-Risiko-Relation, entsprechend den von Paracelsus überlieferten Satz, daß allein die Dosis bestimmt, ob eine Substanz Gift oder Arznei ist.

Der Behandlungsansatz unterscheidet sich bei konventioneller und homöopathischer Therapie also wesentlich: Während die konventionelle Medizin aus verschiedenen Symptomen eine Diagnose stellt, auf die eine festgelegte Therapie folgt, beachtet die Homöopathie die einzelnen Symptome (z.B. Bewegungseinschränkung und Hautüberwärmung), Auslöser (z.B. Verschlechterung durch Kälte) und Allgemeinerscheinungen (z.B. Kaltschweißigkeit), unabhängig von der Diagnose.

Potenzierung

Gemäß dem vorher genannten Beispiel würde man Apis mellifica (hergestellt nach Vorschrift 4b, HAB 1) bei Krankheitsbildern mit Schwellungen, Überwärmung, Quaddeln usw. in einer Potenz von D6 3-4mal täglich 5 Tropfen (= 5 Globuli = 1 Tablette) applizieren.

»D6« bedeutet die sechste Dezimalpotenz (1 Teil Arzneigrundstoff = Urtinktur und 9 Teile Arzneistoffträger werden miteinander verarbeitet); dieser Vorgang wird sechsmal wiederholt). Entsprechend existieren u.a. auch Centesimal- (C-) Potenzen (1 Teil Arznei, 99 Teile Arzneistoffträger).

Der Bereich der Tiefpotenzen reicht von D 1 bis D 15. Ab D 30 spricht man Hochpotenzen.

Die Frage, ob es sich bei der Weiterverarbeitung um eine Verdünnung oder Potenzierung handelt, wird kontrovers diskutiert. Homöopathika wirken nach modernen Überlegungen nicht auf Grund ihrer chemischen Zusammensetzung, sondern bieten dem Körper im kybernetischen Sinne eine »Information« an.

In der Praxis werden homöopathische Arzneimittel in potenzierter Form eingesetzt, deren Höhe auch von der Krankheitsform abhängig ist.

Therapie

Für den Einsatz in der Praxis können drei große Wirkungsgruppen (Wirkungsprofile) homöopathischer Arzneimittel unterschieden werden: organo- bzw. histiotrope, funktiotrope und personotrope Homöopathika.

Organotropie, Histiotropie

Die Wirkung dieser Homöopathika richtet sich auf ein Organsystem bzw. Gewebe. Oftmals können die entsprechenden Erkrankungen mit einigen typischen Symptomen (Syndrom) charakterisiert werden, wie z.B. traumatische Weichteilschwellung: Arnica montana D6. Kombinationspräparate enthalten häufig mehrere klinisch bewährte Homöopathika aus dieser Gruppe.

Funktiotropie

Bei diesen Homöopathika sind zur Arzneimittelwahl (Differentialtherapie) über ein umschriebenes Syndrom hinaus weiterführende Hinweise auf das Krankheitsgeschehen notwendig. Beispiel: akute Gelenkschmerzen mit Überwärmung und ausgeprägter Bewegungsverschlechterung: Bryonia D4.

Personotropie

Die Wirkung dieser Homöopathika erfaßt umfassend das konstitutionelle Geschehen im Krankheitsablauf. Personotrope Homöopathika werden zur Langzeitbehandlung chronischer Prozesse eingesetzt. Hier ist eine detaillierte homöopathische Anamnese mit streng individueller Auswahl des Arzneimittels notwendig. Für die Anwendung personotroper Homöopathika (klassische Homöopathie) ist eine große Erfahrung in spezieller homöopathischer Anamneseerhebung sowie eine fundierte Kenntnis der Arzneimittelbilder und -auswahl Voraussetzung; daneben benötigt sie einen anderen Praxisablauf, da sie sehr zeitaufwendig ist.

Behandlungsgrundlagen

Organotrope und funktiotrope Homöopathika werden überwiegend in tieferen Potenzen (z.B. D6) 3 bis 4x täglich eingesetzt, personotrope Homöopathika in höheren Potenzen (z.B. C 30) und seltener.

Unbedingt ist zu beachten, daß bei nachlassenden Beschwerden die Anwendungshäufigkeit zu reduzieren ist, denn sonst können Beschwerden wieder hervorgerufen werden (im Sinne einer Arzneimittelprüfung am Gesunden!).
In aller Regel sind die homöopathischen Einzelmittel in unterschiedlichen Darreichungsformen rezeptierbar. Die Dilutionen (20 g = Nl) sind ethanolhaltig, während Globuli (10 g = Nl) auf Saccharose-Basis und Tabletten (20 g = Nl) auf Lactose-Basis hergestellt werden. In der Orthopädie bewähren sich lokale und parenterale Applikationsformen (Injektionen). Zur Injektion stehen Ampullen (10 Amp. = Nl) für alle homöopathischen Einzelmittel zur Verfügung.
Einige Substanzen wirken in der homöopathischen Behandlung als Antidot und sollten daher nur in größerem zeitlichen Abstand zur Homöopathika-Einnahme verwendet oder ganz gemieden werden. Hierzu gehören Coffein, Pfefferminze und Kampfer (z. B. auch enthalten in Zahnpasta) sowie starke Gewürze.
Als Folge des Ansprechens auf die homöopathische Therapie kann eine Erstverschlimmerung auftreten, über die der Patient aufgeklärt werden muß. Ist die Erstverschlimmerung zu stark ausgeprägt, war die Potenz eventuell zu hoch und muß reduziert werden. In anderen Fällen kann abgewartet werden. Bei den in den Kasuistiken angegebenen Dosierungen ist die Erstverschlimmerung jedoch eher selten.

Wirksamkeitsnachweis

Auf Grund der Herstellungsweise (Potenzierung) halten Kritiker der Homöopathie entgegen, mit fortschreitender Verdünnung (oberhalb von D 23) seien in der Zubereitung kein Arzneimittelmoleküle mehr enthalten, mögliche Heilungen seien damit Placeboeffekte oder Spontanverläufe. Dagegen spricht allerdings die Beobachtung, dass als Nebenwirkung eines Placebos allenfalls (v. a. vegetative) Allgemeinsymptome auftreten, bei Homöopathika dagegen umschriebene Symptome des speziellen Arzneimittelbildes. Darüber hinaus beeinflußt das Homöopathikum nicht nur das geklagte Symptom, sondern auch weitere Beschwerden, was bei Placebowirkungen nicht beobachtet wird. Die Wirkung eines Placebos hält meist nur kurz an, die Wirkung eines geeigneten Homöopathikums dagegen über längere Zeit (so daß in der personotropen Homöopathie oft eine einmalige Gabe des Mittels über Wochen und Monate ausreicht).
In letzter Zeit wurden zahlreiche klinisch-kontrollierte Studien mit Homöopathika durchgeführt, die positive Ergebnisse erbrachten, auch speziell zu orthopädisch-rheumatologischen Indikationen. Vom Verfasser durchgeführte Studien untersuchten den Einsatz in der Praxis und belegen, daß durch die Anwendung homöopathischer Arzneimittel risikoreichere Pharmaka (z. B. NSAR) eingespart werden können (4).

Indikationen

Nach heutigem Erkenntnisstand wird die Homöopathie als Reiz- und Regulationstherapie verstanden. Durch den Arzneireiz (Actio) werden körpereigene Heilungskräfte (Vis medicatrix naturae) angeregt, die im günstigsten Fall eine Heilung bewirken (Reactio).
Daraus ergibt sich ein breites Indikationsspektrum der Homöopathie, das bereits bei leichten Erkrankungen und im ersten Stadium von Erkrankungen einsetzt und auch konstitutionelle Anlagen (z. B. Stoffwechselstörungen) und psychosomatische Krankheiten einschließt. Allgemein schließt allerdings der spezielle homöopathische Therapieansatz die Behandlung spezieller Indikationen aus, da nicht die Krankheit, sondern der Patient mit allen seinen Symptomen behandelt wird. Lediglich die empirisch in 70-80 % wirksame organotrope Komplexmitteltherapie kombiniert umschriebene Indikationen mit speziellen Symptomen.
Dort, wo die körpereigenen Heilungskräfte nicht ausreichen, um das Krankheitsgeschehen positiv zu beeinflussen, kann die Homöopathie, zumindest als Monotherapie, nicht wirken. Bei schweren, operationsbedürftigen Organdeformitäten, z. B. Coxarthrose, ist die Homöopathie daher nicht angezeigt; bei funktionellen und organischen Frühstadien (z. B. extraartikulärer Rheumatismus) ist sie dagegen geeignet. Bei fortschreitenden Organläsionen kann die Homöopathie in vielen Fällen adjuvant zur konventionellen oder weiteren naturheilkundlichen Therapie eingesetzt werden (z. B. degenerative Wirbelsäulenleiden, Periarthropathien).
In der vertragsärztlichen Tätigkeit bietet die Homöopathie einen pragmatischen Ansatz, dessen Kosten-Nutzen-Relation ebenfalls für die Anwendung spricht (2).

1. Gebhardt, K.-H.: Homöopathie. In: Naturheilverfahren, hrsg. von J. Grifka. Urban und Schwarzenberg, München 1995
2. Schmidt, J. M.: Grundlagen und Entwicklungen in der Homöopathie. Dtsch. med. Wschr. 118 (1993) 1085
3. Wiesenauer, M., Gaus, W.: Wirksamkeitsnachweis eines Homöopathikums bei chronischer Polyarthritis. Acta Rheumatol. 16 (1991) 1-21
4. Wiesenauer, M.: Rheumatologisch-orthopädische Praxis der Homöopathie. Hippokrates, Stuttgart 1989

Ernährungstherapie – Aspekte naturgemäßer Diätetik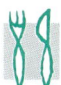

Grundlagen

Die Ernährungstherapie als klassisches Naturheilverfahren scheint in der orthopädischen Sprechstunde keinen besonderen Stellenwert zu haben. Im Rahmen ganzheitlicher orthopädischer Therapie ergeben sich jedoch viele therapeutische Ansatzpunkte. Im folgenden Kapitel wird auf die Darstellung bekannter ernährungsmedizinischer Gegebenheiten (Nähr- und Vitalstoffgehalt von Lebensmitteln etc.) verzichtet und statt dessen auf weniger beachtete pathophysiologische und ordnungstherapeutische Aspekte eingegangen.

Zusammenhänge zwischen orthopädischen Erkrankungen und Ernährung ergeben sich aus den komplexen neurophysiologischen Verbindungen zwischen inneren Organen und Wirbelsäule. Viszerovertebragene Funktionsstörungen zeigen sich in der täglichen Praxis häufig z.B. als Schulterschmerzen bei koronarer Herzkrankheit, HWS-Blockierungen bei Sinusitis oder BWS-Funktionsstörungen bei Affektionen von Leber und Gallenblase. Umgekehrt verursachen zahlreiche Wirbelsäulenstörungen Funktionsbeschwerden an inneren Organen (z.B. paroxysmale Tachykardien, ausgelöst durch Blockierungen von Brustwirbeln). Gut bekannt sind auch Nozireaktionen im Bereich lumbaler Wirbelsäulensegmente, die besonders Nahe der Dünndarmwurzel sind. Sie treten in Form von muskulärem Hartspann oder rezidivierenden Blockierungen bei funktionellen und organischen abdominellen Störungen in Erscheinung.

Über die geschilderten Zusammenhänge hinaus kann der Gastrointestinaltrakt im Sinne eines führenden Störfeldes ein ubiquitär und intensiv wirkender Auslöser für verschiedene Störungen des gesamten Organismus und insbesondere für die Bewegungsorgane sein. Die spezielle Bedeutung des Verdauungssystems für die Bewegungsorgane wird im Kapitel »Diagnostik und Therapie nach *Mayr*« eingehend dargestellt. Besonders der Dünndarm, das mit 300 m² Oberfläche größte innere Organ, wird aus kybernetischer Sicht im Regelkreis Wirbelsäule-Darm häufig zur Störgröße.

Stoffwechsel und Gelenktrophik

Die Wirkprinzipien der Physikalischen Therapie beeinflussen die Gewebsstruktur der Bewegungsorgane, verbessern ihre Strukturqualität und damit ihre Funktionsleistungen. Die Funktionsqualität der einzelnen Zelle wird jedoch auch maßgebend von den trophischen Bedingungen bestimmt, unter denen sie lebt.

Die Trophik eines Gelenkes hängt neben physikalischen Einflüssen in erster Linie von der Nährstoffzufuhr und der Zusammensetzung der Gewebesäfte und damit auch von ihrem Gehalt an toxischen Stoffwechselprodukten ab. Diese werden über Blut und Lymphe in alle Gewebsräume, auch die bradytrophen von Sehnen, Bändern und Knorpel, eingeschleust. Der Stoffwechsel, d.h. der Wechsel der Stoffe, die ständig mit der Nahrung in den Körper einfließen, ist ein entscheidender Faktor der Gelenktrophik.

Nahrungsbestandteile, die in Magen und Darm nicht restlos verdaut und rasch ausgeschieden werden, fallen der Zersetzung durch Darm-Mikroorganismen anheim. Bakterielle Zersetzungsvorgänge führen zu toxischen Gärungs- und Fäulnisprodukten, die von der Darmschleimhaut in den Körper aufgenommen werden. Sie induzieren die sog. **intestinale Autointoxikation**. Ein Teil der Gärungs- und Fäulnistoxine ist heute identifiziert und labortechnisch nachweisbar (*Tab. 1*).

Gärungsprodukte

Besonders aufschlußreich erwiesen sich die Arbeiten von Prof. *Pirlet* und Mitarbeitern vom Klinikum der Universität Frankfurt/Main. Durch gaschromatographische und massenspektrometrische Untersuchungen konnte bestätigt werden, daß im Darmtrakt durch Zersetzung von gärungsfreudiger Kost Alkohole entstehen, die eine intestinale Autointoxikation verursachen. Auch bei alkoholabstinent lebenden Personen ließ sich die Bildung von Äthanol und anderen alkoholischen Gärungsprodukten als Folge bakterieller Zersetzungsprozesse des Darminhaltes im Stuhl, Blut, Harn, Atemluft und der Körperausdünstung nachweisen.

Tab. 1 Laborchemisch nachweisbare intestinale Gärungs- und Fäulnisprodukte

Gärungsprodukte
- niedermolekulare Alkohole wie Methanol und Äthanol
- höhermolekulare Alkohole (sog. Fuselöle) wie Butanol und Propanol
- Aldehyde wie Formaldehyd und Acetaldehyd

Fäulnisprodukte
- Ammoniak
- Methan
- Schwefeldioxid, Schwefelwasserstoff
- Phenole und Phenolderivate wie Indol und Indikan
- aliphatische und aromatische Amine
- Polyamine wie Putreszin und Kadaverin

Tierexperimentell wirken alkoholische Gärungsgifte zytotoxisch, hepatotoxisch, mutagen und vor allem kanzerogen. Sie penetrieren um so leichter durch die Darmwand in die Blut- und Lymphbahn, je stärker die Darmschleimhaut entzündlich verändert ist, wofür vor allem Folgen falscher und überreichlicher Ernährung verantwortlich sind.

Experimentelle Untersuchungen und diätetische Kollektivstudien über Jahre ergaben, daß Gärungs- und Fäulnisstoffe eindeutig in Abhängigkeit von der Nahrungsqualität produziert werden, und zwar je nach Menge und Gewichtung der Nahrungskomponenten. Je kohlenhydratbetonter, ballaststoffreicher, ja ggf. sogar »naturbelassener« die Kost ist, aber auch je höher dabei der Eiweißanteil ist, desto mehr toxische Alkohole werden produziert (*Abb. 19*).

Fäulnisprodukte
Intestinale Fäulnisstoffe werden vor allem bei der Zersetzung eiweißreicher Nahrung gebildet. Sie sind erst teilweise labortechnisch nachgewiesen. Ihre Toxizität ist aber schon seit langem bekannt. Auch ihre Produktion hängt von Menge und Gewichtung der Nahrung ab, insbesondere vom Eiweißkonsum. Zum Beispiel kann Indikan bei Darmkranken bis zur dreißigfachen Menge im Urin nachwiesen werden (Harnindikanprobe). Es stammt aus dem unvollständigen und unphysiologischen Abbau von Tryptophan bei Darmfäulnis.

Eine Reduktion der Fäulnistoxine und Besserung seiner Verdauungsleistung erkennt der darmkranke Patient selbst z. B. daran, daß unter der Sanierung des Darmes und Eiweißrestriktion die Geruchsbelastung seines Stuhles deutlich weniger wird.

»Gesundheit ist begleitet von Wohlgeruch« (Spruch aus der ayurvedischen Medizin).

Auswirkungen der Darmtoxine
Gärungs- und Fäulnisprodukte sind partiell immunotoxisch und kanzerogen bzw. kokarzinogen. Die im Darm entstehenden Toxine durchströmen nach ihrer Resorption den lymphoretikulären Raum der Darmwand, die Lymphknoten des Mesenteriums der Abdomenhinterwand und gelangen dann in den Ductus thoracicus. Ein Teil geht über die Pfortader direkt in die Leber und wird zum Teil über Niere und Darm wieder ausgeschieden, allerdings nur langsam und teilweise.

Ca. 80 % aller immunkompetenten Zellen des Körpers finden sich im darmassoziierten Immunsystem, das in der Darmschleimhaut (Peyer-Plaques) und im Abflußgebiet des Darmes lokalisiert ist. Billionen von Zellen dieses Immun- und Reparatursystems werden ständig von zytotoxischen und mutagenen Substanzen umspült, die durch Gärungs- und Fäulnisvorgänge entstanden sind.

> Der Zusammenhang zwischen Ernährung und Immunsystem ist offensichtlich.

Darüber hinaus spricht vieles für die Annahme der Mayr-Ärzte, daß die intestinale Autointoxikation möglicher Anfang der pathophysiologischen Induktion immunologisch geprägter Erkrankungen, wie die des rheumatischen Formenkreises ist. Sie ist mit großer Wahrscheinlichkeit auch der primäre pathogenetische Faktor vieler anderer chronischer Krankheiten. Orthopädisch interessant ist, daß bei massivem Anfall der Giftstoffe ein Teil in bradytrophe Gewebe eingebaut wird. Sie führen dort zu unspezifischen Mesenchymreaktionen, auch an der Synovia, und können eine Synovialitis auslösen. Die Toxine sind ubiquitär im Körper zu finden und haben deshalb auch systemische Wirkung, die sich in Form einer bunten klinischen Symptomatik zeigt. Zu selten wird bei chronischer Müdigkeit, Kopfschmerzen, Gereiztheit, Schlaflosigkeit eine intestinale Genese in Betracht gezogen. Mit Beseitigung der Intoxikation lassen sich jedoch derartige Beschwerden oft in kürzester Zeit beseitigen.

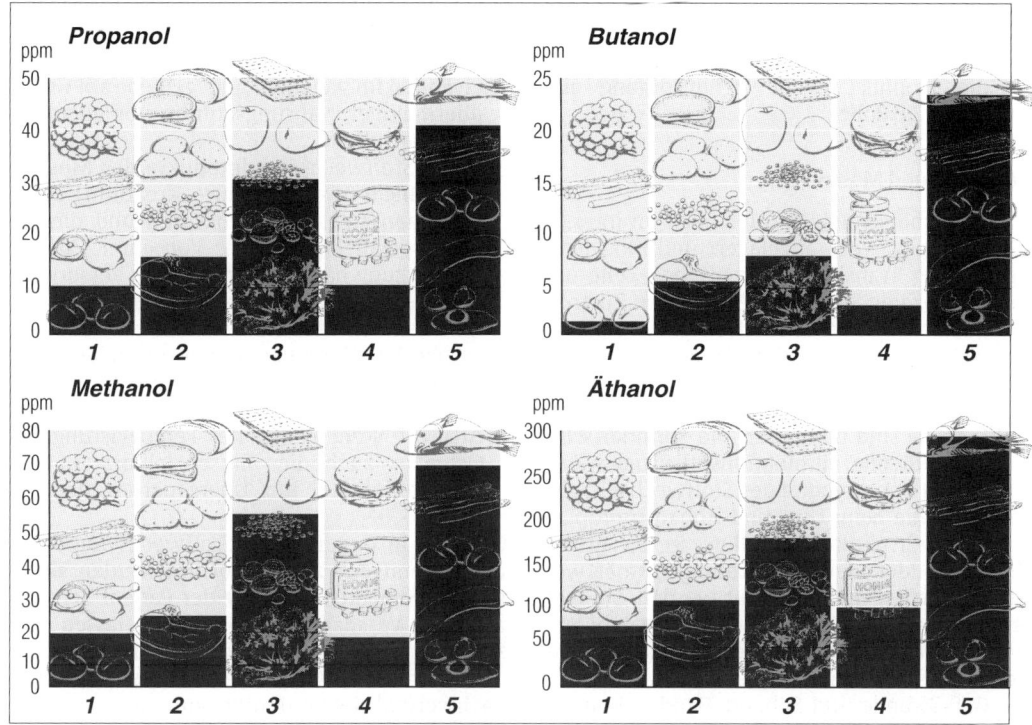

Abb. 19: Tägliche Ausscheidung von Propanol, Butanol, Methanol und Äthanol im Stuhl bei verschiedenen Kostformen. Mittelwerte über 5 Tage. 1 = leichte Mischkost, 2 = betont Reis, Brot, Kartoffeln; 3 = Vollkornkost, Rohsalate, Obst; 4 = vollresorbierbare, ballaststofffreie Kost (Bioresorbin), 5 = leichte Mischkost, angereichert mit Fleisch, Eiern und Käse (nach *Pirlet*).

Qualität der Ernährungsweise (»Eßkultur«)
Intestinale Toxine entstehen nicht nur in Abhängigkeit von der Nahrungsmittelqualität, sondern auch von der Ernährungsweise, das heißt, immer dann, wenn zuviel, zu hastig, zu grob, in zu großen Einzelportionen oder zu spät abends gegessen wurde und dabei nicht alles restlos verdaut werden konnte. Schlecht oder ungenügend verdaute Nahrung unterliegt stärkeren bakteriellen Zersetzungsprozessen. Unter diesen Bedingungen können auch höchstwertige Rohkost und Vollkornkost schaden. Schlechter Schlaf, Kopfschmerzen oder bleierne Müdigkeit nach einem opulenten Nachtmahl sind geläufige Symptome.

Durch permanente alimentäre Überforderung verliert der Darm die Fähigkeit zu vollständiger Selbstreinigung. Folgen sind Verschlackung, Intoxikation und Übersäuerung des Organismus. Schonung und Reinigung des Darmes (Laxanzien, Einläufe etc.) dagegen führen zur Elimination von Schlacken und Toxinen, zu Rückgang der Schleimhautreizungen und zur Entstauung des Lymphsystems. Auch die Funktionsfähigkeit des Immunsystems bessert sich, wie anhand des Multitest Mérieux® oder serologisch an den Lymphozytensubpopulationen erkennbar.

Ernährung und Mikrozirkulation
Erhöhter Nahrungskonsum, vor allem überreichlich zugeführtes Eiweiß, erhöht den Nährstoffspiegel und die zirkulierenden sauren Eiweißabbauprodukte. Damit steigen auch der Anteil zellulärer Bestandteile am Blutvolumen (Hämatokrit) und die Viskosität des Blutes. Durch die verschlechterte Mikrozirkulation wird die Sauerstoffversorgung beeinträchtigt. Überschüssige Bluteiweiße werden als Kollagen und Proteoglykane in die Basalmembranen der Kapillaren eingebaut, deren Dickenzunahme die Durchblutung weiter verschlechtert. *Wendt* be-

zeichnete diesen Prozeß als Eiweißspeicherkrankheit (s. Kapitel Grundlagen und Wirkungsweise der Naturheilverfahren). Er spielt auch für die Trophik der Bewegungsorgane eine grundlegende Rolle.

Ernährung und Mesenchym

Nahrungsüberschüsse werden auch im interstitiellen Bindegewebe abgelagert und blockieren hier auf der Transitstrecke zwischen Zelle und Blut den lokalen Stoffwechsel, d. h. den Zustrom von Nährstoffen und den Abtransport von Stoffwechsel-Endprodukten. Das Bindegewebe wird durch die Verschlackung zur »Mülldeponie«.

»Schlacken« sind bildhafter und summarischer Ausdruck für alle eliminationspflichtigen Zwischen- und Endprodukte des Stoffwechsels, also für Stoffe, die beim Um- und Abbau protoplasmatischer Strukturen anfallen, in zu großer Menge gebildet oder nicht ordnungsgemäß weitertransportiert und abgebaut werden. Sie werden als intermediäre Stoffwechselmetaboliten bevorzugt in bradytrophe Gewebsräume eingelagert, z. B. in den interstitiellen Raum, in arterielle Gefäßwände und Sehnen, Bänder, Knorpel, etc. Es entsteht eine »Verschlackung« des Bindegewebes oder intermediäre Intoxikation.

Stoffwechselschlacken entstehen

- in der Arterienwand (Arteriosklerose) durch Stoffwechselprodukte der Myozyten, welche Kollagen, Proteoglykane und saure Mukopolysaccharide im Übermaß produzieren und dadurch von ihren eigenen Stoffwechselprodukten ummauert werden. Je höher der Blutspiegel und Gefäßinnendruck an Lipoproteinen, Cholesterin, Fibrinogen und Kalzium-Komplexsalzen ist, um so mehr werden diese Stoffe in die Gefäßwand hineingepreßt. Intimaverdickung, Atherombildung und Gefäßverschluß sind Folgen der Gefäßwandverschlackung.
- als Urämiegifte bei Niereninsuffizienz, bei der die Spiegel teilweise toxischer Endprodukte des Eiweißabbaus in Blut und Gewebe ansteigen.
- bei der bakteriellen Zersetzung unverdauter Nahrungsstoffe (s. o.).
- durch Einlagerung von Kollagen und Proteoglykanen im weichen Bindegewebe auf Grund übermäßiger Nahrungszufuhr, vor allem Eiweiß betreffend.
- durch Stoffwechselendprodukte des Muskels (z. B. Milchsäure, Harnsäure, Kreatinin), die in Sehnenansätze, Bandstrukturen und die Synovia gelangen können. Von ihrer Zusammensetzung hängt die trophische Versorgung der Gelenkknorpels ab, als dem Teil des Gelenkes, in dem die Arthrose entsteht. Anaerobe Vorgänge verstärken die Azidose der Synovialflüssigkeit und beeinträchtigen die Trophik des Gelenkknorpels. Am Beginn der Arthrose steht neben der Fehlbelastung des Gelenkes auch die »Einschlackung« in den Weichteilmantel mit Übersäuerung des Gelenks.

Gewebe, in denen saure Stoffwechselprodukte nur ungenügend abtransportiert werden, **übersäuern**. Subjektiv verspürt der Patient Schmerzen und Verspannungen, objektiv lassen sich z. B. am Rücken Veränderungen des Bindegewebsmilieus als Gelosen und Verquellungen nachweisen. Neben den bekannten statischen/biomechanischen Ursachen für Bandscheibendegeneration und Gelenkknorpelzerstörung ist der Prozeß der Verschlackung und Übersäuerung als weiterer Kausalfaktor bei der Entwicklung degenerativer Veränderungen anzusehen.

»Entschlackung«

Bereits die Entstehung von Verschlackung und Intoxikation durch den Darm muß verhindert werden. Umgekehrt kann die Ausschleusung von Stoffwechselprodukten aus den Gewebsräumen, d. h. die Entschlackung, gefördert werden. Intakte Eliminationssysteme von Niere, Darm, Haut und Atmung scheiden die anfallenden Stoffwechselmetaboliten weitgehend wieder aus. Deshalb ist aus naturheilkundlicher Sicht die präventive Pflege der Ausscheidungsorgane so wichtig.

Therapie

Die Grundforderung jeder präventiven und therapeutischen Diätetik lautet, bei Versorgung mit allen essentiellen Nahrungsstoffen die Bildung bakterieller Zersetzungsprodukte und die Anhäufung intermediärer Stoffwechselschlacken in den Interstitialräumen auf ein Minimum zu reduzieren. Eine solche stoffwechselorientierte diätetische Therapie bessert die trophischen

Bedingungen aller Zellen und Funktionssysteme.

Therapeutische Empfehlungen

- Die Nahrung muß alle lebensnotwendigen Stoffe in genügender Menge und Zusammensetzung enthalten, die der menschliche Organismus zur Energiegewinnung und laufenden Erneuerung seiner Substanz braucht. Deshalb geht es in der Ernährungstherapie zunächst um eine optimale Zufuhr essentieller Nährstoffe. Verwendet werden sollten nur
- hochwertige Nahrungsmittel
- bei schonender Zubereitung
- in abwechslungsreicher und ausgewogener Form (»Mischkost«)
- weitgehend naturbelassen mit angemessenem Frischkostanteil,
- basenüberschüssig (s. S. 190ff)
- und wenn möglich aus kontrolliert-biologischem Anbau.

Hier sei auf die Ernährungsrichtlinien und Empfehlungen von Ernährungswissenschaftlern verwiesen (s. Literaturverzeichnis); leider wird dabei oft der Aspekt der Eßkultur vernachlässigt und der Nährstoffgehalt ganz in den Vordergrund gestellt. In der praktischen Patientenberatung kann dieser Teil von einer kompetenten Diätberaterin übernommen werden.

- Die Verarmung der Böden durch die intensivierte Landwirtschaft mit Monokulturen hat zu sauren Böden und einem *Mangel an Mikronährstoffen* in der Nahrung geführt. Umweltbelastungen und fast alle chronischen Erkrankungen bedingen einen generell vermehrten Bedarf an Mikronährstoffen. Darüber hinaus verschlechtern organische und funktionelle Störungen des Darmes die Resorption von Vitaminen, Mineralien und Spurenelementen. Die Nahrung muß also so ausgewählt und behandelt werden, daß eine ausreichende Zufuhr dieser Grundstoffe gewährleistet ist. Darüber hinaus empfiehlt sich heute zusätzlich, zumindest intermittierend, die additive Einnahme von *Nahrungsergänzungsstoffen* (s. Kapitel naturgemäße Nahrungsergänzung).

- In der Ernährungsberatung ist die individuelle **gastrointestinale Leistungsfähigkeit** des Patienten ein zentraler Punkt. Eine exakte Anamnese der Ernährungsgewohnheiten und die subtile Diagnostik des Bauchraumes, vor allem die spezielle Diagnostik nach F. X. Mayr, sind hier angezeigt. Des weiteren muß die Konstitution des Patienten berücksichtigt werden. Pyknosom-athletische Patienten sind eher verdauungsstark als leptosom-asthenische. Schließlich spielen Alter, besondere Lebensumstände, berufliche oder seelische Belastungen eine Rolle und müssen in die konkreten therapeutischen Empfehlungen einfließen. Die Nahrung muß also in Quantität und Qualität an die reduzierte Leistungsfähigkeit der verdauenden, intermediären und ausscheidenden Systeme des einzelnen Patienten angepaßt werden.

- Die Nahrung sollte hochwertig, aber nicht unbedingt immer höchstwertig sein. Denn sie muß auch so zusammengesetzt sein und darf mengenmäßig nur soviel enthalten, wie der Organismus ordnungsgemäß verarbeiten, d.h. verdauen, umsetzen und ausscheiden kann. Der Patient sollte also quantitativ und qualitativ nur das essen, was er auch aufschließen, im intermediären Stoffwechsel schlackenfrei verstoffwechseln und über Niere, Haut und Darm restlos ausscheiden kann. Überreichliche und inadäquate Nahrungszufuhr führt zu einer Anhäufung intermediärer Stoffwechselprodukte im interstitiellen Raum.

»Der Mensch ist weniger das, was er ißt, als vielmehr was er verdaut« (F. X. Mayr).

- Das bedeutet:
- keine schwer verdaulichen Nahrungsmittel
- gute küchentechnische Zubereitung als Hilfe zur Verdauungserleichterung
- sorgfältige Essenstechnik (Kauen, Einspeicheln)
- knappe und ggf. häufige Mahlzeiten
- geringe Gesamtnahrungsmenge
- Reduktion des Eiweiß- und Kohlenhydratüberkonsums, abwechslungsreiche Kombination von hochwertigem Eiweiß
- Maßhalten bei Nahrungsmitteln mit hohem Säure- und Fasergehalt, keine unverträglichen oder allergenen Nahrungsmittel.

Praktische Diätberatung

- Unter diesen Aspekten wird ersichtlich, daß eine generelle und rigorose Propagierung von »Vollkornernährung« und Rohkost für jeden Menschen jeden Alters sehr bedenklich ist. In einer ganzheitlich verstandenen Diätetik muß die Individualität des Menschen auch in seiner persönlichen Form der Ernährung zum Ausdruck kommen. Unter Umständen wird deshalb manchem Patienten (scheinbar paradoxerweise) eher eine leichter verdauliche, weniger vollwertige Kost angeraten werden müssen.

In diesem Zusammenhang soll kurz auf »alternative« Diätformen hingewiesen werden, die im Einzelfall der Konstitution und dem Allgemeinzustand des Patienten besonders entsprechen können. Stellvertretend seien hier die Ernährung nach den fünf Elementen (chinesische Ernährungslehre) und die *Hay*-Trennkost erwähnt. So lange aus den jeweiligen Ernährungsformen keine weltanschauliche Doktrin gemacht wird, haben sie ihre (zumindest passagere) Berechtigung. Der Mensch ist das Maß aller Diätetik, nicht das Nahrungsmittel.

»Jedes Nahrungsmittel kann Gift oder Arznei sein, je nach Dosis.« (Paracelsus)

- Das vorrangige therapeutische Ziel aus naturheilkundlicher Sicht ist zunächst die **Darmsanierung**, durch Säuberung des Darmes, Reduktion der Dysbiose und Unterbindung der bakteriellen Zersetzungsvorgänge (Therapie der Verschlackung des Darmes durch Beseitigung der intestinalen Autointoxikation). Der Toxineinstrom aus dem Darmlumen auf Grund der Zersetzungsvorgänge unverdauter Nahrungsreste wird allein schon durch eine quantitative Einschränkung der Nahrung reduziert. *Fasten* und Darmreinigung entlasten wesentlich das intestinale Immunsystem und die Entgiftungssysteme des Körpers. Seit alters her ist es der »königliche Weg« der Naturheilkunde zur Entschlackung des ganzen Körpers.

Wie man fastet, ist im Grunde nicht so entscheidend, ob mit Wasser, Tee oder Gemüsebrühe usw. Fasten kann allerdings nur der Einstieg in einen längeren Gesundungsprozeß sein. Nach dem Fasten muß eine dem Patienten zuträgliche Kost gefunden werden, bei der die Nahrungsmittelwertigkeit behutsam in Richtung Vollwertigkeit angehoben wird.

- Je kränker, schwächer und älter der Patient und je stärker seine Verdauungs- und Stoffwechselorgane gestört sind, desto mehr müssen diese geschont werden.

Die diätetische Behandlung beginnt mit **kurzem Fasten** oder auch einer mehrwöchigen milden Mayr-Therapie. Kurzfasten über wenige Tage empfiehlt sich fast für jeden Patienten immer wieder einmal zwischendurch. Danach kann sich der Patient wieder mit leicht verdaulicher Kost ernähren und ein **individuell vernünftiges Maß** an Rohkost, Körnern etc. je nach Konstitution, Lebensalter und Typus finden. Keinesfalls sollte er in seinem Gesundheitsbestreben mit einer »Urnahrung« übertreiben. Sonst werden die unbestreitbaren Vorzüge einer naturbelassenen Kost wieder zunichte gemacht.

- Häufig klagen gerade jüngere Patienten über Darmbeschwerden in Zusammenhang mit vielfältigen Befindensstörungen wie rezidivierende Infekte, Müdigkeit, Stimmungslabilität, Juckreiz, Kopfdruck und Gliederschmerzen. Häufige Ursache ist eine Toxinbelastung des Stoffwechsels auf Grund einer intestinalen Dysbakterie und Mykose durch **übertriebene Kohlenhydratzufuhr**. Ein besonderer Süßigkeitshunger findet sich oft bei Vegetariern, die entgegen ihrem Naturell (vor allem bei asthenischer Konstitution) zu wenig Eiweiß zu sich nehmen. Hier ist therapeutisch neben einer antimykotischen Therapie mit Kohlenhydrateinschränkung auf eine ausgewogene, basenüberschüssige Kost mit ausreichend hohem Eiweiß- und Fettanteil Wert zu legen.

- Ein anderer, meist athletisch-adipöser Patiententyp (eher bei Männern zu finden), muß diätetisch vor allem die **Eiweißmast** durch Fleisch, Fisch und Milchprodukte einschränken und den Anteil an Ballaststoffen, Gemüse, Salaten und Obst in der Nahrung erhöhen. Bei Störungen der Makro- und Mikrozirkulation ist an eine latente oder manifeste Eiweißspeicherkrankheit zu denken und intensivdiätetisch eine eiweißrestriktive Ernährung bis hin zum weitgehenden Verzicht auf Eiweiß für einige Zeit zu empfehlen.

- Bei schwer klassifizierbaren chronischen Wirbelsäulenbeschwerden und Arthralgien ist das bunte Bild von Nahrungsmittelallergien und -intoleranzen differentialdiagnostisch in Erwägung zu ziehen. Bei besonders starken Allergenen kann ein suchtartiges Eßverhalten bestehen. Durch die Ergebnisse der klinischen Ökologie ist bekannt, daß bestimmte Lebensmittel bei disponierten Patienten »weichteilrheumatische« Beschwerdebilder auslösen können. Informativ ist hierzu die kurze Abhandlung von *Wüthrich* über die multiple Symptomatik der Nahrungsmittelallergien.

Häufig kann auch ohne aufwendige klinische Diagnostik, Eliminations- oder Wechseldiät (beschrieben in *Runow*) ausschließlich durch eine passagere Karenz der häufigsten Nahrungsmittel mit allergener und intoleranzauslösender Potenz (v.a. Zitrusfrüchte, Schweinefleisch, Haselnüsse, Weizen, Tomaten) bereits eine deutliche Symptombesserung erreicht werden. Viele der allergischen, pseudallergischen oder Intoleranz-Phänomene verschwinden nach einer Darmsanierung von alleine.

Auslöser von Nahrungsmittelallergien können in der Praxis durch **kinesiologische Testverfahren** oder apparative Meßmethoden (Elektroakupunktur nach Voll, Vega-Test) diagnostiziert werden. Mangels praxisrelevanter, effizienter klinischer Methoden bieten sie eine Möglichkeit zum Ausschluß der häufig verbreiteten und schwer faßbaren Intoleranzreaktionen, die nicht als typisch allergische Reaktionen ablaufen. Sie liefern keine streng reproduzierbaren oder objektivierbaren Ergebnisse, sondern sind als qualitative diagnostische Aussagen im Sinne einer Hinweisdiagnostik anzusehen, welche vom Feingefühl des durchführenden Arztes abhängig ist. Dem verantwortungsbewußten Untersucher bleibt dabei stets die Subjektivität seiner Methode bewußt. Diagnostiziert werden kann immer nur das, was als Fragestellung in den Testvorgang eingegeben wurde. Die Ergebnisse dürfen keinesfalls überinterpretiert und verabsolutiert werden. Zur Bestätigung der Aussage hat sich bei Bedarf eine klinische Allergiediagnostik anzuschließen.

- Konkrete Verhaltensregeln beim Essen im Sinne der **»Eßkultur nach Mayr«**: In Ruhe essen, nicht schlingen, sondern jeden Bissen mindestens 25 × kauen, ausschmecken, auskosten, keine störende Ablenkung beim Essen.

Die Nahrungsaufnahme dient der Gesunderhaltung und nicht der Ersatzbefriedigung unerfüllter Wünsche und Sehnsüchte. Es kann im Einzelfall sogar besser sein, mehrere kleine Mahlzeiten einzunehmen als wenige große. Die Hauptmahlzeiten sollten bis 15.00 Uhr, abends nur noch kleine Mengen leichter Kost eingenommen werden. Schmackhaftes Zubereiten und gutes Würzen sind unerläßlich.

- Bei akuten und chronischen Organerkrankungen des Verdauungssystems stehen selbstverständlich die Empfehlungen der klinischen Diätetik im Vordergrund, etwa beim Diabetes mellitus, der Niereninsuffizienz etc. Hierauf kann nicht gesondert eingegangen werden.

- Die diätetische Therapie wird unterstützt durch eine intensive Therapie der Ausscheidungssysteme (s. Kapitel Ordnungstherapie). Maßnahmen der Entsäuerung durch eine Basentherapie und die Durchführung einer mikrobiologischen Therapie sind wichtige Begleitmaßnahmen der diätetischen Therapie.

Fazit

Im Lichte der heutigen naturwissenschaftlichen Erkenntnisse zeigt sich, daß der aus dem ägyptischen Pharaonenreich stammende Spruch naturheilkundiger Ärzte »Der Tod sitzt im Darm« eine fundamentale Wahrheit zum Ausdruck bringt.

Die ernährungstherapeutischen Grundlagen und Hinweise zur Prävention und Ausschaltung eines häufigen Kausalfaktors von Beschwerden und Krankheiten der Bewegungsorgane sind in der orthopädischen Praxis als Ordnungstherapie ersten Ranges anzusehen. Bei vielen chronischen orthopädischen Krankheiten empfiehlt sich der Behandlungsbeginn zunächst in Form einer kurmäßigen diätetischen Therapie, wofür sich ganz besonders die F. X.-Mayr-Kur eignet.

Praxistip

Zielgruppe für eine intensivdiätetische Therapie sind Patienten mit grundsätzlicher Bereitschaft für eine Änderung ihrer Ernährungsgewohnheiten, Offenheit und Verantwortungsbewußtsein für die eigene Gesundheit. Diese werden in der orthopädischen Sprechstunde selektiert und in einer kleineren Gruppe zusammengefaßt. Der Arzt gibt zunächst allgemeine Erläuterungen über die wesentlichen Grundlagen einer naturgemäßen Diätetik. Zum besseren Verständnis der Zusammenhänge und aus didaktischen Gründen empfiehlt sich die schriftliche Darstellung der wichtigsten Verhaltensmaßnahmen.

Konkrete Diätvorschläge sind entsprechenden Büchern zu entnehmen. Die praktische Patientenberatung übernimmt eine **Diätberaterin**, welche auch küchentechnische Fragen bespricht. Noch offengebliebene spezielle Ernährungsprobleme werden dann wieder in der ärztlichen Spezialsprechstunde für Naturheilverfahren besprochen (s. Kapitel Ordnungstherapie).

1. Anemüller, H.: Das Grunddiätsystem, 3. Aufl. Hippokrates, Stuttgart 1987
2. Fisch, G.: Chinesische Heilkunde in unserer Ernährung, 2. Aufl. Synthesis, Essen 1983
3. Fischer, E.: Die internationale vegetarische Küche. Mosaik, München 1987
4. Heine, H. Lehrbuch der biologischen Medizin. Hippokrates, 1991
5. Hess, R., Sälzer, S.: Die echte italienische Küche. Gräfe und Unzer, München
6. Koerber, von K., Männle, T., Leitzmann, C.: Vollwert-Ernährung. Grundlagen einer vernünftigen Ernährungsweise. Haug, Heidelberg 1987
7. Lutz, W.: Leben ohne Brot, 12. Aufl. Sayla, Gräfelfing 1992
8. Mayr, P.: Die leicht bekömmliche biologische Küche, 4. Aufl. Haug, Heidelberg 1991
9. Pirlet, K.: Wirkprinzipien der Physikalisch-Diätetischen Therapie. Ein Beitrag zur Theorie der Medizin. Md. Welt 19 (1968) 2782
10. Pirlet, K.: Klinische und naturheilkundliche Diätetik. Wissenschaftliche Grundlagen und therapeutische Richtlinien, Sonderdruck aus der Zeitschrift für praktische Medizin und die Synthese aller Heilverfahren, Heft 5 (5/1988)
11. Pirlet, K.: Zur Problematik der Vollwerternährung, Z. f. Erfahrungsheilk. Heft 5 (1992)
12. Runow, K.-D.: Klinische Ökologie. Hippokrates, Stuttgart 1994
13. Wendt, L.: Die Eiweißspeicherkrankheiten. Haug, Heidelberg 1987
14. Worlitschek, M.: Der Säure-Basen-Haushalt. Haug, Heidelberg 1994

Mikrobiologische Therapie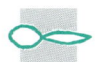

Grundlagen

Mikrobiologische Therapie ist Immuntherapie mit mikrobiellen Präparaten. Durch dieses probiotische Verfahren, dessen wissenschaftliche Grundlagen weitgehend gesichert sind, lernt der Organismus wieder, mit eigenen Toxinen und Antigenen umzugehen (Bakterien, Viren, Stoffwechselgifte).

Therapeutisch eingesetzt werden Immunmodulatoren aus Bakterien, Pilzen und ihren Stoffwechselprodukten. Die unspezifische Steigerung der Abwehrleistungen kann auch durch lokale (orale) Applikation über die Schleimhäute des Digestionstraktes erreicht werden. Mit dieser Form der Immuntherapie werden die Stoffwechselleistungen des gesamten Intestinaltraktes mit seinen Verdauungs-, Resorptions- und Ausscheidungsfunktionen angeregt. Es geht also in keiner Weise um eine quantitative Substitutionstherapie mit Symbionten.

Zwar hat die Mikrobiologische Therapie (früher »Symbioselenkung«) im Vergleich zur naturgemäßen Diätetik eine geringere Bedeutung; dennoch ist sie ein nützliches therapeutisches Instrument.

Das darmassoziierte Immunsystem (GALT) hat eine zentrale immunologische Aufgabe, weshalb der Darm als »**Wiege des Immunsystems**« bezeichnet wurde. Überall im Körper wird von dort aus das Abwehrsystem des Organismus beeinflußt und moduliert. Bei nahezu allen Krankheiten, auch vielen chronischen der Bewegungsorgane (entzündlich-rheumatischen, teilweise auch degenerativen), spielt das Immunsystem eine tragende Rolle. Darüber hinaus werden spezifische Einflüsse des GALT auf Befinden, Vitalität und Alterungsvorgänge diskutiert.

Die Integrität immunologischer Funktionen hängt von einem intakten Darmmilieu und der Symbiose zwischen Makro- und Mikroorganismus ab. Das Kompartiment der Mikroorganismen ist hochspezifisch und individuell auf den Wirtsorganismus abgestimmt. Es ist ein untrennbarer Teil des Makroorganismus. **Symbiose** bedeutet fortwährendes und inniges Zusammenleben unterschiedlicher Organismen in einer Lebensgemeinschaft. Gesundheit (Eubiose) ist die Balance zwischen Makro- und Mikroorganismus (s. u.).

Das Gewicht der Darmflora wird auf etwa 2 kg geschätzt. Die Bakterienmenge auf der Haut entspricht etwa 10^{12} Keimen, die des Darmes etwa 10^{14}. Im Darm existieren ca. 400 verschiedene Mikrobenarten, die einen nahezu lückenlosen Besatz der Epithelzellen mit Bakterien bilden. Über Andockpunkte und -rezeptoren treten sie mit den Zellen in eine biochemische Verbindung.

90 % aller intestinalen Bakterien (Bacteroides, Enterobacter, Bifidus, Peptokokken) gehören zur sessilen Hauptflora als **intestinale Schutzflora** (Abb. 20), die der sog. extrakorporalen Abwehr zum Schutz vor Infekten dient. Weitere Aufgaben sind Vitaminsynthese (Vitamin K), Verdauungs- und Resorptionsvorgänge, Kolonisation und Immunpräsenz. Daneben existiert eine wandernde Begleitflora (obligat oder fakultativ aerob) von ca. 10 %, bestehend aus Enterokokken, E. coli und Laktobazillen. Schließlich finden sich unter Umständen bis zu 1 % Clostridien, Proteus, Pseudomonas als pathogene Keime bei Fäulnisvorgängen mit fakultativer Kanzerogenität. Die Keimaufnahme erfolgt aus dem Umweltreservoir.

Dysbakterie. Als Folge einer Fehlernährung entsteht eine mehr oder minder starke Dysbakterie mit Überwiegen pathogener Keime und toxischer Gärungs- und Fäulnisprodukte aus dem intestinalen Bakterienstoffwechsel. Neben einfachen Dysbakterien durch Aerobier, Lamblien oder Pilze gibt es Mischformen mit unterschiedlichen Kombinationen pathogener Keime. Die intestinalen Mykosen scheinen in den letzten Jahren stark zuzunehmen (s.u.). Ursache ist u. a. der vermehrte Konsum von Zucker und schnell resorbierbaren Kohlenhydraten, der auch zu einem Überwuchern von pathogenen Bakterien, Bildung saurer Stoffwechselprodukte, abnehmender Resorption von neurotropen Vitaminen und Proteinen (konkurrierendes Resorptionsverhalten), vermehrter Ausscheidung lipophiler Vitamine und verminderten Vitaminsynthese führt. In Verbindung mit der verschlechterten Resorption von Mikronährstoffen treten Mangelerscheinungen auf, die jahrelang subklinisch bestehen können. Persistieren

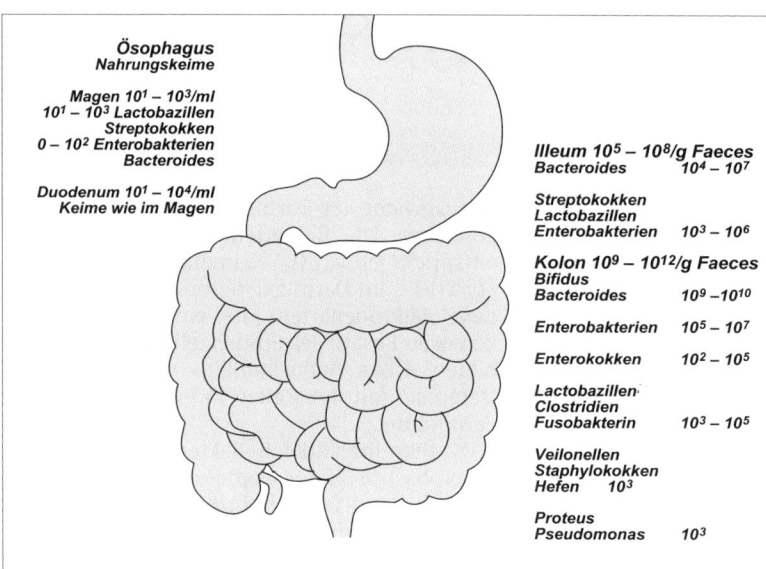

Abb. 20 Keimverteilung im Magen-Darm-Trakt

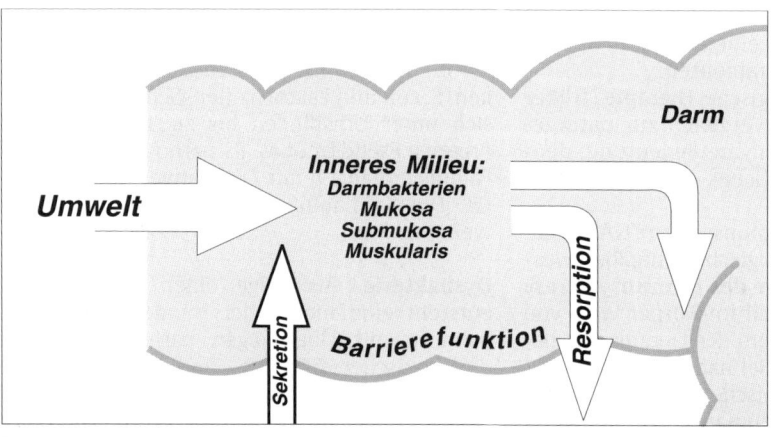

Abb. 21 Einflüsse des exogenen und endogenen Milieus auf die Darmflora und ihre Funktionen

a) Funktion der Darmschleimhaut in Wechselwirkung mit dem inneren Milieu

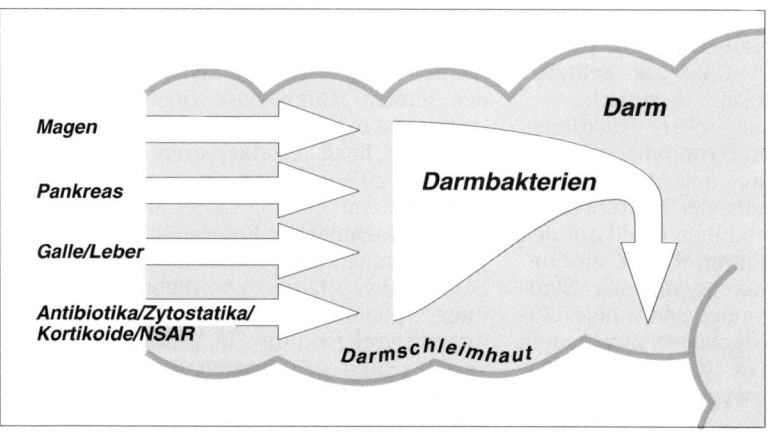

b) Einflüsse auf die Mikroflora

derartige Veränderungen des Darmmilieus über Jahre, schwächen sie schließlich die immunologischen Funktionen des Darmes.
Darüber hinaus wird die physiologische Darmflora von zahlreichen weiteren Faktoren beeinflußt (Tab. 17).

Tab. 17: Wechselwirkungen zwischen der Darmflora des Erwachsenen und physiologischen Abläufen im Magen-Darm-Trakt.

- *Abhängigkeit der Darmflora von*
- Magensäuresekretion
- Verdauungsenzymen des Pankreas
- Gallensekretion
- Motilität und Permeabilität des Darmes
- Integrität der Darmmukosa

- *Störungen führen zu*
- Herabsetzung der minimal infektiösen Dosis für obligat oder bedingt pathogene Keime
- Überwucherung des oberen Dünndarms mit Keimen der Dickdarmflora
- Maldigestion, Malabsorption
- Herabsetzung der Sekretionsleistung (z. B. IgA)
- Belastung der Entgiftungsleistung für anfallende mikrobielle Stoffwechselprodukte (biogene Amine, Indol, Phenol, Methyl-, Amyl- und Isoamylakohole u. a.); Vergärung des Darminhaltes durch Hefen (nach Rieth)

Dysbiose ist im Gegensatz zur Dysbakterie ein ökologischer Begriff und bedeutet ernsthafte Störung des Gleichgewichtes und der funktionellen Einheit zwischen Mikro- und Makroorganismus. Allergische, immunologische und autoaggressive Erkrankungen verschlechtern sich bei chronischer Dysbiose. Ebenso wird ein gehäuftes Auftreten von Nahrungsmittelunverträglichkeiten, nutritiven Allergien und Hauterkrankungen (oft in Form unklarer Ekzeme) beobachtet. Lokalsymptome sind Meteorismus, Flatulenz, Tenesmen, Roemheld-Syndrom, Stuhlanomalien (s. auch intestinale Autointoxikation, S. 139ff).

Neben alimentären Ursachen können auch Magen-Darminfektionen, Pharmaka (Antibiotika, Kortikosteroide, Kontrazeptiva etc.), Umweltgifte und exogene Nahrungsgifte (Nahrungsmitteladditiva) die physiologische Darmflora und ihre Funktionen pathologisch verändern (Abb. 21). Auch chronisch psychovegetative Dysregulationen durch Überforderung sind Promotoren einer Dysbiose. Nach jeder antibiotischen Therapie sollte deshalb eine »probiotische« Behandlung durchgeführt werden. Ihr Ziel ist die Floraveränderung durch Verdrängen unphysiologischer Keime, Stoffwechselmodulation zur Förderung von Stoffwechselleistungen der Bakterienflora (Vitaminsynthese) und schließlich Immunmodulation.

Symbiose. Die ursprüngliche Symbiose wird durch Therapieverfahren zu erreichen versucht, deren gemeinsames Ziel die Wiederherstellung einer gesunden Bakterienflora, Regeneration des Immunsystems und Umstimmung des Organismus ist. Hierzu gehören einerseits Ernährungstherapie, Fasten, Phytotherapie, aber auch alle naturgemäßen Heilverfahren, die eine Normalisierung der körpereigenen Abwehr, Ausleitung von Krankheitsstoffen und Stoffwechselgiften anstreben, ohne die Symbionten-Flora zu schädigen (Kolb). In Ergänzung dazu werden die orale Medikation mit geeigneten Bakterienpräparaten und die parenterale Antigentherapie mit Fremd- oder Autovakzinen eingesetzt. Damit ist ein ganzheitlich ausgerichteter Therapieansatz gegeben.

Labordiagnostik

Die Indikation zur mikrobiologischen Therapie ergibt sich aus anamnestischen Hinweisen über Stuhlanomalien, ausgeprägte Magen-Darmstörungen und funktionelle Beschwerden (Völlegefühl, Flatulenz usw.), nutritive Allergien oder Nahrungsmittelunverträglichkeiten. Grundlegende diagnostische Parameter sind aber die Mikrofloradaten der **bakteriologischen Stuhluntersuchung**. Weil nicht alle in Stuhlproben vorkommenden Keime routinemäßig erfaßt werden können, bedient man sich häufig der sog. Indikatorflora, die Rückschlüsse auf den Zustand der Darmflora zuläßt. Eine differenzierte Beurteilung erfolgt durch **Speziallabors** (u. a. Analyse der Leitkeime im Stuhl, Mikromorphologie, Keimwachstum und pH-Wert). Als Hinweise auf eine gestörte Fäzesflora gelten u. a. Keimdiversifikationen, als Zei-

chen einer gesunden Darmflora eine gute Kolonisationstendenz und das Auftreten von Rauhformen von E. coli (beginnende Giftausscheidung).
Darüber hinaus geben mikrobiologische Stuhluntersuchungen Hinweise auf Verdauungsfunktionen, Gärungs- und Fäulnisprozesse, Resorptions- oder Ausscheidungsstörungen sowie entzündliche Veränderungen (Tab. 18).
Ein wichtiger Parameter des darmassoziierten Immunsystems und damit der Immunlage scheint die Menge des fäkalen **sekretorischen IgA** zu sein. Beispielsweise besteht bei bis zu 70% der Patienten mit einer signifikanten intestinalen Candidiasis auch eine deutliche Erniedrigung des IgA, die sich durch eine antimykotische Therapie mit anschließender Immunstimulation (z. B. Saccharomyces boulardii) wieder normalisieren läßt.
Als entscheidender Milieufaktor kann auch der pH-Wert des Darmes angesehen werden. Die Stabilität der Stuhl-pH-Werte wird auch durch den Versand des Stuhles nicht beeinträchtigt. Ein alkalischer pH-Wert im Dickdarm ist häufig mit einer Darmmykose assoziiert und kann durch Gabe von »säuernden« Präparaten (z. B. Kanne® Brottrunk, Obstessig, Hylak forte® Tropfen) normalisiert werden. Ein zu saurer pH-Wert findet sich vor allem bei vermehrter Proteinaufnahme und wird durch Reduktion des Eiweißkonsums sowie Gabe von Adsorbenzien wie Luvos® ultra Heilerde, Kaffeekohle etc. reguliert.
Neben mikrobiologischen können auch chemische Untersuchungen von Stuhlproben sinnvoll sein, die Hinweise auf den Funktionszustand der Darmschleimhaut und der Darmanhangsorgane zulassen (Konzentration von Gallensäuren, Chymotrypsin, Milchsäure, Fett, Stickstoff, Lysozymen und Elastase).

Tab. 18: Klinisch-chemische Stuhluntersuchung für die mikrobiologische Therapie

Substrat		Interpretation
Chemische Untersuchung: pH-Wert		Bereich zwischen 6–7 erwünscht
Gallensäuren	erhöht:	– Störung der Gallensäureresorption im proximalen Ileum – Dekonjugation der Gallensäuren im Dünndarm bei »overgrowth« des Dünndarms mit Kolonbakterien – Darmperistaltik beschleunigt – Darmschleimhautpermeabilität erhöht
Chymotrypsin	erhöht: erniedrigt: Cave:	– gesteigerte Peristaltik – entzündlicher Dickdarmprozeß – exkretorische Pankreasinsuffizienz – Vermehrung proteolytischer Darmbakterien in 20% falsch positive und falsche negative Ergebnisse, daher 2 Untersuchungen notwendig
Milchsäure (D/L-Form)	erhöht:	– Zöliakie, Sprue – Defizit an Disaccharidasen
Fettgehalt	erhöht:	– später Marker für Pankreasinsuffizienz
Stickstoffgehalt	erhöht:	Aktivität proteolytischer Darmbakterien gesteigert
Sekretorisches IgA	erniedrigt:	Störung des darmassoziierten Immunsystems
Lysozyme und PMN-Elastase aus Leukozyten	erhöht:	– erweiterte Suchreaktion bei entzündlichen, exsudativen Prozessen im Dickdarm – Barrierefunktionsstörung des Darmes bei immunsuppressiv behandelten Patienten (Chemo-, Radiotherapie u. a.)

Therapie

Ziel der Mikrobiologischen Therapie ist zunächst eine quantitative Reduzierung der pathogenen Darmflora und der Darmtoxine, die mit mechanischen Maßnahmen (Einläufe oder Colon-Hydrotherapie) erreicht werden kann.

Behandlungsbausteine

Zugleich sind begleitende Therapiemaßnahmen zur **Terrainsanierung** notwendig.
- Bei Dyspepsie und exkretorischer Verdauungsinsuffizienz werden pflanzliche Bitterstoffe verabreicht.
- Auch eine an- oder hypazide Gastritis sollte biologisch behandelt werden, weil sie der Pilzbesiedelung des Darmes Vorschub leistet.
- Die Entgiftungsfunktion der Leber, die durch den Anfall endogener toxischer Substanzen belastet ist, wird durch Phytopharmaka (z.B. Mariendistel) unterstützt.
- Laktulose und Bifidum-Bakterien (Lactobacillus acidophilus und bifidus) führen zur Verminderung der pathogenen Darmbakterien mit signifikanter Abnahme von Ammoniak und anderen Darmgiften erreicht.
- Aus der Erfahrungsheilkunde ist seit langem bekannt, daß in Zusammenhang mit einer Ernährungsumstellung auch Adsorbenzien (Heilerde, Kaffeekohle) Darmgärungs- und Fäulnisprozesse reduzieren.
- Ein weiterer Therapiebaustein ist schließlich die Mikrobiologische Therapie mit physiologischen Darmsymbionten und deren Stoffwechselprodukten. Von den unzähligen Bakterienarten, die identifiziert wurden, sind therapeutisch drei Gruppen von besonderer Bedeutung:
- die Schleimhautflora des Rachenraumes, vor allem die des lymphatischen Rachenringes,
- die vorwiegend aerobe Dünndarmflora und
- die überwiegend anaerobe Dickdarmflora.

Die Therapieprinzipien sind in *Tabelle 19* dargestellt.
Die bewährten Indikationen für die Mikrobiologische Therapie sind in *Tabelle 20* zusammengefaßt.

Tab. 19: Mikrobiologische Therapieprinzipien

Therapieprinzip	Therapeutische Möglichkeiten
Darmmilieu-Sanierung	Normalisierung des erhöhten pH-Wertes im Darm mit Molke, Sauerkrautsaft, Kanne® Brottrunk, Vitamin C (mind. 2 g/die), rechtsdrehende Milchsäure (z. B. RMS® - Kapseln), Lactulose, Hylak® forte Tropfen Fasten, Behandlung der Darmmykose, Eiweißeinschränkung
Stimulation des darmassoziierten Immunsystems durch Bakterien/Hefen und ihre Stoffwechselprodukte	physiologische, vermehrungsfähige Keime (z. B. Mutaflor®, Omniflora®) und nicht physiologische, vermehrungsfähige Keime (z. B. Perenterol®) abgetötete Keime, physiologisch und pathogen (z. B. Uro-Vaxom®, Broncho-Vaxom®) Stoffwechselprodukte (Steigerung der IgA-Sekretion: z. B. Colibiogen®, Hylak® forte) Mischpräparate (z. B. Symbioflor® I und II, IRS® 19)
Adsorbenzien	Luvos® ultra Heilerde, Carbo Königsfeld® Pulver
Bitterstoffdrogen	für den Magen Amara (z. B. Wermut) für Leber und Galle Choleretika, Cholagoga
Mechanische Entgiftungsmaßnahmen	z. B. Bittersalztrunk, Einläufe, Colon-Hydro-Therapie

Tab. 20: Bewährte Indikationen für die Mikrobiologische Therapie

- *Orthopädische Indikationen*
- Erkrankungen des rheumatischen Formenkreises chronisch-rezidivierende Lumbalgien und ISG-Blockierungen (Störfeld Darm)

- *Allgemeine Indikationen*
- Aktivierung der Abwehrkräfte, chronisch-rezidivierende Infekte der Luftwege und im HNO-Bereich
- gastrointestinale Funktionsstörungen
- Harnwegsinfekte
- Antibiotikainduzierte Colitiden, Gastroenteritis, Colitis ulcerosa, Morbus Crohn
- Hauterkrankungen einschließlich Mykosen
- Allergische Diathese

Praxistip

Die verschiedenen Therapieprinzipien basieren auf unterschiedlichen Vorstellungen, die sich aber alle in der Praxis bewährt haben.
Am Beispiel der recht verbreiteten mikrobiologischen Therapie des *Instituts für Mikroökologie* in Herborn soll die praktische Durchführung der Therapie erläutert werden. Sie besteht aus einer Vorphase, Phase 1 und Phase 2.

Vorphase:	Nur abgetötete, nicht vermehrungsfähige symbiontische Mikroorganismen (Streptococcus faecalis)
Präparat:	Prosymbioflor® Anfangsdosis 3 x 5 gtt, schrittweise steigern auf Höchstdosis 3 x 20 gtt
Dauer:	4-6 Wochen
Ziel:	Durch orale Anwendung von Zellbestandteilen oder Stoffwechselprodukten intestinaler Bakterien den Organismus wieder an die Aufnahme bakterieller Substanzen gewöhnen.
Alternativen:	Hylak forte N®, Colibiogen®, Rephalysin®

Phase 1:	Der Patient erhält lebende apathogene Streptokokken und als Milchsäurebildner Lactobacillus acidophilus oder Bifidum-Bakterien:
Präparat:	Symbioflor 1®, 2 x 30 gtt/Tag,
Dauer:	4-6 Wochen. + Diätetische Hilfsmittel: Laktobazillen aus Eugalan® Töpfer, Acidophilus Jura oder Naturjoghurt.
Alternativen:	Bei Milchunverträglichkeit Acidobif B Töpfer oder Omniflora®
Ziel:	Regeneration der intestinalen Schutzflora durch apathogene Bakterien
Phase 2:	Parallel zu den Präparaten der Phase 1 lebende E. coli und lebende Streptokokken zur »Immunprovokation«.
Präparat:	Symbioflor 2®, Beginn mit 2 x 5 gtt, steigern bis 2 x 20 gtt. (Steigerung erst, wenn die jeweilige Dosis symptomlos vertragen wird)
Dauer:	bis zu einem Jahr.
Autovakzinetherapie:	Ab Phase 1 oder spätestens Phase 2 wird parallel dazu bei diesem Schema die sog. Antigen-Therapie mit aus Patientenstuhl hergestellten Autovakzinen durchgeführt.
Präparat:	lebende Erreger, die aus der Stuhlprobe des Patienten gezüchtet wurden.
Dosierung:	ansteigend über Monate als s.c.-Injektionsserien oder perkutan 2x/Woche nach Laborangaben (Zusammenarbeit mit spezialisiertem Labor notwendig)
Ziel:	Reiztherapie zur spezifischen Desensibilisierung und Umstimmung. Antikörperbildung und gezielte Abwehr am Infektionsort sollen angestoßen werden. Indikationen für die zusätzliche Autovakzinetherapie sind alle klinischen Bilder, die mit schwereren Störungen des

	mukosaassoziierten (MALT) bzw. des darmassoziierten Lymphgewebes (GALT) einhergehen.
Alternativen:	
Hetero-vakzinen	werden unter Verwendung patientenfremder Erreger hergestellt. Sie sind weniger spezifisch, jedoch eine gute Alternative zur Autovakzinetherapie.
Präparate:	Symbioflor®-Antigen oder die Spenglersane®.
Dosierung:	wie vom Hersteller empfohlen.

Verschiedene Variationen des o.a. Grundschemas sind möglich: In der Vorphase können zum beschleunigten Abbau einer entarteten Flora, bei starken Rückvergiftungsvorgängen und Fäulnisprozessen sowie zur Wiederherstellung normaler Verdauungsfunktionen ergänzende Präparate verordnet werden, z.B. Ozovit®, Amara Mischung®, Markalakt®, Hepaticum Pascoe®.

Bei allen mikrobiologischen Präparaten können gelegentlich, vor allem anfangs, Meteorismus oder diffuse Oberbauchbeschwerden auftreten. Von einer Phase sollte erst zur nächsten erst gewechselt werden, wenn jeweils die Höchstdosis vertragen wird.

Therapie intestinaler Mykosen

Bei entsprechender Anamnese und klinischem Verdacht auf eine Darmmykose sind zur bakteriellen zusätzlich auch mykologische Untersuchungen durchzuführen. In Problemfällen empfiehlt sich die Untersuchung in Speziallabors, welche neben der Interpretation des Stuhlbefundes auch Therapievorschläge mitliefern (z.B. Labor Vitalan in Wildflecken, Labor L+S in Bad Bocklet, Labor Hauss in Eckernförde, Institut für Mikroökologie in Herborn, ➤ Adressen s. Anhang.

Wenn ein signifikanter Hefepilzbefall gefunden wird (je nach Labor mindestens 10^3 bis 10^4 Keime), meist pathogene Candida-Arten, empfiehlt sich u.U. eine mehrwöchige antimykotische Therapie mit oralen, nicht resorbierbaren Antimykotika (Nystatin oder Amphotericin B). Wegen des pilzbedingten Mikronährstoffmangels ist eine entsprechende Substitutionstherapie angezeigt. Bevor allerdings eine solche aus kybernetischer Sicht supprimierende Behandlung durchgeführt wird, sind zunächst unbedingt diätetische, terrainverbessernde und umstimmende Therapiemaßnahmen notwendig.

Die antimykotische Therapie ist allerdings nur sinnvoll und langfristig erfolgreich, wenn während dieser Zeit konsequent eine sog. **Anti-Pilz-Diät** eingehalten wird, in der Kohlenhydrate als Nährsubstrat des Pilzwachstums weitgehend reduziert sind. Zu meiden sind vor allem schnell metabolisierbare Kohlenhydrate aus Zucker, Obst, aber auch Getreide, Brot und Reis. Zucker ist auf Dauer zur Rezidivprophylaxe aus der Ernährung so weit wie möglich zu eliminieren. Dagegen können Kartoffeln, Gemüse, Salate (Frischkost, soweit verträglich), Milchprodukte, Eier, Fleisch, Fisch, Nüsse, Öle verzehrt werden. Dauer und Art der Diät hängen vom Ausmaß der Schädigung des intestinalen Ökosystems ab. Allerdings scheinen die Langzeiterfolge bei einer weniger restriktiven Ernährungsweise auf Grund der besseren Compliance des Patienten günstiger zu sein.

Pilze können sich nur auf dem Schleimhautepithel ausbreiten, wenn das physiologische Gleichgewicht zwischen Darmschleimhaut und Bakterienflora gestört ist (*Tab. 21*). Mykosefördernde und symbiontenschädigende Medikamente wie Antibiotika und Kortikosteroide sind – soweit möglich – abzusetzen. Das Terrain des Grundsystems und die gesamte Immunlage des Körpers (auch Einfluß von Dysstress) sind die entscheidenden **Faktoren für das Pilzwachstum**. Deshalb erfordert eine erfolgreiche antimykotische Therapie aus ganzheitlicher Sicht individuelle ordnungstherapeutische Gesundheitsmaßnahmen.

Perspektiven

Praktische und wirtschaftliche Gründe werden in Zukunft möglicherweise dazu führen, die bisher recht unterschiedlichen diagnostischen und therapeutischen mikrobiologischen Verfahrensweisen zu vereinfachen und zu rationalisieren. Der diagnostische Ansatz könnte u.U. gegenüber einer umfangreichen Keimanalyse auf wenige wichtige Parameter (s.u.) beschränkt und die Modulation bzw. Stimulation des darmassoziierten Immunsystems stärker durch **Einflußnahme auf ursächliche Faktoren** betont werden. Dazu könnte sich z.B. folgende Vorgehensweise anbieten:
- Bakterielle Stuhluntersuchung und Keimana-

Tab. 21: Ursachen und Therapie einer pathologischen Candida-Besiedelung des Darmes

Ursachen	– Kohlenhydratreiche Ernährung
	– Sekretionsstörung von Leber, Gallenblase, Pankreas
	– Antibiotika, Steroide, Ovulationshemmer
	– psychovegetative Überlastung
Folgen	– Mangel an essentiellen Spurenelementen (Zink, Kupfer, Mangan, Kobalt)
	– Produktion von Alkoholderivaten (isolierte γGT-Erhöhung; bis 0,7 Promille im Blut)
	– Toxische Symptome: Schmerzen, Schwäche, Müdigkeit
	– Allergische Symptome (evtl. Neurodermitis, Psoriasis)
	– Enzymatische IgA-Spaltung in der Mukosa
	– Organmanifestation in Niere, Gallenblase, rechtem Vorhof, Prostata
Therapie	– Nystatin-Suspension über zehn Tage (nach dem Essen einnehmen, einspeicheln) oder
	– 10 – 20 Tage Nystatin Dragees
	– Antipilzdiät nach *Rieth*
	– Zahnbürstenwechsel täglich
	– Therapie von Paradontopathien, Gingivitiden

lyse – nur bei klinischem Verdacht auf enteropathogene Mikroorganismen (z. B. Salmonellen)
• Candida-Diagnostik routinemäßig, Therapie erst nach Ausschalten der Promotoren
• pH-Messung routinemäßig, Therapie mit den o.a. naturgemäßen Präparaten
• Messung des sekretorischen fäkalen IgA-Spiegels als möglicherweise sensibelstem Funktionsparameter des darmassoziierten Immunsystems
• Funktionsdiagnostik von Magen, Leber/Galle, Pankreas und Darm zunächst nur mit den Methoden der Naturheilkunde, z.B. Mayr-Diagnostik etc., bei Bedarf klinische Funktionstests. Biologische Behandlung der betroffenen Organsysteme als entscheidende mikrobiologische Basistherapie.

Fazit

Dauerhafter Erfolg kann mit der mikrobiologischen Therapie nur erreicht werden, wenn in einem ganzheitlichen Therapieansatz die Lebens- und vor allem Ernährungsgewohnheiten so umgestellt werden, daß das Substrat für die Keimbesiedlung, das Terrain des Darmes und die gesamte Immunlage entscheidend verbessert werden. Mikrobiologische Therapie ist eine biologische Basisbehandlung zur Immunstimulation des gesamten Organismus, Behandlung von Magen-Darmerkrankungen und Verbesserung des Allgemeinbefindens. In diesem Zusammenhang hat sie bei einem Großteil der multimorbiden Patienten der orthopädischen Praxis einen wichtigen Stellenwert, im speziellen aber auch bei allen orthopädischen Erkrankungen, die mit Immunstörungen einhergehen. Allerdings erfordert sie in ihren verschiedenen Anwendungsformen viel Geduld von Patient und Arzt.

1. Dorstewitz, H.: Darmflora und mikrobiologische Therapie bei Hauterkrankungen. Natura Med. 5 (1990), 240-245.
2. Kolb, H.: Mikrobiologische Therapie. In Lehrbuch der Naturheilverfahren Bd. 1, hrsg. von K. C. Schimmel. Hippokrates, Stuttgart 1990
3. May, W.: Umstimmungstherapie. Hippokrates, Stuttgart 1993.
4. Perger, F.: Regulationsstörungen und Darmkeimverhältnisse. Erfahrungsheilkunde 34 (1985)
5. Rusch, V. (Hrsg.): Dysbiosetherapie und Symbioselenkung. Institut für Mikroökologie, Herborn 1977
6. Sonnenschein, B.: Zusammensetzung und Bedeutung der Darmflora des Menschen. Erfahungsheilkunde 33 (1984)
7. Stickl, H. A.: Die Immunität des Darmes. In: Durchfallerkrankungen. Klinik, Diagnostik und Therapie, hrsg. von A. Weitzel. Perimed-Spitta, Erlangen 1986

Heilfasten

Grundlagen

Fasten wird seit Jahrtausenden als »königlicher Weg zur Gesundheit« oder auch als »Operation ohne Messer« bezeichnet. Darüber hinaus ist es in allen großen Religionen der Welt ein Weg, über die innere Reinigung des Körpers zur Selbstfindung und zu einer spirituellen Erfahrung zu gelangen.

Fasten ist freiwilliger, Hungern unfreiwilliger Nahrungsverzicht. Bei akuten Krankheiten verweigert der Körper die Nahrung oft spontan. Die grundlegende Umschaltung des Organismus auf Nahrungsreduktion erfolgt bei einer Zufuhr von weniger als 500 kcal/Tag über mehrere Tage. Alle Diätformen, die diese Voraussetzung erfüllen, lassen sich somit unter einer Fastentherapie subsumieren. Darunter fallen Null-Kalorien-Diäten wie reines Wasserfasten oder Teefasten und Fastenformen mit geringer Nahrungszufuhr wie Saftfasten, Molkefasten, Fasten nach *Buchinger* (mit Säften, Gemüsebrühe, Kräutertees mit etwas Honig).

Wirkungen

In den ersten Fastentagen erfolgt eine Umstellung der hauptsächlichen Energiegewinnung aus Kohlenhydraten auf Eiweiß und später auf Fett. Dadurch kommt es zur metabolischen Fastenazidose mit Ketonämie und Ketoazidose. Nach einigen Tagen wird der Energiebedarf fast nur noch über Fett gedeckt. Die tägliche Gewichtsabnahme beträgt im Durchschnitt 300-500 g. Die gesteigerte Natriurese senkt das extrazelluläre Flüssigkeits- und Plasmavolumen, wodurch Vor- und Nachlast gesenkt werden.

Ruhepuls, Blutdruck, Cholesterin-, Triglycerid- und Blutzuckerwerte sinken; die Leberwerte normalisieren sich, der Serumharnsäurespiegel steigt als Ausdruck eines gesteigerten Zellabbaus an. Der Kohlenhydratstoffwechsel bei Typ-II-Diabetes bessert sich deutlich. Der Stoffaustausch zwischen Kapillaren und Zellen wird durch Abbau von Eiweißdepots in den Basalmembranen verbessert, die Diffusionsstrecke (Transitstrecke) kürzer; im Gewebe deponierte Toxine, d.h. eliminationspflichtige Zwischen- und Endprodukte des Stoffwechsels, werden mobilisiert und können ausgeschieden werden. Fasten fördert also neben der Verbesserung verschiedener Stoffwechselparameter und -funktionen die **Entschlackung, Entgiftung** und **Entwässerung** des Organismus. Es aktiviert die Selbstheilkräfte und geht weit über eine bloße Gewichtsreduktion hinaus.

Erworbene **Stoffwechselstörungen** lassen sich fast immer sehr günstig beeinflussen. Bei **Krankheiten des rheumatischen Formenkreises** können manchmal sogar dramatische Verbesserungen durch Rückgang der Entzündungsaktivität erzielt werden. Eine wesentliche Rolle spielt hier neben der Schonung des Darmes die fehlende Arachidonsäurezufuhr und damit die Verringerung der Prostaglandinsynthese (s. Kapitel Nahrungsergänzung). Nach Vorbehandlung mit Kortikoiden oder Immunsuppressiva gibt es allerdings therapierefraktäre Fälle. Bei schweren chronischen Erkrankungen tritt eine Besserung oft erst nach sogenannten Heilkrisen auf, ähnlich der homöopathischen Erstverschlimmerung. Deshalb ist bei diesen Patienten Fasten nur unter stationären Bedingungen angezeigt.

Therapie

Orthopädische Indikationen

Grundsätzlich ist Fasten angezeigt bei allen funktionellen, degenerativen und entzündlichen und funktionellen Krankheiten der Bewegungsorgane in Verbindung mit Übergewicht und verschiedenen Stoffwechselstörungen, chronischen Hepatopathien, arterieller Hypertonie, venösen und arteriellen Durchblutungsstörungen.

Gelenke und Wirbelsäule werden durch die Gewichtsreduktion entlastet, Stoffwechsel und Mikrozirkulation im Bindegewebe verbessert, die Mesenchymblockade beseitigt.

Fasten ist darüber hinaus ein idealer therapeutischer Einstieg zur Beseitigung der intestinalen Autointoxikation. Bezüglich der vielfältigen Störungen des Enteropathiesyndroms auf die Wirbelsäule sei auf das folgende Kapitel verwiesen. Wichtig sind vor allem Schmerzreduktion und Muskelentspannung. Subjektiv verspürt der Patient schon in den ersten Tagen meist ein verstärktes körperliches (und seelisches) Wohlgefühl; chronische Kopfschmerzen, Müdigkeit und die lästigen Darmsymptome verschwinden. Bei störfeldbedingten Erkrankungen der Bewegungsorgane wird das Hauptstörfeld Darm und darüber hinaus die Mesenchymblockade bei chronischen Herden durch Fasten beseitigt, der Bindegewebsstoffwechsel aktiviert. Durch Fasten kommt es in der Regel zu einer antiphlogistischen, kortisonähnlichen und immunmodulierenden Wirkung bei akuten und chronisch-entzündlichen Erkrankungen, z. B. bei der chronischen Polyarthritis (Entlastung des darmassoziierten Immunsystems und verringerte Bildung von Entzündungs- und Schmerzmediatoren mangels Arachidonsäure). Bei ganzheitlicher Betrachtung sind aber auch die Allgemein- und Stoffwechselwirkungen erwünschte Therapieziele des Fastens.

Eine für den Patienten wesentliche Erfahrung ist, daß Fasten durch den Nahrungsverzicht das Selbstvertrauen in den eigenen Willen und in die Leistungsfähigkeit des Körpers stärkt. Zugleich kann es ein starker Impuls für einen gesünderen Lebensstil und eine Neuordnung des eigenen Lebens in vielerlei Hinsicht sein.

Kontraindikationen

Vor allem konsumierende Krankheiten und Malignome, Psychosen und schwere Depressionen, Bulimie und Anorexie, Thyreotoxikose, Leberzirrhose, Kardiomyopathie, ein florides Ulcus ventriculi oder duodeni, Gravidität und die ersten Monate nach schweren Operationen sind Kontraindikationen für Fasten.

Therapeutische Empfehlungen

- Gesunde können auch beim ersten Mal zu Hause fasten, entweder unter ärztlicher Aufsicht oder in einer Fastengruppe, die psychologische Vorteile hinsichtlich der Motivation mit sich bringt. Auch Patienten mit ernährungsbedingten Stoffwechselstörungen können bei hausärztlicher Betreuung zu Hause fasten. Kontrollen von Blutsenkung, Blutbild, Leberwerten, Elektrolyten, Harnsäure, Harnstoff, Kreatinin und Urin sind vorher durchzuführen.
Alle anderen Patienten sollten nur unter Begleitung durch einen erfahrenen Fastenarzt oder in einer auf Heilfasten spezialisierten Klinik fasten.

- Die Fastenkur leitet man am besten mit einem »*Entlastungstag*« ein, an dem leicht verdauliche Speisen eingenommen werden. Das anfängliche Hungergefühl verschwindet meist sehr rasch, besonders bei positiver Einstellung zum Nahrungsverzicht.

- Fasten kann wenige *Tage bis mehrere Wochen* durchgeführt werden, je nach Konstitution und Indikation. Kürzere Fastenperioden von ein paar Tagen sind auch für Astheniker geeignet. Es kann als kurzzeitige Nahrungsenthaltung für 1-2 Tage regelrecht eingeübt werden und vom Patienten bei kleineren Befindlichkeitsstörungen oder grippalen Infekten selbständig angewandt werden.

- Die schwierigste Phase ist das **Fastenbrechen**, das sehr vorsichtig durchgeführt werden muß, um den Magen-Darmtrakt nicht zu überfordern.
Beispiel: am 1. Tag morgens ein Apfel, evtl. gedünstet, mittags eine leichte Kartoffelsuppe, abends Joghurt mit Knäckebrot. In den folgenden Tagen langsamer Kostaufbau mit leicht verträglichen Speisen überwiegend gekocht und wenig Fett. Näheres s. Fastenliteratur.

- **Medikamente** müssen während des Fastens meist reduziert oder sogar abgesetzt werden, insbesondere Diuretika, orale Antidiabetika oder Insulin. Antihypertonika können oft langsam ausgeschlichen, Antirheumatika, Digitalis und Antiarrhythmika evtl. reduziert werden; nicht jedoch Digitalis, wenn es als Antiarrhythmikum gegeben wurde; Antikoagulanzien werden wegen des rasch sinkenden Quick-Wertes manchmal sogar abgesetzt.
Da es während des Fastens zu einem deutlichen Anstieg der Harnsäure kommt, ist die Medikation bei Patienten mit Hyperurikämie zu erhöhen. Auch nach dem

Fasten reagiert der Organismus noch einige Tage sehr viel empfindlicher auf Medikamente, sogar auf Phytotherapeutika und Homöopathika.

Beschwerden während des Fastens

Bei Kurzfasten sind Beschwerden (**Fastenkrisen**) insgesamt gering. In den ersten Tagen kann es jedoch zu Frieren, Hunger, Kopfschmerzen, Müdigkeit, Muskelschwäche, Bauchkrämpfen oder Schlafstörungen kommen. Des öfteren treten alte Beschwerden mit deutlichem Krankheitsgefühl wieder auf, z. B. Schmerzen an Operationsnarben, Gelenken, Muskelbeschwerden. Ebenso werden Reizbarkeit, depressive Verstimmung, aber auch euphorische Zustände beobachtet.

Therapeutische Empfehlungen

Allgemeine **Verhaltensempfehlungen** lauten: viel ruhen, häufig liegen, reichlich Flüssigkeit trinken, kurze Spaziergänge unternehmen. Weitere Hilfen sind warme Fußbäder, Wechselduschen, Wärmflasche und ggf. Mineralstoffsubstitution (Kalium, Magnesium). Heilerde bindet durch seine adsobierende Wirkung pathogene Keime, Toxine und führt ebenfalls Mineralien zu. Einläufe zur Darmentleerung sollten unbedingt täglich, teilweise mehrmals, durchgeführt werden (s. u.).

Eine metabolische **Fastenazidose** entsteht durch Anstieg der freien Fettsäuren, Milchsäure und Ketone im Serum. Sie bedingt eine kompetitive Hemmung der Harnsäureausscheidung. Zusätzlich läßt die Entleerung der Eiweißspeicher den Harnsäurespiegel ansteigen, so daß basische Präparate zur Neutralisation der anfallenden Säuren Verwendung finden. (S. 192)
Ärztliche Aufgabe ist es, die Patienten bei den meist passageren Symptomen zu ermutigen, nicht mit dem Fasten aufzuhören, sondern die Beschwerden mit Geduld anzunehmen. Hier sind die persönliche Betreuung und Überzeugungskraft des Arztes entscheidend für das Durchhaltevermögen.

Darmentleerung

Beim Fasten kommt es auf eine möglichst vollständige Darmentleerung zur Ausschwemmung pathogener Keime und deren Stoffwechseltoxine an. Dazu geeignet ist die Gabe von Bittersalz als hypo- bis normotone salinische Lösung (1 TL morgens auf 250 ml Wasser), in den ersten Tagen täglich, dann nach Bedarf. Vorsicht allerdings vor Überdosierung und zu langer Einnahmedauer.
Zur Vorbereitung für eine Fastenkur kann Bittersalz schon einige Tage vor der geplanten Kur genommen werden (Kontraindikationen: schwere Leber- und Gallenleiden. Alternativ auch Glaubersalz oder Karlsbader Salz).

Einlauftherapie

Der Wassereinlauf ist ein uraltes Hilfsmittel beim Fasten und neben der Basentherapie bei auftretenden Beschwerden unverzichtbar (s. o.). Regelmäßige Einläufe mit einem konventionellen Einlaufgerät oder der Klysopumpe, einem im Stehen leicht zu bedienenden Einlaufpumpschlauch, sind während des gesamten Fastens angezeigt. Unterstützend können hier spezielle Geräte zur halbautomatischen, druckgesteuerten, kontinuierlichen Dickdarmspülung zum Einsatz kommen. Das Verfahren wird als Colon-Hydrotherapie bezeichnet (z. B. Colosan plus, Fa. Kress, ➤ Adresse s. Anhang).

Auch nach einer Woche Fastenkur muß weiterhin Wert auf Darmentleerungen gelegt werden, da sich auch ohne Nahrungsaufnahme Sterkoralien im Darmrohr befinden bzw. weiter gebildet werden (abgeschilferte Darmepithelien, Darmkeime und deren Stoffwechselprodukte). Nicht ausgeschiedene Kotreste, welche an den Darmwänden haften, können chronische Entzündungen der Darmschleimhaut unterhalten. Die entstehenden toxischen Substanzen belasten den im Fasten viel empfindlicheren Organismus und lösen durch Rückresorption eine ganze Reihe von typischen Fastenbeschwerden aus (Kopfschmerzen, Übelkeit, Müdigkeit usw.).
Bei Ileus sind Einläufe und salinische Darmreinigung kontraindiziert. Eine relative **Kontraindikation** besteht bei schwereren Elektrolytstörungen. Vorsicht vor Abusus ist bei Patienten mit chronischer Obstipation geboten.

Therapeutische Empfehlung

Nach dem Einlauf von ca. 1 l körperwarmem Wasser begibt sich der Patient in Seiten- oder Steinschnittlage und versucht, das Wasser einige Minuten zu halten. Mehrmalige Lageänderung unterstützt die Darmreinigung. Einläufe mit Wasser können sicher nicht die Darmflora schädigen, sind allerdings auch nicht als Dauertherapie geeignet.

1. Buchinger, O.: Das Heilfasten, 21. Aufl. Hippokrates, Stuttgart 1991
2. Fahrner, H.: Fasten als Therapie, 2. Aufl. Hippokrates, Stuttgart 1991
3. Lützner, H.: Ernährungstherapie bei entzündlichen rheumatischen Erkrankungen. Rheuma 6 (1988 a) 697-701.
4. Lützner, H.: Wie neugeboren durch Fasten, 20. Aufl. Gräfe und Unzer, München 1984

Diagnostik und Therapie nach F. X. Mayr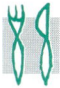

Grundlagen

Die bereits beschriebenen Prinzipien einer naturgemäßen Diätetik stimmen im wesentlichen mit dem Konzept der Diagnostik und Therapie nach *Mayr* überein. Die vom österreichischen Arzt *Franz Xaver Mayr* (1879-1965) begründete und von seinen Schülern weiterentwickelte Methode beinhaltet ein diagnostisches und ein therapeutisches System, in dessen Mittelpunkt intensivdiätetische Maßnahmen stehen. Die Grundsätze seiner Diätetik sind aus dem Erfahrungsschatz naturheilkundlicher Tradition in Verbindung mit eigenen Beobachtungen entstanden. Sie fundieren auf zahlreichen naturwissenschaftlich gesicherten pathophysiologischen Erkenntnissen.

Im Rahmen einer Kur werden in erster Linie Leiden behandelt, die auf falscher Ernährung und gestörter Verdauung bzw. gestörtem Stoffwechsel beruhen. Als ganzheitliches Heilverfahren erzielt die »F. X. Mayr-Kur« aber darüber hinaus bei vielen chronischen Krankheiten und Funktionsstörungen Besserungen.

Für die Orthopädie bietet das pathogenetische Modell *Mayrs* äußerst plausible Erklärungen für eine Vielzahl von Beobachtungen und Befunden der täglichen Praxis. Tatsächlich sind auch die therapeutischen Ergebnisse nach einer Mayr-Kur dazu angetan, die Therapie nach *F. X. Mayr* als primäre naturheilkundliche Basistherapie vieler Erkrankungen der Bewegungsorgane anzusehen.

Der Gesundheitsbegriff *F. X. Mayrs*

Zum Verständnis des Krankheitsbegriffs *Mayrs* trägt seine Vorstellung von Gesundheit wesentlich bei. Das ebenmäßige Relief des Menschen als Sinnbild vollkommener Gesundheit hat seinen künstlerischen Ausdruck in vielen Skulpturen und Malereien der antiken Griechenland gefunden. Daß sich Gesundheit in harmonischen und objektivierbaren Körperproportionen widerspiegelt, ist auch der Grundgedanke *Mayrs* in der von ihm entwickelten »Diagnostik der Gesundheit«. Heute wird, geprägt von der naturwissenschaftlichen Medizin, unter Gesundheit eher das Fehlen pathologischer Kriterien und Befunde verstanden. *Mayr* dagegen unterschied eine weit verbreitete Scheingesundheit, die bereits Krankheitsvorfeld ist, von einem optimalen Zustand der Gesundheit, den er »Vollgesundheit« nannte. Er definierte sie durch genaue Beurteilungskriterien und beschrieb Faktoren, die sie positiv und negativ beeinflußten.

Gesundheitsdiagnostik nach *Mayr*

Die Gesundheitsdiagnostik umfaßt die Beurteilung von Bauchform und Körperhaltung des Patienten, die Erhebung eines Palpationsbefundes an Bauch und Thorax und schließlich die Einbeziehung humoraldiagnostischer Befunde: Konsistenz und Farbe von Haut, Schleimhäuten, Haare, Nägel, Zunge, Qualität der Fötores etc. Mit definierten Körper- und Bauchmaßen werden die Befunde auch metrisch objektiviert und während der Kur kontrolliert. Mit dieser Methode lassen sich schon lange vor Auftreten klinisch faßbarer pathologischer Befunde diskrete Gesundheitsstörungen als Krankheitsvorstadien nachweisen.

Mayrs pathogenetisches Konzept – die *Enteropathie*

Dem therapeutischen Systems *Mayrs* liegt das pathogenetische Konzept der Enteropathie zugrunde:

1. Das für die Gesundheit entscheidende und zentrale Organ des Menschen ist der Verdauungsapparat, wobei insbesondere der **Dünndarm als »Wurzel der Gesundheit«** anzusehen ist. Wie die Kraft eines Baumes aus seinen Wurzeln stammt, so ist der Darm die Quelle der Vitalität eines Menschen. Gesundheit und Krankheit hängen in weitem Maße vom Funktionszustand des Magen-Darmtraktes ab.

2. In den westlichen Industrieländern überlasten insbesondere die chronische Fehl- und Überernährung die Verdauungsorgane. Zudem findet sich heute immer häufiger ein konstitutionell schwaches Verdauungssystem, v.a. bei

Leptosomen. Zu Beginn treten zunächst diskrete Motilitätsstörungen auf, dann gastrointestinale Funktionsstörungen in Form des irritablen Ösophagus, Reizmagens (funktionelle Dyspepsie) oder Reizdarmsyndroms.

3. Eng verbunden mit Fehlernährung und Störung der Motilität (Stagnation) entsteht eine intestinale Dysbakterie, die sich schließlich zu einer massiven **Giftbelastung** durch Stoffwechselmetaboliten aus Gärung, Fäulnis und bakteriellen Zersetzungsprodukten des Darmes entwickeln kann (intestinale Autointoxikation, s. S. 140f). Der Darm verliert durch die permanente alimentäre Überlastung schließlich seine Selbstreinigungskraft, d. h. die Fähigkeit, die intestinalen Toxine vollständig auszuscheiden.

4. Durch den chronischen Reizzustand der intestinalen Schleimhaut kommt es allmählich zur Störung der natürlichen Mucosa-Barriere des Darmes, zur Kongestion der Lymphbahnen und Entwicklung einer mesenterialen Lymphstauung. Diese ist als **Ödem der Radix mesenterii et mesocoli** bei darmkranken Patienten deutlich tastbar in Form einer schmerzhaften, oft männerfaustgroßen periumbilikalen Resistenz, welche die Darmschlingen nach vorne und seitlich drängt (*Abb. 22*).

Da die Mesenterialwurzel anatomisch nahe der Wirbelsäule etwa in Höhe des 2. LWK fixiert ist, wirken bei Größenzunahme ständig Zugkräfte auf die Lendenwirbelsäule. Stärkere Stau- und Entzündungsvorgänge des Gekröses können sich auch auf die dorsale Umgebung übertragen und Lumbalgien auslösen.

5. Durch die pathologisch veränderte Schleimhaut eines chronisch geschädigten Darmes gelangen die Darmtoxine allmählich fast ungefiltert in die Lymphbahnen und überlasten das **intestinale (darmassoziierte) Immunsystem**. Klinische Manifestationen sind lokale Darmreizungen, Nahrungsmittelunverträglichkeiten, Infektanfälligkeit, chronische Müdigkeit und chronisch-entzündliche Krankheiten.

6. Bei anhaltendem Anfall der Darmgifte kommt es zur **Verschlackung, Intoxikation und Übersäuerung** des bindegewebigen Grundsystems, auch in Strukturen der Bewegungsorgane. Die Verschlackung manifestiert sich in einer bunten klinischen Symptomatik, welche scheinbar in keinem ursächlichen Zusammenhang mit dem Magen-Darmtrakt steht (s. S. 142, 161f, u. a. Myalgien, synoviale Reizungen).

7. **Diagnostische Kriterien** für den »chronischen Darmschaden«, der nach Mayr die häufigste und am meisten verkannte Krankheit des Menschen ist, sind neben dem Palpationsbefund von Darmschlingen und Ödem der Radix mesenterii vor allem Normabweichungen der von ihm definierten Bauchmaße, Bauchform und Körperhaltung (s. u.). Der funktionsgestörte Darm ist Ursache für lokale Abdominalsymptome (z. B. Meteorismus, Flatulenz, wechselhafte und übelriechende Stühle, Darmspasmen).

8. Am Endpunkt der Entwicklung ist der Darm zum chronischen Herd und zum maßgeblichen Störfeld der Grundregulation geworden. Die intestinale Selbstvergiftung ist nach Ansicht *Mayrs* als primärer pathogenetischer Faktor für das Gros der chronischen Krankheiten verantwortlich.

9. **Mikronährstoffdefizite.** Mit dem chronischen Darmschaden hängt auch eine schlechtere Aufnahme von Nährstoffen, Vitaminen, Spu-

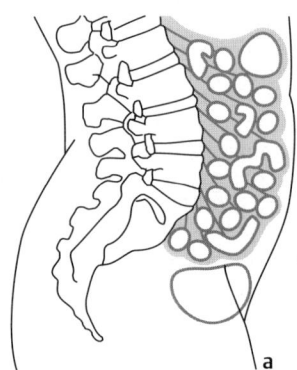
a

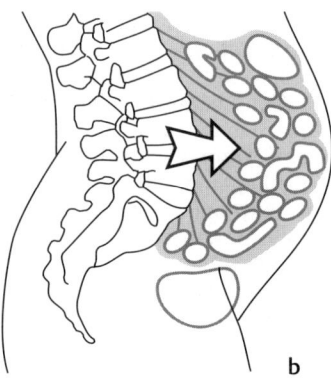
b

Abb. 22: Mesenterialwurzel
a) Normalzustand
b) bei Radixödem.

renelementen und Mineralien zusammen, die schließlich zu latenten Vitalstoffdefiziten führen kann. Mikronährstoffdefizite schienen für *Mayr* noch keine große Bedeutung zu haben, werden aber von den heutigen *Mayr*-Ärzten bei der Therapie wesentlich berücksichtigt. Die heute diskutierte prinzipielle Nährstoffsupplementierung (s. Kapitel naturgemäße Nahrungsergänzung) begründet sich auch mit den intestinalen Resorptionsstörungen der meisten Patienten.

10. Aus dem Gesagten leitet sich eine wesentliche Aussage der *Mayr*-Diätetik ab:
Der Mensch lebt nicht nur von dem, was er ißt, sondern vor allem von dem, was er verdaut.
Die Ernährung der Zellen und Gewebe ist sowohl von der richtigen Nahrung, zugleich aber auch von deren vollständigen Verdauung abhängig, welche Resorption, fermentative Aufschließung und Verstoffwechslung aller Nahrungsbestandteile beinhaltet. Prägnant formuliert heißt dies:
Ernährung = Nahrung × Verdauung.

> *Fazit*
>
> Die von *Mayr* beschriebene Enteropathie wird durch die intestinale Autointoxikation auf der Basis einer chronischen Verdauungsschwäche verursacht, welche schließlich zu organischen Veränderungen des Darmes führt. Sie wurde von *Bartussek*, dem ersten *Mayr*-Schüler, folgendermaßen definiert: Hypotonie, Dilatation und Elongation (»Ptose«) großer Dünndarmanteile, insuffiziente Selbstreinigung des Darmes, partielle Entzündungen, Dyspepsie, Dysbakterie und Toxinbildung. Die Gesamtheit aller letztlich intestinal induzierten krankhaften Veränderungen wird in der *Mayr*-Terminologie Enteropathie-Syndrom genannt. Dazu gehören auch pathologische Veränderungen an den Bewegungsorganen.

Bedeutung für die Orthopädie

Die vom Darm ausgehende Autointoxikation hat vielfältige Wirkungen auf die Bewegungsorgane. Bei massivem Anfall werden Toxine und saure Stoffwechselprodukte in bradytrophe Gewebe eingeschleust und führen zu Mesenchymverschlackung und Übersäuerung. An der Synovia können unspezifische Mesenchymreaktionen ausgelöst werden, z. B. eine Synovialitis. Bei Erkrankungen der Bewegungsorgane weisen humoraldiagnostische Kriterien häufig auf eine **chronische Säurebelastung des Bindegewebes** hin (z. B. Verquellung). Der Weichteilmantel der Gelenke ist ödematös. Bandscheiben, Ligamente, Sehnen, Gelenkkapseln und Gelenkknorpel verlieren an Elastizität.

Hinweise auf eine interstitielle Verschlackung und azidotische Stoffwechsellage können **druckschmerzhafte Myogelosen** und Tendopathien sein. Neben diffusen Spontanschmerzen besonders in den gelenknahen Weichteilen besteht auch eine deutliche Palpationsdolenz knöcherner Gelenkstrukturen; sie tritt weniger durch den zerstörten Knochen oder Knorpel selbst auf, sondern vor allem durch die Gewebsazidose und läßt sich folgerichtig durch allgemeine und lokal entsäuernde Maßnahmen teilweise wieder beseitigen.

Palpatorisch können am Rücken Bindegewebsveränderungen als Gelosen und flächige Verquellungen nachgewiesen werden.

Eine Übersäuerung der Synovialflüssigkeit schädigt die Trophik des Gelenkknorpels, fördert die Verschlackung der artikulären und periartikulären Weichteile und damit, neben statisch-mechanischen Faktoren, auch die Gelenkzerstörung.

Degenerative Gelenkveränderungen und die Osteoporose gelten in der Naturheilkunde als **»Säurekrankheiten«** in einem bereits fortgeschritteneren Stadium. Hier ist eine langfristige diätetische Einstellung mit basischer Kost geboten. Bezüglich der speziellen diätetischen Therapie der Übersäuerung wird auf das Kapitel »Nahrungsergänzung« verwiesen.

Therapeutische Empfehlungen

Säurebildende Nahrungsmittel sind zu meiden, dafür solche mit einem hohem Basenüberschuß zu bevorzugen: Kartoffeln, Milch, die meisten Blatt- und Wurzelgemüse, Gewürzkräuter, Obst, Mandeln und einige Mineralwässer. Säurespender sind vor allem Fleisch, Fisch, Käse, Hülsenfrüchte, Getreide und alle Weißmehlprodukte, Zucker, Alkohol, und Kaffee (s. Kapitel Naturgemäße Nahrungsergänzung).

Mit Beseitigung der intestinalen Intoxikation und Übersäuerung können sowohl die erwähnten Beschwerden im Bereich von Muskulatur und Bindegewebe wieder zum Verschwinden gebracht werden.

Therapie nach F. X. Mayr

Auf den genannten pathogenetischen Vorstellungen gründet sich das Behandlungskonzept nach F. X. Mayr. Es umfaßt die drei Heilprinzipien »Schonung, Säuberung, Schulung«. In einem umfassenderen Sinne kann jede Therapie, die diese drei Grundprinzipien verfolgt, Therapie nach Mayr genannt werden.

Prinzip Schonung

Das Verdauungssystem erholt und regeneriert sich am schnellsten durch eine knapp bemessene Menge von wenigen, leicht verdaulichen Speisen im Rahmen einer mehrwöchigen Kurbehandlung. Der atonische, dilatierte Darm bekommt wieder Spannkraft; Motilitätsstörungen verschwinden, die Verdauungssaftproduktion wird angeregt.
Je nach Zustand und Konstitution des Patienten wird reines Teefasten, die klassische Milch-Semmel-Diät oder eine erweiterte Schonkostform, die sog. milde Ableitungsdiät, für einige Tage bis Wochen verordnet. Fasten ist die stärkste Form einer Schonung des Darmes und wird häufig zu Beginn der Mayr-Kur einige Tage lang verordnet. Schonung bedeutet auch Verzicht auf allergene oder unverträgliche Lebensmittel.
Das Schonprinzip gilt allerdings nur für die Zeit der Kur. Danach muß die für den Patienten individuell geeignete Nahrung herausgefunden werden; sie muß vor allem der Konstitution des Patienten entsprechen. Deshalb kann sie durchaus von den heute allgemein postulierten Vollkorn- u. Rohkostempfehlungen abweichen. Ernährungstherapeutisch sinnvoll ist die Unterscheidung von vitalen und asthenischen bzw. weniger vitalen Konstitutionstypen. Erstere verfügen in der Regel meist über eine recht gute Verdauungsleistung und können (ihrer Meinung nach) alles essen; letztere sind diätetisch viel schwieriger einzustellen. Mäßigkeit in der Nahrungsmenge und Einfachheit in der Auswahl der Speisen bleiben aber gültige Prinzipien für Menschen jeder Konstitutionsform.

Prinzip Säuberung

Vorrangiges Ziel der Darmsäuberung ist nach Mayr die Beseitigung der intestinalen Autointoxikation. Auf Grund der hypokalorischen und leicht verdaulichen Kost beginnt das Selbstreinigungsvermögen des Darmes wieder in Gang zu kommen. Unterstützt wird dieser Prozeß durch salinische, osmotisch wirksame Abführmittel (isotone Natrium- oder Magnesiumsulfatlösungen, z. B. 1 TL Glaubersalz auf 250 ml lauwarmes Wasser morgens), bei Bedarf Einläufe, und Zufuhr einer adäquaten Flüssigkeitsmenge. Der Darm wird dadurch von groben Kotrückständen gereinigt und eine Darmträgheit verhindert. Die bereits in den ersten Tagen einsetzenden Entgiftungsvorgänge zeigen sich nicht nur in Form von großen Mengen eines oft übelriechenden Stuhles, sondern auch in Ausscheidungsreaktionen über die Haut, Schleimhäute, Nieren und Lunge in Form von Zungenbelag, Mundgeruch, trübem Urin und ungewohnt starkem Körpergeruch.

Manuelle Bauchbehandlung

Unterstützt werden die Ausscheidungsprozesse mit einer täglich durchzuführenden manuellen Bauchbehandlung. Sie entspricht einer Lymphdrainage vorwiegend des Dünndarmes und dient zur Anregung der Peristaltik, Tonisierung der erschlafften Darmpartien und Dekongestionierung (»Abmelken«) der Verdauungsdrüsen. Vor allem die Leber verkleinert sich während einer Behandlung deutlich. Blut- und Lymphzirkulation werden durch den rhythmischen Kompressionsdruck angeregt, Toxine und Schlacken vermehrt ins Darmlumen sezerniert. Der Darm wird passager von einem hauptsächlichen Resorptionsorgan zu einem vorwiegendem Sekretionsorgan.
Mit der deutlich meßbaren Verkleinerung des Bauchraumes und Normalisierung des Zwerchfellstandes bessert sich auch die Atemfunktion. Atemsynchrone Behandlungstechniken und die manuelle Thoraxbehandlung steigern die Wirkung noch zusätzlich. Die Bauchbehandlung ist zugleich Verdauungs- und Atemtherapie, Perfusionsförderung und Lymphdrainage des Bauchraumes.
Der psychologische Effekt durch den Körperkontakt der Mayr-Be-*hand*-lung und die intensive tägliche Zuwendung begünstigen eine vertrauensvolle Arzt-Patienten-Beziehung, bei der belastende Konflikte vom Patienten leichter angesprochen werden und zur Entlastung kommen.

»Kurkrisen«

Während der Kur können unangenehme Symptome (»Kurkrisen«) auftreten. Sie werden als Entgiftungsvorgänge interpretiert und zeigen sich als verstärkte Müdigkeit, Niedergeschlagenheit, Übelkeit, Kopfschmerzen, Myalgien, Muskelkrämpfe, Ekzeme und vegetative Symptome. Besonders häufig sind solche Reaktionen bei Patienten mit langjähriger Fehlernährung, Nahrungsmittelallergien, starker Dysbakterie und intestinalem Candidabefall, Genußmittelabusus, starker Streßexposition und Umweltbelastungen. Es empfiehlt sich deshalb, vor der Kur die erwähnten Faktoren diagnostisch abzuklären: serologische Entzündungsparameter zum Ausschluß einer floriden Entzündung, Elektrolyte, Stuhldiagnostik und Allergieuntersuchung auf die bei der Kur verwendeten Lebensmittel. Auch alte Herde und Störfelder können reaktiviert werden, zum Beispiel in Zähnen, Tonsillen, eine Sinusitis oder Arthrosen. Deshalb ist eine ärztliche Kurführung und therapeutische Unterstützung im Bedarfsfall wichtig. Der Patient muß zunächst über Art und Ursache der Beschwerden aufgeklärt werden.

Therapeutische Empfehlungen

Die wichtigsten therapeutischen Empfehlungen während der Kur sind **Ruhe und Erholung**. Ansonsten bringt verstärktes Abführen zum Ausscheiden der gelösten Toxine durch Einläufe meist sofortige Erleichterung. Bei Symptomen eines akuten Mineralstoffmangels (Muskelkrämpfe, Extrasystolen) werden kalium- und magnesiumhaltige Mineralmischungen verabreicht. Die Entgiftung von Leber und Niere wird phytotherapeutisch unterstützt, z. B. mit Mariendistel und Goldrutenextrakt oder mit organotropen Homöopathika. Mild wirkende Heilkräuter kommen als Tees entsprechend ihrer pharmakologischen Wirkung zur Anwendung. Sie enthalten darüber hinaus Vitamine, Mineralien, Spurenelemente, Fermente, Duft- und Aromastoffe und Pflanzenhormone, wodurch sie Mikronährstoff-Defizite bis zu einem gewissem Grad ausgleichen können.

Übersäuerung

Kurkrisen werden von den *Mayr*-Ärzten vor allem dem vermehrten Anfall von sauren Stoffwechselmetaboliten zugeschrieben, die die Pufferkapazität überfordern. Serologisch faßbar ist bei vielen Patienten tatsächlich eine latente metabolische Azidose. Zur Neutralisation kommen **Entsäuerungsmaßnahmen** zur Anwendung. Sie bestehen in verstärkter Flüssigkeitszufuhr und Substitution von Basenäquivalenten mit alkalisierenden »Basenpulvern«. Diese enthalten einen hohen Gehalt an Natriumbicarbonat und Mineralien (z. B. Bullrich's Vital®, 3 × 5 Tbl./Tag), welche über Tage bis mehrere Wochen gegeben werden können. Kontraindikationen für die Basentherapie sind akute Harnwegsinfekte und Elektrolytdysbalancen.

Prinzip Schulung

In erster Linie fällt hierunter ein intensives **Kau- und Eßtraining** zur Wiederherstellung insuffizient gewordener gastrointestinaler Funktionen und Reflexe. Ziel ist eine Steigerung der Qualität und Quantität des Speichels und der Verdauungssäfte, Wahrnehmung des Sättigungsreflexes und Wecken instinktiver Nahrungsbedürfnisse. Jeder Bissen sollte ca. vierzigmal gekaut und dabei gut (durch Saugen) eingespeichelt werden, weil die Nahrung durch intensives Kauen im Mund bereits vorverdaut wird. Zugleich wird damit die Sekretion sämtlicher Verdauungsdrüsen ausgelöst (Pawlow-Reflex). Der Patient muß sich für seine Mahlzeiten ausreichend Zeit und Ruhe nehmen und seine Sinne auf das Essen konzentrieren.
Eine solche »Eßkultur nach *Mayr*« muß über längere Zeit eingeübt werden. Sie hat maßgeblichen Einfluß darauf, ob die Nahrung im Mund angemessen vorverdaut wird und ob die Verdauungsfermente adäquat abgesondert werden. Sie ist die Basis jeder biologischen Stoffwechseltherapie. Nach *Mayr* ist die Art, wie die Nahrung gegessen wird, fast wichtiger als die Kost selbst. Bei der klassischen Mayr-Kur ist die Semmel »Kautrainer« und Schonkost; Milch wird nur teelöffelweise zum Speisebrei im Mund dazugegeben, nie getrunken, sondern ebenfalls eingespeichelt. Selbstverständlich werden nach der Kur anstelle der Semmel wieder biologisch hochwertige, gut verträgliche Lebensmittel verwendet. Während der Kurbehandlung gibt es zum Frühstück und zum Mittagessen nur zwei Mahlzeiten. Zwischenmahlzeiten und Abendessen entfallen.
Nach Ansicht der Mayr-Ärzte sollte die Abendmahlzeit auf Dauer sehr bescheiden sein, ja wenn möglich ganz ausfallen, weil die Funktionsleistung der Verdauungsorgane ab den späten Nachmittagsstunden deutlich eingeschränkt sein.
Auch die Bauchbehandlung ist eine Form von Schulung, weil sie physiologische Funktionen

wieder anregt. Schulung sind im weiteren Sinne schließlich auch die detaillierten Hinweise für die Gestaltung der künftigen Ernährungsweise, bei der es vor allem auf die Vermeidung der häufigen
»Kardinalfehler der Ernährung nach *Mayr*« ankommt:

- zu schnell,
- zu viel, zu vielerlei,
- zu oft,
- zu schwer,
- zu spät.

Darüber hinaus erhält der Patient Anregungen zu gesundheitsförderndem Verhalten in allen für ihn bedeutenden Lebensbereichen. Beispiele: Art und Umfang einer nicht überfordernden sportlichen und gymnastischen Aktivität, Bewußtmachen von Stressoren und Techniken zu deren Bewältigung. In diesem Sinne ist die Therapie nach *Mayr* Ordnungstherapie, bei der der Arzt dem Patienten in Form verständlicher Bilder und Erklärungen Zusammenhänge zwischen seiner Lebensform, Gesundheit und Wohlbefinden vermittelt.

Substitution

Ergänzend zu den drei Heilprinzipien *Mayrs* wird heute auch die Supplementierung mit Mikronährstoffen als weitere Säule der Mayr-Therapie gesehen. Bekannt sind Vitalstoffdefizite durch Resorptionsstörungen und Verarmung der Böden auf Grund intensivierter Landwirtschaft mit Monokulturen sowie durch die verbreitet einseitige Ernährung (s. Bericht der Dt. Gesellschaft für Ernährung von 1991). Der Bedarf an Antioxidanzien ist zunehmend erhöht durch Umweltbelastungen und chronische Erkrankungen. Aus diesen Gründen sind Vitamine, Mineralien und Spurenelemente durch Nahrungsergänzungsstoffe während und häufig auch nach einer Kur zu substituieren (s. Kapitel Naturgemäße Nahrungsergänzung).

Behandlungsziel

Das Ziel einer Mayr-Kur ist die **Neuorientierung** des Patienten auf eine Lebensweise hin, die gesünder und leistungsfähiger macht, zugleich aber auch Freude und Wohlbefinden verschafft. Zum Gewinn einer Mayr-Kur gehört nicht nur ein »klarer Kopf«, sondern auch die Erholung der Seele. Die Ruhe der Kur und das zunehmende körperliche Wohlbefinden sind ideale Voraussetzungen, um sich wieder auf das Wesentliche im eigenen Leben zu besinnen und sich bisheriger lebensfeindlicher Denk- und Verhaltensmuster bewußt zu werden. Die Bereitschaft, solche Erfahrungen zuzulassen, Änderungen des Lebensstils anzunehmen und dann im Alltag zu integrieren, ermöglicht wirkliches Wachstum der Persönlichkeit.

Durchführung der Kur

Entscheidend bei der ärztlichen Führung eines Patienten während der Kur ist das individuelle therapeutische Eingehen auf den Allgemeinzustand, das Alter und vor allem den Konstitutionstyp. Astheniker werden hinsichtlich Diät und Kurdauer wesentlich vorsichtiger behandelt als Athletiker oder sogar Pykniker. Heute wird die Mayr-Kur oft in milderer Form durchgeführt, weil sich viele Patienten in geschwächtem Allgemeinzustand befinden.

Eine Mayr-Kur kann ambulant oder stationär durchgeführt werden. Sie dauert als Normalkur drei, als Vollkur vier Wochen. Man kann die Mayr-Kur als klassische Milch-Semmel-Kur, initial als mehrtägige Fastenkur oder auch als mehrwöchige »milde Ableitungsdiät« durchführen. Der langfristige Erfolg einer Mayr-Kur hängt aber letztlich davon ab, daß die wesentlichen Prinzipien der Therapie nach Mayr auf Dauer im Alltag integriert werden. Dies ist auch in der orthopädischen Praxis möglich, wenn die letztlich wenigen entscheidenden therapeutischen Empfehlungen an den Patienten eindringlich vermittelt werden.

Indikationen der Mayr-Kur

Orthopädische Indikationen
- funktionelle Schmerzzustände an den Bewegungsorganen
- degenerative und entzündliche Wirbelsäulen- und Gelenkleiden, Gicht
- Tonusveränderungen der Muskulatur
- Tendopathien

Allgemeine Indikationen
- Aktive Gesundheitsvorsorge zur Verhütung vorzeitiger Alterungsprozesse und körperlich-geistigen Leistungsabfalls
- Funktionelle und organische Krankheiten des Verdauungssystems, »Enteropathie und Enteropathiesyndrom«
- Bluthochdruck, Stoffwechselkrankheiten, Übergewicht, Metabolisches Syndrom

- Chronische Kopfschmerzen, Migräne, vegetative Störungen, körperliche und seelische Erschöpfung, chronische Müdigkeit, Infektanfälligkeit und Immunschwäche
- Allergien und einige Hautleiden wie Neurodermitis und Schuppenflechte

Kontraindikationen

- Infektionskrankheiten
- psychiatrische Erkrankungen
- maligne Prozesse
- alle Akutkrankheiten, die eine stationäre Behandlung erforderlich machen

Spezielle Gesichtspunkte in der Orthopädie

Mayrs »Diagnostik der Gesundheit« basiert auf der Annahme, daß alle Organe innerhalb einer gewissen Streubreite bestimmte Normgrößen und Konfigurationen aufweisen. Auch das gesunde Abdomen hat nach seinen Vorstellungen charakteristische Eigenschaften, die durch Inspektion, Perkussion, Palpation und »Gesundheitsmaße« objektiviert werden können. Mittels der sog. Bauchmaße können Normabweichungen von einem gesunden Abdomen objektiviert werden. Meßeinheit ist die Spannweite einer durchschnittlich großen Hand. Jede größere Differenz vom Idealmaß ist nach Mayr als Krankheitszeichen zu bewerten, ähnlich einer Herzdilatation, Hepatomegalie oder Struma. Die kausale Bedeutung des Darms für orthopädische Erkrankungen wird zunächst anhand pathologischer Bauch- und Thoraxformen besprochen.

Bauchformen nach Mayr

Die ersten Symptome eines kranken Darmes zeigen sich in Form diskreter Größenveränderungen im Kaliber des Darmrohres, welches sowohl Stenosen als auch Dilatationen aufweisen kann. Mayr spricht von **Tonusänderungen des Darmes** im Sinn von Normo-, Hyper- und Hypotonus. Mit seiner Diagnostik sind Normabweichungen und funktionelle Befunde bereits in einem Stadium erfaßbar, in dem sie durch bildgebende Verfahren oder laborchemisch noch nicht objektiviert werden können. Ab einer bestimmten Ausprägung werden abdominelle Form- und Größenveränderungen dann auch äußerlich sichtbar.

Sieben wesentliche Bauchformen lassen sich nach Mayr unterscheiden, die mit Ausnahme des »schiefen« Bauches im folgenden kurz skizziert werden (Abb. 23).

Bauchverkleinerungen

Ein überwiegend spastischer und stenotischer Magen-Darm-Trakt verursacht den relativ seltenen entzündlichen Kahnbauch oder Hohlbauch, einen verkleinerten, eingezogenen und harten Bauch, der auf einen durch Noxen geschädigten Dünndarm hinweist (z. B. bei chronischer Gastroenteritis). Der entzündete Darm verursacht eine muskuläre Abwehrspannung und eine reflektorische Weitstellung der Apertura abdominis.

Bauchvergrößerungen

Ist der Magen-Darm-Trakt vorwiegend hypoton, vergrößert das vermehrte Volumen der gefüllten Darmschlingen den Bauch. Dabei lassen sich verschiedene, im folgenden dargestellte Bauchformen differenzieren.

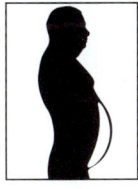

Gasbauch. Die erschlafften Darmschlingen sind mit großen Mengen von Speisebrei und Flüssigkeit gefüllt. Peristaltik und Transport sind verlangsamt. Bakterielle Zersetzungsprozesse werden dadurch begünstigt, es bilden sich Gase, die den Darm aufblähen und zu einer ballonförmigen Auftreibung des Bauches führen. Sie erzeugen verschiedenartige Abdominalbeschwerden. Die gasgefüllten Darmschlingen drängen nach oben und drücken beim Stehen in Richtung Zwerchfell; in Rückenlage können sie um die Nabelgegend perkutorisch erfaßt werden.

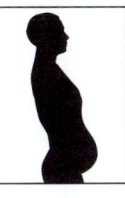

Schlaffer Kotbauch. Auch hier ist der Tonus des Darmrohres vermindert. Im Vordergrund stehen im Darmlumen ablaufende Fäulnisprozesse. Während der gasgefüllte Darm nach oben drängt, hängen die mit flüssigem und breiigem Inhalt gefüllten Schlingen beim Stehen nach unten und geben dem Bauch die Form eines herabhängenden Sackes. In Rückenlage verschwindet der schlaffe Kotbauch, indem er nach beiden

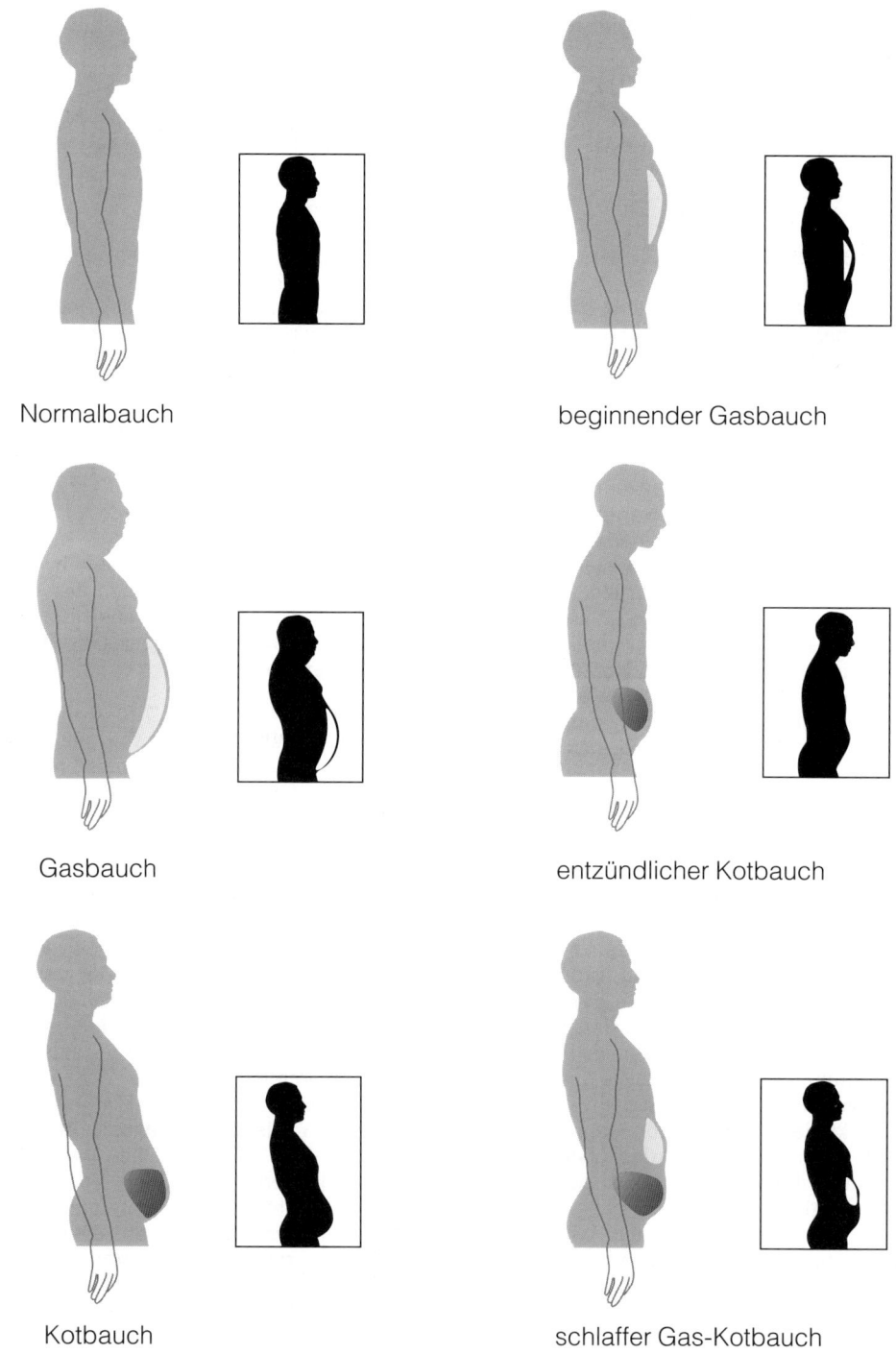

Abb. 23: Bauchformen nach Mayr.

Seiten »zerfließt«. Er läßt sich dann leicht ballotieren.

Die durch Entzündungsvorgänge geprägten Bauchformen behalten ihre Form im Gegensatz zu den nicht entzündlichen, schlaffen bei jedem Lagewechsel unverändert bei. Entzündliche Prozesse gehen meist mit intensiverer intestinaler Autointoxikation einher.

Der sog. **Enteroptose-Griff** macht dem Patienten das enorme Gewicht seines Kotbauches und dessen Bedeutung als Atemhindernis bewußt: Der Arzt stellt sich hinter den Patienten, umfaßt dessen Bauch mit den Händen von beiden Seiten und hebt ihn etwas an. Der Patient wird dadurch von der Last seines Bauches befreit, was sich sofort in einer (entspannten) Normalisierung seiner Haltung bemerkbar macht. Unter diesen Bedingungen verspürt der Patient eine Erleichterung abdominell induzierter Lumbalgien und kann leichter durchatmen. Wenn der Bauch losgelassen wird, hängt das abnorme Gewicht wieder wie gewohnt nach unten, verändert die Statik und behindert die Atmung.

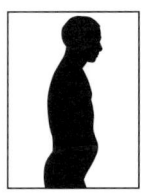

Entzündlicher Kotbauch (»Spitzbauch«). Er entwickelt sich aus einem schlaffen Kotbauch, wenn bakterielle Zersetzungsprodukte des Darminhaltes und Kotrückstände über längere Zeit Entzündungen verursacht haben. Es bilden sich dilatierte und entzündlich gereizte Areale nebeneinander aus. Letztere kontrahieren sich spastisch um die ödematöse Radix mesenterii herum, wodurch in der Nabelgegend ein »Spitzbauch« entsteht. Der entzündliche Kotbauch ist hart, druckschmerzhaft und lagestabil; der Patient atmet deshalb in unphysiologischer Brustatmung. Der schlaffe Kotbauch dagegen ist weich, druckunempfindlich und verändert sich mit jedem Lagewechsel.

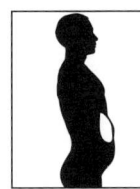

Schlaffer Gas-Kotbauch. Er stellt eine Kombination von Gas- und Kotbauch dar, bei dem die Kennzeichen beider Bauchformen nebeneinander existieren. Man erkennt hier am stehenden Menschen sowohl die Vorwölbung des Oberbauches durch die Gasbildung als auch die des Unterbauches durch die kotgefüllten Darmschlingen. Es gibt keine reinen Gas- oder Kotbäuche, in der Regel bilden sich individuelle Mischbilder. Auf Grund der beschriebenen Hauptcharakteristika lassen sich aber die meisten Bauchformen, die von der gesunden Norm abweichen, gut einordnen.

Der **entzündliche Gas-Kotbauch** ist eine Mischung von Gasbauch und entzündlichem Kotbauch, die bei den meisten typisch großbäuchigen „Wohlstandsbürgern« mehr oder weniger stark ausgeprägt ist.

Thoraxformen nach Mayr

Die Ruheatmung des gesunden Menschen ist die ökonomische Bauchatmung mit Sog- und Pump-Massagewirkung auf den Darm. Bei allen Reizzuständen oder pathologischen Veränderungen im Abdomen wird sie reflektorisch von der unrationelleren Brustkorbatmung verdrängt, ein Vorgang, der von *Mayr* reflektorisch als »Ruhigstellung der Bauchorgane« interpretiert wurde.

Auch Veränderungen am knöchernen Thorax treten nach *Mayr* als Folge chronischer Reizzustände und Schädigungen des Abdomens auf. Sie sind Ausdruck der Druckentlastung und Raumbeschaffung für die entzündeten oder atonischen Darmbezirke.

Der elastische Lungenzug ist erhöht durch die verstärkte Inspirationsstellung des Thorax. Die Atemmittellage verschiebt sich in Richtung Inspiration. Es kommt zur Ausdehnung des subdiaphragmalen Raumes mit kranialer Sogwirkung, die dem Kaudalzug des Radixödems und gefüllten Darmes entgegenwirkt. Zwerchfellbeweglichkeit, Atemexkursionen und Vitalkapazität sind dadurch deutlich eingeschränkt, was sich schon in leichter Form als Ventilationsbehinderung bei sportlichen Ausdauerleistungen bemerkbar machen kann. Stärkere Ausprägungen führen zu Belastungs- und Ruhedyspnoe. Umgekehrt sind nach einer mehrwöchigen Mayr-Kur mit verringertem »Darmpaket« größere sportliche Belastungen im aeroben Bereich möglich als vorher, z. B. beim Jogging. Der Patient hat auch in Ruhe subjektiv das Gefühl einer erleichterten Atmung. Dies gilt auch für schlanke Patienten ohne großes »Darmpaket«.

Darüber hinaus werden von *Mayr* umschriebene knöcherne Thoraxveränderungen (»**Buckelbildungen**«) als Reaktion und Kompensation (Raumgewinn) bestimmter Formen des chronischen Darmschadens beschrieben.

Der **Thorax eines Gesunden** ist faßähnlich (*Abb. 24*). Er verjüngt sich sowohl nach kranial

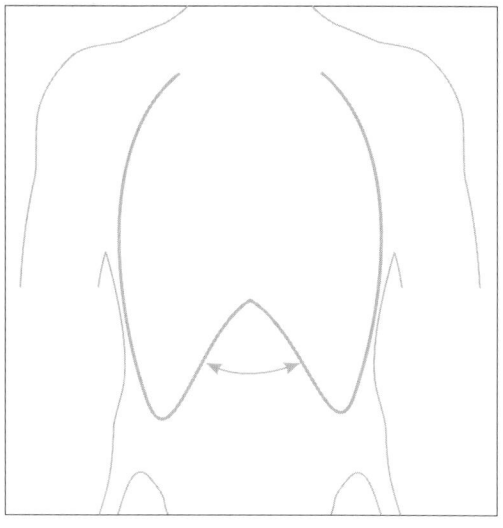

a) gesunder Thorax

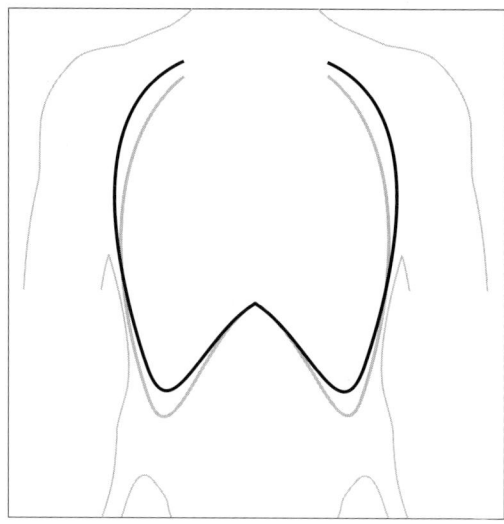

b) birnenförmiger Thorax

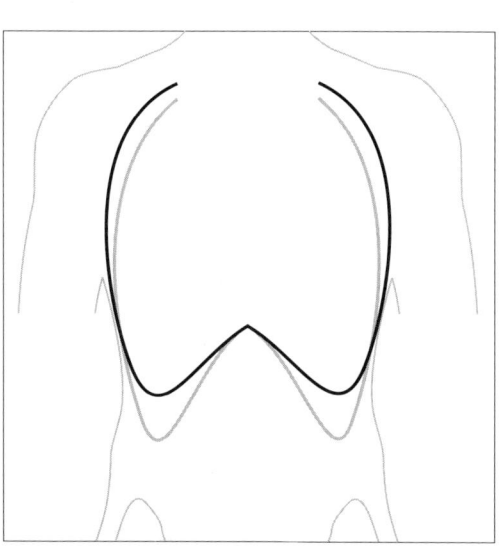

c) schellenförmiger Thorax

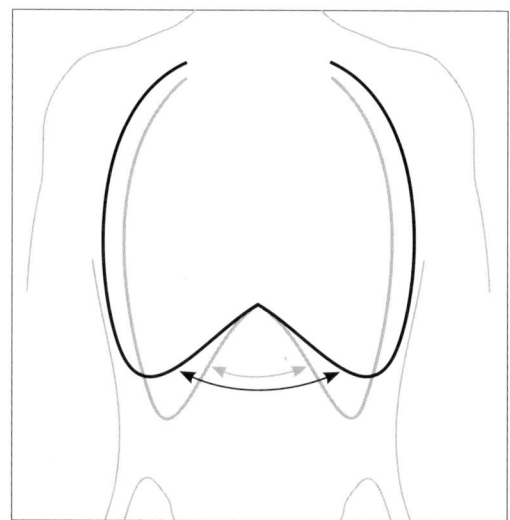

d) glockenförmiger Thorax

Abb. 24:   Thoraxformen nach Mayr.

wie nach kaudal hin. Kompensiert der Thorax pathologische Veränderungen im Abdomen, kommt es zuerst zur Weitstellung und zur verstärkten Rigidität des oberen Thoraxbereiches. Es entsteht ein birnenförmiger Thorax mit verschlechterter Ventilation der Lungenspitzen. Beim schellenförmigen Thorax ist auch das mittlere Thoraxdrittel weitgestellt. Der glockenförmige Thorax tritt vor allem bei großen Gas- und Gaskotbäuchen auf. Er ist in seiner

Gesamtheit starr und weit. Die extrem vergrößerte Thoraxausdehnung überdehnt die Lungen, schränkt die Ventilation stark ein und verursacht emphysematische Beschwerden.

Mit einer gründlichen Darmsanierung sind die beschriebenen Veränderungen teilweise wieder reversibel, zumindest können Beschwerden und Funktionsdefizite gebessert werden.

Haltungsformen

Die aufrechte Körperhaltung unterliegt den Gesetzen der Statik. Gewichtsbelastungen am Oberkörper beeinflussen die Haltung ebenso wie Größen- und Gewichtsveränderungen in der Bauchhöhle. *Mayr* machte die entscheidende Beobachtung, daß chronische Reizungen oder krankhafte Veränderungen des Darmes gesetzmäßig eine reflektorische Vergrößerung und Ausdehnung des Bauchraumes zur Folge hatten. Jede Formveränderung des Bauches führt aber im Laufe der Zeit – je nach Konstitution des Patienten und Stadium seiner Organerkrankung – zu charakteristischen Veränderungen der Körperhaltung. *Mayr* sah darin nicht nur einen Schönheitsfehler oder eine zufällige Normvariante, sondern eine notwendige Kompensationsmaßnahme der Natur, welche sich damit direkt auf Form und Haltung der Wirbelsäule auswirkt.

Normalhaltung

Die Normalhaltung (*Abb. 25*) findet sich nur bei einem gesunden Abdomen. Das Lot des Körpers verläuft durch den Schwerpunkt des Kopfes, schneidet den vorderen Rand der physiologischen HWS-Lordose, trifft senkrecht auf die Schultergelenksachse, verläuft dann dicht hinter der Achse der Hüftgelenke, schließlich vor der Knie- und Sprunggelenksachse und geht durch die Mitte beider Füße. Die frei herabhängenden Arme kommen seitlich an der Hose zu liegen. Die Normalhaltung bietet eine große Standfestigkeit und gute Beweglichkeit bei geringem Kraftaufwand.

Einen Zusammenhang zwischen pathologisch veränderter Bauchform und Körperhaltung zeigen die folgenden Abbildungen recht eindrücklich. An sechs häufigen und besonders prägnanten Fehlhaltungen, die von *Mayr* nach ihren charakteristischen Merkmalen benannt wurden, wird der zugrundeliegende krankhafte Prozeß des Abdomens und seine Wechselwirkung auf das Achsenorgan demonstriert. In der Praxis sind fließende Übergänge zwischen den einzelnen Bauchformen zu beobachten. Welche pathologische Haltung der Patient entwickelt, hängt nicht nur von seiner Bauchform ab, sondern auch von konstitutionellen Faktoren, Alter und Geschlecht etc. Je nach Ausmaß der biologischen Schädigung sind sie durch adäquate (Mayr-) Therapie weitgehend wieder rückbildungsfähig.

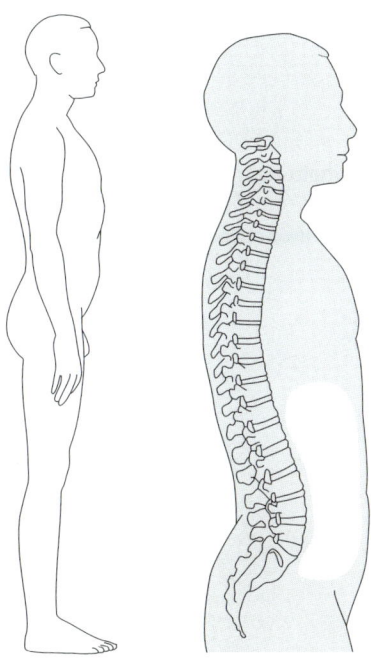

Abb. 25: Normalhaltung. Eingezeichnet ist wie in den Abbildungen 26–31 der von Magen und Darmtrakt beanspruchte Raum.

Anlaufhaltung

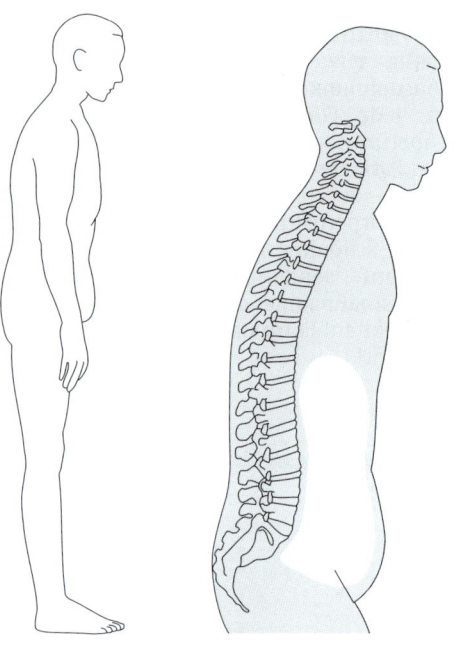

Abb. 26: Anlaufhaltung

Bei muskelschwachen Menschen lösen Darmptose und -vergrößerung eine Volumenzunahme des Bauchraumes durch eine leichte Vorneigung des Oberkörpers, LWS-Entlordosierung und hochsitzende BWS-Hyperkyphose aus, dabei ist die HWS hyperlordotisch eingestellt (*Abb. 26*). Patienten mit Anlaufhaltung klagen durch die abdominell verursachte Fehlhaltung der Wirbelsäule häufig über schmerzhafte Muskelverspannungen im Bereich der HWS, der Schultern und des oberen ventralen Thoraxbereiches. Lumbalgien nehmen mit dem Grad der Vorneigung zu.

Mit dieser Haltung wird für die Bauchorgane durch das Höhertreten des Zwerchfells Platz nach dorsal, aber auch nach kranial geschaffen. Als statische Folge verlagern sich kompensatorisch Oberkörper und Kopf etwas vor, Becken und Gesäß mehr hinter die Schwerkraftlinie. Schulter und Arme fallen nach vorne (sternosymphysale Belastungshaltung). Mit den Mayr-Maßen lassen sich die entsprechenden Normabweichungen am Bauch und am übrigen Körper objektivieren.

Habachthaltung

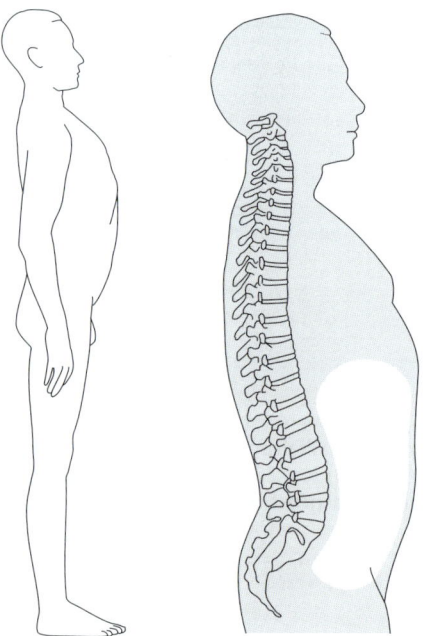

Abb. 27: Habachthaltung

Bei ausreichend muskelkräftigen Patienten führt der wegen seiner Überfüllung Platz beanspruchende Magen-Darm-Trakt zu einer Vorwärtskippung des Beckens mit verstärkter Lendenlordose, aber kompensatorischer Aufrichtung des Oberkörpers bis hin zur Flachrückenbildung (*Abb. 27*). Der Thorax selbst wird mit starker muskulärer Daueranspannung vorgewölbt, der Schultergürtel hochgezogen. Die Zwerchfellmittellage ist nach kranial verlagert. Damit wird Raum für die Bauchorgane nach kaudal und kranial geschaffen. Die meist athletischen Patienten sind bei stärkerer körperlicher Anstrengung etwas kurzatmig. Die Haltung ist wegen des muskulären Hypertonus im Bereich von oberer BWS und Nacken sehr ermüdend und führt häufig zu Blockierungen in den genannten Bereichen, besonders an den Kostotransversalgelenken. Orthopädische Beschwerden sind bei dieser Haltung allerdings nicht stark ausgeprägt bzw. therapeutisch leicht zugänglich.

Entenhaltung

Ein durch intensive Fäulnisdyspepsie belasteter Darm bewirkt durch Ptose eine Vorwölbung des Bauches nach anterior/kaudal und führt bei muskelkräftigen Darmkranken zur sogenannten Entenhaltung (*Abb. 28*), die vorwiegend bei Frauen angetroffen wird. Sie ist eine Kombination von extremer Beckenkippung nach vorne, verstärkter und hochgezogener Lendenlordose und kompensatorisch aufgerichtetem Oberkörper mit vorgewölbtem Brustkorb. *Mayr* interpretierte sie als »Frauen-Schutzhaltung«, weil die weiblichen Genitalorgane nach dorsal verlagert werden, um dem Druck des Kotbauches auszuweichen. Erwartungsgemäß treten durch die hyperlordotische LWS vorwiegend überlastungsbedingte Lumbalgien und muskulärer Hartspann im Nackenbereich auf, die durch Beseitigung des ursächlichen Kotbauches relativ leicht wieder zum Verschwinden gebracht werden können.

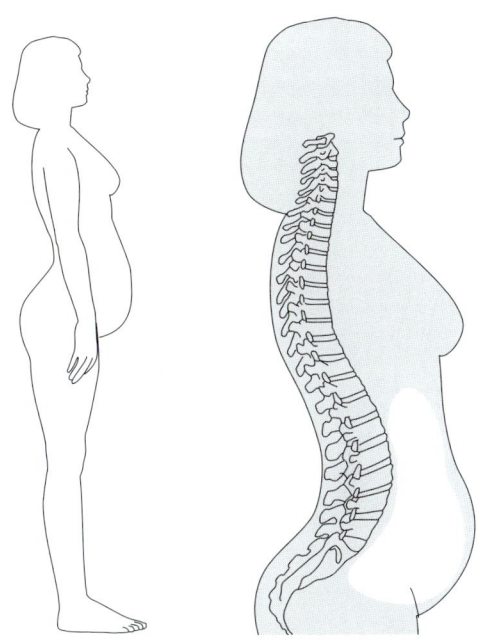

Abb. 28:   Entenhaltung

Lässige Haltung

Patienten mit insuffizienter Rumpfmuskulatur und intestinaler Intoxikation vergrößern ihren Bauchraum durch eine Beckenkippung nach vorne (tiefsitzende Lendenlordose mit Knickbildung) und kompensatorische Hyperkyphosierung der BWS (Rundrückenbildung) (*Abb. 29*). Als Folge davon ist auch die HWS hyperlordotisch eingestellt, die Schultern fallen nach vorne, und der Brustkorb sinkt ein. Der nach vorne gestreckte Bauch kontrastiert zu dem meist asthenischen Habitus der Patienten, welche im übrigen oft hypermobil sind und zu Blockierungen neigen. Durch die beschriebenen muskulären Dysbalancen finden sich entsprechend vielseitige funktionelle Beschwerden an Wirbelsäule und Gelenken. Bei Kindern wird diese Fehlhaltung auch »Fragezeichenhaltung« genannt. Je schwächer und müder dieser Patient ist, desto ausgeprägter ist die Fehlhaltung. Da die Ursachen der beschriebenen Veränderungen aber primär abdominell bedingt sind, reicht eine rein krankengymnastische Haltungskorrektur therapeutisch nicht aus.

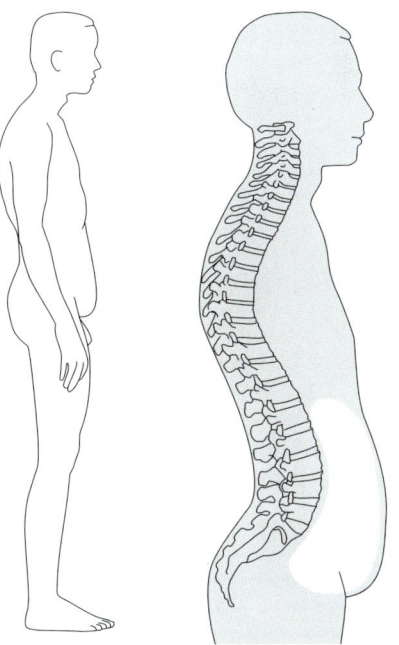

Abb. 29:   Lässige Haltung

Sämannshaltung

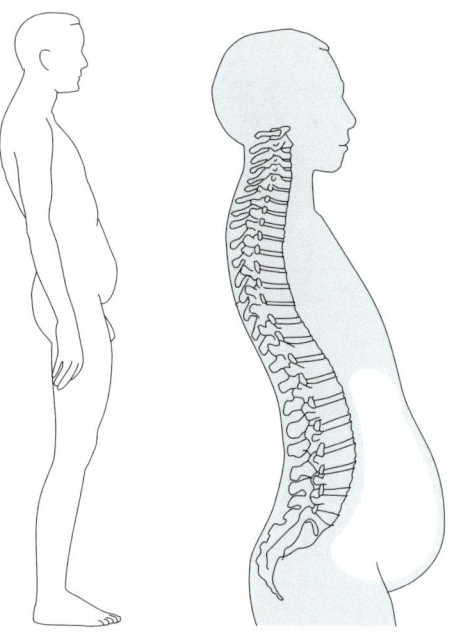

Abb. 30: Sämannshaltung

Eine hochgradige Enteroptose durch chronische Fäulnisvorgänge führt zu sackförmig herunterhängendem, vorgewölbtem Unterbauch. Die Patienten sind relativ schlank. Charakteristisch ist hier eine tiefsitzende LWS-Lordose mit Rückneigung des Oberkörpers und Rundrückenbildung als Ausdruck der statischen Kompensation. Der Thorax ist hochgezogen, der Hals verkürzt. Raum wird hier in erster Linie durch Vorwölben des Bauches in kaudaler Richtung gewonnen (*Abb. 30*). Diese Haltung disponiert zwangsläufig zu verstärktem Verschleiß der lumbalen Wirbelsäulensegmente. Zusätzlich ist sie gekennzeichnet durch Überlastungsbeschwerden am rigiden thorakalen Rundrücken und durch eine deutliche Belastungsdyspnoe.

Großtrommelträgerhaltung

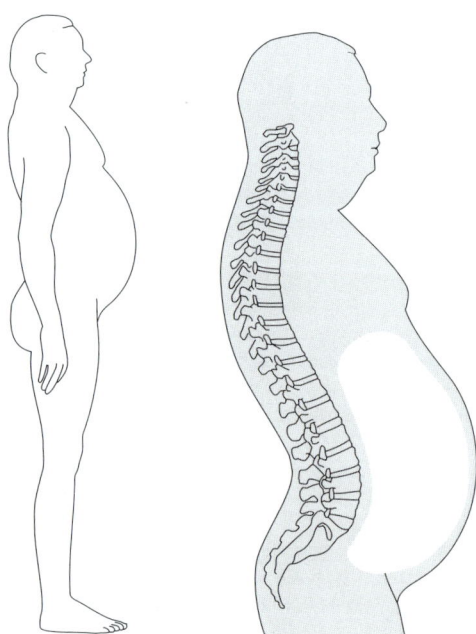

Abb. 31: Großtrommelträger

Bei Fortschreiten der alimentär bedingten chronischen Darmschädigung entwickelt sich schließlich aus der Habachthaltung die »Großtrommel« (*Abb. 31*). Die zunehmende Ausdehnung des Bauchraumes durch eine besonders ausgeprägte Gas- und Kotfüllung des Darmes erweitert bei Patienten von athletisch-adipösem Habitus massiv den Thorax nach allen Richtungen mit maximalem Zwerchfellhochstand. Dadurch kommt es zu einem kranialwärts gerichteten, dem Gewicht der herabhängenden Bauchorgane entgegengesetzten Zug. Zugleich wird damit Raum für die hochdrängenden gasgefüllten Darmschlingen geschaffen.
Bei weiterer Zunahme der Leibesfülle benötigen die Abdominalorgane noch mehr Raum, so daß sich schließlich die Bauchwand ballonartig nach vorne ausstülpt. Der Oberkörper ist dementsprechend noch stärker rückgeneigt. Der Hals des Patienten verschwindet fast ganz, der Kopf sitzt auf einem Stiernacken.
Zu den meist multiplen Risikofaktoren dieser Patienten gesellen sich eine enorme Kurzatmigkeit, kardiale Symptome (z. B. Roemheld-Syndrom) und Hirnleistungsstörungen. Orthopädi-

sche Beschwerden sind Überlastungsschmerzen und starke degenerative Wirbelsäulen- und Gelenkveränderungen durch die große Gewichtsbelastung.

> *Fazit*
>
> Ein im Sinne F. X. Mayrs gestörter Darm kann auf verschiedenen Ebenen wesentliche Auswirkungen auf die Bewegungsorgane haben:
> 1. Wirkungen der von *Mayr* beschriebenen Bauchformen auf Körperhaltung und Thoraxform (Überlastungsschmerzen, Muskeldysbalancen, Fehlhaltungen, Thoraxdeformierung)
> 2. Lokalwirkung des mesenterialen Radixödems auf die Lumbalsegmente (Druck, Zug, lokale Entzündung)
> 3. Wirkung von Enterotoxinen (durch Gärung und Fäulnis) und sauren Stoffwechselmetaboliten (z. B. Harnsäure, Arachidonsäure) auf die bindegewebige Grundsubstanz, speziell bradytrophes Gewebe der Bewegungsorgane
> 4. Wirkung der Enteropathie auf das darmassoziierte Immunsystem (Beeinflussung der allgemeinen Immunlage, sowie rheumatischer bzw. immunologisch geprägter Krankheiten der Bewegungsorgane)
> 5. Mechanische Beeinträchtigung der Zwerchfell- und Thoraxbeweglichkeit durch »Darmpaket«, Radixödem und Körperhaltung (Ventilationsstörungen, Roemheld-Syndrom, Einschränkung der körperlichen Leistungsfähigkeit)
> 6. Viszerovertebrale Reflexwirkungen von dem Störfeld Darm in die lumbalen, von Oberbauchorganen in die thorakalen Head-Zonen (Schmerzprojektion, Myogelosen, Tonusveränderungen der Muskulatur)

Aus Form und Palpationsbefund des Abdomens lassen sich nach *Mayr* Rückschlüsse auf die vorherrschenden Gärungs- und Fäulnisprozesse und auf die Art der gastrointestinalen Beschwerden ziehen. Ebenso können aus Bauchbefund, Bauchform, Thoraxform und Körperhaltung häufig im Detail Funktionsstörungen der Bewegungsorgane mit den entsprechenden Beschwerden direkt abgeleitet werden.
Durch die Mayr-Diagnostik lassen sich bereits lange vor einer klinischen Manifestation **Auslöser möglicher Störungen an den Bewegungsorganen** erkennen und kausal verhüten. Allein der Feinbefund eines leichten Radixödems als Ausdruck von Funktionsstörungen des Dünndarms kann z. B. Hinweis auf Ursachen für segmentale Verspannungen oder lumbale Schmerzen sein, andererseits aber auch eine Erklärung für eine Einschränkung der Lungenfunktion durch die Behinderung der Zwerchfellbeweglichkeit. Dadurch wird die Mayr-Diagnostik zu einem sehr feinen diagnostischen Instrument, welches spezifisch abdominelle Ursachen funktioneller Störungen der Bewegungsorgane früh erkennen läßt.

Die therapeutischen Konsequenzen aus dem orthopädischen Befund in Zusammenhang mit den Befunden der Mayr-Diagnostik bestehen in der Durchführung der Behandlung nach *Mayr* als kausaler Therapie, sei es in Form einer Mayr-Kur oder zumindest in der Verordnung der wesentlichen Therapieprinzipien.

Durch die Mayr-Therapie können nicht nur gastrointestinale Beschwerden behoben, sondern auch **Haltung, Muskeltonus, Bindegewebskonsistenz und Gelenkbeweglichkeit** günstig beeinflußt, d. h. **Schmerzen reduziert** werden. Darüber hinaus lassen sich häufig signifikante Veränderungen von humoraldiagnostischen Zeichen, Immunparametern und des Allgemeinbefindens in Form einer Steigerung von Vitalität und Leistungsfähigkeit beobachten. Die beschriebenen Zusammenhänge wurden durch jahrzehntelange therapeutische Erfahrungen der Mayr-Ärzte immer wieder bestätigt.

Eine orthopädische Behandlungsstrategie, welche die Grundsätze der Mayr-Therapie bei Erkrankungen der Bewegungsorgane miteinbezieht, wird auffallend bessere Ergebnisse erzielen als eine rein konventionelle orthopädische oder nur symptomatisch-naturheilkundliche Therapie.

Praxistip

- Die Ausbildung zum Mayr-Arzt setzt z. Z. drei zweiwöchige Kurse in »Diagnostik und Therapie nach *F. X. Mayr*« voraus, welche über die Gesellschaft der Mayr-Ärzte in Österreich abgehalten werden (➤ Adresse s. Anhang).
- Adressen von ausgebildeten Mayr-Ärzten, die in ambulanten Praxen, Sanatorien oder Kliniken tätig sind, können bezogen werden über die Gesellschaft der Mayr-Ärzte oder über das Ärztliche Fortbildungszentrum des Kneipp-Bundes. (➤ Adresse s. Anhang).

> Jeder Arzt, der die Mayr-Therapie erlernen möchte, sollte auch selbst einmal als Kurpatient eine mehrwöchige Mayr-Kur bei einem ausgebildeten Mayr-Arzt durchführen. Nützliches läßt sich hier mit Angenehmem, Fortbildung mit Urlaub und Gesundheit verbinden, wenn man die positiven Auswirkungen einer Mayr-Kur unter den angenehmen Bedingungen des sonnigen Südens z.B. in San Remo oder auf Teneriffa, kennenlernen möchte.
> (➤ Adressen s. Anhang).

Übersicht: Bedeutung der Enteropathie nach Mayr für die Orthopädie

Mögliche Zusammenhänge zwischen Fehl- und Überernährung, Enteropathie und Schmerzentstehung an den Bewegungsorganen sind im folgenden Überblick noch einmal zusammengefaßt.

● Mechanische Wirkung
Übergewicht führt neben erhöhter kardiopulmonaler Belastung auch zu verstärkter Gewichtsbelastung von Wirbelsäule und Gelenken. Degenerative Veränderungen und Überlastungsschäden am Bewegungsapparat werden dadurch gefördert. Gewichtsnormalisierung ist hier kausale Schmerzverhütung.

● Biomechanische Wirkung
Langanhaltende Schädigungen des Gastrointestinaltraktes bewirken Form- und Größenveränderungen des Abdomens, die die Statik beeinflussen und kompensatorisch typische Fehlhaltungen an Wirbelsäule und Thorax verursachen. Folgen sind schmerzhafte Überlastungen des muskulären und bindegewebigen Halteapparates mit chronischen Fehlbelastungen der Gelenke sowie pathologische Formveränderungen von Wirbelsäule und Thorax. Solcherart ausgelöste Schmerzen sind kausal nur durch eine Behandlung des Enteropathiesyndroms zu beeinflussen.

● Reflektorische Wirkung
Über die viszerovertebralen und vertebroviszeralen Reflexverbindungen können sich entzündliche Darmveränderungen in die zugehörigen Reflexzonen des Rückens projizieren. Der enteropathische Darm führt im LWS-Bereich zu paravertebralen Verspannungen der autochthonen Muskulatur, zu schmerzhaften Bindegewebsverhärtungen und Gelenkblockierungen. Jedes gestörte Abdominalorgan kann bestimmte Störungsmuster verursachen, vorwiegend in Form thorakaler Myogelosen und segmentaler Irritationen. Das intestinal ausgelöste pathologische Reflexgeschehen an der Wirbelsäule kann auf Dauer nur durch eine Darmsanierung unterbrochen werden.

● Trophische Wirkung
Eliminationspflichtige Stoffwechselprodukte, zu denen auch die intestinalen Schlacken- und Giftstoffe zählen, werden bei massivem Anfall zum Teil in bradytrophe Gewebe eingeschleust, d.h. in Synovia, Knorpel, Gelenkkapseln, Sehnen und Bänder. Durch die Verschlackung der Gelenke und des periartikulären Gewebes wird die Trophik des Bindegewebes behindert. Folgen sind unspezifische Arthritiden, Synovialitiden, Ansatztendinosen, Ligamentosen und Myogelosen. Entschlackende Maßnahmen, z.B. Darmreinigung oder externe Drainagemethoden, sind als naturheilkundliche Basistherapie angezeigt.

● Metabolische Wirkung
Im Zusammenhang mit der alimentären Überforderung und Schädigung des Gastrointestinaltraktes fallen auch vermehrt saure Stoffwechselprodukte an (Harn-, Milchsäure, Abbauprodukte des Kohlenhydrat-, Fett- und Eiweißstoffwechsels). Begleitend kommt häufig eine verstärkte Darmgärung, z.B. bei intestinaler Candidiasis hinzu. Bei den meisten Schmerzpatienten kann eine latente metabolische Azidose durch erhöhte Säurebelastung des Organismus nachgewiesen werden. Sie erschöpft die Kapazität der Puffersysteme und manifestiert sich an den Bewegungsorganen in Form palpabler Gelosen, Triggerpunkte, flächiger Bindegewebsverhärtungen oder auch als Gichttophi. Lokale Gewebsazidosen induzieren Gefäßspasmen in der Endstrombahn, die sich als periphere Durchblutungsstörungen oder Stenokardien manifestieren können. Auch die Osteoporose ist aus naturheilkundlicher Sicht partiell Folge der systemischen Übersäuerung (Verlust von Mineralsalzen aus den Knochen zur Pufferung der

Säuren). Eine effiziente orthopädische Schmerztherapie umfaßt daher auch entsäuernde Maßnahmen.

- Immunologische Wirkung

80 % aller immunkompetenten Zellen sind in der Darmwand (Peyer-Plaques) und in der Darmschleimhaut des Magen-Darm-Traktes lokalisiert. Das darmassoziierte Immunsystem wird durch die immunotoxische Wirkung der anfallenden intestinalen Toxine ständig irritiert (z. B. Abnahme des fäkalen sekretorischen IgA). Schmerzhafter Ausdruck der Überlastung des Darmlymphatikums im Abstromgebiet ist die palpable, z. T. faustgroße Radix mesenterii, die abdominale Beschwerden und – wegen ihrer topographischen Beziehungen – LWS-Schmerzen verursachen kann. Immunologische Krankheiten wie die des entzündlich-rheumatischen Formenkreises verschlechtern sich je nach Grad der Darmdysbiose und Toxinbildung. Behandlung der zugrundeliegenden Enteropathie durch kurze Nahrungskarenz und laxierende Maßnahmen ist naturgemäße Immun- und Schmerztherapie.

- Allergische Wirkung

Viele Nahrungsmittel können Allergien oder sog. Intoleranzreaktionen über noch weitgehend ungeklärte Mechanismen auslösen; sie äußern sich in unterschiedlicher Form, häufig als in den Weichteilen lokalisierte, schwer eingrenzbare Schmerzsyndrome. Sie verschwinden bei Allergenkarenz prompt. Auch durch eine kunstgerecht durchgeführte Behandlung der Enteropathie kommt es zum Rückgang zahlreicher allergischer Erscheinungen. Deshalb liegt es nahe, Permeabilitätsstörungen der Darmschleimhaut aufgrund der Enteropathie bei vielen Nahrungsmittelunverträglichkeiten pathogenetisch beteiligt zu sehen (Durchtritt von Antigenen aus dem Darm durch die zerstörte Mukosabarriere).

- Biochemische Wirkung

Die verbreitete Ernährung mit viel Fleisch und anderen tierischen Produkten bewirkt eine hohe Arachidonsäureanflutung im Organismus. Sie stimuliert die Produktion von Schmerz- und Entzündungsmediatoren (algetische Substanzen) und damit die Schmerzintensität und Entzündungsaktivität. Durch eine arachidonsäurearme (= überwiegend vegetarische) Kost kann so diätetisch auf rheumatische Krankheiten und weichteilrheumatische Beschwerden Einfluß genommen werden.

- Neurotrope Wirkung

Bei konstitutioneller Disposition (Astheniker, ältere Patienten) geht die Enteropathie oft mit funktioneller Dyspepsie und chronischem Reizdarmsyndrom einher. Durch mangelnde Aufspaltung und Resorption der Nahrung werden folglich auch bei ausgewogener Ernährung zu wenige Mikronährstoffe aufgenommen bzw. bei Diarrhö verstärkt ausgeschieden. Zur Pufferung der anflutenden Säuren, zur Verstoffwechselung z. B. der Gärungsalkohole und als Scavenger bei hoher oxidativer Belastung werden aber vermehrt Mineralien (z. B. Calcium – Aggravation einer Osteoporose!), Antioxidanzien und B-Vitamine verbraucht. Daraus resultiert ein Defizit dieser Stoffe, deren schmerzreduzierende Wirkung bekannt ist (Arachidonsäure – Antagonismus, neurotrope und orthomolekulare Effekte). Gezielte Substitution der fehlenden Substanzen ist sinnvolle Schmerztherapie.

- Neurotoxisch-systemische Wirkung

Mit orthopädischen Krankheiten häufig gemeinsam auftretende Schmerzsyndrome (Kopfschmerzen, Migräne, vegetative Schmerzsyndrome) werden oftmals durch systemische Wirkung von Gärungs- und Fäulnistoxinen auf das vegetative Nervensystem und die Kreislauffunktion ausgelöst. In diesem Zusammenhang sind auch Dysmenorrhö, Wetterfühligkeit, vasomotorische Durchblutungsstörungen, funktionelle Abdominalspasmen, Infektanfälligkeit und chronische Müdigkeit zu sehen. Mit Beseitigung der Autointoxikation können diese funktionellen Beschwerdebilder therapeutisch gut angegangen werden.

Fazit:

Schmerzhafte Erkrankungen der Bewegungsorgane haben meist eine multifaktorielle Genese. Bei vielen Schmerzsyndromen der täglichen Praxis stellt die Enteropathie bzw. das Enteropathiesyndrom nach *Mayr* einen wichtigen pathogenetischen Faktor dar, der in der orthopädischen Therapie meist nicht genügend berücksichtigt wird. Durch die Therapie nach *F. X. Mayr* und ergänzende naturheilkundliche Therapiestrategien werden die zugrundeliegenden gastrointestinalen Ursachen beseitigt, dadurch körpereigene, schmerzentlastende Regelkreise angestoßen und somit eine effektive **orthopädische Schmerztherapie** betrieben.

1. Bartussek, A.: Das Enteropathie-Syndrom nach Mayr und der rheumatische Formenkreis, Z. Erfahrungsheilkunde 10 (1973)
2. Becher, E.: Das Problem der Selbstvergiftung vom Darm. Hippokrates, Stuttgart 1943
3. Cataldi, P.: Natürliche Behandlung des Kopfschmerzes. Kneipp-Blätter Heft 12 (1995)
4. May, W.: Umstimmungstherapie. Hippokrates, Stuttgart 1993
5. Mayr, F. X.: Schönheit und Verdauung, 5. Aufl. Verlag Neues Leben, Bad Goisern, 1954
6. Pirlet, K.: Was versteht man unter Stoffwechselschlacken? Z. Erfahrungsheilkunde 34 (1989)
7. Rauch, E.: Die F. X. Mayr-Kur ... und danach gesünder leben. Haug, Heidelberg 1993
8. Rauch, E.: Lehrbuch der Diagnostik und Therapie nach Mayr. Haug, Heidelberg 1994
9. Rauch, E., Mayr, P.: Milde Ableitungs-Diät. Haug, Heidelberg 1994

Natürliche Nahrungsergänzung und Therapie mit Nahrungsmitteln

Einführung

Zusammenhänge zwischen übermäßiger bzw. falscher Ernährung und Zivilisationskrankheiten sind durch viele epidemiologische Studien dokumentiert, z.B. bei der koronaren Herzkrankheit, dem Schlaganfall, aber auch einigen Krankheiten der Bewegungsorgane, insbesondere denen des rheumatischen Formenkreises (*O. Adam*). Daraus entstand das Modell der alimentären Risikofaktoren, aus dem folgende Ernährungsregeln abgeleitet wurden:
- Vielseitig, aber nicht zuviel essen
- öfter kleine Mahlzeiten einnehmen
- wenig Süßes und wenig Zucker in jeder Form essen
- deutlich weniger tierisches Eiweiß konsumieren, vor allem Einschränkung von Fleisch und Eiern zugunsten von Fisch
- die Menge tierischen Fettes reduzieren, ggf. pflanzliche Fettmenge erhöhen,
- vermehrt Obst, Gemüse und Kartoffeln in den Speiseplan einbauen
- würzig, aber nicht salzig essen
- vielseitige Nahrungsmittelauswahl
- möglichst Nahrungsmittel aus der Region verwenden, saisonales Angebot nutzen
- auf weitestgehende schadstofffreie Produktion achten, wenn möglich Produkte aus biologisch-kontrolliertem Anbau einkaufen
- die Nahrung nährstoffschonend zubereiten

Im übrigen kann nach diesem Konzept gegessen werden, was schmeckt. Die Gesamtnahrungsmenge soll den Bedarf nicht überschreiten. Wichtig ist auch die Empfehlung, alles zu meiden, was schlecht vertragen wird, auch wenn es noch so gesund zu sein scheint.
Darüber hinaus sollte reichlich Wasser getrunken werden (mindestens 1½ – 2 l/Tag), z.B. Mineralwasser, allerdings keine süßen Getränke. Mäßigkeit ist auch beim Genuß alkoholischer Getränke angesagt.

Ernährung bei Krankheiten der Bewegungsorgane

Aus naturheilkundlicher Sicht ergeben sich weitere Aspekte, um mit speziellen Nahrungsmitteln und naturgemäßen Nahrungsergänzungsstoffen Einfluß auf Krankheiten der Bewegungsorgane zu nehmen. Diese betreffen vor allem die Bereiche Stoffwechsel, Trophik, Immunsystem, Säure-Basenhaushalt und Radikalenfang. Des weiteren lassen sich über sekundäre Pflanzenstoffe auch pharmakologische Eigenschaften der Nahrungsmittel nutzen. Der therapeutische oder präventive Indikationsbereich umfaßt fast alle orthopädischen Krankheiten einschließlich der Sportmedizin.

Aus einer ganzheitlichen Behandlungssicht stehen bei den häufig multimorbiden Patienten aber gleichzeitig auch nicht-orthopädische Krankheiten, Alterungsvorgänge, Befindlichkeitsstörungen und das Allgemeinbefinden im Blickfeld der therapeutischen Bemühungen. Schließlich ist die Fragestellung des naturheilkundigen Arztes auch darauf gerichtet, wie mit naturgemäßen Maßnahmen Gesundheitsprophylaxe zu erreichen sei. Aus diesem Grunde ist naturgemäße Nahrungsergänzung Gegenstand der integrativen Orthopädie.

Mikronährstoffe

Die tatsächlichen Verzehrs- und Ernährungsgewohnheiten waren 1984 Gegenstand der Nationalen Verzehrstudie, durchgeführt vom *Bundesministerium für Forschung und Technologie* im Rahmen des Programmes »Forschung und Entwicklung im Dienste der Gesundheit«. Demnach ist, bezogen auf den Nahrungsgehalt an Mikronährstoffen, d.h. Vitaminen, Mineralstoffen, Spurenelementen und einigen Antioxidanzien, die als essentielle Nährstoffe zugeführt werden müssen, die Bevölkerung nicht überall ausreichend versorgt. Die Werte liegen nach dieser Studie zum Teil sogar weit unter den Empfehlungen der *Deutsche Gesellschaft für Ernährung* (DGE) (*Tab. 22*). Beobachtet wurden

Tab. 22: Tägliche Zufuhr von Vitaminen und Mineralstoffen (Empfehlungen der DGE 1991)

Altersgruppe		Vitamine								
		A^1 (mg)	D (μg)	E^2 (mg)	K (μg)	B_1 (mg)	B_2 (mg)	B_3^3 (mg)	B_6 (mg)	B_9^4 (μg)
4– 6 Jahre		0,7	5	8	20	1	1,1	12	1,2	80
7– 9 Jahre		0,8	5	9	30	1,1	1,2	13	1,4	100
10–12 Jahre	m	0,9	5	10	40	1,2	1,4	15	1,6	120
	w	0,9	5	10	40	1,2	1,3	14	1,5	120
13–14 Jahre	m	1,1	5	12	50	1,4	1,5	17	1,8	150
	w	1	5	12	50	1,2	1,4	15	1,6	150
15–18 Jahre	m	1,1	5	12	70	1,6	1,8	20	2,1	150
	w	0,9	5	12	60	1,3	1,7	16	1,8	150
19–24 Jahre	m	1	5	12	70	1,4	1,7	18	1,8	150
	w	0,8	5	12	60	1,2	1,5	15	1,6	150
25–50 Jahre	m	1	5	12	80	1,3	1,7	18	1,8	150
	w	0,8	5	12	65	1,1	1,5	15	1,6	150
51–64 Jahre	m	1	5	12	80	1,3	1,7	18	1,8	150
	w	0,8	5	12	65	1,1	1,5	15	1,6	150
über 64 J.	m	1	5	12	80	1,3	1,7	18	1,8	150
	w	0,8	5	12	65	1,1	1,5	15	1,6	150
Schwangere		1,1	10	14	65	1,5	1,6	17	2,6	300
Stillende		1,8	10	17	65	1,7	2,3	20	2,2	225

[1] Retinoläquivalent, [2] Tocopheroläquivalent; [3] Niacinäquivalent, [4] freies Folsäureaquivalent,
m = männlich, w = weiblich

zu geringe Kalziumzufuhr einiger Bevölkerungsgruppen, mangelnde Eisenversorgung bei 50 % der Mädchen und jungen Frauen, Mangel an wasserlöslichen Vitaminen, vor allem B_2, B_6 und Folsäure sowie regionale Defizite in der Versorgung mit Jod. Zusammengefaßt kann von einem partiellen Mangel (an Mikronährstoffen) trotz Überfluß (an Nahrung) ausgegangen werden.
Auf Grund klinischer Beobachtungen finden sich darüber hinaus deutliche Hinweise, daß wegen unsicherer intestinaler Resorption noch größere Defizite bestehen (s. S. 159ff). Ein solcher Mikronährstoffmangel ist vermutlich nicht nur Folge individuell schlechter Ernährungsgewohnheiten, sondern auch der Nahrungsmittelentwertung, die durch die industrielle Produktionsweise und jahrzehntelange intensive Bodenbewirtschaftung verursacht wurde.

Mikronährstoffbedarf
Ein im Detail kaum lösbares Problem ist die Definition des wissenschaftlich begründeten Tagesbedarfes an essentiellen Nährstoffen. Er stellt eine sehr komplexe Größe dar, die dazu von Individuum zu Individuum variiert. Nach wie vor gibt es weder national noch international einen Konsens über die tatsächlich erforderlichen Mikronährstoffmengen. Die bestehenden

Tab. 22: (Fortsetzung)

Altersgruppe		Vitamine			Mineralien				
		ges. Fols. (µg)	B_{12} (µg)	C (mg)	Ca (mg)	Mg (mg)	Fe (mg)	Zn (mg)	J (µg)
4–6 Jahre		160	1,5	60	700	120	8	10	120
7–9 Jahre		200	1,6	85	800	170	10	11	140
10–12 Jahre	m	240	2	70	900	230	12	12	180
	w	240	2	70	900	250	15	12	180
13–14 Jahre	m	300	3	75	1000	310	12	15	200
	w	300	3	75	1000	310	15	12	200
15–18 Jahre	m	300	3	75	1200	400	12	15	200
	w	300	3	75	1200	350	15	12	200
19–24 Jahre	m	300	3	75	1000	350	10	15	200
	w	300	3	75	1000	300	15	12	200
25–50 Jahre	m	300	3	75	900	350	10	15	200
	w	300	3	75	900	300	15	12	200
51–64 Jahre	m	300	3	75	800	350	10	15	180
	w	300	3	75	800	300	10	12	180
über 64 J.	m	300	3	75	800	350	10	15	180
	w	300	3	75	800	300	10	12	180
Schwangere		600	3,5	100	1200	300	30	15	230
Stillende		450	4	125	1200	375	20	22	260

m = männlich, w = weiblich

Unsicherheiten spiegeln sich in der Bandbreite unterschiedlicher Richtwerte und aktueller Empfehlungsbereiche von Behörden, Ernährungsgesellschaften und internationalen Institutionen verschiedener Länder für die täglich aufzunehmenden Vitaminmengen von Gesunden wider – Beispiel Vitamin C: die DGE empfiehlt täglich 75 mg, der »Food and Nutrition Board« der National Academy of Sciences (USA 1980) 150 mg.
Die RDA-Mengen (»Recommended Daily Allowances«), d. h. die wünschenswerten täglichen Dosen der einzelnen Vitamine zur Verhinderung von Mangelkrankheiten, sind lediglich Bedarfsempfehlungen für die tägliche Erhaltungsdosis und stehen den Megadosen der orthomolekularen Therapie mit zum Teil 50mal höher liegenden Werten als therapeutische Mikronährstoffdosen gegenüber (s. Kapitel Orthomolekulare Medizin).
Die von der Deutschen Gesellschaft für Orthomolekulare Medizin empfohlenen Vitamin-C-Dosen (4–10 g), ebenso wie die von Linus Pauling angegebenen (1–18 g), werden nur mit gezielter Indikationsstellung verordnet. Hierfür läßt sich eine biochemische Begründung angeben: Die drei Kompartimente des Vitamin C sind hydrophil. Kompartiment 1 ist der intravasale Bereich, 2 ist der intrazelluläre Raum und 3 ist intraorganelle (mitochondriale). Die

gewählte Dosis richtet sich nach heutigen Vorstellungen auch nach dem Kompartiment, das therapeutisch erreicht werden soll. Nach *Kapuste* beeinflußt eine Vitamin-C-Menge von bis zu 1 g Kompartiment 1, 1–5 g Kompartiment 2 und 5–15 g die intrazellulären Strukturen des 3. Kompartiments.
Die empfohlene Erhaltungsdosis und die therapeutische (orthomolekulare) Mikronährstoffdosierung sind also zwei völlig unterschiedliche Ansätze.

Definition »Nahrungsergänzung«

Vitaminpräparate mit Einzeldosen in Höhe der DGE-Empfehlungen gelten als Nahrungsergänzung. Die empfohlene tägliche Dosis ist Ausgangsbasis für die Berechnung der Einzeldosis, welche maximal dem dreifachen Wert der DGE-Dosis entsprechen darf; darüber hinaus grenzt der Gesetzgeber davon ein registrierungspflichtiges Arzneimittel ab. Eine Zwischenform stellen diätetische Lebensmittel oder bilanzierte Diäten dar, welche sich im Vergleich zu gewöhnlichen Lebensmitteln durch einen »besonderen Ernährungszweck und eine unterschiedliche Zusammensetzung« auszeichnen.
Nachweisbar unschädliche Mengen von Vitaminen liegen auch bei Dauereinnahme in der Regel um ein Vielfaches über dem empfohlenen Mindestbedarf; dabei besteht ein unterschiedlich hoher Sicherheitsfaktor. Bei einer Zufuhrempfehlung von 150 mg Vitamin C liegt der Faktor z. B. mindestens bei 70. Wahrscheinlich sind noch weit höhere Dosen möglich. Selbst im Rahmen einer hochdosierten orthomolekularen Therapie werden diese Mengen kaum erreicht. Nebenwirkungen treten abgesehen von wenigen Ausnahmen praktisch nicht auf (*Dietl, Ohlenschläger*).
Vitaminbedarf und -vorkommen sind in *Tabelle 23* zusammengestellt.

Latente Unterversorgung und Mangelkrankheiten

Die RDA-Mengen sind lediglich Durchschnittswerte zur Prävention eines Vitaminmangels und damit als Mindestversorgungsmengen zu betrachten. Durch ihre Aufnahme sollen vor allem spezifische Mangelkrankheiten verhindert werden; dazu gehören die vier bekannten Krankheitsbilder Skorbut (Vitamin C), Beriberi (Vitamin B_1), Pellagra (Vitamin B_3) und Rachitis (Vitamin D).

Trotz der empfohlenen Mikronährstoffaufnahme kann tatsächlich aber bereits ein klinisch latenter Mangel vorhanden sein. Am Beispiel von Vitamin C können Stadien eines isolierten Vitaminmangels gezeigt werden: Normale Blutspiegel verdecken einen erhöhten Bedarf (Raucher, Infekte) oder eine bereits bestehende Einschränkung Vitamin-C-abhängiger biochemischer und physiologischer Partialfunktionen; bei Unterschreiten dieser Werte treten unspezifische Allgemeinsymptome wie Müdigkeit und Leistungsschwäche, Appetitlosigkeit, Abwehrschwäche und schlechte Wundheilung auf. Schließlich kommt es bei erkennbar verminderten Blutspiegeln zu charakteristischen klinischen Symptomen des Skorbuts wie Blutungen in die Muskulatur, Durchfall, Zahnausfall und schweren Erschöpfungen, zuletzt zu irreversiblen Schädigungen an Herz und Lunge.
Die Problematik einer Mikronährstoff-Unterversorgung liegt auch darin, daß sie jahrzehntelang bestehen kann, ohne daß – außer Befindlichkeitsstörungen – auffällige Symptome auftreten. Gerade für die Langzeitfolgen eines latenten Mangels fehlen heute noch weitgehend adäquate Nachweismethoden.
Des weiteren gilt die empfohlene Zufuhr nur für Gesunde bei durchschnittlicher Lebensweise und ohne besondere Belastungen. Für Kranke haben sie keine Gültigkeit. Auch wird damit weder ein gesteigerter Bedarf für besondere Lebensbedingungen noch für Risikogruppen in Rechnung gestellt, z. B. für Raucher, ältere Menschen, Schwangere, Leistungssportler, Personen mit langdauernden Erkrankungen, unausgewogener Ernährung, schwerer körperlicher Arbeit, mit Resorptions- und Verwertungsstörungen. Einen Mehrbedarf haben z. B. auch Frauen, die Kontrazeptiva einnehmen (u. a. Folsäure), Alkoholabhängige (Vitamin-B-Gruppe) und alle, die hohen umwelttoxikologischen Belastungen ausgesetzt sind, z. B. Großstadtbewohner.

Langzeiteffekte von Mikronährstoffen

Bei den empfohlenen Dosen werden auch Langzeiteffekte von Vitaminen nicht berücksichtigt. Diese betreffen vor allem die Prävention degenerativer Krankheiten (einschließlich cP, Osteoporose), neurogeriatrische Erkrankungen und Zivilisationskrankheiten des Herz-Kreislaufsystems. Die Auswertung des »Monica-Projektes« (»monitoring cardiovascular diseases«, d. h. Überwachung von Herz-Kreislauf-Krankheiten) der WHO an 6000 Männern in Augsburg und

Umgebung bestätigte Zusammenhänge zwischen Vitaminmangel (Vitamin C, Beta-Carotin und Vitamin E) und Arteriosklerose-Folgen (signifikant erhöhtes Risiko für Schlaganfall, koronare Herzkrankheit und Herzinfarkt). Vor allem das Immunsystem verbraucht unter Belastung große Mengen von Mikronährstoffen. Heute gilt deren unzureichende Zufuhr bei zahlreichen Krebserkrankungen als einer der wesentlichen Risikofaktoren.

Zusätzliche Gabe von Mikronährstoffen

In der Diskussion um eine adäquate Versorgung der Bevölkerung mit Vitaminen und Spurenelementen zeichnet sich immer mehr ab, daß die von der DGE empfohlenen Richtwerte zu niedrig liegen. Die von der EG in Brüssel ausgesprochenen Empfehlungen liegen sogar noch darunter. Bei Aufnahme dieser Mindestmengen ist der Bedarf an Mikronährstoffen nicht optimal gedeckt. Bei unzureichender Versorgung mit Vitaminen, Mineralien und Spurenelementen sollte deshalb zusätzlich zur Ernährungsumstellung auf eine naturbelassene gesunde Mischkost eine Nahrungsergänzung mit Mikronährstoffen zumindest in »physiologischen« Dosen, ggf. auch in etwas höheren Mengen durchgeführt werden. Für eine solche Substitution kommen zahlreiche Bevölkerungsgruppen in Betracht, die als marginal oder suboptimal versorgt gelten. Wissenschaftliche Untersuchungen machen darüber hinaus immer deutlicher, daß mit diesen Substanzen nicht nur bestimmten Erkrankungen, sondern auch einem vorzeitigen Alterungsprozeß vorgebeugt werden kann. Die nach dem gegenwärtigen Kenntnisstand dazu notwendigen Nährstoffmengen sind nutritiv kaum aufzunehmen.

Exakte Aussagen über die nötige Dosierung für eine optimale Versorgung des heutigen Menschen mit Vitaminen können heute noch nicht gegeben werden. Diagnostische Hinweise auf den individuellen Mikronährstoffstatus des Organismus ergeben sich aus Vollblut- und Plasmaanalysen, wie sie z.B. durch das Labor Dr. Bayer durchgeführt werden (➤ Adresse s. Anhang).

Derzeit stehen die unterschiedlichsten Dosierungsempfehlungen nebeneinander und gehen teilweise in die Orthomolekulare Therapie über. Deren im Megabereich liegenden Dosen mit ihren spezifischen therapeutischen Wirkungen sind einer physiologischen, naturgemäßen Dosierung gegenüber nur als kurzzeitige »Akuttherapie« anzusehen und kein Naturheilverfahren im engeren Sinne (s. S. 199ff).

Naturgemäße Nahrungsergänzung zur Prophylaxe

Die in der Naturheilkunde seit langem praktizierte präventive Gabe natürlich vorkommender Mikronährstoffe und Wirkstoffe aus Pflanzen, Mineralien, Lebensmittel- und Naturstoffkonzentraten in physiologischen Dosen zur naturgemäßen Nahrungsergänzung dient in erster Linie der Gesundheitsprophylaxe, weniger dem Ausgleich von Defiziten bzw. der Substitution bei erhöhtem Bedarf. Die verwendeten Substanzen bestehen meist aus einem heterogenen Gemisch von Stoffgruppen, welche als Nahrungsergänzungsstoffe (»Nahrungsintegratoren«) bezeichnet werden. Sie enthalten Vitamine, Mineralien, Spurenelemente, Aromastoffe, Fettsäuren, sekundäre Pflanzenstoffe und verschiedene natürliche Wirkstoffkomplexe.

Diese naturheilkundliche Mikronährstofftherapie gründet sich meist auf Verlaufsbeobachtungen oder langjährige therapeutische Erfahrung. Kontraindikationen bestehen in der Regel auch auf Grund der niedrigen Dosierungen nicht.

Praxistip

> Eine **Basissupplementierung** mit Mikronährstoffen kann intermittierend oder kontinuierlich über einen längeren Zeitraum mit verschiedenen Stoffgruppen erfolgen. Die Präparate werden bei orthopädischen Krankheiten nicht nur symptom- bzw. krankheitsbezogen gewählt, sondern auch nach biologischen Wirkungen auf verschiedene Organsysteme und Funktionsbereiche des Organismus. Darin spiegelt sich das ganzheitliche Prinzip eines solchen Vorgehens wider.

Akzeptanz der Mikronährstofftherapie. Ein großer Vorteil der weitgehend naturbelassenen Produkte besteht in der hervorragenden Akzeptanz bei Patienten, welche auch in der regen Nachfrage in Apotheken, Reformhäusern und Diätgeschäften zum Ausdruck kommt. Aus

Tab. 23: Lebenswichtige Vitamine für Gesundheit und Wohlbefinden

Vitamin	Vitamin C	Vitamin B$_1$	Vitamin B$_2$	Vitamin B$_3$	Vitamin B$_6$	Vitamin B$_{12}$
Chemische Beziehung	Ascorbinsäure	Thiamin	Riboflavin	Nicotinsäureamid	Pyridoxin	Cyanocobalamin
hauptsächliches Vorkommen	Zitrusfrüchte, Obst, Gemüse	Fleisch, Geflügel, Fisch, Hülsenfrüchte, Kartoffeln, Vollkornprodukte	Milch, Eier, Käse, Fisch, Leber, Vollkornprodukte	Vollkornprodukte, Hülsenfrüchte, Kartoffeln, Nüsse, Fleisch	Fleisch, Geflügel, Früchte, Nüsse, Gemüse, Getreide	Leber, Eier, Fleisch, Milch, Fisch
Bedarf (ausreichend für Gesunde zur Verhinderung sichtbarer Mangelerscheinungen)	60–125 mg D: 75 mg USA: 60 mg	1,0–1,8 mg D:1,6 mg USA: 15 mg	1,0–2,5 mg D: 1,8 mg USA: 1,7 mg	12–20 mg D: 18 mg USA: 18 mg	1,2–2,6 mg D: 1,8 mg USA: 2,2 mg	1,5–9 µg D: 3 µg USA: 3 µg
sichere Wirkungen	verhindert Skorbut und Zahnausfall, vermindert Blutungen	wirkt gegen Polyneuritis, verhindert Beriberi	Hautveränderungen	verhindert Pellagra	verhindert neurologische Störungen, Hautveränderungen	verhindert perniziöse Anämie
wichtigste wahrscheinliche und mögliche Wirkungen (Vorbeugung)	starkes Antioxidans, erhöhte Infektresistenz, verbessert Immunabwehr, vermindert Risiko von Herzerkrankungen und Krebs, Lebensverlängerung, günstige Wirkung bei psychischen Störungen	bei latentem Mangel: Müdigkeit, Appetitmangel u. a.	latenter Mangel vor allem bei älteren Menschen	Prävention von Krebs, Herzerkrankungen, Depressionen, Schizophrenie, psychischen Störungen	Prävention von Herzerkrankungen, Krebs, Depressionen	evtl. vorbeugend gegen Herzerkrankungen und Nervenschäden, Depressionen, psychische Störungen

Tab. 23: Lebenswichtige Vitamine für Gesundheit und Wohlbefinden (Fortsetzung)

Vitamin A bzw. β-Carotin	Vitamin E	Vitamin D	Vitamin K	Folsäure	Pantothensäure	Biotin
Retinol, β-Carotin	Tocopherol	Cholecalciferol	Phyllochinon			
Vitamin A: Leber, Eier, Milch, Butter Beta-Carotin: gelbes und oranges Gemüse, Spinat	Eier, Innereien, Nüsse, pflanzliche Öle, Getreide	Fisch, Leber, Hefe, Eigelb	Innereien, Milch, Gemüse, Sojabohnenöl	Gemüse, Salat, Vollkornprodukte, Fleisch, Milch	weit verbreitet – besonders viel in Erbsen, Weizenkeimen, Milch, Leber	Innereien, Eigelb, Hülsenfrüchte, Getreide
Vitamin A: 750–5000 I.E. β-Carotin: D:1,0 mg (3300 I.E.) USA 1,5 mg (5000 I.E.)	8–17 mg D: 12mg USA: 15 mg	100–400 I.E. D: 10 µg (200 I.E.) USA: 10 µg (400 I.E.)	Bedarf nicht genau bekannt, ca. 30–100 µg D: 80 µg	200–800 µg D: 300 µg USA: 400 µg	5–18 mg D: 6 mg USA:-	teilweise endogene (körpereigene) Synthese möglich D: ca. 100 µg USA:
verhindert Nachtblindheit, Wachstumsstörungen, Hautveränderungen	Störungen des Muskelstoffwechsels, Krämpfe, Anämie	verhindert Rachitis	verhindert Blutungen	verhindert bestimmte Schleimhautveränderungen, neurologische Störungen	Mangelerscheinungen: Müdigkeit, Durchfall	Mängel beim Menschen selten, Depressionen
Antioxidans Verringerung des Risikos von Herzerkrankungen, Krebs, Schlaganfall, Altern (Lebensverlängerung)	Antioxidans. Prävention von Herzerkrankungen, Krebs, Rheuma, Altern (Lebensverlängerung)	Prävention von Osteoporose, Herzerkrankungen	mögliche Rolle in der Prävention von Krebs	Prävention von Depressionen, fetalen Mißbildungen, psychischen Störungen	Infektionsabwehr	psychische Störungen, Hautveränderungen

diesem Grund muß der Arzt in seiner Funktion als Gesundheitsberater dem Patienten Ratgeber im Dschungel der vielfältigen Marktangebote sein. Betont werden sollte bei der Empfehlung solcher Präparate jedoch immer ihr adjuvanter Charakter; im Vordergrund stehen eine gesunde vielseitige Kost und vernünftige Lebensweise. Im folgenden sind Empfehlungen wiedergegeben, mit denen der Verfasser gute Erfahrungen in der Praxis gesammelt hat.

Nahrungsergänzungsstoffe natürlicher Herkunft

Bei den auf dem Markt angebotenen Präparaten besteht zum Teil ein fließender Übergang zwischen Nahrungsmitteln und Heilpflanzen, zwischen Mikronährstoffsupplementierung und arzneilicher Wirkung. Ein großer Vorteil der pflanzlichen Nahrungsergänzungsstoffe besteht darin, daß die in ihnen enthaltenen Mikronährstoffe in organischer Form gebunden sind. Damit entfällt – nach heutigem Wissensstand – meist das Problem von Interaktionen und Antagonismen der Ingredienzen.
Algenprodukte (Süßwasseralgen) stammen vorwiegend aus umwelttoxikologisch wenig belasteten Gebieten Amerikas und Asiens (z. B. Spirulina Hau, Chlorella Hau, Fa. Sanatur, Spirulina-Algen, Fa. Alsitan; Spirulina- und Chlorella-Algen, Fa. Vividus; Reurella-Algen, Fa. Hauberg). Die Herstellung erfolgt unter strenger Qualitätskontrolle und ökologisch einwandfreien Kriterien. Algen enthalten alle essentiellen Aminosäuren, daneben zahlreiche Vitamine, wichtige Mineralien und Spurenelemente, Chlorophyll und Gamma-Linolensäure, allerdings in niedriger (»physiologischer«) Dosierung.
Anwendungsbeobachtungen bei Normalpopulationen über mehrere Monate mit Spirulina-Algen (Fa. Vividus) ergaben u. a. eine deutliche Erhöhung des sekretorischen IgA im Stuhl und Besserung verschiedener Immunparameter. Darüber hinaus werden Chlorella-Algen seit einigen Jahren in der US-amerikanischen Naturheilkunde zur biologischen Entgiftung, Förderung der Schwermetallausleitung und Bindung bzw. Ausscheidung von Pestizidrückständen im Organismus eingesetzt.
Meeresalgen enthalten ein kleineres Mikronährstoffspektrum, aber zusätzlich Jod (Firma roll + co). Cave: Durch zu hohe Jodaufnahme kann eine latente Hyperthyreose manifest werden.

Bierhefe-Präparate: Hefeflocken oder flüssige Bierhefe (z. B. Fa. Metz) enthalten den gesamten Vitamin-B-Komplex und eine Fülle antioxidativer Schutzfaktoren. Ob die Bierhefe-Einnahme eine intestinale Candidiasis fördert, kann derzeit nicht sicher beurteilt werden. Durch In vitro- und In vivo-Untersuchungen mit Saccharomyces boulardii (Perenterol®) konnte sogar ein Antagonismus gegen Candida albicans festgestellt werden.
Wildhefe-Präparate (z. B. PK7, Fa. Kendall Care) beinhalten eine mit Wildkräutern vergorene Spezialhefe mit teilweise arzneilicher Wirkung auf verschiedene Organe (z. B. Leber und Niere).

Fruchtkonzentrate, v. a. aus Hagebutten, Wildkirschen, Schlehen usw. enthalten Vitamin C in organischer Verbindung (z. B. Acerola Pulver, Centropa-Pharma, Acerola-Taler, Fa. Grandel, Acerola Premium Fruchtpulver, Fa. Vier Flamingos, Bio-C Tbl., Fa. A. Vogel). Damit lassen sich auch höhere Tagesdosen (z. B. 1 g) substituieren. Durch Kombinationen von Nahrungsmittel und Heilpflanzen mit hohem Mikronährstoffgehalt lassen sich auf naturgemäße Art verschiedene organisch gebundene Vitamine und Mineralien gemeinsam mit wichtigen Vitalstoffen substituieren (Beispiel: Zink-Kautabletten, Fa. Fitne: Kombination aus zinkreichem Schafsmilchextrakt, Haferextrakt und Vitamin-C-reichem Frucht- und Beerenextrakt).

Mineralstoffkombinationen: Zu unterscheiden sind Präparate, die als Adsorbentien Gifte binden können (z. B. Luvos® ultra Heilerde: naturreiner Löß) und solche, die resorbiert werden und damit der Substitution von Mineralstoffen und Spurenelementen dienen können (z. B. Minactiv®, Fa. Metz, Dolomit® Pulver).
Hervorzuheben ist Kieselsäure als Bestandteil des Bindegewebes. In Pflanzen enthaltene Kieselsäure kommt besonders in Schachtelhalm, Hafer, Hirse und Kartoffeln vor. Bei Adsorbenzien muß beachtet werden, daß sie auch Medikamente binden und damit wirkungslos machen können.

Heilpflanzen- und Nahrungsmittelkonzentrate. Viele Firmen stellen Extrakte aus Kräutern her, die sowohl über spezielle pharmakologische Wirkungen verfügen, als auch eine besondere Ausstattung an Vitaminen, Mineralien, Spurenelementen und Pflanzenhormonen haben. Der Pflanzengesamtextrakt ist natürlich nicht mit den oft hohen Konzentrationen chemisch-synthetischer Produkte vergleichbar, liefert jedoch von der Natur ausbalancierte Wirkstoffkombinationen, wichtig bei längerer Anwendung. Die Präparate werden in Form von Tabletten, Kapseln, Tropfen oder Granulaten angeboten und eignen sich für eine prophylaktische Einnahme.

Als Mono- oder Komplexpräparate finden unter anderem Brennessel, Schachtelhalm (Zinnkraut), Löwenzahn und Knoblauch Verwendung (z. B. von Kneipp-Heilmittelwerken, Schoenenberger, Salus, Fink). Eine kurmäßige Einnahme ist bei regelmäßigem Wechsel dieser z. T. positiv monographierten Pflanzen sinnvoll. Im Rahmen einer ganzheitlichen Orthopädie kann die Wirkung dieser Konzentrate gezielt arzneilich und als Basissubstitution für bestimmte Nährstoffe eingesetzt werden.

Frischpflanzensäfte werden ähnlich den o. a. Pflanzenextrakten mit frisch geernteten Heilpflanzen hergestellt und meist kurmäßig zur Beeinflussung eines Organ- oder Funktionssystems verordnet, z. B. Artischocke bei Leber-Galle-Funktionsstörungen. Zur Anwendung kommen naturreine Preßsäfte, welche Wirk- und Inhaltsstoffe in natürlicher Form enthalten. Sie erfüllen die in den Aufbereitungsmonographien gestellten Anforderungen in bezug auf Qualität und Dosierung.

Heilkräutertees und Gemüsebrühen stellen bei regelmäßiger Verwendung eine sehr angenehme und elegante Form der Mikronährstoffzufuhr dar. Unter einer Fülle von bewährten Teemischungen soll stellvertretend der sog. Leisentee erwähnt werden (Johanniskraut, Schafgarbe, Ringelblume, Kamille, Schöllkraut, Holunderblüte, Bohnenhülsen, Lindenblüten, Zinnkraut und Löwenzahn). Bei speziellen Indikationen wird der Arzt gezielt bestimmte Kräuter, sei es als Fertigpräparat oder als Tee, verordnen.

Bei Patienten mit chronischen Krankheiten der Bewegungsorgane eignet sich zur Immunstimulation, Vitalitätssteigerung und schnelleren körperlichen Regeneration besonders für ältere Patienten auch der koreanische Ginseng (Panax ginseng). In der Praxis des Autors bewährt hat sich das Präparat IL HWA Ginseng Extrakt® (reiner Spissum-Extrakt aus der Wurzel von Panax ginseng, Fa. Werner und Winkler; es ist hinsichtlich Schadstoffbelastung unbedenklich).

Bienenprodukte (z. B. Matricell-Ampullen, Fa. Johanser) enthalten in qualitativ hochwertiger Form Propolis, das Kittharz der Bienen. Darin enthalten sind Phenolcarbonsäuren und Flavonoide mit antiseptischen und immunstimulierenden Eigenschaften. Weitere Inhaltsstoffe sind Gelee royale, in dem sich eine Fülle von fett- und wasserlöslichen Vitaminen, Mineralien, Aminosäuren und hormonartig wirkenden Substanzen befindet. Die ihm zugeschriebenen Wirkungen reichen vom Leistungsabfall, chronischer Müdigkeit, Infektanfälligkeit bis zur Regenerationsförderung bei chronischen Krankheiten. Ergänzt werden die Wirkstoffe durch enzymatisch aufgeschlossene Blütenpollen, Honig und Honigwein. Blütenpollen gelten seit Jahrhunderten als sehr hochwertiges natürliches Mikronährstoffkonzentrat.

Naturstoff-Kombinationen

Natürliche Nahrungsergänzungsstoffe erfreuen sich großer Beliebtheit bei den Patienten; der Arzt kann mit sinnvollen und gezielten Empfehlungen die Compliance – bei einer naturheilkundlichen Behandlung wichtigste Therapiebasis – nachhaltig fördern. Die meisten genannten naturgemäßen Präparate sind allerdings heute nicht mehr verordnungsfähig, sondern werden vom Arzt lediglich empfohlen. Im folgenden werden noch einige Präparate genannt, mit denen der Autor gute Erfahrungen gesammelt hat, diese Auswahl ist damit bewußt subjektiv.

Praxistip

Die Produkte im einzelnen:
- Basis 7 Gläsler® plus (Vitalstoff-Komplex) enthält in Trinkfläschchen Blütenpollen, Gelee royale, Weizenkeimextrakt, Hagebutten- und Holunder-Konzentrate sowie ein Hefe-Autolysat. Es liefert damit als komplexes Nahrungsergänzungsprodukt eine vielseitige Versorgung mit Mikronährstoffen.
- Viabol Trinkampullen (Fa. Via Nova) sind ähnlich in der Zusammensetzung, darüber hinaus aber mit einigen Vitaminen angereichert.
- Zell Oxygen + Gelee Royale (Firma Zell, Dr. Wolz-Hefepräparate) enthält Gelee Royale, Hefezellen, Weizenkeimextrakte und Fruchtkonzentrate.
- Regazell energen Trinkampullen beinhalten Ginseng, Weißdorn, Weizenkeime, Gelee royale und Blütenpollen. Verwendung findet das Präparat v. a. in der Sportmedizin.

Nahrungsergänzung mit synthetischen Mikronährstoffkombinationen

Stellvertretend für die Fülle der auf dem Markt befindlichen Produkte mit Mikronährstoffkombinationen im weiteren Sinne sollen die Produkte der Firmen Orthomol und Sanorell erwähnt werden. Sie enthalten vielseitige Wirkstoffkombinationen aller bekannten wichtigen wasser- und fettlöslichen Vitamine, Mineralstoffe und Spurenelemente, dazu Omega-3-Fettsäuren »analog der Natur«, wobei die Substanzen synergistisch oder kooperativ zusammenwirken sollen. Die Dosierungen der meisten Einzelsubstanzen liegen deutlich über den DGE-Empfehlungen. Nach dem Lebensmittelrecht gelten die Präparate als Nahrungsergänzungsmittel, diätetische Lebensmittel, bzw. wegen der höheren Dosierung auch als ergänzende bilanzierte Diäten, teils sogar als Arzneimittel. Sie unterscheiden sich aber noch deutlich von den Megadosen orthomolekularer Einzelsubstanzen.

Bezüglich der Verwendung chemisch-synthetischer Mikronährstoffe ist zu bedenken, daß natürliche Vitamine im echten Sinne des Wortes nur in unbearbeiteten und ursprünglichen Nahrungsmitteln enthalten sind, z. B. Vitamin C in Orangen. »Natürliche« Vitamine können aber auch aus Nahrungsmitteln isoliert werden, allerdings nur durch Behandlung mit chemischen Mitteln, vor allem Lösungsmitteln. »Künstliche« Vitamine werden teilweise oder vollständig durch chemische Synthese hergestellt. Beide Gruppen sind chemisch meist völlig identisch und auch in ihrer Wirkung nicht unterscheidbar. Eine grundsätzliche Abwertung »künstlicher« Vitamine als solche ist deshalb nicht gerechtfertigt, vorausgesetzt sie werden weitgehend ohne Begleitstoffe (Additiva) hergestellt bzw. verabreicht (s. Kapitel Orthomolekulare Medizin). Dieses Herstellungskriterium gilt selbstverständlich auch für naturgemäße Nahrungsergänzungsprodukte. Hier sind stellvertretend v. a. die Firmen Thorne Products Europe und Pure Encapsulations zu nennen, die komplette Mischungen hypoallergener, gut bioverfügbarer Vitamine, Mineralien und Spurenelemente liefern (Bezug über Firma Centropa, München oder Firma Vitamineral, Hagen).

Einwände von seiten der Naturheilkunde. Von Vertretern einer klaren naturheilkundlichen Therapieausrichtung werden allerdings einige grundsätzliche Einwände gegen eine Zufuhr chemisch-synthetischer Mikronährstoffgemische erhoben:
Wird man den Bedürfnissen des Organismus tatsächlich durch Verabreichung isolierter Einzelsubstanzen, in willkürlicher Kombination und Relation zueinander gerecht? Gibt es bei längerer Applikation Interaktionen zwischen den Nährstoffen und Auswirkungen auf biochemische oder physiologische Funktionen? Sind möglicherweise in frischen, unbehandelten Lebensmitteln und in der ganzen Pflanze noch unbekannte, essentielle Wirkstoffkomplexe in geeigneter Dosierung bzw. synergistischer Wirkung enthalten, die für die Gesunderhaltung des Organismus notwendig sind? Sind die künstlichen Kombinationen frei von chemischen Zusatzstoffen?
Definitiv beantworten lassen sich diese Fragen zum jetzigen Zeitpunkt nicht. Wie bei vielen Naturheilverfahren besteht auch hier die Notwendigkeit einer differenzierten und systematischen Forschunsstrategie, durch die verschiedenen Formen von Mikronährstoffsubstitution – entsprechend ihrer großen Verbreitung in der Bevölkerung – eingehend untersucht werden.
Tatsache ist, daß mit synthetischen Nährstoffkonzentraten wesentlich höhere Dosen an Vitaminen und Mineralien in standardisierter und qualitätsgesicherter Form verabreicht werden können als mit natürlichen Nahrungsergänzungsstoffen. Vitamine, Mineralien und Spurenelemente werden als synthetische Konzentrate in der Hochschulmedizin seit Jahrzehnten in allen Fachbereichen mit Erfolg eingesetzt. Der naturheilkundige Arzt wird sie in der Prävention meist nur passager zum kurzzeitigen Auffüllen vorhandener Defizite verwenden und eher selten als Dauersubstitution. Die naturgemäße, individuell angepaßte Ernährung steht im Vordergrund. Allerdings ist es utopisch, das Ziel einer optimalen Ernährung bei allen Patienten zu erreichen. Wo es nicht erreicht werden kann und weiterhin Defizite bestehen, muß an eine naturgemäße Nahrungsergänzung gedacht werden, bei umschriebenen Indikationen auch an höhere Dosierungen bis hin zur orthomolekularen Therapie (s. nächstes Kapitel).

Säure-Basen-Haushalt und Ernährung

Das Sterben der Meere, Flüsse und Wälder macht deutlich, daß die Fähigkeit der Natur, überschüssige Säure abzupuffern, bisher weit überschätzt wurde. Bereits *Bircher-Benner*, der neuzeitliche Verfechter der Rohkost, hat den Wert einer betont basischen Pflanzennahrung für die Regulierung des Säure-Basen-Haushaltes erkannt.

Pufferkapazität. Wie von der Physiologie sportlicher Hochleistungen bekannt ist, spielt die Pufferkapazität des Organismus eine bedeutende Rolle. Bei hoher Belastung gerät der Muskelstoffwechsel aus der aeroben Verbrennung in den anaeroben Bereich, Milchsäure fällt an. Der Körper verfügt zwar über beträchtliche Alkalireserven, welche die Säuren puffern; bei längerer anaerober Muskelarbeit kumulieren jedoch die sauren Valenzen im Muskel und setzen die Leistungsfähigkeit abrupt herab. Das Leistungslimit des Sportlers wird unmittelbar durch die Pufferkapazität bestimmt. Die Minderung der Pufferkapazität und der Regenerationszeit nach forcierter Atmung bei sportlicher Höchstleistung machen Aussagen über die Kondition des Sportlers. Je größer sie sind, desto länger kann der Leistungssportler Energie aus der anaeroben Verbrennung ziehen.

Alkalireserve. Für Pufferung, Abbau und Eliminierung der Säuren werden Mineralien und Spurenelemente benötigt. Saure Valenzen müssen so schnell wie möglich mit dem manganhaltigen Enzym Pyruvatcarboxylase abgebaut und der Glukoneogenese zugeführt werden. Die Ausscheidung der Säuren über die Nieren ist abhängig vom zinkhaltigen Enzym Carboanhydrase. Die Pufferung selbst setzt ausreichend hohe Spiegel an Eiweißen, Bicarbonaten und Phosphaten im Blut voraus, welche über die Nahrung zugeführt werden müssen. Ziel körperlichen Trainings ist es, die Quantität der Enzymen- und Puffersubstanzen im Blut zu erhöhen. Ein ausreichender Bestand an basischen Reserven ist lebenswichtig und Ausdruck guter Gesundheit.

Übersäuerung. Die Atmung kann zwar das Absinken des aktuellen Blut-pH-Wertes in eine Azidose verhindern. Mit den sauren Ionen werden zugleich jedoch auch die puffernden Basenmoleküle ausgeschieden, so daß unter forcierter Atmung zwar der pH-Wert konstant bleibt, aber die Pufferkapazität rapide absinkt. Damit erlahmt schließlich die Fähigkeit des Organismus, eine lokale Azidose auszugleichen.

Wenn bei chronischer Überlastung mit sauren Valenzen keine ausreichende Säureelimination mehr erfolgt, gelangen diese in das Interstitium und schließlich in das Organparenchym. Im Blut kommt es zu einer meßbaren Verminderung der Pufferbasen. Fast alle am Stoffwechsel beteiligten Enzyme sind pH-abhängig. Letztlich ist die chronische Übersäuerung nach Ansicht vieler naturheilkundlicher Forscher an der Entstehung einer großen Zahl von Krankheiten mitbeteiligt (*Kern, Jörgensen, Rauch*).

Übersäuerung und Grundsystem

Anhaltende Belastungen der Grundregulation durch falsche Ernährung, Darmdysbiose, ökologische Einflüsse, Infektionen und chronische Krankheiten oder Tumoren, aber auch streßbedingte Überlastungen sind mit einer Übersäuerung der Grundsubstanz vergesellschaftet, welche zu einer Behinderung der Transitstrecke im Bindegewebe und dadurch zu verschiedenen Störungen von Immunsystem und vegetativem Nervensystems führen.

Latente Azidose. Jede chronische Erkrankung beginnt mit Befindensstörungen, die stets auch Ausdruck eines gestörten Säure-Basen-Haushaltes sind, meist im Sinne einer latenten Azidose. Je länger eine Azidose besteht, desto geringer ist die Basenmenge, die im Organismus zur Regulation der Homöostase noch verfügbar ist. Bei abnehmendem pH-Wert tritt eine zunehmende Strukturstarre der übersäuerten Zellen ein. Rigide Erythrozyten behindern die Mikrozirkulation. Die reaktive Ischämie führt durch anaerobe Verbrennung wiederum zur Bildung von Milchsäure und anderen Säuren. Zusätzlich zur latenten entsteht eine lokale Azidose.

Manifeste Azidose. Bei anhaltender Säurebelastung kommt es schließlich zur manifesten Azidose mit Chronifizierung der Krankheit. *Kern* vertritt überzeugend die These, daß der dramatische Endpunkt einer langsam sich anbahnenden Stoffwechselentgleisung schließlich die »Säurekatastrophe« in Form eines Herzinfarktes oder Apoplexes darstellt. Diesen gehe jahrelang eine schleichende Minderung der Pufferkapazität voraus, welche als latente Azidose oder chronische metabolische Azidose bezeichnet wird. Diesen Vorgang rechtzeitig zu erkennen ist für den Patienten von vitaler Bedeutung, da therapeutisch mit naturgemäßen Heilmethoden effizient vorgebeugt werden kann (s. u.).

Ursachen der Azidose. Die Ursachen einer latenten metabolischen Azidose sind vielfältig: Hunger, Fieber, Diarrhoe, jede Form von Hypoxie und Durchblutungsstörungen, körperliche Belastungen (Sport, schwere Arbeit), Leber- und Niereninsuffizienz, Diabetes mellitus, Intoxikationen verschiedener Art (Äthanol, Quecksilber), Kaliummangel, Kortikoid- oder Biguanidbehandlung, diätetische Ursachen.

In der Praxis am bedeutendsten sind die diätetischen Ursachen in Form von säurebildenden und gärungsfreudigen Nahrungsmitteln wie z. B. exzessive Kohlenhydratzufuhr, Proteinüberernährung durch Fleisch oder Milchprodukte und Säurelocker wie Alkohol und Kaffee etc. Die Wirkungen einer solchen »Zivilisationskost« werden durch ein Zuwenig an basischer Frischkost noch potenziert. Dies führt zur Bildung saurer Stoffwechselprodukte beim Kohlenhydrat-, Fett- und Eiweißabbau sowie zu einem Anfall großer Säuremengen durch chronische Darmgärung und Darmdysbiose.

Ausscheidungsinsuffizienz. Auch eingeschränkte Ausscheidungsfunktionen von Darm (bei Dysbiose), Haut (Unfähigkeit zum Schwitzen), Nieren (Nierenfunktionsstörung) und Lunge (Bewegungsmangel mit zu geringer CO_2-Abatmung) führen zur Übersäuerung des Organismus. Zu einem hohen Anfall saurer Stoffwechselprodukte kommt es ferner bei körperlicher Überanstrengung, Übermüdung, streßbedingter und psychischer Überforderung. Aber auch eine Unterfunktion der Belegzellen des Magens mit mangelnder Basenbildung beeinflußt den Säure-Basen-Haushalt (*Rauch*). Als sog. Notventile bei Säureüberlastung des Organismus werden in der Naturheilkunde Menses, Tränenflüssigkeit, Fluor und alle Hautausschläge gesehen.

Diagnostik der Pufferkapazität

In der Sportmedizin wird zur Leistungsdiagnostik der Laktatspiegel gemessen. Zur Umwandlung der Milchsäure in Laktat werden puffernde Basen verbraucht. Mit der Blutgasanalyse ermittelt man den Base excess. Das gemessene Kohlendioxid ist aber nur eine von vielen Säuren. Die Pufferkapazität als Ausdruck der Gesamtheit der puffernden Basen ist etwa doppelt so hoch wie der Basenüberschuß. Ihre Bestimmung ist also aussagekräftiger als Laktatbestimmung und Blutgasmessung, welche nur den Extrazellulärraum erfassen (*Jörgensen*).

Intra- und extrazelluläre Azidität. Genauer als die in der Naturheilkunde übliche Unterscheidung in Blut- und Gewebsübersäuerung ist die Differenzierung in intra- und extrazelluläre Azidität. Grenze hierfür ist die Zellmembran. Solange sich eine Pufferkapazitätsminderung vorwiegend im Intrazellulärraum abspielt, entzieht sie sich der bislang üblichen Diagnostik, die allein das Plasma untersucht. Die intrazelluläre Übersäuerung ist wesentlich gefährlicher. Die sich in der Zelle befindlichen sauren Valenzen entgehen nicht nur der Meßsonde, sondern können auch von der Niere nicht ausgeschieden werden, sind also auch mit der Urin-pH-Messung nicht feststellbar.

Praxistip

Stellvertretend für den gesamten Intrazellulärraum können die Erythrozyten gemessen werden. Damit kann der Basenüberschuß, also die Pufferkapazität am einfachsten bestimmt werden. Mit einem praxisnahen Meßverfahren (Säure-Basen-Set 2001, Fa. NAM- Neukönigsförder Arzneimittel) lassen sich die intra- und extrazellulären Pufferbasen über die Titrationsdifferenz von Vollblut und Plasma mit Salzsäure exakt feststellen. Auf einem Nomogramm werden die Werte der Säure-Basen-Störung abgelesen.
Ergänzend dazu ist neuerdings ein standardisierter Urintest nach *Sander* zur Bestimmung des Aziditätsquotienten (freie und gebundene Säuren und Basen im 24-h-Urin, Fa. Bayer, Stuttgart) auf dem Markt.

Bedeutung der Übersäuerung für die Orthopädie

Die Wechselwirkungen zwischen Ernährung und Säure-Basen-Haushalt können mit den Methoden der Naturheilkunde am einfachsten durch die Diagnostik und Therapie nach *F. X. Mayr* aufgezeigt werden. Humoraldiagnostische Kriterien machen bei einer Übersäuerung deutliche Normabweichungen sichtbar. In den normalerweise eukolloidalen Weichteilen geht der physiologische Solzustand als Folge der latenten Azidose vielfach in den abnormen Gelzustand über.

Klinisch zeigen sich an den Bewegungsorganen Verspannungen, Verhärtungen und Gelosen sowie diffuse Beschwerden an Bändern, Sehnen, Kapseln und Gelenken. Im Volksmund spricht man von »Weichteilrheuma« und »Zellulitis«. Im Bindegewebe werden durch den pH-Abfall degenerative Prozesse gefördert, aus dem Skelett Phosphate und Kalzium freigesetzt. Die Auswirkungen auf Arthrosen, Wirbelsäulenschäden und die Osteoporose sind bekannt, weshalb die Naturheilkunde von »Säurekrankheiten« spricht. Eine Säurebelastung des ZNS zeigt sich oft auf eindrückliche Weise in vielfältigen Hirnleistungsstörungen.

Naturheilkundliche Therapie der Übersäuerung

Zur Aufrechterhaltung des Säure-Basen-Gleichgewichtes müssen die entsäuernden Organfunktionen von Lunge (Kohlensäure), Niere (organische und anorganische Säuren), Haut (saurer Schweiß), Darm (Stuhlausscheidungen) intakt sein. Nur in einem pufferfähigen interstitiellen Gewebe können anfallende Säuren neutralisiert werden. Naturheilkundliche Therapiestrategien legen deshalb größten Wert auf die Drainage des Grundsystems, z.B. durch Fasten oder ausleitende Therapieverfahren. Darin wird die Bedeutung all dieser Verfahren für orthopädische Krankheiten sichtbar.

Alimentäre Basenzufuhr

Eine normale Mischkost besitzt einen Säureüberschuß von ca. 50 mval/Tag. Dieser Überschuß wird über die Niere ausgeschieden, weshalb der Urin meist leicht sauer ist. Unter normalen Bedingungen kommt es tagsüber immer wieder auch zu Phasen eines alkalischen Urins. Bei der latenten Azidose dagegen gibt es kein »Basenfluten« mehr, der saure Harn überwiegt und bleibt konstant (»Säurestarre«). Im Blut findet sich eine kompensatorische Minderung der Pufferbasen.

Therapeutische Empfehlungen

Der einfachste und beste Weg einer Basentherapie ist fraglos eine Ernährung, bei der Gemüse, Obst und basische Pflanzen ein Übergewicht haben gegenüber säuerndem Eiweiß von Fleisch, Fisch, Käse, Eiern, aber auch Getreideprodukten. Basen werden durch Puffern der Aminosäuren verbraucht. Ziel ist die Vermeidung säurebildender Nahrungsmittel und die verstärkte Zufuhr basenbildender Kost, z.B. nach den Empfehlungen *Worlitscheks* in Form von 80% basischen und 20% sauren Nahrungsmitteln (*Tab. 24*)

Die säuernde oder alkalisierende Wirkung von Lebensmitteln ergibt sich nicht ohne weiteres aus ihrer Zusammensetzung. Säuren in manchen Lebensmitteln (z.B. Zitronen- oder Apfelsäure) wirken im Organismus als Basen. Deshalb kann man mit geringeren Mengen von Fruchtsäften und Sauerkraut (!) oder anderen schwachen Säuren – scheinbar paradoxerweise – den Basenhaushalt verbessern. Man führt dem Körper dabei letztlich mehr Basen als Säuren zu; die schwachen Säuren werden abgeatmet. Nach Ansicht der Mayr-Ärzte wird auch ein Zuviel an schlecht verdauter Kost, selbst wenn sie überwiegend basisch ist (Rohkost etc.), im Organismus sauer verstoffwechselt.

Auch alkalisierende Mineralwässer sind zur Durchführung einer effizienten Basentherapie geeignet.

Additive Basentherapie

Die Zufuhr basenhaltiger und Vermeidung säurebildender Nahrungsmittel allein genügt jedoch in der Regel nicht zur Regeneration des Grundsystems. Selbstverständlich ist die Grundkrankheit, z.B. eine Darmdysbiose, kausal mit zu behandeln. Darüber hinaus müssen dem Organismus reichlich Kationen zugeführt werden: Salzgemische aus Na-, K-, Ca-, Mg-Kationen, die als Karbonate, Tartrate, Zitrate, Phosphate etc. zur Verfügung stehen. Kurzfristig kann auch Natriumbicarbonat als Monotherapie verabreicht werden, zur Dauertherapie ist es jedoch nicht geeignet. Denn man führt mit jedem puffernden Bicarbonat-Molekül auch ein Natrium-Molekül zu.

Therapeutische Empfehlungen

Basenmischungen. Gebräuchlich sind Kombinationspräparate, die Natriumbicarbonat zusammen mit verschiedenen Mineralien in einem ausgewogenen Verhältnis enthalten. Beispiele: Bullrich's Vital® Tabletten: Natriumbicarbonat, Calciumcarbonat, Magnesiumcarbonat, Kaliumcitrat, Natriumphosphat.

Tab. 24: Säuren- und Basenwertigkeit verschiedener Nahrungsmittel (NM) (nach Ragnar Berg, Rumler und Schöttl).

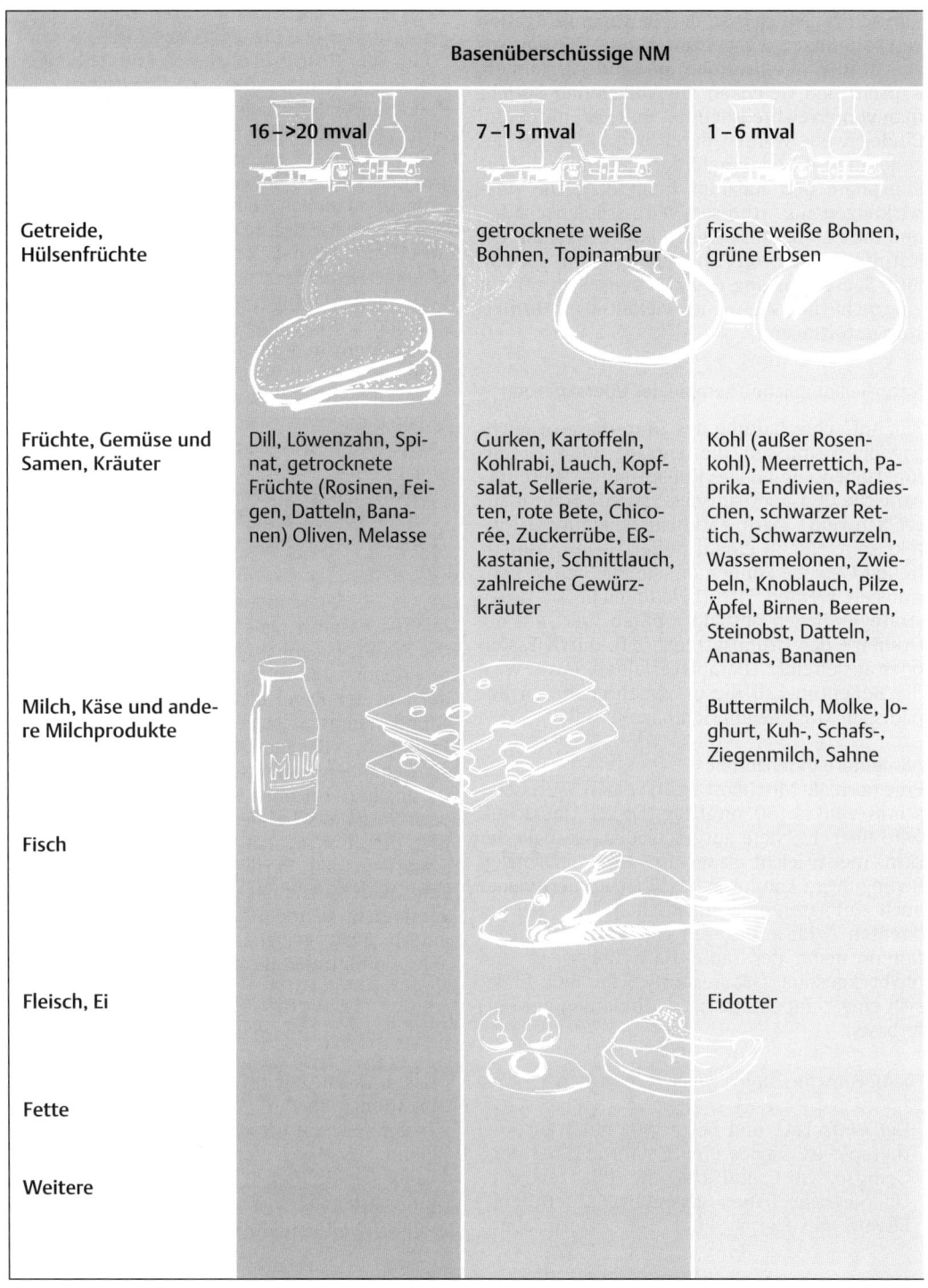

	Basenüberschüssige NM		
	16 – >20 mval	7 – 15 mval	1 – 6 mval
Getreide, Hülsenfrüchte		getrocknete weiße Bohnen, Topinambur	frische weiße Bohnen, grüne Erbsen
Früchte, Gemüse und Samen, Kräuter	Dill, Löwenzahn, Spinat, getrocknete Früchte (Rosinen, Feigen, Datteln, Bananen) Oliven, Melasse	Gurken, Kartoffeln, Kohlrabi, Lauch, Kopfsalat, Sellerie, Karotten, rote Bete, Chicorée, Zuckerrübe, Eßkastanie, Schnittlauch, zahlreiche Gewürzkräuter	Kohl (außer Rosenkohl), Meerrettich, Paprika, Endivien, Radieschen, schwarzer Rettich, Schwarzwurzeln, Wassermelonen, Zwiebeln, Knoblauch, Pilze, Äpfel, Birnen, Beeren, Steinobst, Datteln, Ananas, Bananen
Milch, Käse und andere Milchprodukte			Buttermilch, Molke, Joghurt, Kuh-, Schafs-, Ziegenmilch, Sahne
Fisch			
Fleisch, Ei			Eidotter
Fette			
Weitere			

Neutrale NM	Säurenüberschüssige und -bildende NM		
	1 – 6 mval	7 – 15 mval	16 –>20 mval
	Hirse, Hafer, Mais- und Reisstärke, Cornflakes, getrocknete Erbsen	Kommiß-, Weiß und Knäckebrot, Roggen-, Weizen-, Graubrot, Weizen, Gerste, Reis, Roggen, Teigwaren, Weizengraupen, Pferdebohnen	ungeschälter Reis, getrocknete Linsen, Gerstengrütze, Gerste
frische Walnüsse	Preiselbeeren, Artischocken, Haselnüsse, Mandeln	Rosenkohl, Walnüsse	Erdnüsse, Paranüsse
	Camembert, Emmentaler, Limburger, Parmesan, Rahmkäse		Quark (mager und fett), Handkäse
	Kabeljau	Aal, Forelle, Flunder, Heilbutt, Hummer, Seelachs, Hecht, Flußlachs, Rotzunge, Schleie	Schellfisch, Zander
		Eiklar, Kalb gekocht, Kalbsinnereien, Hammel, Hase, Kaninchen, Schwein	Ente, Huhn, Kalb gebraten, Reh, Hirsch, Rind
naturbelassene Fette und Öle, Butter	Schweineschmalz	Kokosfett, gehärtete Fette	
Wasser		Fabrikzucker, Süßigkeiten, Weißmehlprodukte, Bohnenkaffee, Limonade, Alkohol	Honig

Weitere Fertigpräparate zum Wiederaufbau der Pufferreserve sind Alkala N Pulver, Basofer forte N Tabletten, Entsäuerungssalz nach Dr. Bösser, Metz Aktiv-Kalk-Pulver, Ovocalcin forte Dragees und Basica Pulver.
Eine besonders sinnvolle Form von Supplementierung stellt die Zufuhr derjenigen Stoffe dar, die Steuermechanismen des Säure-Basen-Haushaltes instand halten. Dies geschieht insbesondere durch Verabreichung von Kalium, Zink, Mangan und bestimmter Phosphate.

Dadurch kann die Pufferkapazität des Blutes unmittelbar und meßbar erhöht werden (z. B. Neukönigsförder Mineraltabletten®).

Pflanzliche Basensupplemente. Zur naturgemäßen Basentherapie mit Pflanzen gehören wegen ihres Mineralstoffreichtums besonders bestimmte Algensorten (Spirulina, s. S. 184), Brennessel, Zinnkraut, Kartoffel und Fenchel, welche als Tabletten oder Säfte kurmäßig eingenommen werden können.

Antioxidanzien

Sauerstoff kann als Singulett-Sauerstoff oder Ozon, aber auch durch Reaktion mit anderen Substanzen **freie Radikale** bilden. Darunter werden hochaktive Stoffwechselmetaboliten zusammengefaßt, die körpereigene Proteine, Lipide und die DNS schädigen, z. B. durch Denaturierung, Lipidperoxidation und Veränderung des genetischen Codes. Des weiteren gibt es in der Umwelt vor allem sauerstoffhaltige Stoffe, die als freie Radikale wirken (Zigarettenrauch, Smog, Stickoxide, Chemikalien, Arzneimittel, UV-Strahlen, radioaktive Strahlen). Entzündliche Prozesse oder große körperliche und geistige Belastungen, d. h. Vorgänge, die zu einem erhöhten Verbrauch von Sauerstoff führen, bedingen eine starke Stoffwechselaktivität und bilden damit ebenfalls vermehrt freie Radikale. Zusammengefaßt werden die o. a. Ursachen unter dem Begriff »oxidativer Streß«.

Da freie Radikale auf viele grundlegende Funktionen des Organismus Einfluß haben, sind die von ihnen ausgehenden Wirkungen sehr vielschichtig. Wegen ihrer Toxizität spielen sie eine besondere Rolle bei der Entstehung zahlreicher chronischer und degenerativer Erkrankungen. Störungen des Immunsystems, Arteriosklerose, rheumatische und neurogeriatrische Krankheiten gehen mit Oxidationsschäden einher und werden deshalb auch »Radikalerkrankungen« genannt. Auch beim allgemeinen Alterungsprozeß und der Tumorentstehung werden heute Zusammenhänge mit der Entstehung von freien Radikalen gesehen.

Radikalenfänger

Sog. Radikalenfänger können freie Radikale teilweise unschädlich machen. Sie bestehen aus zwei unterschiedlichen Gruppen:

1. Antioxidative Enzyme sind Glutathion-Peroxidasen (Enzyme mit dem Spurenelement Selen), Katalasen (Enzyme, die Eisen enthalten) und Superoxid-Dismutasen (Enzyme, die Zink, Mangan und Kupfer enthalten). Sie kommen praktisch in allen Zellen vor und zersetzen freie Radikale. Voraussetzung ist, daß die zu ihrer Synthese nötigen Grundsubstanzen, vor allem Spurenelemente, in ausreichender Menge vorhanden sind bzw. zugeführt werden.

2. Antioxidanzien als nichtenzymatische Schutzfaktoren reagieren direkt mit den Radikalen und werden als Scavenger-Radikalenfänger bezeichnet. Am wichtigsten sind die sog. antioxidativen Vitamine A, C und E sowie Beta-Carotin (Provitamin A). Auch Selen und Ubichinon, Alpha-Liponsäure und Vitamin K werden dazu gerechnet. Sie müssen dem Organismus mit der Nahrung regelmäßig zugeführt werden und sind deshalb essentielle Nährstoffe.

Wirkung

Die Bedeutung der Antioxidanzien liegt in der Prävention und Behandlung zahlreicher chronischer Krankheiten.

In der Grundsubstanz sind latente und manifeste Azidosen stets von einem hohen Anfall an verschiedenen Sauerstoffradikalen begleitet, die durch extra- wie intrazellulär wirksame Antioxidanzien abgefangen werden müssen. Proteoglykane und Glukosaminoglykane der Grundsubstanz sind unter normalen Bedingungen selbst Radikalenfänger, eine Eigenschaft, die sie jedoch mit Zunahme der Azidose und dem damit verbundenen Übergang zum Gelzustand der Grundsubstanz verlieren.

Oxidative Schutzfaktoren von Zellmembranen sind die Vitamine A und E. Der entscheidende Radikalenfänger im Extrazellulärraum aber ist Vitamin C, welches gleichzeitig die Reifung der Strukturglykoproteine Kollagen und Elastin steuert. Vitamin C schützt die extrazelluläre Matrix, hemmt die Entstehung einer Azidose und mindert als Gegenspieler des für atherosklerotische Prozesse mitverantwortlichen Lipoproteins A atherogene Prozesse durch Hemmung der Oxidation von LDL-Cholesterin. Zusammenhänge zwischen niedrigen Vitamin-C-Spiegeln und Todesfällen durch Herzerkrankungen haben sich in mehreren epidemiologischen Studien gezeigt.

Therapeutische Empfehlungen

Schutzstoffe vor Radikalen und aggressiven Sauerstoffverbindungen werden mit folgenden empfohlenen Mindestdosen verabreicht:
- Vitamin C 150 mg/Tag
- Vitamin E 60 mg/Tag
- Vitamin A (Retinol) 1 mg/Tag
- Beta-Carotin 15 mg/Tag
- Selen 50–200 µg/Tag.

Weitere Scavenger sind verschiedene Naturstoffe, u. a. Flavonoide, Anthozyane und Phenolsäuren, welche über sekundäre Pflanzenstoffe zugeführt werden können (s. u.).

Antioxidanzien in Lebensmittel
Neben der Supplementierung durch eine spezielle Antioxidanzientherapie kann die Vitaminversorgung auch über eine sinnvolle Auswahl von Lebensmitteln mit besonderen antioxidativen Wirkungen optimiert werden. Dafür sprechen auch Erfahrungen, wonach die biologische Verfügbarkeit natürlich belassener Nutrientenquellen ergiebiger für den Organismus ist. Vitamin C aus der Hagebutte hat z. B. eine höhere Bioverfügbarkeit als synthetisch hergestellte Ascorbinsäure gleicher Menge.
Folgende Lebensmittel eignen sich zur intensivierten Zufuhr von Antioxidanzien:

Vitamin E. Die angegebene Lebensmittelmenge enthält jeweils 60 mg Vitamin E (1 mg α-Tocopherol entspricht 1,49 I. E. Vitamin E.):
Weizenkeimöl: 21 g (im Vergleich: Maiskeimöl 70 g, Margarine 90 g, Sonnenblumenöl 100 g), Walnüsse: 135 g (im Vergleich: Haselnüsse 210 g, Sojabohnen 390 g)

Carotinoide. In der Natur kommen etwa 500 verschiedene Carotinoide vor, von denen etwa 40 Provitamin-A-Aktivität besitzen. Der Tomaten-Farbstoff Lycopin ist ebenso wie Beta-Carotin besonders wirksam bei der Inaktivierung von Singulett-Sauerstoff. Die Bioverfügbarkeit von Carotinoiden aus Lebensmitteln variiert stark. Die Ausnutzung kann entscheidend durch Zerkleinern und Kochen, sowie durch gleichzeitige Aufnahme von Fett verbessert werden.
Die folgenden Nahrungsmittel enthalten in der angegebenen Menge ca. 15 mg Beta-Carotin:
140 g Karotten, 370 g Feldsalat, 370 g Grünkohl, 370 g Spinat, 825 g Honigmelone, 820 g Aprikose, 1200 g Chicorée, 1250 g Endivie, 1800 g Tomate, 1900 g Kopfsalat, 7800 g Banane.

Vitamin C. Der Vitamin-C-Gehalt eines Nahrungsmittels hängt nicht nur von der Sorte, sondern auch vom Reifungsort und der Lagerdauer ab. Je länger die Produkte lagern, desto stärker nimmt die Vitamin-C-Menge ab.
150 mg Vitamin C sind jeweils in folgenden Nahrungsmittelmengen enthalten:
Hagebutten 30 g, schwarze Johannisbeeren 60 g, Zitrusfrüchte 300 g, Erdbeeren 300 g, Äpfel 750 g, Blumenkohl 150 g, Petersilie 60 g, Spinat 230 g, Brennesseln 150 g, grüner Paprika 75 g, Tomaten 600 g, Kartoffeln 300 g, Weißkohl 300 g.

Selen. Reich an Selen sind besonders Innereien (30–200 µg/100 g), Muskelfleisch von Schlachttieren (10–40 µg/100 g), Fische (75 µg/100 g), Vollkornprodukte (8–35 µg/100 g) und Hefe. Mineralische Selenverbindungen gelten als sehr gut bioverfügbar, unterliegen jedoch vielen Interaktionen mit reduzierenden und oxidierenden Substanzen unseres Körpers. Daher empfiehlt sich die Gabe von proteingebundenem Selen; denn es handelt sich hierbei um eine gut resorbierbare und relativ stabile Selendarreichung.
In pflanzlichen Lebensmitteln sind als weitere antioxidative Substanzen u. a. Flavonoide, z. B. Katechine, Gerbstoffderivate, Anthozyane, Prozyanidine sowie Ubichinon und Vitamin K enthalten, besonders in farbigen Früchten (s. u.).

Sekundäre Pflanzenstoffe
Naturheilkundliche Therapie hat schon seit der Antike Nahrungsmittel auch als spezielle Therapeutika angesehen: »Eure Nahrungsmittel sollen eure Heilmittel sein und Eure Heilmittel Eure Nahrungsmittel« (*Hippokrates*). Eine naturbelassene Nahrung enthält alle Grundnährstoffe und Mikronährstoffe in ausgewogener Menge. Und sie verwendet besonders die Nahrungsmittel, Gewürze und Getränke, welche spezielle phytotherapeutische Wirkstoffe besitzen. Die Einbeziehung arzneilicher Aspekte von Nahrungsmitteln bei einer bewußten Ernährung ist medizinisch sinnvoll und wird leider bisher noch in seiner Bedeutung unterschätzt.

In einer neuen Forschungsrichtung, die Erkenntnisse aus Ernährungsmedizin und Phytotherapie integriert, werden Wirkungen von Nahrungspflanzen und Arzneipflanzen im Rahmen von Ernährung, Prävention und Therapie untersucht; beispielsweise könnten solche mit östrogener Wirksamkeit eine Bedeutung bei postmenopausaler Osteoporose haben. Der regelmäßige Verzehr von Lebensmitteln, die reich an Substanzen mit antikanzerogener Wirkung sind, bringt vermutlich sogar eine Minderung des Krebsrisikos mit sich.

Pflanzen bauen im primären Stoffwechsel organische Substanz in Form von Kohlenhydraten, Fetten und Eiweiß auf. In einem sekundären Stoffwechsel synthetisieren sie eine Vielzahl von Stoffen, deren Funktionen noch wenig erforscht sind. Derartige Substanzen werden als sekundäre Pflanzenstoffe bezeichnet. Quantitativ kann ihr Anteil bis zu mehreren Prozenten betragen. Dazu gehören Vitamine, Ballaststoffe, Antioxidanzien, Abwehrstoffe gegen Krankheiten und Wachstumsregulatoren, des weiteren Farb-, Duft- und Geschmacksstoffe. Immer mehr dieser Phytochemikalien werden identifiziert und auf ihre biochemischen Funktionen hin geprüft. In Tomaten allein sind z.B. rund 1000 verschiedene Verbindungen vorhanden, von denen nur ein kleiner Bruchteil bisher untersucht werden konnte. Über deren Zusammenwirken ist nichts bekannt.

Ein Großteil der wissenschaftlichen Daten über das gesundheitsfördernde Potential der bioaktiven Substanzen in Gemüsen ist das Ergebnis von Tierversuchen, die allerdings nicht ohne weiteres auf den Menschen übertragbar sind. Eine Reihe von Wirkungen wurde auch aufgrund von epidemiologischen Studien beschrieben: **antikanzerogene, antioxidative, antimikrobielle, antitithrombotische, antiphlogistische, immunmodulierende, blutdruckregulierende, cholesterinspiegelsenkende und verdauungsfördernde Wirkungen.**

Wichtige Wirkgruppen sekundärer Pflanzenstoffe sind Carotinoide, Phytosterine, Saponine, Flavonoide, Isoflavane, Glucosinolate, schwefelhaltige sekundäre Pflanzenstoffe, Indole, Phenolsäuren, Monoterpene, Bitterstoffe, ätherische Öle und deren Bestandteile.

Bitterstoffe regen den Gallefluß an und sind z.B. in Chicorée und Artischocken enthalten. Darüber hinaus verfügen diese Gemüse über antioxidative Vitamine, Mineralien, Kieselsäure und antiphlogistisch wirkende Enzyme. Einige Verbindungen haben auch antibiotische und zytotoxische Eigenschaften. Zu den Heilpflanzen mit Bitterstoffen gehören u.a. Wermut, Mariendistel, Kamille und Schafgarbe.

Carotinoide sind Farbstoffe, die in Gemüse und Obst die rote oder gelbe Farbe bewirken. Sie kommen in grünblättrigen Gemüsen und vielen farbigen Früchten vor. Rund 600 Carotinoide sind bereits identifiziert worden. Davon haben ca. 30 eine Provitamin-A-Wirkung. Des weiteren wirken sie als Antioxidanzien, Modulatoren des Immunsystems und Antikanzerogene, welche die Häufigkeit von Tumoren, die durch Lichteinwirkung entstehen, reduzieren.

Polyphenole sind der chemische Überbegriff für zahlreiche sekundäre Pflanzenstoffe. Darunter werden folgende Wirkgruppen zusammengefaßt: Phenolsäuren (s.u.), Phenole (Catechol), Flavonoide (s.u.), Flavonole (Hesperitin), Isoflavinoide (s.u.) sowie Procyanidine als Vorstufen der Anthozyane und andere Gerbstoffe. Sie sind in Walnüssen, Grünkohl, Radieschen, Zwiebeln, Brokkoli, Paprika und Beerenobst, aber auch in Tee oder Rotwein enthalten. Sie wirken antimikrobiell, antioxidativ und antikanzerogen.

Flavonoide gehören zu den Polyphenolen und sind eine besonders weitverbreitete Untergruppe der sekundären Pflanzenstoffe. Derzeit sind etwa 4000–5000 verschiedene Strukturen identifiziert. Bekannt sind z.B. Quercetin und die Gruppe der Anthozyane, welche die rote, blaue und violette Färbung von Kirschen, Pflaumen, Beeren und Rotkohl bewirken. Sie haben antimikrobielle, entzündungshemmende, antioxidative und antikanzerogene Eigenschaften.

Phenolsäuren sind im Pflanzenreich weit verbreitet (z.B. Kaffeesäure, Vanillinsäure, Rosmarinsäure) und haben antioxidative, antivirale, antimutagene und antikarzinogene Wirkungen. Sie finden sich fast in allen Pflanzen, besonders im Getreide (Schalenbereich!) sind

in Frischkost enthalten und werden durch Hitze zerstört.
Saponine kommen vor allem in Hülsenfrüchten, Weizen, Gerste, Sojabohnen, Knoblauch und Zwiebeln vor. Sie haben antimikrobielle Wirkung auf Bakterien und Viren, sind entzündungshemmend und antikanzerogen. Hauptwirkort ist aufgrund der schlechten Resorbierbarkeit der Darmtrakt selbst.
Schwefelhaltige sekundäre Pflanzenstoffe. Thiozyanate und Isothiozyanate verleihen Meerrettich, Kresse, Lauch und Senf den scharfen Geschmack, wirken antimikrobiell und können Entgiftungsenzyme für kanzerogene Stoffe aktivieren. Allicin findet sich in Knoblauch und Bärlapp. Neben einer antimikrobiellen, verdauungsfördernden und cholesterinsenkenden Aktivität hemmt es die Blutgerinnung und kann das Thromboserisiko senken. Tierexperimentell wurden auch krebshemmende Wirkungen festgestellt.
Glucosinolate, darunter Senfölglykoside, kommen vor allem in der Familie der Kreuzblütler (Kruziferen) vor. Sie tragen durch ihre enzymatischen Abbauprodukte zum typischen Geschmack von Senf, Meerrettich, Kohl, Rettich, Kohlrabi und Gartenkresse bei; etwa 50 dieser Stoffe sind erforscht. Sie blockieren krebsauslösende Östrogenreaktionen.
Indole (enzymatische Abbauprodukte der Glucosinolate) zeigen in experimentellen Studien antikanzerogene Eigenschaften und beeinflussen den Östrogenabbau, wodurch sie die Entstehung des Mammakarzinoms hemmen. Sie kommen in allen Kohlarten vor.
Isoflavanoide und **Lignane** besitzen östrogenartige Effekte. Zu den Isoflavanderivaten gehören Genistein und das Cumöstanderivat aus Trifolium repens (Klee), die aufgrund ihrer östrogenen Wirksamkeit im Zusammenhang mit der Behandlung von Prostataerkrankungen genannt werden.
Genistein ist in vielen Bohnengewächsen, vor allem aber in Soja enthalten. Möglicherweise hat der regelmäßige Verzehr von Sojaprodukten in Japan zu einer deutlich geringeren Inzidenz an Prostata- und Mammakarzinomen geführt.
Terpene sind Aromastoffe und werden z.B. in Zitrusfrüchten oder als Carvon in Kümmel gefunden, sie wirken antikanzerogen.
Phytosterine sind ebenfalls in fast allen Pflanzen zu finden, vor allem in Nüssen, Sojabohnen, Sonnenblumen und Sesamkernen. Sie wirken cholesterinsenkend durch Bindung von Cholesterin an Gallensäuren im Darm und deren Rückresorptionshemmung. Im Tierversuch wurde eine antikanzerogene Wirkung festgestellt.

Beispiel: Brokkoli

Als Beispiel für die in einer Gemüsesorte enthaltene Vielzahl sekundärer Pflanzenstoffe sei Brokkoli angeführt (*Tab. 25*). Regelmäßiger Genuß kann das Risiko für bestimmte Zivilisationskrankheiten beträchtlich senken. Seine schwefelhaltigen Sulforaphane beispielsweise aktivieren Entgiftungssysteme und sind antikanzerogen.

Therapeutische Empfehlungen

Sekundäre Pflanzenstoffe werden mit Lebensmitteln aufgenommen und können vielfältige gesundheitsfördernde Wirkungen entfalten. Verbindliche Angaben über die zuzuführenden Mengen, mit denen optimale Wirkungen erreicht werden, können bisher kaum gemacht werden.
Aufgrund gleichzeitig in der Nahrung enthaltener gesundheitsfördernder und schädlicher Stoffe werden auch antagonistische Wirkungen vermutet. Die Verfügbarkeit und optimale Wirksamkeit sekundärer Pflanzenstoffe hängen stark von der Zubereitung ab. Vor allem Erhitzen zerstört teilweise ihre Wirkung, andererseits werden dadurch auch gesundheitsschädigende Stoffe wie Blausäure und Hämagglutinine in unerhitzten Hülsenfrüchten inaktiviert. In der Regel ist schonendes, möglichst kurzes Garen und Blanchieren angeraten. Gemüse und Obst sollten teilweise auch roh verzehrt werden. In den Schalen und äußersten Schichten sitzen besonders viele Wirkstoffe.
Sekundäre Pflanzenstoffe haben vermutlich im Laufe der Evolution wesentlich zur Entwicklung des Menschen und zur Förderung von Gesundheit, Leistungsfähigkeit und Wohlbefinden beigetragen. Pflanzennahrung enthält heute allerdings deutlich weniger Vitamine und Mineralstoffe als noch vor 30 Jahren. Ursache sind ausgelaugte Ackerböden und extremer Einsatz mineralischer Düngemittel, die ein schnelles Wachstum durch überhöhten Wassergehalt auf Kosten der Inhaltsstoffe bewirken. Das wiederum ist ein entscheidendes Argument für eine naturgemäße Nahrungsergänzung zusätzlich zur Ernährung.

Tab. 25: Beispiel für die Wirkungen von Lebensmittelinhaltsstoffen auf die Zelle

Pflanzeninhaltsstoff	Zellschutzwirkungen von Brokkoli
Vitamin A	Zellschutz, erhöht die Produktion von Interferon (Virenschutz), steigert die Leistung der Monozyten, aktiviert dir Zellerneuerung der Haut- und Bindewebszellen, senkt das Krebsrisiko im Verdauungs-, Bronchial- und Lugenbereich
Vitamin B_1	Fördert die Energiegewinnung in der Zelle, die Zellatmung und den gesunden Zellstoffwechsel
Vitamin B_2	Unterstützt die Zellatmung
Vitamin B_6	An vielen Enzymaktivitäten beteiligt, fördert die Antikörperbildung, unterstützt den Sauerstofftransport und die Zellatmung
Vitamin B_{15}	Fördert die zellinterne Sauerstoffausnutzung, verlängert die Lebensdauer der Zellen
Folsäure	Am Zellkernaufbau beteiligt, fördert die Zellteilung und ein gesundes Zellwachstum
Vitamin C und Bioflavonoide	Zellschutz, stimulieren das Immunsystem, können krebsfördernde und toxische Stoffe wie Blei, Quecksilber, Nikotin und Alkohol unschädlich machen, verhindern die Bildung von Nitrosaminen, Bioflavonoide verstärken die zell- und krebsschützende Wirkung des Vitamins C um das 20 bis 40fache
Vitamin E	Zellschutzfaktor, erhöht die Produktion der Immunzellen, Antioxidans
Methionin	Bindet zelltoxische Stoffe im Körper und fördert deren Ausscheidung
Selen	Bestandteil vieler Schutzenzyme, Zellschutz- und Entgiftungsfaktor
Magnesium	Enzymaktivator, fördert die Energiegewinnung in der Zelle
Schwefelverbindung Sulforaphan	Verhindert die Bildung von Tumoren, indem er spezielle Eiweißmoleküle in der Zelle aktiviert, die ein Krebswachstum verhindern können, aktiviert dadurch die Zellregeneration
Isothiozyanat	Schützt den gesunden Zellkern vor krebserzeugenden Stoffen. Unterstützt die Zellentgiftung

Ernährung und Stoffwechsel

Als **Entzündungsmediatoren** bezeichnet man Substanzen, die eine Entzündungsreaktion starten und die körperliche Abwehr aktivieren. Dazu gehören die als »Gewebshormone« oder Eicosanoide bezeichneten Prostaglandine, Prostacycline, Leukotriene und Thromboxane, Stoffwechselprodukte von in der Nahrung enthaltenen Fettsäuren. Aus der natürlichen Fettsäure Arachidonsäure, die besonders über tierische Produkte (Fleisch) zugeführt wird, werden Entzündungsmediatoren freigesetzt, die auch die entzündlichen Gelenkreaktionen auslösen und deren Ausmaß bestimmen.

Antagonistische Omega-3-Fettsäuren. Durch die Zufuhr von Omega-3-Fettsäuren, vor allem der Eicosapentaensäure, wird die Bildung von Entzündungsmediatoren vermindert auf Grund einer kompetitiven Hemmung der Omega-6-Fettsäuren, die bei der Prostaglandinsynthese beteiligt sind. Nichtsteroidale Antirheumatika, aber auch die Eicosapentaensäure hemmen zudem auch die Umwandlung der Arachidonsäure aus den Omega-6-Fettsäuren in Entzündungsmediatoren und bilden statt dessen entzündungshemmende Stoffe. Auch Fasten führt zu einer geringeren Entstehung von Arachidonsäure und kann folglich zu einer Reduzierung von Gelenkschmerzen führen.

Die Eicosapentaensäure ist eine Omega-3-Fettsäure, die vor allem in Kaltwasserfischen enthalten ist. Neben der antiphlogistischen Wirkung bei entzündlichen rheumatischen Prozessen hemmt sie die Thrombozytenaggregation, verbessert die Fließeigenschaften des Blutes, wirkt vasodilatierend und senkt das Arteriosklerose-Risiko.

Zahlreiche weitere Nährstoffe beeinflussen ebenfalls die entzündlichen Vorgänge bei Krankheiten des rheumatischen Formenkreises günstig, indem sie die Umwandlung von Arachidonsäure in Entzündungsmediatoren hemmen. Dazu gehören die antioxidativen Vitamine A, C, E und die Spurenelemente Selen, Zink, Kupfer, Mangan als Bestandteile antioxidativer Enzymsysteme. Da mit pflanzlicher Nahrung wesentlich mehr dieser Substanzen zugeführt wird, ist dies eine weitere Erklärung für die in mehreren klinischen Studien nachgewiesene Wirksamkeit einer überwiegend vegetarischen Ernährung bei entzündlichen rheumatischen Krankheiten. Sogar mit der hochdosierten Gabe von Vitamin E allein wurden bei Rheumakranken fast ebenso gute Erfolge erzielt wie mit Antirheumatika.

Praxistip

Nahrungsmittel und naturgemäße Nahrungsergänzungsstoffe können bei Patienten mit Krankheiten der Bewegungsorgane unter folgenden Aspekten eingesetzt werden:
- wegen ihres Mikronährstoffgehaltes als präventive Basissupplemente zur Beeinflussung von Stoffwechsel, Trophik, Immunsystem, Alterungsvorgängen und Allgemeinbefinden
- wegen ihres Antioxidanziengehaltes als Radikalenfänger bei funktionellen, chronischen und vor allem entzündlich-rheumatischen Krankheiten sowie körperlich-geistiger Mehrbelastung
- wegen ihrer Basenäquivalente zur Pufferung von Gewebsübersäuerung bei funktionellen und degenerativen Wirbelsäulen- und Gelenkerkrankungen, Osteoporose, Krankheiten im Bereich von Bindegewebe und Muskulatur sowie in der Sportmedizin
- wegen ihrer sekundären Pflanzenstoffe mit pharmakologischen Wirkungen auf entzündlich-rheumatische Vorgänge, Organ- und Stoffwechselleistungen.
- zur gezielten Substitution bei speziellen orthopädischen Krankheiten (s. auch Kapitel Orthomolekulare Medizin)

Therapeutische Empfehlungen

»Rheumadiät«

Wenig Fleisch und viel Fisch, mindestens zweimal wöchentlich, kann als diätetische Basisempfehlung bei Erkrankungen des rheumatischen Formenkreises gelten. Auch sollten nicht zu große Mengen hochungesättigter Pflanzenöle verzehrt werden, die viel Omega-6-Fettsäuren enthalten und teilweise in Arachidonsäuren umgewandelt werden. Dazu gehört u.a. die Linolsäure und das Zwischenprodukt Gamma-Linolensäure, die besonders reichhaltig in Maiskeimöl, Sonnenblumenöl, Distelöl, Nachtkerzenöl oder Diätmargarine enthalten sind. Zu bevorzugen sind statt dessen Olivenöl und Walnußöl, die im Vergleich dazu mehr Omega-3-Fettsäuren enthalten. Der Einfluß einer solchen »Rheumadiät« in Kombination mit Fischöl auf das rheumatische Entzündungsgeschehen scheint sich in mehreren klinischen Studien bestätigt zu haben.

Nahrungsergänzung bei rheumatischen Erkrankungen

Da mit einer normalen »Rheumadiät« die wünschenswerten Mengen Eicosapentaensäure und antioxidative Substanzen kaum erreicht werden und der Mindestbedarf an Spurenelementen, Vitamin D und Kalzium gesichert werden muß, ist eine Supplementierung mit den in *Tabelle 26* dargestellten Substanzen anzuraten.

Um eine Dysbalance bei Vitaminen und Spurenelementen zu verhindern, sollten zusätzlich auch die übrigen Vitamine und Spurenelemente aufgenommen werden (z. B. Basic nutrient III Kps., Fa. Thorne prod. Europe).

Tab. 26: Nahrungsergänzung bei Krankheiten des rheumatischen Formenkreises

Substrat	Dosierung/Tag	Wirkung
Vitamin A	2 mg	Antioxidans und zur Entzündungshemmung
Vitamin D	3–10 µg (=120–400 I.E.)	zur Osteoporose-Prävention
Beta-Carotin	20 mg	als Antioxidans
Vitamin E	500 mg	als Antioxidans und zur Entzündungshemmung
Kalzium	500–1000 mg	zur Osteoporose-Prävention
Selen	50–200 µg	Bestandteil antioxidativer Enzyme
Eisen	5–20 mg (Cave! Fe-Gabe nur bei niedrigem Ferritin-Spiegel)	Bestandteil eines antioxidativen Enzyms
Zink	10–20 mg	Bestandteil eines antioxidativen Enzyms
Kupfer	0.5–4 mg (ggf. Cu-Serumbestimmung; Hypercuprämie bei chronischen Entzündungen)	Bestandteil eines antioxidativen Enzyms
Mangan	2–5 mg	Bestandteil eines antioxidativen Enzyms
Fischöle mit ca. 30% Eicosapentaensäure	2–3 g, präventiv 0.5 g	

Nahrungsergänzung und Ernährung bei Arthrose

Eine basenbetonte Kost entspricht den Prinzipien der Rheumadiät. Durch Gewichtsreduktion kann die mechanische Belastung der Gelenke vermindert werden. Zur Substitution empfehlen sich die in *Tabelle 26* angegebenen Vitamin- und Mineralstoffdosen. Süßwasseralgen (s. S. 184) können die Basentherapie unterstützen.

1. Adam, O.: Mit einer »Rheumadiät« lassen sich die Gelenkbeschwerden deutlich bessern. Ärzte-Zeitung v. 13.4.93.
2. Dietl, H., Ohlenschläger, G.: Handbuch der Orthomolekularen Medizin. Haug, Heidelberg 1994
3. Engel, S. et. al.: Omega-3-Fettsäuren bei rheumatoider Arthritis. Rheuma, Schmerz Entzündung 11(1991) 40
4. Kern, B.: Allgemeine Bedeutung des Säure-Basen-Geichgewicht. Sanum-Therapieseminar, Hannover 1986
5. Jörgensen, H. H. : Säure-Basenhaushalt. Praxisnahes Meßverfahren Erfahrungsheilk. Jahrgang 5 (1985)
6. Saller, R., Reichling J., Hellenbrecht D.: Phytotherapie. Haug, Heidelberg 1995.
7. Sander, E. F.: Der Säure-Basenhaushalt des menschlichen Organismus, 2. Aufl. Hippokrates, Stuttgart 1985
8. Scherak, O. et. al.: Hochdosierte Vitamin E-Therapie bei Patienten mit aktivierter Arthrose. Z. Rheumatol. 49 (1990) 369
9. Wagner H., Wiesenauer M.: Phytotherapie. Fischer, Stuttgart 1995
10. Worlitschek M: Der Säure-Basen-Haushalt. Haug, Heidelberg 1994
11. Wüthrich B: Nahrungsmittel und Allergie. Dustri, München 1996

Orthomolekulare Medizin in der Orthopädie

Einführung

Die Definition der Orthomolekularen Medizin (abgekürzt OM) geht auf *Linus Pauling* zurück: »Orthomolekulare Medizin dient der Erhaltung guter Gesundheit und der Behandlung von Krankheiten durch sinnvolle Variation der Konzentrationen physiologisch vorkommender Substanzen des menschlichen Körpers«.

Die OM nutzt natürliche Regulationsmechanismen des Körpers auf biochemischer Ebene, substituiert jedoch Biomoleküle in Megadosen. Darin liegt einer der wesentlichen Unterschiede zur naturgemäßen Nahrungsergänzung, die Mikronährstoffe in physiologischen Dosen substituiert (s. S. 182ff).

Zum Einsatz kommen Vitamine, Spurenelemente, Mineralstoffe, Aminosäuren, Fettsäuren, vitaminähnliche Substanzen, Proteine und Organextrakte bzw. deren Syntheseprodukte (Pankreatin, Gallensäuren). Sie sind Bestandteile von Enzymen, Antioxidanzien und Regler zellulärer Funktionen der Grundregulation.

Die applizierten biochemischen Reize werden vom Körper registriert und beantwortet. Es kommt zu einer Aktivierung und Reaktivierung des Organismus, zur Stabilisierung des physiologischen Gleichgewichts, Beeinflussung des Energiehaushaltes und Stoffwechsels sowie zur Optimierung der Repair-Mechanismen.

Die wissenschaftlichen Grundlagen der OM basieren auf Erkenntnissen der Ernährungswissenschaft, Biochemie, Zell- und Molekularbiologie, Physiologie, Ökologie, ökologischen Medizin, Toxikologie und Immunologie.

Die orthomolekulare Medizin nahm ihren Ausgangspunkt von den Vereinigten Staaten, wo sie seit mehr als 50 Jahren große Bedeutung in der Therapie akuter und chronischer Erkrankungen sowie in der Präventivmedizin erlangt hat. Ihre Konzepte wurden von bekannten Wissenschaftlern entwickelt, u. a. vom Ernährungsphysiologen und Entdecker der Pantothensäure *Roger Williams* sowie vom Biochemiker und zweifachen Nobelpreisträger *Linus Pauling*. Orthomolekulare Therapie wird seit langem auch in Europa bei zahlreichen Erkrankungen praktiziert, ohne daß die entsprechende Behandlung als solche bezeichnet wird.

In Deutschland hat sich besonders *Kapuste* durch die Erarbeitung einer wissenschaftlichen Basis und Übersetzungen namhafter Grundlagenforscher um die OM verdient gemacht und die OM als »nutriologische Medizin« etabliert. Fortbildungsmöglichkeiten in OM existieren mittlerweile auch in Deutschland. (➤ Adressen s. Anhang). Neben Buchveröffentlichungen erscheint seit Ende 1993 regelmäßig das »Journal für orthomolekulare Medizin«.

Nutrienten bei orthopädischen Krankheiten

W. Kaufman, ein amerikanischer Arzt begann 1941, die in den USA sehr häufige Pellagra mit Niacin (Vitamin B_3) zu behandeln. Er fand ein Vitamin-B_3-abhängiges Syndrom mit Störungen des Nervensystems und des Bewegungsapparates. Orthopädische Symptome waren u. a. eine Verringerung der Muskelkraft- und Ausdauer, eingeschränkte Gelenkbeweglichkeit, Druckschmerzhaftigkeit von Periost und Knorpel. Bei ausreichender Niacinamidbehandlung bildeten sich die Symptome völlig zurück. Bei Absetzen der Behandlung und Rückkehr des Patienten zu seiner üblichen Diät kam es zum Rezidiv, welches bei erneuter B_3-Substitution wieder verschwand. Bei einigen seiner Patienten traten erst durch Zusatz anderer Vitamine signifikante Besserungen auf. Allerdings sprachen etwa 30 % der Probanden überhaupt nicht auf die Vitaminsupplementierungen an.

Unabhängig davon – also nicht nur bei einer Vitaminmangelkrankheit – stellte er bei Verwendung von Vitaminen in höchsten, d. h. nicht mehr physiologischen, sondern pharmakologischen Dosen, erstaunliche Besserungen auch bei degenerativen und entzündlichen Gelenkveränderungen fest und erkannte damit erstmals die Möglichkeiten einer Megavitaminbehandlung. Vitamine eignen sich in Megadosen damit auch zur Behandlung von Krankheitsbildern, die strenggenommen nicht vitaminabhängig sind.

Durch eine große Studie belegte *Kaufman*, daß für eine effektive Therapie der Gelenkveränderungen die Tagesdosis von Niacinamid langfristig 50–300mal so hoch wie die offiziell empfohlenen diätetischen Mengen von 13 bzw. 18 mg liegen muß. Auch die Dosierungshäufigkeit spielte insofern eine Rolle, als mehrere über den Tag verteilte Dosen einen besseren Effekt ergaben als Einmaldosen.

Biochemie einiger orthomolekularer Substanzen

Niacin ist der Oberbegriff für Nicotinsäure (Acidum nicotinicum) und Nicotinamid, Substanzen, die im Organismus ineinander umgewandelt werden. Vitamin B_3 bildet im Organismus die Coenzyme NAD und NADP, die an mindestens 200 enzymatischen Reaktionen beteiligt sind. Vitamin B_3 nimmt daher eine zentrale Stelle im Stoffwechsel von Kohlenhydraten, Fetten und Aminosäuren ein. Nicotinsäuredosen von 100 mg und mehr führen zu Durchblutungsreaktionen (Flush), die sich durch Kribbeln, Hitzegefühl und Hautrötung am Stamm, Hals und den Armen bemerkbar machen. Die erste Nicotinsäuregabe sollte daher unter ärztlicher Aufsicht erfolgen. Unterhalb dieser hohen Dosen ist nicht mit *Nebenwirkungen* wie Störungen der Kohlenhydrattoleranz, Leberfunktion, Hyperurikämie, Magen-Darm-Ulzera, Herzrhythmusstörungen oder Herzinsuffizienz zu rechnen. Im Gegensatz zu Nicotinsäure ist Nicotinamid auch im Grammbereich nicht toxisch.

Um die Flushreaktion zu vermeiden, kann Inositolhexaniacinat verordnet werden, das seine volle Wirkung im Blut erst durch Spaltung der Ester erzeugt.

Wechselwirkungen bestehen zu Analgetika und Antirheumatika (Paracetamol, Salicylamid), Diazepam, Antiepileptika (Phenytoin, Phenobarbital), L-Dopa, Immunsuppressiva und Zytostatika.

Der Bedarf an Vitamin B_3 ist schwer abzuschätzen, da es aus Tryptophan im Organismus synthetisiert werden kann. Die Zufuhrempfehlungen variieren zwischen 100 und 300 mg/Tag.

Vitamin-B-Komplex. Bei degenerativen Gelenkveränderungen konnte in vielen amerikanischen Studien mit einem B-Komplex (mit mindestens 10 mg Pantothensäure) bei hoher Signifikanz eine symptomatische Besserung erzielt werden. Wichtig war dabei allerdings, daß die Behandlung nicht zu spät einsetzte. Der verwendete B-Komplex bestand aus B_1 (Thiamin), B_2 (Riboflavin), B_3 (Niacin), B_5 (Pantothensäure), B_6 (Pyridoxin), B_{12} (Cyanocobalamin) und Cholin.

Unter dem Begriff **Vitamin E** werden verschiedene Tocopherole zusammengefaßt. α-Tocopherol dient dabei als Standardeinheit (1 mg α-Tocopherol = 1,49 I. E. Vitamin E). Es kommt in pflanzlichen Ölen vor und hat zugleich die höchste Vitamin-E-Wirksamkeit.

Das Vitamin ist ein Antioxidans im lipophilen Kompartiment. Es entfaltet an nahezu jeder Phospholipidschicht, im Bindegewebe, in der Synovia und allen Gewebsstrukturen, die bei degenerativen oder auch entzündlichen Gelenkveränderungen beteiligt sind, seine Wirkung, indem Peroxide (Malonsäuredialdehyd, Acylhydroperoxid) abgefangen werden. Deshalb gilt Vitamin E auch als Prostaglandin-Inhibitor, ähnlich den nichtsteroidalen Antirheumatika. Alle bisher durchgeführten Studien ergaben, daß unter regelmäßiger Einnahme von 400 mg Vitamin E eine signifikante Besserung der Ruhe- und Bewegungsschmerzen im Rahmen der o.a. Krankheitsbilder eintritt.

Vitamin C. Die Ascorbinsäure gehört zu den bisher am längsten eingesetzten Antioxidanzien. Sie ist an allen Redox-Vorgängen des Organismus beteiligt. Reduktionen und Oxidationen bestimmen fast alle Stoffwechselvorgänge des Körpers. Beispielsweise bildet das aggressive Peroxidmolekül, das beim Entschärfen der Radikale entsteht, zusammen mit Ascorbinsäure ein essentielles Reaktionspaar. Peroxide werden dabei abgebunden, und Vitamin C wird verbraucht. Vitamin C verbessert auch die Festigkeit des Kollagens, wie durch in-vitro-Studien nachgewiesen werden konnte. Daran sind verschiedene Vitamin-C-abhängige Hydroxylierungsreaktionen beteiligt (Prolin zu Hydroxyprolin und Lysin zu Hydroxylysin). Daneben stimuliert Vitamin C die Kollagensynthese auch auf m-RNA-Ebene.

Vitamin C fördert u.a. die Wundheilung, stärkt die Infektabwehr, unterstützt die Eliminierung von Schwermetallen und hat durch Stimulation der Kollagensynthese auch einen chondroprotektiven Effekt.

Nebenwirkungen: Ascorbinsäure beeinflußt den Säure-Basen-Haushalt. Es kann auch in gepufferter Form als Calcium- oder Magnesiumascorbat verabreicht werden. Bei Überschreiten des individuell unterschiedlichen Darm-Schwellen-

wertes kann es zu Blähungen und einer beschleunigten Darmpassage kommen. Diese laxierende Wirkung tritt z.B. bei oraler Gabe von 3–8 g in sehr kurzer Zeit auf, ist aber nach Absetzen der Vitamin-C-Zufuhr wieder reversibel.
Wechselwirkungen: Vitamin C kann die Resorption von Spurenelementen behindern. Die Einnahme sollte deshalb in mindestens zweistündigem Abstand zu einer Spurenelementgabe erfolgen.
Kontraindikationen: Oxalatstein-Anamnese, Hyperoxalurie.

Selen ist das Zentralatom der Glutathionperoxidase und notwendig zum Abfangen intrazellulärer radikalischer Verbindungen, die auch Entzündungspromotoren sind. Selen wirkt also antiphlogistisch; des weiteren hat es eine thromboprophylaktische und lymphödemreduzierende Wirkung.

Kupfer spielt in der Orthopädie eine wichtige Rolle, da es Bestandteil vieler Enzyme im Proteinstoffwechsel und Radikalfängersysteme ist. Die Leber ist das Schlüsselorgan des Kupferstoffwechsels, da sie sowohl Speicherfunktion hat als auch den Einbau in weitere bei Entzündungen bedeutende Metalloproteine übernimmt. Das intraerythrozytär gebundene Kupfer liegt als Metalloprotein in Form des Enzyms Superoxid-Dismutase vor.
Der tägliche Kupferbedarf (Zufuhrempfehlung) liegt zwischen 1 und 3 mg. Erhöhte Serumspiegel können verschiedene Ursachen haben: Vermehrte Kupferzufuhr (z.B. aus Nahrung und Trinkwasser), vermehrte Freisetzung aus Amalgamen oder reaktive Hyperkuprämie infolge chronischer Entzündungen (z.B. cP). Die Höhe der Kupferkonzentration korreliert mit der Schwere der Erkrankung, wobei Kupfer aus dem RES freigesetzt und Eisen eingelagert wird. Die Kupfer-Eisen-Relation im Serum verschiebt sich zugungsten von Kupfer.
Trotz erhöhter Kupferspiegel kann eine Kupfergabe zur optimalen Bildung der antiphlogistischen Metalloproteine Superoxiddismutase, Coeruloplasmin und Zytochromdismutase notwendig sein, denn bei akuten und chronischen entzündlichen Prozessen wird aus der Leber freigesetztes Kupfer vermehrt im Urin ausgeschieden. Dadurch kommt es nach einiger Zeit zum Kupfermangel (*Bayer*). Im akuten rheumatischen Schub oder bei akuten Entzündungszeichen einer akuten Arthritis sollte man maximal 10 Tage mit 2-4 mg Kupfer/die therapieren. Die Therapie muß aber kontrolliert werden, es ist keine Dauermedikation.
Zink und Mangan vermindern zusammen mit Vitamin C die Kupferaufnahme. Bei einer gleichzeitigen hochdosierten Zink- und Kupfertherapie sollten die Dosen daher tageszeitlich getrennt gegeben werden.

Zink ist ein Antagonist des Kupfers. Häufig finden sich bei entzündlichen Gelenkveränderungen mit chronisch-entzündlichem Verlauf verminderte Serumkonzentrationen an Zink.
Zink ist Bestandteil von mehr als 200 Enzymen und elementar wichtig für die Abwehrleistung. Es steuert die Carboanhydrase als Teil der Gewebsatmung und ist beteiligt an der Bildung von Kollagen, Wundheilung und fetalen Entwicklung. Darüber hinaus ist Zink v. a. auch für das Immunsystem von Bedeutung.
Der Tagesbedarf wird mit 15 mg angegeben. Aus tierischen Nahrungsmitteln wird Zink besser resobiert als aus pflanzlichen. Da die Aufnahme über die Nahrung oft nicht gesichert ist und Zink erst im Grammbereich toxisch ist, kann die Indikation zur Zinksubstitution relativ großzügig gestellt werden.

Glucosaminsulfat. Glucosamin ist Baustein der Proteoglykane in der Grundsubstanz des Gelenkknorpels, während das Sulfat-Salz eine andere wichtige Komponente ist, die seinen therapeutischen Effekt zu potenzieren scheint. Es baut experimentell geschädigten Knorpel wieder auf. Eine Behandlung kann zur Schmerzentlastung so wirksam sein wie nichtsteroidale Antirheumatika, obwohl die Wirkung langsamer eintritt.

Mangan ist Bestandteil vieler Enzyme und ein Enzymaktivator, z.B. bei den Glycosyltransferasen, die beim Aufbau von Knorpel, Knochen und Bindegewebe beteiligt sind. Normalbedarf ca. 4 mg, in der Therapie 25–50 mg. Nebenwirkungen wie arterielle Hypertonie sind nur bei längerer Gabe oder höherer Dosierung zu erwarten.

Die Wirkung der **Enzyme** wird im folgenden Kapitel gesondert beschrieben.

Sekundäre Pflanzenstoffe. Eine große Gruppe der sekundären Pflanzenstoffe stellen die Flavonoide dar. Ihnen werden antioxidative und weitere vitaminähnliche Wirkungen im Stoffwechsel zugeschrieben. Der synergistische Effekt zwischen Ascorbinsäure und bestimmten

Flavonoidabkömmlingen, insbesondere Anthocyanidinen, Flavandiolen und Catechinen scheint gesichert zu sein (*Schlett*).

Die antioxidativen Eigenschaften der Flavonoide sind auf ihre phenolischen OH-Gruppen zurückzuführen. Mit wachsender Anzahl von OH-Gruppen im Molekül steigt der antioxidative Effekt an. Ihre wesentlichen therapeutischen Prinzipien werden in muskelrelaxierenden, diuretischen, entzündungshemmenden und kapillarabdichtenden Effekten gesehen. Die zugrundeliegenden Mechanismen sind größtenteils noch nicht geklärt.

Die oligomeren Procyanidine (OPC) aus Traubenkernextrakten besitzen das höchste antioxidative Potential unter den sekundären Pflanzenstoffen. Darüber hinaus unterstützen Catechin-Extrakte entzündungshemmende Reaktionen im Organismus.

Nutrienten im Leistungssport

Die Muskulatur als aktiver Teil des Gesamtkomplexes Gelenk ist abhängig von der Energiebereitstellung. Neben Stoffen, die die Struktur eines gesunden Muskels aufrechterhalten, muß der Energiestoffwechsel optimiert werden.

Dabei spielen neben Vitaminen aus dem B-Komplex besonders Coenzym Q 10 (Ubichinon) und Carnitin eine Rolle. Diese beiden Stoffe sind direkt an der Erzeugung von Energie beteiligt. Q 10 ist in der Atmungskette aktiv, während Carnitin für das Einschleusen von Fetten in die Zellen und deren Verstoffwechselung zu energiereichen Molekülen notwendig ist. Magnesium trägt zur Entspannung der Muskulatur und damit zur Vorbeugung von Muskelhastspann bei. In Organen mit intensivem Energiestoffwechsel, beispielsweise der Muskulatur, bei der von Natur aus viele freie Sauerstoffradikale entstehen, dienen Vitamin E und C als Radikalfänger. Sie verhindern Gewebsschädigungen.

Neben der Energiebereitstellung für die Muskelarbeit stellt die Säurebelastung (Laktazidose) eine passagere Belastung des Muskels dar. Sportler brauchen daher die basischen Calcium- oder Magnesiumsalze der Ascorbinsäure. In *Tabelle 27* (s. S. 203) sind empfohlene orthomolekulare Dosierungen für Sportler aufgeführt.

Qualität der Nutrienten

Zur Qualität der einzusetzenden orthomolekularen Produkte sind aus Sicht der Naturheilkunde einige Hinweise nötig. Unbestritten nimmt die Zahl der Kontaktallergien, Nahrungsmittelunverträglichkeiten und sog. chemischen Sensibilität zu, möglicherweise als Folge akuter und chronischer Einwirkung von Chemikalien auf den Organismus. Auf Grund der Volldeklarationspflicht der Pharma-Hersteller (z. B. in der Roten Liste) kann sich ein Verordner durchaus bewußt werden, daß dem Patienten mit jedem rezeptierten Präparat auch Zusatzstoffe verabreicht werden, welche aus produktionstechnischen Gründen (angeblich) notwendig sind.

Die Verordner orthomolekularer Produkte sollten deshalb hypoallergene Richtlinien berücksichtigen. Wichtige Kriterien sollten sein:
1. Herstellung ohne Farbstoffe
2. Verzicht auf künstliche Aromen/Süßstoffe
3. Volldeklaration aller verwandten Hilfs- und Füllstoffe
4. Verzicht auf Zusätze zum Arzneimittel, die ihre Berechtigung allein in technisch bedingten und produktionsfördernden Überlegungen haben
5. Ersatz der xenobiotischen Konservierungsmittel durch biologische und hypoallergene Substanzen
6. Verwendung galenisch optimaler Mineral- und Spurenelementverbindungen, natürliche Rohstoffe

Die orthomolekulare Medizin in Deutschland ist relativ neu. Bezüglich hypoallergener Präparate ist der Verbraucher fast ausschließlich auf ausländische Hersteller angewiesen, von denen im folgenden stellvertretend Produkte der Firmen Thorne Products Europe und Pure Encapsulations genannt werden, mit denen der Verfasser in der Praxis gute Erfahrungen gesammelt hat.

Therapeutische Empfehlungen

Akute Sportverletzungen; postoperative Therapie

- Vitamin C: gepuffert als Kalium-, Magnesium- und Calciumascorbat.

Präparat: Buffered C powder, hypoallergen, Thorne products Europe.

Dosierung: Tägliche Dosis bis zu 8 g an den ersten drei Tagen, danach Reduktion auf 2-4 g für weitere 8 Tage. Mehrmals täglich ½ Teelöffel (ca. 1 g) in Wasser gelöst.

Tab. 27: Empfohlene Tagesdosen der Mikronährstoffe (auch für Hochleistungs- und leistungsorientierte Breitensportler) in der othomolekularen Medizin

Substanz	Tägliche Dosierung	Funktionen und Wirkungen
Vitamin C	> 500 mg	Antioxidans, verhindert Bildung von Nitrosaminen, Schwermetallentgiftung und Krebsprophylaxe, steigert Immunabwehr, senkt Lipoprotein a, Blutdruck und Fibrinogen; wundheilungsfördernd, Arterioskleroseprophylaxe, Prophylaxe degenerativer und entzündlicher Gelenkerkrankungen, Einfluß auf Kollagensynthese
Vitamin E	100–500 mg	Antioxidans, hemmt Bildung von Nitrosaminen, steigert Immunabwehr, verhindert Lipidperoxidation, hemmt Thrombozytenaggregation zur Schwermetallentgiftung, Narbenprophylaxe, Prophylaxe degenerativer Gelenkerkrankungen incl. aktivierter Arthosen, Bindegewebserkrankungen, z. B. Dupuytren-Kontraktur
Vitamin A	2000–5000 I.E.	Antioxidans, unterstützt Infektabwehr, Krebsprophylaxe
Beta-Carotin (Provitamin A)	10–20 mg	s. Vitamin A
Vitamin D	3–15 µg (bis 400 I.E.)	Knochenstoffwechsel, hemmt evtl. Krebswachstum, degenerative und entzündliche Gelenkerkrankungen
Vitamin K	30–120 µg	mögliches Antioxidans, wichtig für Gerinnung
Vitamin B_1	5–10 mg	optimiert Immunsystem, günstig bei rheumatoiden Erkrankungen, Neuralgien, Neuropathien
Vitamin B_2	5–10 mg	optimiert Immunsystem, günstig bei Dermatosen
Vitamin B_3 (Nicotinamid)	50–200 mg	inhibiert evtl. Krebswachstum, senkt Lipoprotein A, Cholesterin- und LDL-Cholesterin; bei Neuralgien, peripheren Durchblutungsstörungen, aktivierten Arthrosen
Vitamin B_5 (Pantothensäure)	10–50 mg	optimiert Immunsystem und verschiedene Zellfunktionen; günstig bei Hyperlipidämie
Vitamin B_6 (Pyridoxin)	10–50 mg	optimiert Immunsystem; günstig bei rheumatoiden Erkrankungen, Neuritiden
Vitamin B_9 (Folsäure)	0,5–1mg	Mangel erhöht Krebsrisiko (v. a. Uterus, Colon, Oseophagus); wichtig für Blutbildung und Immunsystem; günstig bei Gicht
		Fortsetzung s. nächste Seite

Tab. 27: (Fortsetzung)

Substanz	Tägliche Dosierung	Funktionen und Wirkungen
Vitamin B_{12} (Cyanocobalamin)	5–10 µg	wichtig für Blutbildung, Infektabwehr
Vitamin B_{15} (Pangamsäure)	2–5 mg	Verbesserung der Sauerstoff-Utilisation
Vitamin H (Biotin)	100–200 µg	optimiert Immunsystem
Calcium	800–1000 mg	wichtig für Herzfunktion, Knochenstoffwechsel, neuromuskuläre Erregungsübertragung
Chrom	50–300 µg	Immunabwehr, Arterioskleroseprophylaxe
Eisen	2–20 mg	Bestandteil antioxidativer Enzyme, wichtig für Blutbildung, Infektabwehr
Jod	150–300 µg	Schilddrüsenstoffwechsel, Bestandteil antioxidativer Agenzien, unterstützt Immunfunktionen
Kupfer	1–4 mg	Bestandteil antioxidativer Systeme, optimiert Immunabwehr und verschiedene Zellsysteme
Magnesium	100–300 mg	wichtig für die neuromuskuläre Erregungsübertragung, besonders auch am Herzen, günstig bei Hyperlipidämie
Mangan	2–5 mg	Bestandteil antioxidativer Enzyme, Kohlehydrat- und Fettstoffwechsel
Molybdän	60–300 µg	Immunabwehr; antagonisiert Wirkung bestimmter Lebensmittel-Zusatzstoffe
Selen	50–200 µg	Bestandteil antioxidativer Enzyme, im Tierversuch onkoprotektiv, optimiert Zellfunktionen
Zink	10–20 mg	optimiert Immunabwehr, Bestandteil antioxidativer Enzyme, fördert Wundheilung, antagonisiert Schwermetallintoxikation
Carnitin	200–600 mg	fördert Energiestoffwechsel des Herzens
Coenzym Q10 (Ubichinon)	5–15 mg	Antioxidans, fördert Energiestoffwechsel, v. a. des Herzens
Omega-3-Fettsäuren	1,5 g (in Form von Fischöl)	senkt Blutviskosität, Lipoprotein A, Blutfette und Fibrinogen

alternativ:

- Kombination aus Calciumascorbat, Rutin (kapillarabdichtend), Bioflavonoiden (antiödematös)

Präparatebeispiel: Citrovit Pulver, Fa. Centropa München.
Dosierung: mehrmals täglich ½ Teelöffel in Wasser gelöst
Präparatebeispiel: Citrovit Kapseln, Fa. Thorne Products Europe, hypoallergen. 1 Kps. enthält 500 mg gepufferte Ascorbinsäure
Dosierung: bis zu 10 Kapseln/Tag

- Glucosaminsulfat zur Knorpelregeneration

Präparate: Glucosaminsulfat hypoallergen, Thorne products Europe oder Glucosamin Sulfate, Fa. Pure encapsulations
Dosierung: bis zu 6 Kapseln täglich (1 Kps. = 500 mg)

- Enzyme

Präparatebeispiel: Wobenzym N®, Fa. Mucos
Dosierung: 3 × 10 Drg. tägl., ½ Stunde vor den Mahlzeiten einnehmen

Degenerative Gelenkveränderungen

- Niacinamid

Präparatebeispiel: Niacinamid, Thorne Thorne products Europe. *Dosierung:* 0,5 – 1 g (1–2 Kapseln) täglich zum Essen.

- B-Vitamin-Komplex mit mindestens 250 mg Pantothensäure/Tag

Präparatebeispiel: B complex, Thorne products Europe.
Dosierung: 1–2 Kapseln täglich

- Vitamin E in natürlicher Form

Präparatebeispiel: E-500, Thorne products Europe.
Dosierung: 1×1 Kapsel (500 I. U.) zur Hauptmahlzeit

- Vitamin C (s. aktue Sportverletzungen)
- Zink als Picolinat, da es in dieser Form besonders gut resorbiert wird.

Präparatebeispiel: Zink picolinate, Fa. Thorne products Europe.
Dosierung: 15–30 mg (entspr. 1-2 Kapseln) täglich, alternativ Zinc 30, Fa. Pure encapsulations.

- Kupfer als Picolinat oder Citrat.

Präparatebeispiel: Copper picolinat, Fa. Thorne products Europe.
Dosierung: 2–4 mg täglich (entspr. 1-2 Kapseln) maximal 14 Tage

- Glucosaminsulfat (s. o.)
- Enzyme

Karpaltunnelsyndrom

- Vitamin B_6 als Pyridoxin oder Pyridoxal-5-phosphat.

Präparatebeispiel: Vitamin B_6 100 mg, Fa. Burgerstein oder Pyridoxal-5-phosphat, Thorne products Europe
Dosierung: 100 mg täglich, Therapiedauer bis zu zwölf Wochen.

- Enzyme

Bursitis

- Gepuffertes Vitamin C (Dosis und Darreichung s. o.)
- Vitamin B_{12}

Präparatebeispiel: B_{12}- Steigerwald Ampullen
Dosierung: 1000 μg täglich i.m. für 7–10 Tage, dann Dosis reduzieren. Gesamttherapiedauer bis zu 14 Tagen.

- Enzyme

Wachstumsschmerzen bei Kindern

- Vitamin E

Präparatebeispiel: Tocorell Vit E, Fa. Sanorell
Dosierung: 1 × 1 Kapsel (135 mg) zum Essen. Therapiedauer bis zu 6 Wochen.

Chronische Polyarthritis

- Vitamin E zur Einsparung von NSAR.

Dosierung: im akuten Stadium bis zu 1.500 I.E. täglich für 10 Tage, danach Reduktion auf 500 I.E.

- Vitamin C (gepuffert)

Dosierung: ca. 500 mg für 6 Wochen

- Kupfer

Dosierung: 2–4 mg für 10–14 Tage

- Zink

Dosierung: 30–50 mg täglich für 1 Woche, dann Reduktion

- Flavonoide als Radikalenfänger zur Beeinflussung der entzündungsbedingten Stoffwechseländerungen

Präparate- OPC 100, Thorne products Europe
beispiel: (1 Kps. = 100 mg OPC). Bis zu 500 mg täglich im akuten Stadium Quercetone, 60 Kps., Thorne products Europe (1 Kps. = 200 mg Quercetin). Bis 600 mg täglich

- Enzyme

Präparate-
beispiel: Mulsal® N Drg (Fa. Mucos)
Dosierung: Initial bis 3 × 9 Drg., Erhaltungstherapie 3 × 3 Drg. über mehrere Wochen. Einnahme vor der Mahlzeit.
Alternativ: hypoallergenes Präparat: Bromelain 2000 Kps., Fa. Pure encapsulations
Dosierung: 3 × 1 bis 3 × 3 Kps. (1 Kps. = 250 mg)

Osteoporoseprophylaxe

Östrogen ist bereits Jahre vor dem Beginn des Klimakteriums ein wichtiger Faktor zur Verhinderung der Osteoporose. Weniger bekannt ist allerdings, daß die Qualität der Knochen neben Vitamin D auch von der Versorgung mit den Vitaminen B_6, C, K und Folsäure abhängt, des weiteren von Magnesium, Mangan, Bor, Zink, Kupfer, Strontium und Silicium. Diese Stoffe sind in der heutigen Ernährung nicht immer in ausreichender Menge verfügbar. Ein Mangel führt zu qualitativ minderwertigem Knochengewebe und kann schließlich osteoporotische Wirbelkörpereinbrüche auslösen.

- Kalzium: wichtig ist neben der Gesamtmenge die Art der verwendeten Salzverbindungen; am besten resorbiert werden Citrate, Citrat-maleate und Carbonate.

Präparate- Calcium citramate Kps., Fa.
beispiel: Thorne products Europe
Dosierung: 4 × 1 Kps. (à 700 mg Calcium) täglich zur Mahlzeit einnehmen,
Alternativ: Calcium, (Citrate) Kps, Fa. Pure encapsulations
Dosierung: 4 × 1 Kps. (à 150 mg)

Darüber hinaus:
- Vitamin K für die Synthese des Osteocalcins
- Vitamin D für die Kalziumresorption aus dem Darm
- Magnesium für die Aktivierung der alkalischen Phosphatase (zum Kalziumeinbau)
- Mangan zur Synthese von Bindegewebe und Knochenmineralisation
- Folsäure zur Hemmung des Homocysteinstoffwechsels
- Bor für die Aktivierung der Östrogene
- Silicium zur Bildung der Querverbindungen der Knochenbälkchen

Die genannten Wirkstoffe enthält das Präparat Osteoprime Kps., Fa. Enzymatic Therapy Incorporation. Die Dosierung beträgt 1 × 1 Kps./Tag.

1. Burgerstein L: Heilwirkung von Nährstoffen, 5. Aufl. Haug, Heidelberg 1988
2. Dietl, H., Ohlenschläger, G.: Handbuch der Orthomolekularen Medizin. Haug, Heidelberg 1994
3. Gerz, W.: Bio-Logische Präparate. AKSE, München 1995
4. Kapuste, H.: Die Orthomolekularmedizin. Medizin mit den richtigen Molekülen. Anregungen aus der nutritionalen Medizin Nr. 4, 1993b. Centropa Pharma eG, Waltherstraße 27, München
5. Kapuste, H.: Nutriologische Behandlung chemischer Sensibilität – Anmerkungen zur Rezeptur nach Professor Dr. William Rea: Anregungen aus der Nutritionalen Medizin, Nr. 6, Centropa
6. Osmond, H., Hoffer, A.: Massive niacin treatment in schicophrenia: Review of a nine-year study. Lancet I (1962) 316-322
7. Pauling, L.: Das Vitaminprogramm. Goldmann, München 1990.
8. Pfeiffer, C.: Nährstoff-Therapie bei psychischen Erkrankungen, 2. Aufl. Haug, Heidelberg 1989
9. Rea, W. R.: Chemical Sensitivity, vol. 1, Lewis, Boca Raton, London, Tokyo 1992.
10. Scherak O: Vitamine als nebenwirkungsfreie Alternative zu Antirheumatika. Neue Ärztliche 224 (1990)
11. Schlett S.: J. Orthomol. Med. 3 1995, 25-32
12. Schmidt KH., Bayer W: Vitamine in Prävention und Therapie, Hippokrates-Verlag Stuttgart, Niacin S. 172 f., 1991.
13. Schmidt K. H., Wildmeister W.: Vitamin E in der modernen Medizin, Ärztekammer Nordrhein, MKM Verlagsgesellschaft, 1993
14. Schünke G, Kuhlmann D, Lau W: Orthomolekulare Medizin. Hippokrates, Stuttgart 1992

Systemische Enzymtherapie

Einführung

Enzyme sind katalytisch wirkende Polymerverbindungen aus Aminosäuren, die an nahezu allen Stoffwechselvorgängen beteiligt sind. Neben metabolischen Umsetzungen kontrollieren sie energetische Prozesse. Ihre Mithilfe ist beim Aufbau von Körpersubstanz ebenso wichtig wie zur Aufrechterhaltung einer kompetenten Abwehr. Hydrolasen, eine Untergruppe der Enzyme, spalten Verbindungen wie Ester, Peptide und Glykoside.

Die orale Gabe hydrolytischer Enzyme – bekannt als Systemische Enzymtherapie – wird seit über 40 Jahren praktiziert. Trotz etlicher Widerstände seitens der orthodoxen Lehrmeinung setzte sich die Enzymtherapie durch. Kaum ein naturheilkundliches Verfahren wird durch die Erkenntnisse der modernen Immunologie für seinen breiten Indikationsanspruch so fundiert erklärt und belegt. Auch in der Orthopädie werden Enzyme immer häufiger eingesetzt. Verschiedene entzündliche und autoimmunbedingte Erkrankungen und Ödeme können nach exakter Diagnosestellung mit Hilfe von Enzymen behandelt werden.

Die alte Lehrmeinung, großmolekulare Proteine können nicht in intakter Form resorbiert werden, mußte revidiert werden (2). Die Resorptionsraten und die Bioverfügbarkeit enteral applizierter Proteinasen differieren allerdings je nach Enzym und Proband. Im immunologisch aktiven Gewebe kommt es zu einer Anreicherung enzymatischer Aktivität (10).

Entzündungsphasen

- Die erste Phase akuter Entzündungen ist durch lokale Ödembildung und Hämostase gekennzeichnet.
- Fließend setzt die zweite Phase, die Einwanderung von Immunzellen ein. Eine lokale Fibrinausfällung grenzt das entzündliche Geschehen ab.
- In der dritten Entzündungsphase wird die adaptive Immunreaktion mit Bildung von Antikörpern und/oder zytotoxischen T-Zellen initiiert. Erst in dieser Phase entwickelt sich ein immunologisches Gedächtnis (in 5). Die Antikörper binden Antigene oder antigen wirkenden Zelldetritus. Sie führen diese Substanzen der Elimination durch das mononukleäre phagozytäre System zu. Spezifisch geschulte, zytotoxische Lymphozyten zerstören ggf. antigentragende Zellen (z. B. Bakterien, virusinfizierte Zellen).
- Die vierte Phase ist gekennzeichnet von einer weiteren Rückbildung der Entzündungsreaktion, der Einwanderung von Fibroblasten und dem Aufbau von Matrixproteinen, hauptsächlich gesteuert durch TGFβ.

Überschießende, außer Kontrolle geratene Entzündungsreaktionen beeinträchtigen und verschieben die Immunhomöostase. Der Zustrom immunkompetenter Zellen, der geordnete Ablauf der Immunreaktion und der Abtransport von Entzündungsprodukten werden gestört. Dies führt dazu, daß das Geschehen exazerbieren und chronifizieren kann.

Möglicherweise haben die Hydrolasen allein und im Zusammenspiel mit den Antiproteinasen eine immunregulative Aufgabe im Organismus. Diese Hypothese wird u.a. auch durch Beobachtungen der Sportphysiologie gestützt. Eine gesteigerte hydrolytische Serum- und Gewebeaktivität reguliert offenbar die lokale Verteilung und Konzentration verschiedener Mediatoren, Zytokine und Adhäsionsmoleküle. Sie beeinflußt die »Stabilität« des Immunsystems positiv.

Therapieziele

Aus dieser vereinfachten Darstellung lassen sich die Therapieziele bei Traumen und Entzündungen ableiten: in erster Linie ist die überschießende entzündliche Reaktion (Ödem, Fibrinausfällung, Mediatorenfreisetzung, Bildung von Adhäsionsmolekülen) bei erhaltener oder verbesserter Mikrozirkulation zu vermeiden. In zweiter Linie müssen die Bildung pathogener Immunkomplexe gehemmt und der Abtransport der Entzündungsprodukte unterstützt werden. Die Senkung der Blutviskosität fördert die Durchblutung und damit die Sauerstoffversorgung des Gewebes.

Für die Enzyme Bromelain, Papain, Trypsin und Chymotrypsin wurden spezifische Wirkungen auf verschiedene Entzündungsmechanismen nachgewiesen. Entsprechend den in vitro und in vivo beobachteten Wirkungen potenziert der Synergismus proteolytischer Enzyme tierischer und pflanzlicher Herkunft die einzelnen Effekte.

Wirkmechanismen

Vereinfachend sind zwei Bereiche zu trennen, die eine unterschiedliche – nicht immer klar trennbare – Betrachtungsweise hinsichtlich des Einsatzes und des zu erwartenden Therapieerfolges oraler Enzyme nahelegen.
- Die Beeinflussung der Mikrozirkulation und die Reduktion der Ödementwicklung rechtfertigen einen Einsatz proteolytischer Enzyme in der Traumatologie, bei akuten und subakuten Entzündungen.
- Das therapeutische Spektrum proteolytischer Enzymkombinationen erweitert sich durch die immunregulierenden Eigenschaften. Verschiedene chronische Entzündungen, auch solche, bei denen autoimmunologische Pathomechanismen im Vordergrund stehen, sprechen auf die Enzymkombinationen an.

Wirkung auf klinisch »sichtbare« Symptome

Proteolytische Enzyme bewirken eine Verbesserung der Blutzirkulation. Sie verhindern die koagulase-induzierte Fibrinbildung in Plasmaproben. Thrombosierungen werden schneller aufgelöst (3). In vivo ist nach oraler Gabe von WoBe®-Enzymkombinationen ferner eine dosisabhängige Erhöhung der fibrinolytischen Serumaktivität und eine Verbesserung der hämorheologischen Kenngrößen meßbar (8). Bromelain hemmt zudem die Thrombozytenaggregation über die Senkung der Thromboxankonzentration (14).

Die antiphlogistische Wirkung der Einzelenzyme Papain, Trypsin, Chymotrypsin und Bromelain unterscheidet sich in den verschiedenen international anerkannten standardisierten Entzündungsmodellen. Die placebokontrollierten Tests ergaben eine Überlegenheit parenteral oder oral zugeführter Proteasen gegenüber NSAR.

Dabei ist entscheidend, daß die orale Enzymtherapie die Entzündungs- und Immunreaktion nicht blockiert.

Die Erhöhung der proteolytischen Serumaktivität ist vermutlich eine der Ursachen für den beschleunigten Abbau von Ödemen und Hämatomen, der durch tierexperimentelle und klinische Untersuchungen belegt ist (9).

Regulation der Immunreaktionen

Eine unspezifische Aktivierung von Immunzellen kann nicht generell bei jeder Erkrankung (z. B. Autoimmunerkrankung) als vorteilhaft angesehen werden. Proteolytische Enzyme aktivieren und regulieren verschiedene Immunzellen bzw. beseitigen Faktoren, die die Immunregulation blockieren (1, 11, 12, 18, 20, 22).

Die besten Ergebnisse erzielten jeweils die Enzymkombinationen.

Lehmann und Mitarbeitern gelang erstmals der in-vivo-Nachweis, daß proteolytische Enzyme autoreaktive T-Zellen in ihrer Aktivität reduzieren (10); klinische Studien bestätigten diese Wirkung, die in breitem Rahmen einen Einsatz bei chronischen Entzündungen rechtfertigt. Erklärbar ist dies über die Regulation des Zytokinhaushaltes und der Modulation bestimmter Adhäsionsmoleküle.

Antigenerkennung, Antigenpräsentation, Immunzellmigration sowie zytotoxische Funktion werden durch das Zusammenspiel von Zytokinen und Adhäsionsmolekülen vor allem lokal im Gewebe gesteuert. Eine überschießende Expression von Zytokinen und Adhäsionsmolekülen bzw. eine ungenügende Gegenregulation stören die Zellkommunikation und können ein Krankheitsgeschehen perpetuieren.

Die Systemische Enzymtherapie kann die Zytokinproduktion von Immunzellen induzieren oder Zytokine aus dem Gewebe eliminieren. Die Proteinasen greifen nach heutiger Kenntnis auf verschiedenen Ebenen in den Zytokinhaushalt ein. Offenbar tragen proteolytische Enzyme dazu bei, die lokale Verteilung und Persistenz entzündungsaktivierender Zytokine (z. B. Interleukin2, Tumornekrosefaktor α) und fibrosierungsfördernder Zytokine (TGFβ) zu regulieren. Damit kann erwartet werden, daß oral angewandte Enzyme eine überschießende Entzündungsaktivität und Fibrosierung vermindern. das Migrationspotential abnimmt (Reduktion der Entzündungsaktivität).

Daneben bewirken orale Proteasen eine Regulation und Down-Regulation überexprimierter Adhäsionsmoleküle, einhergehend mit einer Verminderung der Adhäsivität der beteiligten Zellen. Dabei zeigen selbst sehr ähnliche Proteasen wie Trypsin und Chymotrypsin deutliche Unterschiede (1). Analog nimmt das Migrationspotential ab (Reduktion der Entzündungsaktivität). Die Blockierung bestimmter Adhäsionsmoleküle, z.B. durch monoklonale Antikörper, ist ein immunologischer Therapieansatz zur Behandlung chronischer und autoimmuner Entzündungen.

Hemmung hoher Immunkomplexkonzentrationen (pathogener Immunkomplexe)

Antikörper bilden unter bestimmten Voraussetzungen große Mengen mäßig dichter und schwer löslicher Immunkomplexe, die sich im Gewebe ablagern und die Komplementkaskade aktivieren. Daraus folgen wiederum Gewebsläsionen und persisitierende Entzündungen wie z.B. eine Arthritis. Man unterscheidet zwischen immunkomplexbedingten und immunkomplexassoziierten Krankheiten. Bei nahezu allen Virusinfektionen und autoaggressiven Erkrankungen treten, in Abhängigkeit von der Schwere des Krankheitsverlaufes, pathogene Immunkomplexe auf (7). Die Menge der meßbaren zirkulierenden Immunkomplexe korreliert nicht immer mit der Krankheitsaktivität, da die bereits gewebsgebundenen Immunkomplexe nicht im Serum nachweisbar sind.

Die Verbesserung der Immunkomplex-Clearance durch oral applizierbare Proteasen ist auf verschiedenen Ebenen durch in-vitro- und in-vivo-Untersuchungen belegt und ein wichtiger Mosaikstein im Therapiekonzept.

Zusammenfassung

Die Wirkung der verschiedenen pflanzlichen und tierischen Enzyme ist in *Tabelle 28* zusammengefaßt.
Systemische Enzymtherapie (SE) erhöht die proteolytische Serumgesamtaktivität.
- Die Wiederherstellung der Immunhomöostase wird unterstützt bzw. die bestehende Homöostase stabilisiert.
- Es besteht eine Dosis-Wirkbeziehung.

Resorbierte Enzyme interagieren mit Antiproteinasen.
SE wirkt auch nach längerer Einnahme nicht immunsuppressiv.
- Die physiologische Abwehrreaktion bleibt möglich und wird unterstützt.

SE wirkt antiödematös, antiinflammatorisch und analgetisch. Sie
- baut extravasale Plasmaproteine und Fibrin ab
- baut Entzündungsmediatoren ab
- führt zur schnelleren Resorption von Hämatomen
- wirkt einer unphysiologischen Konzentrationserhöhung von Zelldetritus, Immunkomplexen, Zytokinkomplexen entgegen. Deren Abtransport über das Blut- und Lymphsystem wird erleichtert und unterstützt.

Tab. 28: Wirkung der verschiedenen pflanzlichen und tierischen Enzyme

	Ödemreduktion	Fibrinolyse	C_{1q}-Bindungsreduktion	Zytokininduktion	Spaltung der Immunkomplexe	Adhäsionsmolekülmodulation*	Zellaktivierung
pflanzlich							
Bromelain	+++	+	-	+	++	++	+
Papain	+	-	++	+	+++	++	+
tierisch							
Trypsin	++	+++	++	+	-	++	+
Chymotrypsin	+	+++	?	+	+	++	+

SE verbessert die Blutrheologie.
- Sie verbessert damit die Durchblutung und Sauerstoffversorgung des Gewebes und die Erythrozytenverformbarkeit und vermindert das Risiko thrombembolischer Komplikationen.

Die SE stimuliert verschiedene Immunzellen und beseitigt Hemmsubstanzen der Immunzellen,
- erhöht den »respiratory burst«
- steigert die Phagozytoseleistung
- senkt erhöhte Konzentrationen von »Akute-Phase-Proteinen«
- erhöht die Kapazität des Fc-Rezeptors auf Neutrophilen und Makrophagen
- wirkt einer unphysiologischen Konzentrationserhöhung von Zelldetritus, Immunkomplexen, Zytokinkomplexen entgegen

Die SE stimuliert Immunzellen und reguliert einen »entgleisten« Zytokinhaushalt
Die SE aktiviert Immunzellen und down-reguliert Adhäsionsmoleküle
Die SE verbessert die Clearance pathogener Immunkomplexe,
- fragmentiert pathogene Immunkomplexe und andere blockierende Faktoren
- verbessert die Phagozytoseleistung bestimmter Zellen

Die SE reduziert das komplementaktivierende Potential pathogener Immunkomplexe und hemmt die Gewebeablagerung und Neubildung pathogener Immunkomplexe.

Nebenwirkungen, Toxizität

Enzymkombinationspräparate wurden umfangreichen toxikologischen Untersuchungen unterzogen. Eine Überdosierung mit systemischen Auswirkungen ist bei der oralen und rektalen Applikation nicht zu befürchten. Eine Dosis letalis media (LD50) konnte nicht ermittelt werden. Auch teratogene, mutagene und kanzerogene Effekte zeigten sich nicht.
In der Praxis kann man gelegentlich allergische Reaktionen beobachten (Hautrötung), die nach Absetzen der Therapie wieder völlig zurückgehen. Veränderungen des Stuhls in Beschaffenheit, Farbe und Geruch können unberücksichtigt bleiben. Bei Magenunverträglichkeiten oder Durchfällen kann man mit einer Verteilung der Dosis auf mehrere Einzelgaben – jeweils mit einer ausreichenden Menge Wasser – dem Patienten in der Regel helfen. Nur sehr selten sind Therapieabbrüche nötig.

Anwendung in der Orthopädie

Die immunpathologischen und pathophysiologischen Vorgänge bei stumpfen und spitzen Traumen sind noch nicht in allen Einzelheiten geklärt. Sie lassen sich jedoch unter dem Aspekt einer akuten Entzündungsreaktion zusammenfassen. Die Dosis nebenwirkungsbelasteter Medikamente zur Abschwellung und Schmerzlinderung kann unter Enzymtherapie deutlich reduziert werden, evtl. können derartige Medikamente auch völlig entbehrlich werden. Vor allem in der Langzeittherapie wirken sich Enzyme daher kostensenkend aus. Bei Patienten, die längere Zeit eine antiinflammatorische Therapie benötigen, immunsupprimiert sind oder bei denen Anwendungsbeschränkungen für NSAR vorliegen, sollte der oralen Enzymkombinationstherapie der Vorzug gegeben werden.
Die Wirksamkeit der systemischen Enzymtherapie in der Traumatologie (19), zur Unterstützung der postoperativen Heilung (4), bei akuten und chronischen Entzündungen ist klinisch gut dokumentiert. Verletzungen und Verstauchungen, die mit einem Ödem einhergehen, heilen unter Enzymtherapie schneller ab. Daneben sind alle Störungen der Bewegungsorgane mit entzündlicher Komponente wie Arthritis, Zervikobrachialsyndrom, entzündliche Tendopathien usw. der Therapie gut zugänglich, so daß Enzyme in der antiphlogistischen Therapie einen vorrangigen Platz eingeräumt bekommen sollten.
Die wesentlichen Aussagen lassen sich wie folgt zusammenfassen:
1. Proteolytische Enzyme wirken den NSAR vergleichbar antiphlogistisch und meist ausreichend analgetisch.
2. Ein Hämatom wird deutlich schneller resorbiert.
3. Die Abwehrlage im Gewebe wird lokal verbessert.
4. Postoperativ können die Patienten früher mobilisiert und früher aus dem Krankenhaus entlassen werden.
5. Nach einer Verletzung können die Patienten ihre Arbeit (bzw. Sportler ihr Training) deutlich früher wieder aufnehmen.
6. Im Profisport ist eine prophylaktische Gabe von Enzymkombinationspräparaten, etwa

eine bis zwei Stunden vor dem Einsatz, möglich und u. U. sinnvoll.

Dosierungsbeispiele

- **Akute Entzündungen**
Zwei- bis dreimal täglich 4 Tabletten Phlogenzym®
oder
dreimal täglich 5 – 10 Dragees Wobenzym® N (individuelle Dosis herausfinden, da die Resorption interindividuell variiert)
- **Banale traumatische Schwellungen**
Zwei- bis dreimal täglich 2 Tabletten Mucozym®
- **Prä- und postoperativ**
Dreimal täglich 2 – 3 Wobe-Mugos®E Tabletten per os
oder
zweimal täglich 3 Wobe-Mugos® Th Klistiertabletten als Klysma.
- **Langzeittherapie**
Dreimal täglich 2 Tabletten Phlogenzym®
oder
dreimal täglich ein bis 2 Tabletten Wobenzym® N
- **Kombination**
Die Kombination mit NSAR, - falls erforderlich - Kortikosteroiden sowie anderen immunaktiven Substanzen (Phytotherapie, Homöopathie) ist möglich und bei verschiedenen Krankheitsbildern sinnvoll.
Aktualisierte Dosierungsbeispiele fordern Sie bitte im Verlag an.

1. Ades E. W., A. Hinson, C. Chapuis-Cellier, P. Arnaud: Modulation of the immune response by plasma proteinase inhibitors. I. α_2-Macroglobulin and $\alpha_1$antitrypsin inhibit natural killing and antibody-dependent cell-mediated cytotoxicity. Scand. J. Immunol. 15 (1982), 109 – 113
2. Gardner M. L. G., K.-J. Steffens (eds.): Absorption of orally administered enzymes. Springer, Berlin 1995
3. Guggenbichler J. P.: Einfluß hydrolytischer Enzyme auf Thrombusbildung und Thrombolyse. Med. Welt 39 (1988), 277 – 280
4. Hoernecke R., A. Doenicke: Perioperative Enzymtherapie. Eine sinnvolle Ergänzung zur postoperativen Schmerztherapie? Anästhesist 42 (1993), 856 – 861
5. Janeway C. A., P. Travers: Immunologie. Spektrum, Heidelberg 1995
6. Jutila M. A., T. K. Kishimoto, M. Finken: Low-Dose chymotrypsin treatment inhibits neutrophil migration into sites of inflammation in vivo: Effects on Mac-1 and MEL-14 adhesion protein expression and function. Cell. Immunol. 132 (1991), 201 – 214
7. Klaschka F.: Neue Perspektiven in der Tumortherapie. Forum Medizin Verlag, Gräfelfing (1996)
8. Kleine M.-W., G. M. Stauder, E. W. Beese: The intestinal absorption of orally administered hydrolytic enzymes and their effects in the treatment of acute herpes zoster as compared with those of oral acyclovirtherapy. Phytomedizin 2 (1995), 7 – 15
9. Kleine M.-W., H. Pabst: Die Wirkung einer oralen Enzymtherapie auf experimentell erzeugte Hämatome. Forum des Praktischen und Allgemeinarztes 27 (1988), 42
10. Lehmann P. V.: Immunmodulation by proteolytic enzymes. Nephrol. Dialys. Transplant. 11 (1996), 953 – 955
11. Leskovar P., R. Zanon, F. Nachbar, M. Meschik: Die negative Rolle von Immunkomplexen auf die Immunregulation. Rheuma 13 (1993), 1 – 7
12. Leskovar P.: Neuartige immuntherapeutische Modelle bei neoplastischen Erkrankungen des Urogenitaltraktes unter besonderer Berücksichtigung des Blasenkarzinoms. Allerg. Immunol. 35 (1989), 249 – 262
13. Mertin J., Stauder G.: Use of oral enzymes in multiple sclerosis patients. Int. J. Tissue React. 19 (1997)
14. Morita A. H., D. A. Uchida, S. J. Taussig, S. C. Chou, Y. Hokama: Chromatographic fractionation and characterization of the active platelet aggregation inhibitory factor from bromelain. Arch. Int. Pharmacodyn. 239 (1979), 340
15. Schifferli J. A., Y. C. Ng, D. K. Peters: The role of complement and its receptor in the elimination of immune complexes. New Engl. J. Med. 315 (1986), 488 – 495
16. Sturfelt G., O. Nived, A. G. Sjöholm: Kinetic analysis of immune complex solubilization: complement function in relation to disease activity in SLE. Clin. Exp. Rheumatol.10 (1992), 241 – 247
17. Tenner A. J.: Functional aspects of the C_{lq} receptors. Behring Inst. Mitt. 93 (1993), 241 – 253
18. Trevani A. S., G. A. Andonegui, M. A. Isturiz et al.: Effect of proteolytic enzymes on neutrophil FcyR11 activity. Immunology 82 (1994), 632 – 637
19. van Eimeren W., Biehl G., Tuluweit K.: Therapie traumatischer Schwellungen. Thieme, Stuttgart 1994

20. Virgin H. W., E. R. Unanue: Immune complexes supress cellular immunity. Ann. New York Acad. Sci. 437 (1984), 16–27
21. Wood G. R., Ziska T., Morgenstern E., Stauder G.: Effects of single compounds used in oral enzyme therapy in different in vitro and in vivo models of inflammation. Int. J. Tissue React. 19 (1997)
22. Zavadova E., L. Desser, T. Mohr: Stimulation of reactive oxygen species production and cytotoxicity in human neutrophils in vitro and after oral administration of a polyenzyme preparation. Cancer Biother. 10 (1995), 147–152

Fallbeispiele

- I. Kopf-Hals-Bereich
- II. Hals-Arm-Bereich (Zervikobrachialsyndrom)
- II. Obere Extremität
- IV. Brustwirbelsäule und Thorax
- V. Lendenwirbelsäule und Ileosakralgelenk
- VI. Untere Extremität

Fall 1
Schiefhals

Klinische Symptomatik

Ein sechsjähriger türkischer Junge wird mit akutem Schiefhals über eine chirurgische Abteilung eines benachbarten Krankenhauses zur chirotherapeutischen Behandlung geschickt. Die Anamneseerhebung stößt auf Sprachbarrieren. Es kann jedoch festgestellt werden, daß es sich um keine Verletzung, sondern um eine kontinuierliche Entwicklung der Kopfschiefstellung handelte. Weitere verwertbare Angaben sind nicht zu erhalten.

Untersuchungsbefund

Der ängstliche Junge hält den Kopf links lateralflektiert und rotiert. Linker M. sternocleidomastoideus hyperton und druckschmerzhaft. Sämtliche dorsal gelegenen paravertebralen HWS-Muskeln extrem druckschmerzhaft und hyperton. Eine segmentale manuelle Diagnostik ist nicht möglich. Auffallende Schwellung der Halslymphknoten im proximalen HWS-Drittel beiderseits. Dieser Befund veranlaßt zur Inspektion des Mund- und Rachenraumes. Hier massiv vergrößerte und gerötete Tonsillen, teilweise eitrig belegt.

Ihre Verdachtsdiagnose? (S. 218)

? Ist eine chirotherapeutische Maßnahme indiziert?

! Eine segmentale manuelle Diagnostik war auf Grund der hypertonen Muskeln nicht möglich. Der extrem starke und schmerzhafte Muskelhypertonus war in Verbindung mit der Lymphadenitis im proximalen Drittel des Halses der erste Hinweis auf eine mögliche entzündliche Ursache. Die Racheninspektion ließ eine eitrige Angina tonsillaris erkennen, wahrscheinliche Ursache für den Schiefhals. Eine chirotherapeutische Maßnahme war in diesem akuten Stadium absolut kontraindiziert und hätte dem Jungen eher eine Schmerzverstärkung bereitet.

? Welche differentialdiagnostischen Erwägungen müssen bei einem akuten kindlichen Schiefhals angestellt werden?

! Als Ursache des Torticollis kommen traumatische, entzündliche und tumoröse Erkrankungen in Frage (*Tab. 29*). Diese Ursachen müssen abgeklärt werden. Erst dann kann eine bestehende Blockierung als Primär- oder Sekundärbefund eingestuft werden. Bei einem primär/funktionellen Störungsbild ist eine chirotherapeutische Maßnahme angezeigt. Häufig wird der Schiefhals als klassische Indikation für dieses Vorgehen genannt und führt entsprechend oft zu vorschnellem Handeln. Vor Abschluß der Differentialdiagnostik ist die Chirotherapie kontraindiziert.
Beim chronischen Schiefhals kommen in erster Linie detonisierende krankengymnastische und psychotherapeutische und auch medikamentöse Maßnahmen (Botulinustoxin) in Frage.

? Welche Erstbehandlungsmaßnahme kann von orthopädischer Seite her eingeleitet werden?

! Zunächst wurden die beunruhigten Eltern über die Ursache des Schiefhalses informiert und die weitere Behandlung in einer nahegelegenen Kinderklinik eingeleitet. Es wäre bei geringerer Ausprägung des Schiefhalses möglich gewesen, mit einer Zervikalstütze die hypertonen Muskeln zu entlasten. Bei entzündlichem Geschehen wäre aber eine Verstärkung der Symptome durch Wärmeeinwirkung (Wärmestau durch Zervikalstütze) wahrscheinlich gewesen. Auf eine medikamentöse Behandlung wurde verzichtet, da hierzu zunächst eine bakterio-

Tab. 29: Ätiologie des erworbenen Torticollis im Kindesalter (nach *Sacher* und *Phyek*, Universitäts-Kinderspital Zürich)

Traumatisch/funktionell	Blockierung Muskel-/Bänder-/ Knochenverletzung
Entzündlich	Myositis Spondylitis Spondylodiszitis Pharyngeale/retropharyngeale Entzündungsprozesse
Tumorös	Knochen Muskulatur Intraspinal Pharyngealer – retropharyngealer Raum Hintere Schädelgrube
Andere	Myasthenia gravis Dystonia musculorum deformans Medikamenten-Nebenwirkung (Phenothiazine, Metoclopramid, Haloperidol) Hiatushernie

? Ergeben sich andere therapeutische Ansatzpunkte aus dem Bereich der Naturheilkunde?

logische Untersuchung notwendig war, die von den Weiterbehandelnden vorgenommen wurde.

! Die Naturheilkunde bietet in diesem Fall einige sehr gute Therapiemöglichkeiten.

Akuttherapie. Ohrakupunktur, z. B. druckschmerzhafte Reflexpunkte, die dem Areal der Tonsille und dem Nacken entsprechen, oder muskuläre Bezugszonen am Ohr rückseitig. Bei kleinen Kindern bietet sich die schmerzlose Laser-Akupunktur an. Bei älteren Kindern oder Erwachsenen ist auch die neuraltherapeutische Segmenttherapie mit Lokalanästhetika-Quaddeln an den druckschmerzhaften Maximalpunkten Methode der Wahl. Als Variante kann auch im Akutfall eine Fußreflexzonentherapie zur reflektorischen Muskelrelaxierung und Schmerzreduktion durchgeführt werden.

Naturheilkundliche Basistherapie
- Infektbehandlung durch Wassereinläufe zur Fiebersenkung und Darmentlastung. Während des Infektes sollte das Kind ausreichend trinken, jedoch keine gesüßten Fruchtsäfte. Kind im Hause halten (möglichst Bettruhe) und leichte Kost geben.
- Anregen des Schwitzens durch Lindenblütentee und ansteigende Sitzbäder mit Abreibungen.
- Mikrobiologische Therapie mit Pro-Symbioflor®, Fortsetzen mit Symbioflor® I (s. S. 152).
- Nachbehandlung des Infektes mit einer Baunscheidt-Salbeneinreibung ohne vorherige Nadelung.
- Bei häufigen Infekten die Ernährung umstellen und vor allem den Süßigkeitenkonsum reduzieren.
- Immunstimulation zwischen den Infekten mit Echinacea-Eigenblut oder nach *Imhäuser* durch Potenzierung auf C5.

Arzneimittel, Dosierung	Symptome
Apis mellifica D 6, anfangs bis zu stündlich 3 Globuli	Rachenschleimhaut glasig, blaßrot, trocken. Ödematöse Schwellung der Tonsillen und der Uvula. Stechende Schluckschmerzen. Geringer Durst trotz Fieber.
Atropa belladonna D 6, anfangs bis zu stündlich 3 Globuli	Plötzlich einsetzende, fieberhafte Angina. Hellrote, vergrößerte Tonsillen mit Schluckschmerzen und rauhem Hals bei trockenen, katarrhalisch gereizten Mundschleimhäuten.
Capsicum annuum D6, 3–4× täglich 5 Globuli	Heftige Schmerzen im Mastoidbereich; heftige Halsschmerzen
Guajacum D 6, 3–4× täglich 3 Globuli	Tonsillenschwellung mit Rötung und beginnender Eiterung, starke Schluckschmerzen; übler Körper- und Mundgeruch. Trockener, schmerzhafter Husten.
Mercurius solubilis D 12, 2–3× täglich 1 Tablette	Vergrößerte Tonsillen mit Belägen bei mäßig hohem Fieber; starke Schwellung der regionären Lymphknoten. Foetor ex ore, vermehrte Speichelbildung; auch kloßige Sprache.
Phytolacca americana D 6, anfangs bis zu stündlich 3 Globuli	Dunkelrote Schleimhäute, stark geschwollene Tonsillen mit stechenden Schmerzen, Ausstrahlung bis in die Ohren. Schwellung der regionären Lymphknoten.

Homöopathie. Die organotrope Therapie richtet sich nach den speziellen Symptomen.

Akupunktur. Unabhängig davon, daß dem Verfahren Akupunktur Grenzen gesetzt sind bei einem akut kranken, ängstlichen Sechsjährigen, bei dem auch noch Sprachbarrieren zu überwinden sind, soll hier ein abgestuftes Vorgehen nach symptomatischer Therapie über Mikrosysteme, Meridianzuordnung und nach TCM-Diagnose vorgestellt werden.

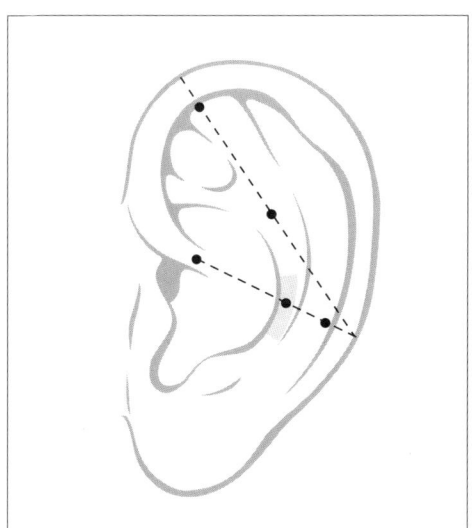

Die **Ohrakupunktur** bietet beim akuten Torticollis gute Erfolgsaussichten; auf der Anthelix sollte in der Projektionszone der HWS zuerst der Bereich der oberen Paravertebralmuskulatur, der Wirbelsäule und der Ganglien abgesucht werden und der elektrisch reaktive Punkt so exakt wie möglich lokalisiert werden.
Bei nur geringer oder fehlender Besserung sollte zunächst die Position der Nadel überprüft und korrigiert werden, bevor ggf. eine zweite Nadel im Verlauf des Behandlungsstrahles in der vegetativen Rinne gesetzt wird. Falls erforderlich, kann noch eine dritte Nadel entsprechend der Ohrgeometrie im 30°-Winkel hinzugefügt werden.

Auch die **Schädelakupunktur** nach *Yamamoto* könnte in Betracht gezogen werden. (Zone A oder B).

Körperakupunktur. In erster Linie scheinen hier als Meridianebene die Shao-Yang-Ebene und die Yang-Ming-Ebene betroffen zu sein.

Die Rotation wird in erster Linie der Shao-Yang-Achse, die Seitneigung der Meridianebene Yang-Ming und die Retro- bzw. Anteflexion der Tai-Yang-Ebene zugeordnet.

Bei einem hochakut-entzündlichen Geschehen sind Nahpunkte, die immer das Risiko einer (passageren) Verschlechterung mit sich bringen, zunächst nicht indiziert. Behandelt werden zunächst Fernpunkte, im hochschmerzhaften Stadium oder bei Füllesymptomatik am häufigsten über die sogenannten Xi- oder Spaltpunkte. Manche Autoren bevorzugen sogar das Ausweichen auf die kontralaterale Seite.

Für die Shao-Yang-Achse wären dies 3 E 7 und Gbl 36; für die Yang-Ming-Ebene in erster Linie Di 7, der auch eine hervorragende Wirkung auf akute Tonsillitis und Pharyngitis zeigt. Der Xi-Punkt des Magenmeridians (Ma 34) wird fast nur lokal am Knie eingesetzt.

Bei einer starken Anteflexion wären auch noch die Punkte Dü 6 und Bl 59 einzusetzen.

> Aus dem Blickwinkel der TCM handelt es sich beim vorgestellten Fall am ehesten um ein sogenanntes **schmerzhaftes Obstruktionssyndrom** (Bi-zheng) durch Einwirkung von **Wind-Hitze.** Wichtigstes Therapieziel wäre die Beseitigung der Meridianobstruktion und die Elimination der pathogenen Faktoren.

Ein bewährter hitzeableitender Punkt mit Leitbahnbezug auf den Nacken wären in erster Linie der Punkt Di 11, der Punkt 3 E 6 für die Shao-Yang-Ebene, der auch ein guter windableitender Punkt ist. Er wird sinnvollerweise mit dem Punkt Gbl 34, dem Meisterpunkt der Sehnen und der Bänder kombiniert, der auch eine windausleitende Wirkung zeigt.

Der Punkt Gbl 39 wird ebenfalls häufig beim Torticollis eingesetzt, da er ein ausgezeichneter Punkt zur Beseitigung von Leitbahnobstruktionen ist.

Alternativ oder zusätzlich ist die Verwendung von Meridianendpunkten möglich, die ebenfalls pathogene Energien aus dem Körper auszuleiten zu vermögen. Hier kämen die Punkte 3 E 1, Gbl 45, Di 1, Dü 1 und Bl 67 in Betracht.

Im allgemeinen reicht es aus, wenn einseitig ipsilateral genadelt wird; die wind- bzw. hitzeableitenden Punkte sollten jedoch in dieser Situation beiderseits punktiert werden.

Die Nadelung der möglichen Nahpunkte wie Gbl 20, Ni 27 und Ma 11 bleibt einer späteren Sitzung nach Abklingen des hochakuten Stadiums vorbehalten.

Diagnose
ICD-10 • M 43.6
• J03.9

Akuter Torticollis auf Grund einer Tonsillitis acuta.
Torticollis (muskulär)
Akute Tonsillitis

Fall 2
Kopfschmerzen mit Schwindel

Klinische Symptomatik

Der 24jährige Patient klagt seit 2 Wochen ohne erkennbare äußere Ursache über Kopfschmerzen und passageres Schwindelgefühl. Die Schmerzen sind abhängig von Kopfdrehungen und strahlen in die rechte Kopfhälfte aus. Wegen des Schwindels hat er bereits einen HNO-Arzt aufgesucht, der auf seinem Gebiet keine pathologischen Veränderungen feststellen konnte. Wegen fehlender neurologischer Symptomatik wird der Patient an einen Orthopäden verwiesen.

Untersuchungsbefund

Die Untersuchung der HWS ergibt eine unauffällige Statik. Bei Palpation hypertones Muskelareal rechts paravertebral im dorsalen HWS-Bereich. Bei der Funktionsuntersuchung fällt eine Einschränkung der Rotationsfähigkeit nach links auf, nach rechts ist die Rotation frei und schmerzlos möglich. Diskrete endgradige Funktionseinschränkung bei Inklination, während die Reklination ebenfalls gut möglich ist. Bei Linksdrehung tritt Schwindel auf. Die manuelle segmentale Diagnostik ergibt eine Blockierung bei HWK 2 rechts mit Verstärkung bei Linksrotation.

? Welche anamnestischen Angaben sind richtungsweisend?

! Der Patient ist relativ jung, die Anamnese kurz, und es läßt sich keine äußere Ursache erkennen. Weiterhin ist wichtig, daß die Symptomatik einseitig auftritt und sich bei Kopfdrehungen nach links verstärkt. Der chirotherapeutisch Erfahrene denkt hierbei vordergründig an eine HWS-Blockierung. Die unauffällige HNO-ärztliche Untersuchung und die fehlende neurologische Symptomatik lassen eine zervikogene Ursache der Schwindelsymptome wahrscheinlich werden.

? Differentialdiagnostik des Schwindels?

! Neurogene Schwindelsymptomatik: v. a. auf Grund peripherer oder zentralvestibulärer Störungen. Plötzlich auftretende Symptome sind meist durch eine Funktionseinschränkung des Labyrinths ausgelöst. Dies kann Folge von Verletzungen, Entzündungen oder Durchblutungsstörungen sein. In Verbindung mit einer Schwerhörigkeit muß an Morbus Ménière gedacht werden. Rasche Kopfbewegungen können bei Cupulolithiasis sekundenlange Schwindelattacken verursachen. Fallen zusätzlich allgemein-neurologische Symptome auf, sind zentrale Ursachen wahrscheinlich. Der kreislaufbedingte »orthostatische« Schwindel kann beim schnellen Aufstehen in Erscheinung treten, meist als Schwarzwerden vor den Augen. Bei allen geschilderten Erkrankungen kann zusätzlich eine Blockierung vorliegen.
Ist dieses Phänomen wie im beschriebenen Fall primärer Auslöser der Schwindelsymptomatik, beobachten wir meist bei Bewegungen, die in die Blockierungsrichtung hineingehen, ein zunehmendes Schwindelgefühl, daß in der Regel bei Verbleiben in dieser Position langsam nachläßt. Die restlichen Bewegungen der HWS sind meist ohne Beschwerden möglich.

? Stellt die Schwindelsymptomatik eine Kontraindikation für die Chirotherapie dar?

! Eine Schwindelsymptomatik ist prinzipiell keine Kontraindikation für eine chirotherapeutische Maßnahme. Läßt sich der Beschwerdekomplex nur bei einseitiger, auch langsamer Rotation der HWS auslösen und besteht zudem noch eine Funktionsstörung der Kopfgelenke, ist die zervikale Ursache wahrscheinlich (s. auch 1. und

? Ergeben sich therapeutische Ansatzpunkte aus dem Bereich der Naturheilkunde?

2. Frage). Deshalb ist in unserem Fall die Chirotherapie Behandlungsmethode der Wahl.

! Eine Blockierung kann vorbereitend, begleitend oder in der Nachbehandlung der Chirotherapie mit Naturheilverfahren hervorragend behandelt werden. Zielpunkte der therapeutischen Wirkung sind die Muskulatur, das Bindegewebe und auch die Haut über die Beeinflussung kutivertebraler Reflexbahnen. Dies wird in vorliegendem Fall mit folgenden Methoden erreicht:

Akupunktur. In der **Ohrakupunktur** werden zunächst Reaktionspunkte im Bereich der oberen HWS aufgesucht und dann evtl. weitere Punkte anhand der Ohrgeometrie hinzugefügt (s. auch Fall 1, S. 215ff).
Wegen des Schwindels ist an den Kinetosenpunkt zu denken, der auch die Muskulatur unterhalb der Schädelbasis zu beeinflussen scheint.
Die hier betroffenen Meridianebenen sind in erster Linie Tai-Yang und Shao-Yang; möglich ist also die

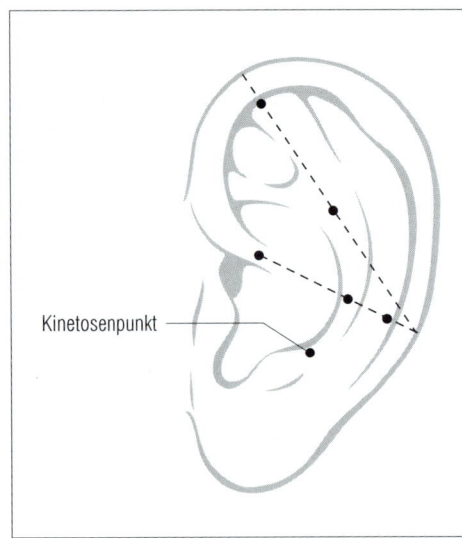

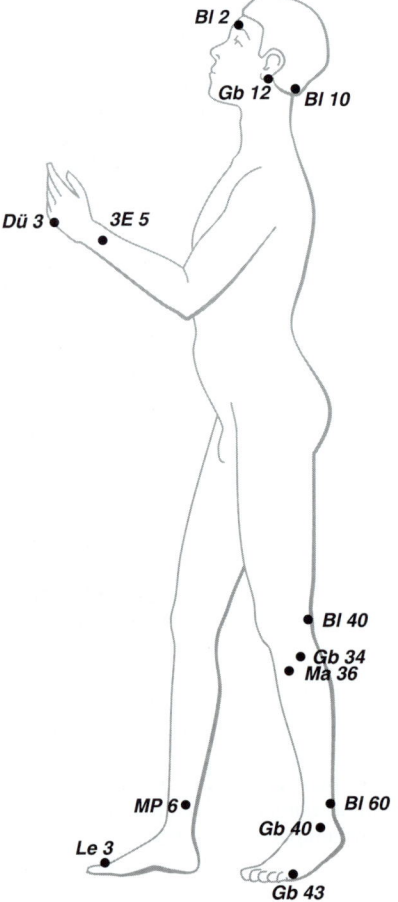

Behandlung über entsprechende Fernpunkte (Gbl 43, Gbl 40, 3 E 5, Dü 3, Bl 40, Bl 60) in Kombination mit lokalen Punkten (Ma 8, der häufig bei Schwindel eingesetzt wird, Bl 2, Gbl 12, Bl 10, Tai Yang).
Ätiologisch handelt es sich am ehesten um ein diskretes Füllemuster durch Einwirkung äußerer Windkälte; dafür sprechen die Lokalisation im Nackenbereich, der intermittierende Charakter, die kurze Erkrankungsdauer und die Ausstrahlung. Zugrundeliegen könnte eine Nieren-Qi- Schwäche.
Die Punkte Le 3 und Gbl 34 könnten zur Elimination von Wind zusätzlich eingesetzt werden; zur Tonisierung der Niere zusätzlich der Punkt MP 6 und der Punkt Ma 36 wegen seiner Qi- und blutkräftigenden Wirkung.

Neuraltherapie. Segmentbehandlung mit Procain an den druckschmerzhaften Maximalzonen von HWS und Schultermuskulatur, als Alternative auch mit (wenigen) Plenosol®-Quaddeln.

Ausleitende Verfahren. Schröpftherapie und Baunscheidt-Verfahren.

Fußreflexzonentherapie. Sowohl bei einer akuten Blockierung als auch bei Blockierungsrezidiven kann damit in Kombination oder anstelle einer chirotherapeutischen Intervention ein rascher therapeutischer Effekt erzielt werden.

Homöopathie. Das Homöopathikum kann zu Behandlungsbeginn und bei starken Schmerzen auch als Quaddeltherapie am Locus dolendi eingesetzt werden (2–3× wöchentlich; eine Kombination mit einem Lokalanästhetikum ist möglich).

Arzneimittel, Dosierung	Symptome
Actaea racemosa (Cimicifuga) D6, anfangs bis zu stündlich 3 Tropfen, bei eintretender Besserung 3× täglich 3 Tropfen.	Migräneartige Kopfschmerzen, auch mit Sehstörungen und Schwindel, Verspannung der Nackenmuskulatur; Wetterempfindlichkeit. Verschlechterung durch naßkaltes Wetter, Besserung durch Wärme.
Atropa belladonna (Belladonna) D6, anfangs bis zu stündlich 1 Tablette, bei eintretender Besserung 3× täglich 1 Tablette.	Akute, sehr plötzlich einsetzende Schmerzen, auch kommend und gehend. Auslöser und deutlich verschlechternd sind Zugluft und Kälte.
Gelsemium sempervirens D6, D12, 3× täglich 5 Tropfen.	Schmerzen und Steifigkeit im Nacken, dumpfe Kopfschmerzen. Müdigkeit, Benommenheit; druckempfindliche Halswirbelkörper. Verschlechterung durch Bewegung oder Erschütterung.
Lachnanthes tinctoria D4, 3× täglich 5 Tropfen.	Nackensteifigkeit und Schmerzen mit Bewegungsverschlechterung. Kältegefühl oder kalter Schweiß im Nacken-Schulter-Bereich.

Diagnose		Lokales Zervikalsyndrom mit Vertigo bei Blockierung der oberen HWS.
ICD-10	• M53.0	Lokales Zervikalsyndrom
	• M24.8	Gelenkblockierung
	• M47.0	Kompression der A. vertebralis

Fall 3
Schmerzen an HWS und rechter Gesichtshälfte

Klinische Symptomatik

Die 35jährige adipöse Patientin klagt über seit zwei Tagen bestehende Schmerzen, die vom Schulterblatt ausgingen und in den Nacken, die rechte Schläfe und das rechte Auge ziehen. Der Schmerzcharakter sei pochend, sie bemerke einen starken Druck auf dem Auge. Liegen und Abdunkeln des Raumes bessern die Beschwerden. Zuletzt sei auch die Kopfbewegung nach rechts schmerzhaft eingeschränkt gewesen. Ein Trauma war nicht erinnerlich. Als Auslöser für die Beschwerden werden Genuß von Süßem, Alkohol und Bewegungsmangel angegeben.

Orthopädischer Untersuchungsbefund

Funktionsstatus der HWS bis auf endgradige Einschränkung der Rechtsrotation und Reklination altersentsprechend. Druckdolenz über den Querfortsätzen der oberen HWS rechts und bei C 6 mit entsprechenden segmentalen Irritationspunkten, Nackenmuskulatur paravertebral leicht verspannt. Markstückgroßer Triggerpunkt im Bereich des rechten, weniger auch des linken Levator scapulae, mehrere kleinere im Trapezius und Supraspinatus; an den oberen Extremitäten Kraft, Sensibilität und Reflexe unauffällig. Ausgeprägte Hyperlordose der LWS. BSG und Blutbild unauffällig.

Weitere körperliche Untersuchung

Gebläht, druckdolentes Abdomen, Meteorismus, schlaffer (und teilweise entzündlicher) Gas-Kotbauch bei »Entenhaltung« nach *Mayr*, schmerzhafte Resistenzen im Bereich von Colon ascendens und Descendens bei Neigung zu Obstipation, Zunge im mittleren Bereich rechtsseitig stark weißlich belegt (entsprechend der Leber-Galle-Zone), massive Leber-Galle-Gelose am Rücken, etwas weniger ausgeprägt auch Magen-Pankreas-Gelose.

Ihre Verdachtsdiagnose? (S. 224)

Therapie und Verlauf

Sofort blutige Schröpfung der Leber-Gallen-Zone. Innerhalb einer Stunde nach der ersten Schröpfung sind die Schmerzen gebessert, nach 24 Stunden verschwunden. Ein für zwei Tage später geplanter Kontrolltermin wurde nicht wahrgenommen, weil sich die Patientin, laut telefonischer Auskunft, blendend fühlte. Der Kopf sei wieder völlig frei beweglich. Die verordneten Medikamente und Therapien benötige sie nicht mehr; sie halte sich aber an die gegebenen ordnungstherapeutischen Empfehlungen, die gelautet hatten:

2× pro Woche leichter Ausdauersport, 1–2× pro Woche Sauna und ambulante Mayr-Kur über 3–4 Wochen.

Die weitere Therapieplanung hatte folgendes vorgesehen:
- **Ohrakupunktur** an den korrespondierenden Punkten von Leber-Galle
- **Orthomolekulare Therapie** mit Zink, Magnesium und Vitamin C
- **Fußreflexzonentherapie**-Serie, mit Behandlung vor allem der schmerzhaften Punkte von Leber und Gallenblase.

Anläßlich eines Routinetermins ein Jahr später wegen einer Krebsvorsorgeuntersuchung berichtete sie, sie habe seit damals keine

Weitere 3 Jahre später kam sie wieder in die Sprechstunde mit leichten Migränebeschwerden, die bei etwas »schlampiger Lebensweise« wieder aufgetreten seien (kein Sport mehr, 5 kg Gewichtszunahme).

? Warum wurde trotz der HWS-Blockierungen keine Chirotherapie durchgeführt?

! Auf eine chirotherapeutische Maßnahme wurde verzichtet, weil der Befund als Begleitblockierung zu werten war, die sich erfahrungsgemäß nach Beseitigung der auslösenden Ursache spontan löst. Eine manuelle Lösung der Blockierung wäre zwar möglich, die Besserung wahrscheinlich aber nicht anhaltend gewesen, da die Darmsymptomatik im Vordergrund stand.

? Welche therapeutischen Varianten gibt es zur vorgenommenen blutigen Schröpfung?

! Bei einer Patientin im Yin-Zustand, etwa gleichbedeutend mit schlechtem Allgemeinzustand und asthenischer Konstitution, wäre auch eine Serie von Trockenschröpfungen möglich gewesen. Zusätzlich kämen dann eine milde Mayr-Kur, eine intensive orthomolekulare Substitution von Mikronährstoffen und Ohrakupunktur in Frage.

? Welche ordnungstherapeutischen Risikofaktoren bestehen im vorliegenden Fall?

! Akute Risikofaktoren aus dem Bereich der Lebensordnung waren v.a. eine Überbelastung des Leber-Galle-Systems durch Adipositas, Fehl- und Überernährung und Bewegungsmangel. Dies äußerte sich u.a. in einer palpationsdolenten Leber- und Gallen-Zone und im funktionellen Schmerzsyndrom. Möglicherweise würde man weitere, den Funktionskreis Leber-Galle belastende Faktoren finden, z.B. toxikologische oder psychosomatische.

? Wie begründet sich die Diagnose?

! Die beschriebene Kopfschmerzsymptomatik ist nahezu pathognomonisch für ein aufsteigendes Leber-Yang (»Leber-Migräne«); auch die auslösenden Faktoren, die Konstitution und der ganze Habitus der Patientin deuten in diese Richtung. Die Unverträglichkeit von Druck, Wärme und Bewegung sind typisch für ein Füllemuster.
Zur **Körperakupunktur** dieses Symptomenkomplexes sind folgende Überlegungen anzustellen:
Akut sollte mit Nahpunkten zurückhaltend umgegangen werden; dies kann bei manchen

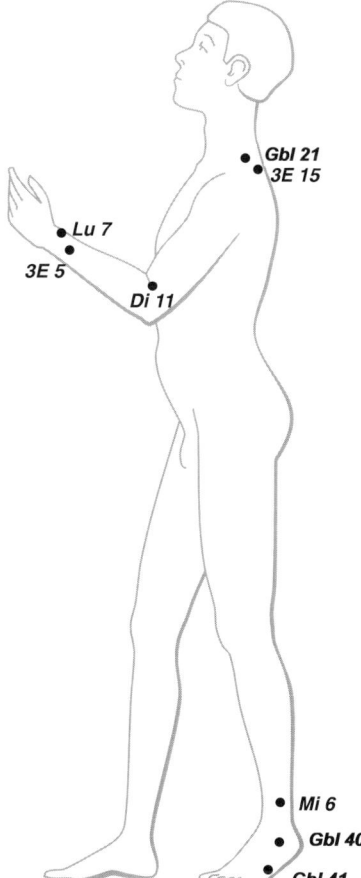

Patienten sogar schon für Ohrpunkte gelten. In einer späteren Sitzung bieten sich die Punkte Gbl 20, Gbl 8, Tai Yang und Ma 8 an.

Die entsprechende Shao-Yang-Ebene ist über die Punkte 3 E5, Gbl 41 oder 40 zugänglich; zur Ableitung von Energie sollten noch die Punkte Di 11 und Le 3 in sedierender Technik eingesetzt werden. Da in den meisten Fällen von aufsteigendem Leber-Yang eine Lungen-Qi-Schwäche zugrunde liegt, sollte zusätzlich Lu 7 genadelt werden.

Der Punkt MP 6 tonisiert Leber- und Nieren-Yin und ergänzt ebenfalls sinnvoll die genannte Punktekombination, zumal auch bereits ein Übergriff der Symptomatik auf die Milz (Unverträglichkeit von Süßem, Meteorismus) zu bestehen scheint.

Die Punkte Gbl 21 oder 3 E 15 könnten blutig geschröpft werden oder nach der Technik des Dry needling fächerförmig bis zur Auslösung eines Twitch-Phänomens punktiert werden, wobei die Nadeln keinesfalls in den Punkten belassen werden sollten.

Diagnose

Leber-Gallen-Migräne bei konstitutioneller Plethora und begleitendem Blockierungsbefund bei C 2 und C 6.

CD-10
- M24.8 Blockierungsbefund
- G43.0 Migräne

Fall 4
Belastungsabhängige Schmerzen der HWS mit Ausstrahlung in den rechten Arm

Klinische Symptomatik

Die 41jährige Patientin verspürt seit etwa 18 Monaten Schmerzen im Bereich der gesamten HWS mit Ausstrahlung in die rechte Kopfhälfte, teilweise auch in den rechten Arm. Die Schmerzen treten besonders intensiv am Arbeitsplatz auf; seit etwa 21 Monaten arbeitet sie überwiegend am Computer. An Wochenenden und im Urlaub gehen ihre Beschwerden deutlich zurück.

Untersuchungsbefund

Kopf leicht nach rechts lateralflektiert und nach links rotiert. Restliche Wirbelsäule statisch unauffällig. Hypertoner und verkürzter rechtsseitiger zervikaler Trapezius, ebenso Mm. scaleni. Druckschmerzhafter distaler Levator-scapulae-Ansatz rechts. Die Rotation der HWS ist nach rechts eingeschränkt, die Lateralflexion nach links. Blockierungsbefund bei HWK 3 rechts. Alle Gelenke der oberen Extremitäten sind passiv frei und schmerzlos beweglich. Die neurologische und radiologische Untersuchung ergibt keinen pathologischen Befund.

Ihre Diagnose? (S. 226)

? Welche anamnestischen Angaben sind wichtig?

! Wichtig ist der Zusammenhang zwischen der beruflichen Tätigkeit und dem Entstehen der Beschwerden. Die Einseitigkeit des Schmerzes im Sinne eines Zervikobrachialsyndroms und die Kopfschmerzcharakteristik sprechen nach genauer Schilderung des Arbeitsablaufes ebenfalls dafür. Das Ausstrahlen der Beschwerden in den Arm muß differentialdiagnostisch auch an einen Bandscheibenvorfall denken lassen.

? Welche therapeutischen Ansatzpunkte ergeben sich aus der Schilderung der Krankengeschichte und dem Untersuchungsbefund?

! Im Vordergrund stehen die hypertonen Muskelareale und die damit zusammenhängenden segmentalen Funktionsstörungen, die zu einer globalen Einschränkung der HWS-Beweglichkeit führten.

- Bei langem Verlauf muß zunächst die überlastete Muskulatur detonisiert werden; neben **Krankengymnastik** auch durch Anpassung von Belastung und Belastbarkeit im beruflichen und privaten Bereich.
- Empfehlenswert sind weiterhin psychologische Entspannungstherapien wie z. B. die **progressive Muskelentspannung** nach *Jacobson* sowie das **Autogene Training**.
- Bei hartnäckigen Tendopathien (z. B. Levator-scapulae-Ansatz) kann die Behandlung durch lokale Infiltrationen (**therapeutische Lokalanästhesie**) unterstützt werden.

Obwohl bereits bei der ersten Untersuchung eine Blockierung festgestellt werden konnte, ist es in diesem Fall nicht sinnvoll, sofort eine chirotherapeutische Manipulation vorzunehmen, da von einer chronischen muskulären Balancestörung auszugehen ist, die häufig zu Rezidiven führt. Sollte sich die segmentale Funktionsstörung im Verlauf einer Krankengymnastik nicht lösen, kann auch eine segmentale Mobilisation oder Manipulation weiterhelfen.

? Welche alternativen Therapien aus dem Gebiet der Naturheilkunde bieten sich in diesem Fall an?

! Auch hier gilt die bei Fall 2 (S. 219ff) angegebene Vorgehensweise. Je nach Möglichkeiten des Therapeuten kann mit jedem der angegebenen Naturheilverfahren allein oder auch in Kombination erfolgreich gearbeitet werden. Immer sind auch ordnungstherapeutische Prinzipien Inhalt der Therapiegespräche.

Akupunktur. Die betroffenen Meridianebenen sind hier in erster Linie Tai Yang und Shao Yang; wenn man jedoch eine über die bloße fehlhaltungsbedingte muskuläre Imbalance hinaus auch psychischen Streß oder eine Störung der Aggressionsverarbeitung postuliert (»sich gerade machen«), wäre auch eine Störung im außerordentlichen Meridian Yangwei

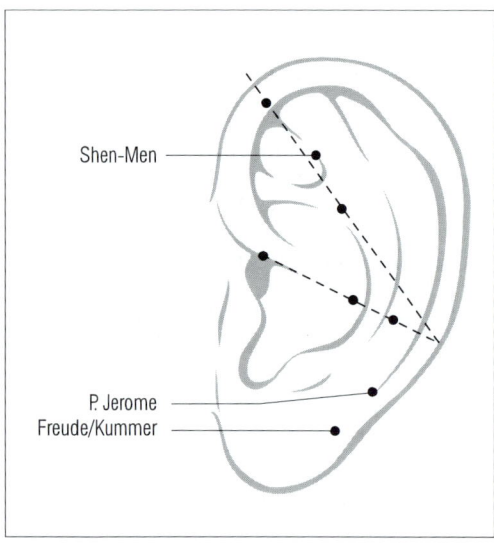

Mai denkbar, in dem sich solche Symptome häufig manifestieren.
Die wesentlichen Punkte auf der Meridianebene wären 3 E5, Dü 3, Bl 60 oder 63 sowie Gbl 34 oder 39. Der Punkt Gbl 21 könnte nach der Dry-needling-Technik punktiert werden; ebenso Bl 10 und Gbl 20, wobei die Nadeln nach Auslösen des De Qi nicht im Punkt belassen werden sollten. Die Punkte He 7, Lg 20 und Sishencong (ExP) könnten bei zusätzlicher angespannt-depressiver Grundhaltung und bei Schlafstörungen hinzugefügt werden.

Ohrakupunktur. Am Ohr könnten außer Punkten in der HWS-Projektionszone der Punkt Jerome, Shen Men oder Freude/Kummer gewählt werden.
Der »computer neck« ist übrigens auch in China schon ein fester Begriff.

Diagnose

Belastungsabhängiges Zervikalsyndrom bei muskulärer Balancestörung und segmentaler Funktionsstörung (Auslöser: eintönige Bildschirmarbeit).

ICD-10
- M54.0 Zervikalsyndrom
- F45.8 Gelenkstörung, psychogen

Fall 5
Chronische HWS-Schmerzen mit Ausstrahlung in den Schultergürtel

Klinische Symptomatik

Der 49jährige Patient klagt seit Jahren über ständige HWS- und Kopfschmerzen sowie Verspannungen im Schultergürtel. In den letzten Monaten deutliche Symptomverstärkung. Er wache nachts wegen der Schmerzen oft auf. Er habe sich eine neue Matratze und ein Spezialkissen angeschafft, ohne daß die Beschwerden dadurch gebessert wurden. Massagen und Fangopackungen hätte eine gewisse Linderung herbeigeführt. In den letzten Jahren sei ein hoher Blutdruck festgestellt worden, und er leide gelegentlich an Herzrhythmusstörungen. Eine organische Herzerkrankung sei nicht bekannt.

Untersuchungsbefund

Der Patient wirkt sehr nervös und unruhig. Hypertone Muskelareale im Bereich des zervikalen Trapezius beiderseits, im Bereich der Mm. scaleni und des Levator scapulae beiderseits. Gleiches Phänomen auch im Bereich der palpablen paravertebralen HWS-Muskulatur. Die segmentale Untersuchung ist auf Grund der generell hypertonen Muskulatur schwierig. Schmerzhafte Bewegungseinschränkung des Kopfes und der HWS in sämtliche Richtungen. Es kann nicht herausgearbeitet werden, ob dies blockierungsbedingt oder durch die hypertonen Muskelgruppen ausgelöst ist.
Die Röntgenbilder der HWS lassen keine Ursache für die Beschwerden erkennen. Im Verlauf der Untersuchung kommt der Patient mehr

und mehr auf seine berufliche Situation zu sprechen, die für ihn eine »erdrückende Belastung« darstelle. Er habe häufig Alpträume, die er mit diesen Problemen in Zusammenhang sehe. Im übrigen fühle er sich völlig ausgelaugt und kaputt.

Ihre Diagnose? (S. 228)

? Welche anamnestischen Angaben sind hinsichtlich des therapeutischen Ansatzes wichtig?

! Die nächtlichen Schmerzen, die Alpträume sowie der hohe Blutdruck und die funktionellen Herzrhythmusstörungen lassen mit hoher Wahrscheinlichkeit eine psychosomatische Erkrankung vermuten, v. a. auch auf Grund der Angabe, daß sich der Patient von seiner beruflichen Situation »erdrückt fühle«. Bei genauerem Nachfragen stellt sich heraus, daß zeitlich ein Zusammenhang mit der jetzigen beruflichen Situation und dem Auftreten der Beschwerden besteht. Vom mechanischen Arbeitsablauf her handelt es sich um eine leichte Tätigkeit abwechselnd im Sitzen, Gehen und Stehen, die diesbezüglich keine Hinweise auf eine mechanische Überbelastung vermuten läßt.

? Welches therapeutische Vorgehen bietet sich von orthopädischer Seite her an?

! Bei der Ausgangsposition des Patienten (»ausgelaugt, kaputt«) ist es nicht sinnvoll, mit einem krankengymnastisch-physikalischen Übungsprogramm zu beginnen. Zunächst sollten mit entspannungsorientierten krankengymnastischen und physikalisch-balneologischen Maßnahmen eine Erholungsmöglichkeit geboten und gleichzeitig die hypertonen Muskelareale detonisert werden. Geeignet sind gezielte krankengymnastische Maßnahmen zur Detonisierung, kombiniert mit Wärmeanwendungen und klassischen Massagen. Weiterhin kommen psychologische Entspannungsmethoden in Frage. Wenn der Muskeltonus ausreichend nachgelassen hat, sollte nochmals eine segmentale Funktionsdiagnostik der HWS angeschlossen werden, um die Möglichkeit einer chirotherapeutischen Maßnahme zu überprüfen. Die Therapie muß immer vor dem Hintergrund der verursachenden beruflichen Situation gesehen werden, ohne deren Analyse und Veränderung keine effektive Behandlung zustande kommen kann.

? Welche anderen Therapieverfahren aus dem Bereich der Naturheilkunde kommen zusätzlich in Frage?

! Naturheilverfahren eignen sich wegen ihres ganzheitlichen therapeutischen Ansatzes auch als begleitende Therapie im Rahmen einer psychotherapeutischen Behandlung. Dazu finden die bei Fall 2 und 3 erwähnten Methoden Anwendung.

Akupunktur. Lang anhaltende emotionale Probleme, ständige Sorgen und Überforderungsgefühle werden in der chinesischen Medizin häufig für Qi-Stagnationen verantwortlich gemacht, die im Laufe der Zeit auch Hitzesymptome hervorrufen können. Myogelosen und hypertone Muskelareale werden als Anzeichen für lokale Qi-Stagnationen gewertet.
Bei diesem Patienten ist eine Kombination aus Herz-Feuer und Leber-Feuer zu vermuten; dafür sprechen die Schlafstörungen mit Alpträumen, Nervosität und Unruhe ebenso wie die Palpitationen und der arterielle Hypertonus. Sicherlich haben außer den emotionalen Belastungen auch noch Überarbeitung, Fehlernährung und eine

allgemein ungesunde Lebensführung das Ihrige zu diesem Krankheitsbild beigetragen.
Da es sich hier eher um ein Füllemuster handelt, wäre blutiges Schröpfen über den hypertonen Muskelbezirken (sogenannte A shi-Punkte aufsuchen!) und über Bl 15 bzw. Bl 18 angezeigt, zur Tonisierung des Yin von Niere und Leber die Punkte MP 6 und Ni 3 (in tonisierender Nadeltechnik); Le 2 oder 3 und 3 E 6 leiten Energie ab (reduzierend nadeln) und die Punkte He 7, LG 20 und KG 17 wirken beruhigend und vegetativ ausgleichend.

Diagnose

Zervikalsyndrom als Manifestation einer psychosomatischen Erkrankung.

ICD-10
- M54.0 Zervikalsyndrom
- F45.8 Gelenkstörung, psychogen

Fall 6
Chronischer bewegungsabhängiger HWS-Schmerz mit Ausstrahlung in den Kopf

Klinische Symptomatik

Die 45jährige Patientin war wegen chronischer HWS-Probleme über 50mal an der HWS »eingerenkt« worden. Anfänglich war dadurch schnell Beschwerdefreiheit erreicht worden, die jedoch immer nur von kurzer Dauer war. Die schmerzfreien Intervalle wurden immer kürzer, bis die Patientin zwei- bis dreimal pro Woche den Chirotherapeuten aufsuchte.
Zum jetzigen Zeitpunkt diffuser Dauerschmerz im HWS- und Kopfbereich, Drehen des Kopfes schmerzhaft, daher auch Medikamenteneinnahme.

Untersuchungsbefund

Kopf-, HWS- und gesamte Wirbelsäulenstatik physiologisch. Myotendinosen im Bereich des M. splenius capitis und cervicis sowie am Levator scapulae und am zervikalen Trapezius beiderseits. Auffallend auch hypertone Mm. masseter und temporalis beiderseits. Komplexe

Blockierung im oberen und mittleren HWS-Bereich, an der BWS und den Kreuzdarmbeingelenken. Bei Palpation der Kiefergelenke lokaler Druckschmerz sowie Öffnungsklick. Bei näherer Befragung gibt die Patientin an, nachts mit den Zähnen zu knirschen.

Ihre Diagnose? (S. 230)

? Welches therapeutische Vorgehen ist nicht sinnvoll?

! Es ist nicht sinnvoll, die bisherige Monotherapie (Chirotherapie) weiter zu verfolgen.

Zu oft geht man davon aus, diese Methode besser zu beherrschen als der vorher behandelnde Chirotherapeut. Vielmehr sollte man sich über die bisher durchgeführten Behandlungsmaßnahmen und deren Effektivität informieren und danach ein langfristiges Therapiekonzept entwerfen.

? Welchen therapeutischen Weg kann man beschreiten?

! Das derzeitige Schmerzbild ist vor allem durch die Myotendinosen und wahrscheinlich auch durch die segmentalen Funktionsstörungen im gesamten Wirbelsäulenbereich bestimmt. An diesen Punkten muß die Therapie ansetzen. Im Vordergrund steht das Ausbalancieren der rumpf-, HWS- und schultergürtelführenden Muskeln. Die Detonisierung kann auch von psychologischer Seite her durch Entspannungsverfahren angegangen werden. Meist müssen auch Störfaktoren im Bereich der unteren und oberen Extremitäten mit berücksichtigt werden. Besondere Aufmerksamkeit ist der Funktionsstörung der Kiefergelenke und der Kaumuskeln zu schenken.
Die Klärung der Ursache für den Bruxismus ist eher ein längerfristiges Problem, so daß momentan rein symptomatisch die Gelenkmobilisation und auch die Harmonisierung der Kaumuskelfunktion im Auge behalten werden sollte. Auch mechanische Ursachen kommen für die Okklusionsstörung in Frage, die der zahnärztlichen oder kieferorthopädischen Behandlung bedürfen. Bei Bruxismus ist in der Regel eine Psychodiagnostik unumgänglich.
Rezidivieren die segmentalen Funktionsstörungen trotz der geschilderten Maßnahmen, ist eine dosierte Chirotherapie oft nicht zu umgehen. Gleichzeitig sollte die Indikation für eine Proliferations- (Sklero-) therapie erörtert werden. Hiermit kann ähnlich wie bei der Hämorrhoidenbehandlung mit sklerosierenden Substanzen eine Bindegewebsproliferation und damit eine Verstärkung ligamentärer Strukturen erreicht werden (s. S. 273). Man sollte sich vor dieser Behandlung durch eine diagnostische Lokalanästhesie von der Effektivität überzeugen. Manchmal kann in derart chronischen Fällen eine Schmerzlinderung erreicht werden.

? Bieten sich alternative Behandlungsmethoden aus dem Bereich der Naturheilkunde an?

! Auch hier sind die bei Fall 2, 3 und 4 erwähnten naturheilkundlichen Methoden ausgesprochen gut geeignet. Zu bedenken ist, daß mit den biologischen Heilverfahren nicht nur eine sehr effektive und nebenwirkungsarme/-freie Behandlung zum Einsatz kommt, sondern daß diese bei den Patienten meist auch sehr große Akzeptanz findet, wodurch die Compliance für andere Maßnahmen gefördert wird.

Hinweis Bei allen chronischen Erkrankungen der Bewegungsorgane sollte nach lokalen oder übergeordneten **Störfeldern** gefahndet und das bindegewebige Grundsystem als Manifestationsort der Regulationsblockaden drainiert werden.

Bei chronischem Zervikalsyndrom kommen als akute Störfelder auf lokal-segmentaler Ebene Erkrankungen des Zahn-Kiefergebietes in Frage (wurzelbehandelte Zähne, impaktierte Weisheitszähne, Zahngranulome, vereiterte Zähne, chronische Kieferhöhlenentzündungen, vereiterte Mandeln). Als überregionale oder systemische Störfelder finden sich beim Zervikalsyndrom toxikologische Belastungen wie Amalgamfüllungen, Darmdysbiosen und psychogene Störfelder. Erst nach deren Beseitigung ist mit einer Ausheilung der chronischen Beschwerden zu rechnen.

Als spezifische Drainagemethode bietet sich bei der Darmdysbiose z.B. eine kurze Fastenkur an. Lokal ausleitende Verfahren sind neben den Aschner-Verfahren Schwitzprozeduren, Wickel und Packungen etc.; sie können zur Nachbehandlung des sanierten Störfeldes eingesetzt werden. Mikronährstoffsupplementierung abwägen!

Diagnose

Chronisches Zervikalsyndrom bei rezidivierenden HWS-Blockierungen, Myotendinosen, Bruxismus, Balancestörung im Kaumuskelbereich, Kiefergelenks-Funktionsstörung.

ICD-10
- M54.0   Zervikalsyndrom
- F45.8   Gelenkstörung, psychogen

Fall 7
Chronisches Zervikobrachialsyndrom; temporäre Sensibilitätsstörungen in beiden Armen

Klinische Symptomatik

Die 75jährige Patientin wird seit Jahren wegen einer seropositiven chronischen Polyarthritis ärztlich behandelt. An mehreren Gelenken wurden Synovektomien durchgeführt. Das linke Kniegelenk ist mit einer bikondylären Endoprothese versorgt. Seit 3 Monaten leidet die Patientin an beidseitigem Armschmerz unterschiedlicher Intensität, der von der HWS seinen Ausgang nahm. Zunehmend treten auch temporäre Gefühlsstörungen in den Fingern, den Unterarmen und teilweise auch in den Oberarmen auf.

Untersuchungsbefund

Die Patientin ist durch die Gelenkveränderungen an den Zehen-, Fuß- und Kniegelenken schwer gehbehindert; beide Hände zeigen die für die chronische Polyarthritis (cP) typischen Veränderungen. Auf die cP gehen auch die seit Jahren bestehenden Funktionsstörungen beider Ellenbogen- und Schultergelenke zurück.
Der Kopf wird leicht rekliniert gehalten. Die Palpation ergibt hypertone Muskelareale beiderseits paravertebral an der HWS und im zervikalen Trapeziusbereich, an den Mm. scaleni und dem M. sternocleidomastoideus. Die Wirbelbogengelenke sind ungewöhnlich prominent tastbar und stark schmerzhaft.
Die grobe Funktionsprüfung ergibt eine konzentrische Bewegungseinschränkung der HWS in alle Richtungen, die neurologische Untersuchung eine Hyperreflexie an beiden oberen Extremitäten sowie eine Hypästhesie ohne klare Dermatomgrenze. Die Kennmuskeltestung zeigt eine Schwäche des Bizeps und Trizeps brachii, der Handgelenksbeuge- und -streckmuskulatur beiderseits mit Betonung der rechten Seite. Die Testung im Finger- und Handbereich ist nur

bedingt verwertbar auf Grund der starken Gelenkschmerzen. Auch an den unteren Extremitäten rechtsbetonte Hyperreflexie.
Röntgenbefund (konventionelle HWS-Aufnahme in 2 Ebenen): horizontale atlantodentale Dislokation. Auf den Funktionsaufnahmen (Re-/Inklination) vergrößert sich die Dislokation zwischen Dens und vorderem Atlasbogen erheblich. Zusätzliche MRT-Aufnahmen lassen neben erosiven Veränderungen des Dens auch eine deutliche Myelokompression erkennen.

? Woran muß bei zervikobrachialen Beschwerden eines cP-Patienten immer gedacht werden?

! Die chronische Polyarthritis kann auch die HWS im Sinne einer Zervikalarthritis unterschiedlicher Lokalisation und Ausprägung befallen. Treten im Rahmen einer zervikobrachialen Problematik neurologische Symptome auf, muß an eine zervikale Myelopathie gedacht werden, die ursächlich durch eine vertikale oder horizontale antlantodentale Dislokation ausgelöst sein kann. Oft treten die Schmerzen in den Hintergrund, und es dominieren temporäre, oft nur diskrete Sensibilitätsstörungen oder eine Muskelschwäche. Diesbezüglich kann die Abgrenzung einer neurogen bedingten von einer gelenkbedingten Schwäche (Destruktion) schwierig werden. In unserem Falle sind die Hyperreflexie, die Sensibilitätsstörungen und die Kennmuskelschwächen wegweisend. In Verbindung mit dem konventionellen radiologischen Befund und dem MRT kann die Ursache des Zervikobrachialsyndromes verifiziert werden.

? Welche therapeutischen Maßnahmen kommen bei einer atlanto-dentalen Dislokation mit neurologischen Ausfällen in Betracht?

! Eine atlantodentale Dislokation im Rahmen einer chronischen Polyarthritis ist nicht selten. Oft ist sie aber nur ein Zufallsbefund. Treten neurologische Symptome auf, muß möglichst schnell die Möglichkeit einer Dekompression und Spondylodese überprüft werden, die als einzige Therapiemaßnahme verläßlich eine weitere Myelokompression verhindern kann. Wartet man zu lange, sinkt die Chance, daß sich die bis dahin entstandenen Kompressionsschäden des Rückenmarks zurückbilden. Auch die zunehmende, mit der chronischen Polyarthritis einhergehende Osteoporose kann den operativen Eingriff unmöglich machen oder ihn sehr erschweren (Materialverankerung).

? Welche adjuvanten Therapiemöglichkeiten aus der Naturheilkunde kommen in Frage?

! Im geschilderten Fall besteht eine absolute Operationsindikation, da nur auf diesem Wege eine zunehmende Myelokompression verhindert werden kann. Sprechen vitale Gründe gegen einen solchen Eingriff, kommt nur eine äußere Stabilisierung in Form einer Zervikalstütze in Frage, die die HWS weitgehend immobilisiert. Zusätzliche krankengymnastische Maßnahmen zur muskulären Stabilisierung der HWS sind dann als Dauertherapie notwendig.
Medikamentös kann die Ödemneigung des Myelons verringert werden (z.B. durch Kortikoide). Einen Einfluß auf die cP-bedingten Destruktionen hat eine solche Behandlung nicht. Als adjuvante Therapie sind alle antiphlogistischen und analgetischen Behandlungsmaßnahmen aus der Naturheilkunde möglich.

Dazu eignen sich:

- **Akupunktur.** Eine bereits symptomatisch gewordene atlantodentale Dislokation darf selbstverständlich nur unter strenger Beobachtung und laufenden Kontrollen der neurologischen Befunde konservativ behandelt werden. In der Ohrakupunktur kommen Projektionsbereiche der Bandscheibe, der Paravertebralmuskulatur

Arzneimittel, Dosierung	Symptome
Aconitum napellus D4, D6, anfangs bis zu stündlich 5 Tropfen.	Plötzlich einsetzende Entzündungssymptomatik mit Schmerzen, auch Fieber und Allgemeinreaktion. Auslöser oft ein viraler Infekt. Häufig zur Initialtherapie eingesetzt.
Apis mellifica D6, anfangs bis zu stündlich 5 Tropfen.	Brennende Schmerzen, starke Berührungsempfindlichkeit, Gelenkschwellung. Besserung durch Kälteapplikation.
Bryonia cretica D4, D6, anfangs bis zu stündlich 5 Tropfen.	Stechende Schmerzen, ausgeprägte Bewegungsverschlechterung. Besserung durch Kälteapplikation.
Causticum D4, D6, 3× täglich 1 Tablette.	Schmerz, Bewegungseinschränkung, Deformierung. Gefühl von Anspannung und Verkürzung an Sehnen und Muskeln, auch anfallsweise auftretende Schmerzen. Verschlechterung bei kaltem, trockenem Wetter, mit Besserung bei Regen.
Filipendula ulmaria D3, D6, 3–4× täglich 5 Tropfen.	Aktivierte Arthrose mit reißenden Schmerzen. Starke Schweißbildung. Verschlechterung durch Feuchtigkeit.
Kalium chloratum D6, 2–3× täglich 1 <Tablette, auch im Wechsel mit Sulfur jodatum (gleiche Dosierung)	Bursitis, versuchsweise zur Resorption des Exsudates.
Rhododendron D6, D12, 3× täglich 5 Tropfen	Schwellung und Rötung der Gelenke mit heftigen, ziehenden Schmerzen; Schwäche und Schweregefühl sowie Ameisenlaufen. Auch »tiefsitzende« Schmerzen an Periost oder Aponeurosen. Übelriechender Urin mit Schmerzen in der Harnröhre bei gehäuftem Wasserlassen. Verschlechterung über Nacht bis zum Morgen sowie durch Wetterwechsel, Nässe und vor Gewitter.
Rhus toxicodendron D12, 2-3 x täglich 5 Tropfen.	Rheumatoide Gelenkschmerzen mit Steifigkeitsgefühl; auslösend bzw. verschlimmernd sind Durchnässung, Unterkühlung sowie traumatische Ereignisse (Überanstrengung etc.). Verschlechterung in Ruhe sowie nachts, Besserung durch kontinuierliche Bewegung und durch Wärme.

im obersten Abschnitt der HWS sowie Punkte über den Behandlungsstrahl in der vegetativen Rinne und entsprechend der Ohrgeometrie in Betracht. Neben lokalen Punkten haben LG 2, KG 2 und Ni 11 eine entspannende Wirkung auf den hinteren Atlasbogen.
- Hochdosierte Enzymtherapie mit Kombinationspräparaten (Beispiel: Wobenzym®N); orthomolekulare Therapie (s. S. 198)
- Phytotherapie: Aescin-Injektion
- Homöopathie (s. o.)

Bei sehr starker Schmerz- und Entzündungssymptomatik hat sich die tägliche Quaddelung der betroffenen Gelenke bewährt; bei Befundbesserung kann die Behandlung oral fortgesetzt werden.

Diagnose	Zervikobrachialsyndrom beiderseits bei chronischer Polyarthritis mit atlantodentaler Dislokation und nachfolgender zervikaler Myelopathie.
ICD-10 • M05.8	seropositive cP
• M50.0	zervikaler Bandscheibenvorfall mit Kompression der Nervenwurzeln

Fall 8
Lokales HWS-Syndrom, Ausstrahlung in linken Unterkiefer und linke Schulter

Klinische Symptomatik

Der 18jährige sportlich-athletische Patient in sehr gutem Allgemeinzustand klagt seit Wochen über lokale Schmerzen an der HWS mit Ausstrahlung in die linke Schulter und zeitweise auch in den linken Unterkiefer; bei Bewegung des Kopfes nach links und nach hinten tritt ein inkonstanter Schmerz auf.

Untersuchungsbefund

HWS-Rotation (links/rechts) 60/0/90°, Reklination und Seitneigung endgradig eingeschränkt, Druckschmerz über den Gelenkfacetten von C 5 – Th 2 rechts. Starker Druckschmerz im Unterkieferbereich bei festem Zubeißen und bei Beklopfen der distalen Unterkieferzähne; starkes Knacken im Kiefergelenk bei Öffnung und Schließung links. Flächig druckschmerzhafte Muskelpartien links paravertebral im Bereich der HWS, des Trapezius und des Supraspinatus.
Eine vor kurzem angefertigte HWS- und BWS-Röntgenaufnahme (Fremdaufnahme) ergab keine pathologischen Befund.

Naturheilkundlicher Befund
Inspektion: In Ober- und Unterkiefer zahlreiche Amalgamfüllungen; ein Zahn ist überkront.

Kinesiologische Testung: bei »Therapielokalisation« auf dem Weisheitszahn im linken Unterkiefer deutliche Muskelschwächung des Deltoideus, antagonisierbar durch ein Neuraltherapeutikum, die Vitamine C, D und Zink.

Palpation der Mundschleimhaut: Im Weisheitszahngebiet mehrere druckschmerzhafte Verhärtungen, die in der Mundakupunktur nach *Gleditsch* als spezifische Reflexzonen gelten.

Ihre Diagnose? (S. 234)

Therapie und Verlauf

Der Patient konnte überzeugt werden, daß seine Beschwerden mit großer Wahrscheinlichkeit vom wurzelbehandelten Weisheitszahn im linken Unterkiefer ausgelöst werden; er entschloß sich zum zahnärztlichen Eingriff. Nach Zahnextraktion kam es innerhalb von 8 Tagen zur kompletten Beschwerdefreiheit, die auch nach zwei Jahren noch bestand. Der Eingriff wurde homöopathisch unterstützt.
Vier Wochen später wurde eine Entfernung der Amalgamfüllungen mit anschließender Entgiftungsbehandlung mit Antioxidanzien und homöopathischen Präparaten durchgeführt. Dies führte zu einer deutlichen Besserung der im Nachhinein geschilderten vegetativen Stigmatisierung (Schlafstörungen und Nervosität). Schließlich wurde vom Zahnarzt zur Regulierung der Kiefergelenksstörung mit

nächtlichen Bruxismus für einige Monate eine Aufbißschiene verordnet.

? Warum wurden die Nackenbeschwerden nicht primär orthopädisch behandelt?

! Auf Grund der diagnostischen Hinweise war die Herdsanierung des Weisheitszahnes als kausale Behandlung indiziert. Bei einem solchen Befund sind chirotherapeutische Maßnahmen zunächst überflüssig, da sich der orthopädische Befund, vor allem die Muskelverspannungen im HWS-Bereich, mit der Beseitigung des Störfeldes in der Regel sofort bessert.

? Welche weiteren naturheilkundliche Maßnahmen gibt es als Therapievarianten?

! Als naturheilkundliche Methoden wären probatorisch auch Akupunktur und Neuraltherapie im Intervall bis zur definitiven Störfeldbehandlung angezeigt.

? Wann sind »Entgiftungsmaßnahmen« sinnvoll?

! Eine Drainage der Grundsubstanz im Bereich von Kiefer und Nacken nach Zahnbehandlung und Amalgamentfernung ist besonders bei anhaltenden Beschwerden und schlechtem Allgemeinzustand angezeigt. Sie wurde auch bei diesem Patienten wegen seines Konstitutionstyps und seiner vegetativen Symptomatik durchgeführt und bestand in der Gabe orthomolekularer und homöopathischer Medikamente sowie einer spezifischen Detoxifikation mit Chelatbildnern (DMPS). Auch eine Baunscheidt-Behandlung oder eine kurze Fastenkur kämen in Frage.

Zur Operationsvorbereitung sollte eine **Terrainsanierung** vorgenommen werden durch basische Kost und phytotherapeutische Funktionsförderung der ausscheidenden Organe, besonders Leber, Niere und Darm.

Diagnose

ICD-10
- M54.0
- K04.9

Zervikobrachialsyndrom – Zahn-Kieferstörfeld, sekundäre HWS-Blockierung.
Zervikobrachialsyndrom
devitaler Zahn

Fall 9
Therapieresistentes HWS-Syndrom mit Ausstrahlung in den Schultergürtel, chronischer Nasennebenhöhleninfekt

Klinische Symptomatik

Der 45jährige sportliche Lehrer erkrankte mehrfach an Infektionen im Bereich der Nasennebenhöhlen. Während eines Urlaubes stellten sich starke und sehr hartnäckige HWS-Beschwerden mit Muskelverspannungen bis in die Schulter ein. Der Patient vermutet zunächst einen Zusammenhang mit übermäßiger Windeinwirkung. Weder Krankengymnastik, Massagen und Fangopackungen noch Injektionen besserten die Symptome. Wegen zunehmender Ausstrahlung der Schmerzen in den linken Arm Überweisung zum Neurologen, der keine pathologischen Veränderungen feststellte und Antirheumatika verordnete. Die Beschwerden blieben unverändert und strahlten jetzt wechselnd in beide Arme aus.

Ihre Verdachtsdiagnose? (S. 237)

Wegen teils unerträglicher Schmerzen suchte er einen Heilpraktiker auf, der zwei impaktierte Weisheitszähne und einen avitalen Zahn als Störfeld feststellte und mit Akupunktur, Akupressur und Chirotherapie behandelte. Ein Zahnarzt riet zur Operation, die von einem Kieferchirurgen vorgenommen wurde. Nach diesem Eingriff ging das Zervikobrachialsyndrom rapide zurück, ebenso klang der chronische Nasennebenhöhleninfekt ab. Adjuvant setzte der Heilpraktiker Vitamin- und Eigenblutinjektionen ein. In dieser Phase waren das Allgemeinbefinden und die physische Leistungsfähigkeit des Patienten noch erheblich reduziert.

Während einer Rehabilitation wurde die Eigenblutbehandlung unter Zusatz von Echinacea-Präparaten fortgesetzt, daneben Akupunktmassage nach *Penzel* sowie konditionierende Kneipp-Therapie. Das krankengymnastische Übungsprogramm konzentrierte sich auf das Ausbalancieren der rumpfführenden Muskulatur unter Einschluß der HWS und des Schultergürtels. Restblockierungen im HWS- und ISG-Bereich wurden chirotherapeutisch gelöst. Über 10 Tage führte der Patient eine Heilfastenkur durch, die in Verbindung mit der weiteren Therapie sein Allgemeinbefinden wesentlich verbesserte. Im Verlauf der Rehabilitation war der Patient erstmals seit 1½ Jahren wieder in der Lage, sich sportlich zu belasten. Infektzeichen und zervikobrachiale Restbeschwerden klangen weitgehend ab.

? Was ist am Krankheitsverlauf bemerkenswert für den Orthopäden?

! Der erstbehandelnde Orthopäde ging davon aus, daß die zervikobrachiale Symptomatik von starker Abkühlung ausgelöst wurde. Die dabei übliche symptomatische Behandlung besserte die Beschwerden nicht. Die neurologische Untersuchung erbrachte keine weiteren Erkenntnisse. Beides zusammen machte es unwahrscheinlich, daß hier ein mechanisch bzw. thermisch verursachtes Schmerzbild vorlag.

? Welche Schritte hätte der Erstbehandelnde (Orthopäde) einleiten können, um die Ursache der Beschwerden klären zu können?

! Läßt sich wie hier eine zervikobrachiale Symptomatik durch die genannten Maßnahmen nicht beeinflussen, muß die Ursache in einem weiteren Feld gesucht werden. Dabei ist z.B. die gesamte Wirbelsäule nach funktionellen oder strukturellen Störungen hin zu untersuchen, ebenso wie der Kopf, insbesondere der Zahn- und Kieferbereich. Eine anamnestische Orientierung über Zahn- oder Kieferbehandlung kann wichtige Informationen liefern. Auch ein Orthopäde kann sich grob inspektorisch und palpatorisch vom Gesundheitsstand der Zähne und des Kiefers überzeugen.

Bei Betrachtung des gesamten Krankheitsverlaufes hätte auffallen müssen, daß bei dem bis dahin »kerngesunden« und sportlich leistungsfähigen Patienten plötzlich unerwartet oft grippale Infekte und Nasennebenhöhleninfekte auftraten. Dies läßt auf ein geschwächtes Immunsystem schließen, hier wahrscheinlich auf Grund eines Zahnherdes.

? Welche anamnestischen Angaben können auf ein Herdgeschehen hindeuten?

! Die gehäuften Infekte waren bei dem Patienten völlig ungewöhnlich. Vor allem die Chronifizierung trotz vieler Therapieversuche mußte an ein Herdgeschehen denken lassen. Bei Beteiligung der Nasennebenhöhlen ist es naheliegend, entweder dort oder im Zahn-Kieferbereich den Störherd zu vermuten.

Aus naturheilkundlicher Sicht ist an eine operative Störfeldsanierung immer eine Nachbehandlung zur Drainage des Grundsystems und »Entschlackung« anzuschließen, lokal z.B. durch ein Braunscheidt-

Verfahren und bei rezidivierenden Infekten systemisch durch eine Fastenkur. Immundysbalancen werden durch Mikronährstoffsupplementierung und Immunmodulation behandelt (s. S. 72–79).

Übersicht: Diagnostik und Therapie bei Zervikobrachialsyndrom

Symptomatik	• HWS Schmerz mit Ausstrahlung in den Arm
Befund	• Tonus der HWS-Muskulatur erhöht • Bewegungseinschränkung • Blockierung
Symptome und Befund können durch verschiedene Ursachen ausgelöst werden, die sich durch weitere Untersuchungen differenzieren lassen.	
• Neurologisch unauffällig	• Nervendehnungsschmerz • diskrete Kennmuskelschwäche
Bildgebende Untersuchungen	
• Röntgenbild der HWS unauffällig	• Röntgenbild der HWS auffällig • CT/MRT: Bandscheibenvorfall • EMG/NLG: Denervierungszeichen
Diagnose	
Zervikobrachialsyndrom bei muskulärer Balancestörung und Blockierung - unbekannter Ursache	• Bandscheibenvorfall mit Nervenwurzelkompressionszeichen
Therapie	
• Krankengymnastisch-physikalische Therapie • Naturheilkundliche Methoden • Chirotherapie • ggf. medikamentöse Maßnahmen	• Krankengymnastisch-physikalische Therapie • Naturheilkundliche Methoden • ggf. medikamentöse Maßnahmen • Chirotherapie kontraindiziert!
Falls Schmerzen rückläufig: Keine weitere Therapie erforderlich. Falls Therapie unwirksam:	
Erweiterte Anamnese: • Andere Erkrankungen • Toxikologische Belastung • Ernährung • Psychosoziale Situation **Erweiterte Diagnostik:** • Bewegungsorgane (Schädel, obere Extremität, Wirbelsäule, untere Extremität) • Innere Organe • Zahn-Kieferbereich • Meridiandiagnostik • Toxine	• Operationsindikation prüfen
Je nach Befunden entsprechende Therapie	

Diagnose	Zervikobrachialsyndrom bei Störfeld im Zahnbereich
ICD-10 • M54.0	Zervikobrachialsyndrom
• K04.9	devitaler Zahn
• J32.9	chronische Sinusitis

Fall 10
Bewegungseinschränkung beider Schultergelenke – Schmerzausstrahlung in die Oberarme

Klinische Symptomatik	Der 76jährige rüstige, leicht übergewichtige Patient in reduziertem Allgemeinzustand klagt seit einer Woche über eine schmerzhafte Bewegungseinschränkung beider Schultergelenke mit Ausstrahlung in Nacken und Oberarme. Schmerzen in allen Bewegungsrichtungen, einfache Alltagstätigkeiten sind beeinträchtigt. Seit 4 Wochen eitrige, unter Antibiotika therapieresistente Bronchitis. Bereits vor 5 Jahren habe der Patient, ebenfalls im Rahmen eines langdauernden fieberhaften Infektes, ein halbes Jahr lang ähnliche Beschwerden an beiden Schultern gehabt.
Untersuchungsbefund	Hochgradige Bewegungseinschränkung an beiden Schultergelenken, Abduktion beiderseits 30°, Elevation 40°, IRO/ARO 20/0/20°. Minderung der groben Kraft um 2 Stufen, Hyperästhesie im Bereich beider Schultergelenke, Reflexe unauffällig, gute HWS-Beweglichkeit, Muskelkonturen im Bereich beider Schultergelenke leicht verstrichen und druckschmerzhaft. Übriger Wirbelsäulenstatus unauffällig.
Diagnostik	BKS 40/70 mm n. W., Leukozyten 10.000 / μl, deutliche Linksverschiebung, CRP auf das Dreifache der Norm erhöht; Lymphozytensubtypisierung: zelluläres Immunprofil entsprechend schwerem viralem Infekt, Verschiebung der T4/T8-Ratio auf 1,1; Multitest Mérieux 8 mm entsprechend einer zellulären Immundefizienz. Röntgenbefund: HWS und beide Schultergelenke in 2 Ebenen: Altersentsprechend, keine krankhaften Veränderungen. Ultraschall beider Schultergelenke: Unauffälliger Befund.
Internistischer/naturheilkundlicher Untersuchungsbefund	Auskultatorisch beiderseits basal feuchte Rasselgeräusche, Giemen und Brummen über allen Lungenbereichen, diskrete Bronchospastik. Herzaktion regelmäßig, Frequenz 80 Schläge pro Minute. *Mayr-Diagnostik:* Großtrommelträgerhaltung mit schlaffem Gaskotbauch. Anamnestisch wird über eine Gewichtszunahme von 5 kg im letzten halben Jahr, Obstipation und Meteorismus berichtet. *Kinesiologische Untersuchung:* Stärkung beider Mm. deltoidei um eine Stufe nach Gabe von Vitaminen und Berührung der Akupunktur-Alarmpunkte für Lunge und Dünndarm. *Schröpfzonendiagnostik:* Starke Füllegelosen an beiden Lungenzonen, Leberzone und Nierenzonen sowie Übergangsgelosen an beiden Schulterzonen.

Ihre Diagnose? (S. 239)

Therapie und Verlauf

Auf Grund von Anamnese, Klinik und Laborwerten wurden die Beschwerden als infektbedingt interpretiert. Prädisponierend war aus ganzheitsmedizinischer Sicht das schwere Enteropathiesyndrom nach *Mayr*.

Immunmodulation und orthomolekulare Therapie: Gabe von Vitamin C, B-Komplex und Kalzium parenteral, der Vitamine A, E, Selen oral, Echinacea-Präparaten über 5 Tage, 3 x 40 gtt. pro Tag. Darmreinigung bei dreitägiger Fastenkur durch Einläufe und Bittersalzgabe, Verordnung von Nierentee und Mariendistel-Präparaten zur Entgiftung von Nieren und Leber, Heilerde zur Bindung von Darmtoxinen, Pro-Symbioflor® zum Aufbau der Darmflora, später zusätzlich Symbioflor® I, sofortiges Absetzen der Antibiotika.

Körper- und Ohrakupunktur. Die Begleitende Akupunktur dient der Schmerztherapie. Das Meridianpaar Lunge/Dickdarm ist gekoppelt mit Milz-Pankreas/Magen; die angegebenen Schmerzen und die Bewegungseinschränkung projizieren sich anatomisch hauptsächlich auf diese Ebene (Yang Ming).
Neben der topographischen Zuordnung sprechen aber auch die Symptome Meteorismus, Gewichtszunahme, Immunschwäche und eitrige Bronchitis für eine tieferliegende Störung im Funktionskreis Milz/Pankreas; z. B. durch Feuchtigkeits-/Schleimbelastung.
Neben den wichtigsten Punkten für einen Schulterschmerz auf der Yang-Ming-Ebene MP 9 und Ma 38 eignen sich zur Behandlung des pathologischen Grundmusters Ma 40, MP 3, MP 6 sowie KG 17, Lu 7, Bl 13 und Bl 20.

- Flankierend milde Krankengymnastik; als Lokaltherapie täglich zweimal feuchte Rumpfwickel.

Unter dieser Behandlung kam es innerhalb von 6 Tagen zu einem deutlichen Nachlassen der Schmerzen, einer leichten Zunahme der Kraft und einer besseren Schultergelenksbeweglichkeit. Klinisch und auskultatorisch war der bronchopulmonale Infekt nach 10 Tagen völlig abgeklungen; ein kurz darauf durchgeführtes Immunprofil zeigte eine verbesserte Ratio, 6500 Leukozyten, normales Differentialblutbild. Nach 2 Wochen war der Patient wieder in der Lage, Alltagsverrichtungen mit den Armen schmerzfrei durchzuführen, nach 3 Wochen völlig freie Beweglichkeit. Auch von seiten des Allgemeinzustandes war der Patient wieder hergestellt und altersentsprechend belastbar.

? Wie verursachte die internistische Erkrankung ein orthopädisches Beschwerdebild?

! Wie sich retrospektiv auch aus dem therapeutischen Verlauf zeigte, war die Lungenerkrankung auf Grund einer massiven Immunschwäche auf der Basis chronischer Belastungen des intestinalen Immunsystems Ursache für die Symptomatik an den Bewegungsorganen. Möglicherweise wurde die Immunschwäche zusätzlich durch die mehrwöchige Antibiotikatherapie verstärkt, da sie zu einer weiteren Störung der Darmflora mit mehrwöchigem Durchfall geführt hatte.

? Ist physikalische Therapie hier geeignet?

! Krankengymnastik ist hier begleitend und symptomatisch zur Funktionsverbesserung angezeigt.

? Welchen Sinn haben die ordnungstherapeutsichen Maßnahmen?

! Ordnungstherapeutisch ist in derartigen Fällen im Anschluß an die Akutbehandlung eine konsequente Darmsanierung angezeigt, um das Enteropathiesyndrom zu therapieren. Darüber hinaus wurde empfohlen, regelmäßig leichten Sport auszuüben (auf dem Fahrradergometer zu Hause zur Ventilationsverbesserung und Anregung des Schwitzens; forcierte Spaziergänge als Funktionstraining für Herz und Lunge).

? Was rechtfertigt ein derartig polypragmatisches Vorgehen?

! Die Schwere der Erkrankung und die Anamnese (bei erster Manifestation der Beschwerden über sechsmonatiger Verlauf!) und der Gesamtzustand des Patienten machen ein komplexes und ganzheitliches Behandlungskonzept erforderlich.

Diagnose

Verdacht auf para- und postinfektiöse schmerzhafte Schultersteife bei schwerem bronchopulmonalem Infekt im Rahmen einer ausgeprägten Abwehrschwäche.

ICD-10
- M54.0
- J20.8
- D84.9

Zervikobrachialsyndrom
Bronchitis (viral) (akut, subakut)
Immundefekt (sonstiger)

Fall 11
Schmerzen im rechten Schultergelenk

Klinische Symptomatik

Der 53jährige Lagerarbeiter klagt ohne erkennbare äußere Ursache seit 5 Monaten über zunehmende Schulterschmerzen rechts. Er habe seither Schwierigkeiten, den Arm über der Kopfhöhe zu halten und könne nachts nicht auf der rechten Seite schlafen. Ein Röntgenbild habe keine Ursache erkennen lassen. Er habe Massagen und Fangopackungen erhalten, die nur eine kurzfristige Linderung gebracht hatten. Er sei besonders im Beruf wie im Alltag durch die Schmerzen sehr stark beeinträchtigt.

Untersuchungsbefund

Leichter Schulterhochstand rechts. Palpatorisch Druckschmerz im Bereich des Tuberculum majus rechts mit Ausdehnung des Schmerzareals nach dorsolateral. Deszendierender Trapeziusanteil und distaler Levator-scapulae-Ansatz rechts hyperton und druckschmerzhaft. Funktion der Schultergelenke (passiv) Abd./Add. 80-0-30° – links freie Beweglichkeit. In Innenrotation des Armes aktive Abduktion bis 70°, in Außenrotation unter leichteren Schmerzen bis 120°. Passive Außenrotation ebenfalls schmerzhaft eingeschränkt, das gesamte Bewegungsausmaß beträgt bei ARO/IRO 50-0-70°, links freie Beweglichkeit. Passive endgradige Innenrotation und aktive Außenrotation rufen ebenfalls Schmerzen hervor. Die angrenzenden Gelenke der oberen Extremität sind frei beweglich. An der HWS segmentale Funktionsstörung bei HWK 2 rechts.
Röntgenbefund: Lediglich diskreter Humeruskopfhochstand sowie leicht betonte Sklerosierung im Bereich des Tuberculum majus.

Ihre Diagnose? (S. 241)

? Welche anamnestischen Angaben lassen an ein Impingementsyndrom denken?

! Das Alter des Patienten im Zusammenhang mit der leeren Traumaanamnese und die langsame Entwicklung der Schmerzsymptomatik sowie die Schmerzverstärkung beim Anheben des Armes bzw. bei Überkopfarbeiten können auf ein Impingementsyndrom hinweisen. Oft werden auch, wie in unserem Fall, nächtliche Schmerzen geschildert und das Problem, auf dem betroffenen Arm nicht schlafen zu können.

? Welche Untersuchungsbefunde sind für ein Impingementsyndrom typisch?

! Typisch ist der Druckschmerz über dem Tuberculum majus (Ansatz des M. supraspinatus). Die Ausdehnung der Schmerzzone nach dorsolateral spricht zudem für die Mitbeteiligung des M. infraspinatus. Der M. supraspinatus kontrahiert sich in der Anfangsphase der Abduktion (0 bis 90°) mit dem M. deltoideus (lateraler Anteil) zu gleichen Anteilen. Der hypertone Zustand des M. trapezius deszendens und die Tendopathie des distalen Levator-scapulae-Ansatzes sind sekundäre Reaktionsphänomene. Bei der Funktionsuntersuchung fiel weiterhin auf, daß der Patient die Abduktion im Schultergelenk bei gleichzeitiger Außenrotation besser durchführen kann als in Innenrotationsstellung. Siehe auch Antwort zu Frage 3.

? Wodurch kommt ein Impingementsyndrom zustande?

! Mit dem Ausdruck »Impingement« bezeichnet man ein Engpaßsyndrom am Schultergelenk, daß durch degenerative oder entzündliche Veränderungen der Rotatorenmanschette, der Bizepssehne oder der Bursa subacromialis (Bursa subdeltoidea) im begrenzten subakromialen Raum zustande kommen kann. Daraus folgt in der Regel eine muskuläre Balancestörung. Durch ein Leistungsdefizit der humeruskopfzentrierenden Muskeln (Muskeln der Rotatorenmanschette und langer Bizeps) überwiegt die Muskelgruppe, die dem Kaudalzug des Oberarmes entgegengerichtet ist – M. triceps brachii, M. coracobrachialis, M. bizeps brachii, M. deltoideus. Dies führt bei der Abduktion des Armes im Schultergelenk zu einem Gleiten des Humeruskopfes nach kranial, was den kleinen subakromialen Raum noch weiter eingeengt mit der Folge von Reizerscheinungen besonders an Muskeln der Rotatorenmanschette und der Bursa subacromialis.
Radiologisch sind gelegentlich periartikuläre Ossifikationen oder Verkalkungen im Bereich der Rotatorenmanschette sowie eine Sklerosierung am Tuberculum majus sichtbar.
Der Humeruskopfhochstand kann als Folge der muskulären Balancestörung sichtbar werden. Diese Zeichen sind aber nicht pathognomonisch. Schultersonographie, CT und Arthrographie geben morphologische und dynamische Hinweise und verdeutlichen die Störung des Bewegungsablaufes.

? Welche therapeutischen Maßnahmen kommen in diesem Fall in Betracht?

! Durch **konventionelle Therapie** wird der Muskeltonus gesenkt und die muskuläre Balance wiederhergestellt bzw. verbessert, v. a. durch krankengymnastische Maßnahmen (Gelenktraktion, Quer-Längsdehnung, Muskelaufbau, Koordination). Unterstützt wird diese Behandlung oft durch eine Ultraschalltherapie oder elektroanalgetische Verfahren wie eine Kombination von Ultraschall und diadynamischen oder mittelfrequenten Strömen.
Wärme. Wärmezuführende Maßnahmen können die Muskelgruppen detonisieren.
Medikamentöse Therapie. Bei den meist chronischen Prozessen sind oft unterstützende medikamentöse Maßnahmen notwendig, z. B. lokale Infiltration in den Subakromialraum mit Lokalanästhetika,

teils auch mit Komplexpräparaten. Kortikosteroide, insbesondere Triamcinolonacetonid, bringen meist eine zusätzliche Schmerzlinderung.

Chirotherapie. Häufig ist die HWS, wie auch in unserem Fall, in den Störungsprozeß mit einbezogen und bedarf dann einer zusätzlichen chirotherapeutischen Behandlung.

? Bieten sich naturheilkundliche Behandlungsmöglichkeiten an?

! **Akupunktur** Auch im Akutfall sind Ohr- und Körperakupunktur (s. S. 217) geeignet.

Neuraltherapie. Neuraltherapeutische Injektionen mit Procain, ggf. auch Plenosol®-Quaddeln am Punctum maximum der Schulterschmerzen oder in das subakromiale Gleitlager, Kombination von Procain mit Traumeel®.

Ausleitende Verfahren. Ein Kantharidenpflaster über dem Schultergelenk ist beim Impingementsyndrom eine hervorragende Indikation. Vorsicht bei hochakuter Bursitis subacromialis.

Phytotherapie. Geeignet sind hier antiphlogistische Phytotherapeutika (s. Tab. 5, S. 131) und Enzympräparate (z. B. Phlogenzym®), evtl. auch immunmodulierend wirkende Kombinationspräparate (s. S. 132).

Fertigpräparate: Z. B. Aconitysat Bürger, Tamanybonsan, Defencid-Teufelskralle Extrakt-Tbl., Doloteffin, Bromelain POS, Arthrodynat, Arthrosetten, Phytodolor N u. a.

Homöopathie. Behandlung entsprechend einer Tendopathie. Bei starken Schmerzen kann das Homöopathikum auch mit einem Lokalanästhetikum kombiniert als Quaddeltherapie eingesetzt werden.

Arzneimittel	Symptome
Acidum hydrofluoricum D12, 2× täglich 5 Tropfen.	Chronisch rezidivierende Tendopathie mit Bewegungseinschränkung und -schmerzen. Hinweis: Zwischengaben von Acidum silicicum (Silicea) D30, 1–2 × wöchentlich 5 Tropfen haben sich bewährt.
Bryonia cretica D4, D6, anfangs bis zu stündlich 3 Tropfen, bei eintretender Besserung 3× täglich 5 Tropfen.	Starke Schmerzhaftigkeit bei akuter Entzündung. Schmerzen bei der geringsten Bewegung.
Rhus toxicodendron D12, 2–3 × täglich 5 Tropfen.	Tendovaginitis und Insertionstendopathie, auch infolge von Überanstrengung, Zerrung, Unterkühlung.
Ruta graveolens D4, D6, 3× täglich 5 Tropfen.	Tendopathien mit subakutem Verlauf bei typischer Schmerzsymptomatik, beginnende Exsudation.
Sulfur jodatum D6, 2× täglich 1 Tablette.	Bei chronischer Tendovaginitis mit Neigung zu Verklebung und Verwachsung zum Versuch der Resorption.

Diagnose — Schulterschmerz bei Impingementsyndrom (Tendopathie des Supra- und Infraspinatusansatzes)

ICD-10 • M75.4 — Impingementsyndrom

Fall 12
Schmerzen im linken Schultergelenk sowie im rechten Knie- und Sprunggelenk

Klinische Symptomatik

Die 43jährige Patientin leidet an Schmerzen im linken Schultergelenk sowie im rechten Knie- und Sprunggelenk. Der starke Schmerz im Schultergelenk beeinträchtigt die Beweglichkeit im ganzen Arm massiv. Die Beschwerden bestünden seit 3 Monaten, eine äußere Ursache wird nicht beschrieben. Bei weiterer Befragung gibt die Patientin an, daß sie zwei Wochen vor Beginn der Gelenkschmerzen eine Darmgrippe durchgemacht habe. Rheumatische Erkrankungen seien in der Familie nicht bekannt.

Untersuchungsbefund

Im Bereich des linken Schultergelenkes sowie am rechten Knie- und Sprunggelenk sind die Konturen verstrichen. Die Ursache sind Kapselverdickungen. Die Hauttemperatur über den betroffenen Gelenken ist gegenüber der Gegenseite deutlich erhöht. Eine Ergußbildung ist palpatorisch nur im Bereich des linken Schultergelenkes festzustellen (Fluktuation). Die Beweglichkeit in den betroffenen Gelenken ist in allen Richtungen bei passiver und aktiver Funktionsprüfung eingeschränkt. Bei zusätzlicher Belastung verstärkt sich die Schmerzsymptomatik. Alle übrigen Gelenke und die Wirbelsäule sind inspektorisch, palpatorisch und funktionell unauffällig. Allgemein fühlt sich die Patientin krank. Die Darmsymptomatik sei schon seit längerer Zeit abgeklungen.
Laborbefunde: BSG deutlich erhöht, CRP sowie die Beta- und Gamma-Globuline leicht erhöht, Rheumafaktor negativ. Erhöhter Serumtiter für Yersinia enterocolitica.
Röntgenbefund: Unauffällige Verhältnisse. Arthrosonographie des linken Schultergelenkes: Gelenkkapselverdickung, Bursitis subacromialis, Gelenkerguß.

Ihre Diagnose? (S. 245)

? Welcher wichtige diagnostische Ansatzpunkt bietet sich in diesem Fall?

! Die anamnestisch angegebene Darmgrippe ist richtungweisend für die notwendigen serologischen Untersuchungen. Verschiedene bakterielle und virale Enteropathien können von Arthritiden begleitet sein. Der Gelenkerguß bietet eine weitere Möglichkeit der diagnostischen Abklärung. Der Gelenkerguß kann bakteriell, enzymatisch und zytologisch untersucht werden, zudem stellt das Abpunktieren des Ergusses den ersten (gelenkentlastenden) Therapieschritt dar. Häufig beschränkt man sich auf die Beantwortung der Frage, inwieweit Bakterien im Punktat nachweisbar sind. Damit vergibt man eine große Chance, über die Synoviaanalyse wichtige Hinweise bezüglich der Entstehung der Arthritis zu erhalten.

? Welche serologischen Untersuchungen sind angezeigt?

! Die allgemeinen Entzündungsparameter geben Hinweise auf die Akuität der Erkrankung – CRP, Alpha-2-Globuline, BSG, Eisen-/Kupfer-Quotient etc. Weitere Hinweise sind über das Blutbild bzw. Differentialblutbild zu erhalten. Bei den immunologischen Parametern sollte die Untersuchung in Anlehnung an die wahrscheinliche Ursache (Anamnese) und die klinische Untersuchung gezielt vorgenommen werden. In unserem Falle gilt dies vor allem für die Antikörpertiter gegen Erreger, die zu enteropathieassoziierten Arthritiden führen können. Dies sind vor allem Yersinia enterocolitica, Yersinia pseudotubercularis, Salmonella B und D, Shigella und Campylobacter. Breiter gefächert müßte man die Untersuchung anlegen bei pharyngealen oder urogenitalen Infekten (Streptokokken, Gonokokken, Chlamydien).

Die Synoviaanalyse erfaßt qualitativ die Farbe und den Trübungsgrad des Ergusses, quantitativ Viskosität und Verklumpungstendenz unter Zusatz von Essigsäure. Die Zellzahl erlaubt differentialdiagnostische Aussagen (eitrige Entzündung, reaktive Arthritis usw.). Weitere Aspekte sind bakteriologische Untersuchung, Ausfallen von Kristallen (Harnsäure, Pyrophosphat usw.), Vorhandensein von Immunkomplexen oder Verbrauch von Komplement bei rheumatischer Genese.

Im beschriebenen Fall lag die Leukozytenzahl bei 8000, der Erguß war klar, die Viskosität leicht erniedrigt. Weder Kristalle noch Bakterien konnten nachgewiesen werden. Die serologische Untersuchung zeigte einen hohen Antikörpertiter gegen Yersinia enterocolitica. Nach dem Titerverlauf mußte von einer akuten postinfektiösen Reaktion ausgegangen werden. Mäßig erhöht waren BSG, CRP und die Alpha-2-Globuline.

? Was ist therapeutisch zu tun?

! Die Punktion des Gelenkergusses stellt den ersten therapeutischen Schritt dar. Hiermit kann über die Entlastung der Gelenkkapsel meistens eine erste sofortige Schmerzlinderung erreicht werden. Ist der Darminfekt abgeklungen (Klinik, Stuhluntersuchung), stehen die symptomatischen Maßnahmen zur Behandlung einer Arthritis im Vordergrund. In ersten Linie bieten sich an:

- Wärmeentziehende Maßnahmen: Kryotherapie, kalte Wickel, Quarkumschläge usw.
- Medikamentös-antiphlogistische Therapie: Nichtsteroidale Antiphlogistika in Kombination mit Enzymen
- Entlastung der betroffenen Extremität: Schienenlagerung
- Geht der akute Zustand zurück, rücken bei Funktionsdefiziten krankengymnastische Maßnahmen in den Vordergrund. Ziel ist vor allem die Verbesserung des Gelenkspieles, das Ausbalancieren der Muskulatur sowie das Wiedererlernen der Koordination. In der Rekonvaleszenz kann nach Anleitung durch einen Therapeuten auch mit einer medizinischen Trainingstherapie an Geräten begonnen werden, abhängig vom Alter bzw. der Aktivität des Patienten und dessen Bewegungsgefühl.

Arthritiden nach Enteropathien haben im Vergleich zu rheumatischen Arthritiden eine wesentlich bessere Prognose, können aber dennoch über Monate hinweg andauern. Daher ist es sehr sinnvoll, den Patienten über ergotherapeutische Möglichkeiten des Gelenkschutzes zu informieren, die dann bei sämtlichen Aktivitäten zu berücksichtigen sind. Im gleichen Rahmen können parallel zu der Krankengymnastik auch Funktionsübungen sinnvoll sein. Die Verlaufskontrollen sind engmaschig durchzuführen, um eine Reaktivierung des Gelenkprozesses rechtzeitig zu erkennen und entsprechende Maßnahmen einzuleiten.

? Bieten sich naturheilkundliche Behandlungsmaßnahmen an?

Ausleitende Verfahren. Zur Durchblutungsanregung und Stoffwechselentgiftung eignet sich in diesem Falle das Baunscheidt-Verfahren sehr gut. Auch eine Blutegeltherapie ist hier sinnvoll.
Orthomolekulare Therapie. Substitution von Antioxidanzien (Vitamine A, C, E und Selen).
Ernährung. Basenbetonte Kost und Gabe basischer Nahrungsergänzungsstoffe bei lokaler Stoffwechselazidose auf Grund der chronischen Entzündung und bei Verdacht auf latente Übersäuerung, (z. B. Spirulina-Algen 2×5 und Bullrich's® Vital 3×3 Tbl. täglich).

Homöopathie. Zur Schmerzbehandlung eignen sich die u. g. Homöopathika.

Arzneimittel	Symptome
Bryonia cretica D4, D6, anfangs bis zu stündlich 3 Tropfen, bei eintretender Besserung 3× täglich 5 Tropfen.	Starke Schmerzhaftigkeit bei akuter Entzündung. Schmerzen bei der geringsten Bewegung.
Rhus toxicodendron D12, 2 – 3× täglich 5 Tropfen.	Tendovaginitis und Insertionstendopathie, auch infolge von Überanstrengung, Verzerrung, Unterkühlung.
Ruta graveolens D4, D6, 3× täglich 5 Tropfen.	Tendopathien mit subakutem Verlauf bei typischer Schmerzsymptomatik, beginnende Exsudation.
Sulfur jodatum D6, 2× täglich 1 Tablette.	Bei chronischer Tendovaginitis mit Neigung zu Verklebung und Verwachsung zum Versuch der Resorption.

Neben der Yersinia-Arthritis werden in den letzten Jahren häufiger reaktive Arthritiden nach mikrobiell bedingten Enteritiden beobachtet. Zur Darmsanierung eignen sich die obenstehenden Homöopathika. Die **Eigenblut-Behandlung** sollte als biologische Basistherapie zusätzlich durchgeführt werden.

Arzneimittel	Symptome
Cinchona succirubra (China) D6, D12, 3× täglich 5 Tropfen.	Schwächezustand mit Schwindelneigung, starke Schweißabsonderung. Abdomen meteoristisch gebläht, häufiges Aufstoßen. Gelenkschmerzen mit Verschlechterung selbst durch leichte Berührung.
Ferrum metallicum D12, 3× täglich 1 Tablette.	Zumeist jüngere, geschwächte Patienten (erethischer Typ). Magen-Darmbeschwerden mit Schmerzen und Flatulenz, oft auch wäßrige Diarrhöen. Nächtliche Verschlechterung.
Okoubaka D3, 3× täglich 1 Tablette.	Zustand nach Enteritis und Gastroenteritis mit Stuhlunregelmäßigkeiten, Flatulenz, Meteorismus und Inappetenz.
Sulfur D12, 1× täglich 1 Tablette. CAVE: Anfängliche Verschlechterung der Symptomatik ist möglich (Erstverschlimmerung).	Zustand nach Infekt mit unspezifischen Beschwerden und Störungen der Organfunktionen: Unregelmäßiger Stuhl, morgendliche Diarrhö; juckender, geröteter Anus. Nächtlicher Brennschmerz und Hitzegefühl, vor allem an Handflächen und Fußsohlen. Gelenkschmerzen. Verschlechterung morgens, durch Bettwärme.

Phytotherapie. Immunmodulierende Drogen: Echinacea (s. S. 132); antiphlogistische Drogen s. S. 131. Enzyme (s. S. 207)

Diagnose | Postinfektiöse Oligoarthritis mit Beteiligung des linken Schultergelenkes nach Yersinia-Enteritis.
ICD-10 • M03.2 | Postinfektiöse Arthritis nach Yersinia-Enteritis

Fall 13
Belastungsabhängige Schmerzen im Schultergürtel mit Ausstrahlung in beide Arme

Klinische Symptomatik

Die 50jährige adipöse Patientin in gutem Allgemeinzustand berichtet über belastungsabhängige Schmerzen im Schultergürtel mit Ausstrahlung in die Arme; nach längerer Haus- oder Schreibtischarbeit auch im unteren HWS- und oberen BWS-Bereich dumpfe Schmerzen. Mehrere chirotherapeutische Behandlungen hätten keinen Einfluß auf ihre nun seit 3 Jahren bestehenden und eher zunehmenden Schmerzen gehabt. Auch Massagen würden jeweils nur für 1–2 Tage Erleichterung bringen. Die mitgebrachten Röntgenaufnahmen von HWS und BWS zeigten altersentsprechende degenerative Veränderungen. Laborchemisch (BKS, Blutbild, Rheumaserologie) keine Auffälligkeiten.

Untersuchungsbefund

Blockierung im Bereich der unteren HWS und oberen BWS. Schultergelenksbeweglichkeit bei Abduktion und Außenrotation beiderseits endgradig schmerzhaft eingeschränkt. Starke druckdolente Verspannungen im Trapezius- und Supraspinatusbereich, mehrere Triggerpunkte auslösbar.
Ausgesprochener Nackenwulst im zervikothorakalen Übergang. Hyperkyphose der BWS, Hyperlordose der LWS.

Naturheilkundliche Diagnostik

Mayr-Diagnostik: Deutliche Entenhaltung, ausgeprägter Kotbauch, konstitutionell ein ausgesprochener Fülletyp.

Psychosoziale Anamnese: Seit Jahren bestehende starke berufliche Überforderung auf Grund eines Umschulungsprogramms. Besonders vor Prüfungen seien die Schulterschmerzen oft unerträglich.

Ihre Verdachtsdiagnose? (S. 246)

Therapie und Verlauf

Mehrmals blutige Schröpfung beiderseits im Bereich der Schulterzonen, der Leber-Gallen-Zone und der Magen-Pankreaszone. Innerhalb von 8 Tagen zunächst weitgehende Schmerzfreiheit an den Schultern. Wegen der ausgesprochenen Schmerzsymptomatik wurde bei der ersten Behandlung zusätzlich auch eine Akupunktur an den druckdolenten Korrespondenzpunkten des Ohres durchgeführt.
Ordnungstherapeutisch führte die Patientin über das Wochenende eine zweitägige Fastenkur mit Wassereinläufen durch, der sich eine milde Mayr-Diät für 3 Wochen anschloß. Die Patientin war unterdessen weiterhin berufstätig.
Nach etwa 2 Monaten suchte sie wegen stärkerer Schulterschmerzen erneut die Praxis auf. Sie selbst führte das Rezidiv auf anstehende Prüfungen zurück. Wiederum zunächst eine Schröpftherapie, zu-

gleich wurde eine gesprächstherapeutische Intervention zur Lösung und Entlastung der psychischen Problematik eingeleitet, teilweise auch in Anwesenheit ihres Ehemannes. Dabei kamen als wesentliche psychopathologische Faktoren eine überehrgeizige und emotional instabile Persönlichkeitsstruktur zum Vorschein.

Nach erfolgreichem Bestehen der Prüfungen wurden psychotherapeutische Gespräche in regelmäßigen Abständen zweimal pro Woche weitergeführt. Die Patientin lernte ihre typischen Verhaltensmuster erkennen und eine gelassenere Einstellung zu Beruf und Leistung einzunehmen. In der Folge trat eine Somatisierung der Beschwerden als Ausdruck einer schrittweisen Persönlichkeitsstabilisierung nur noch bei besonderen Belastungen auf (Wohnungswechsel).

? **Welchen Stellenwert unter den Naturheilverfahren hat die Schröpftherapie bei dieser Form von Schulterschmerzen?**

! Die blutige Schröpftherapie ist die ideale Akutbehandlung bei Füllegelosen und Füllesymptomatik sowie gutem Allgemeinzustand. Naturheilkundliche Alternativen sind Akupunktur (Locus-dolendi-Stechen oder konstitutionelle Akupunktur), Neuraltherapie (Quaddelbehandlung an den Triggerpunkten), Baunscheidt-Behandlung und Fußreflexzonen-Serie.

? **Ist eine psychotherapeutische Behandlung in jedem Fall primär angezeigt?**

! Kausale Zusammenhänge müssen bei Auftreten eines Rezidives angegangen werden. Sie spielen sich häufig auf psychosomatischer Ebene ab in der Wechselwirkung Konflikt – Muskelverspannung. Dabei stellt sich besonders die Frage: Was lastet so sehr auf den Schultern des Patienten? Je nach Einschätzung des Therapeuten, zeitlichen Gegebenheiten und Bereitschaft des Patienten, sich auf eine Bearbeitung seelischer Konflikte einzulassen, kann eine Psychotherapie zur somatischen Behandlung auch sofort begonnen werden. Eine elegante und schnell wirkende Methode ist die **Ohrakupressur** an den Ohrzonen der HWS und BWS.

Nach jeder dieser Behandlungsvarianten hat sich die sofortige **Dehnung** der verspannten Schulter-Nacken-Muskulatur bewährt. Im einzelnen sollten erfahrungsgemäß vor allem behandelt werden: M. levator scapulae, Mm. scaleni, M. supra- und infraspinatus, M. sternocleidomastoideus, M. rhomboideus, M. trapezius.

Im Anschluß daran erhält der Patient Anweisungen zur Muskeldehnung in Eigenregie.

? **Welche Möglichkeiten bieten Phytotherapie und Homöopathie?**

! Sollte eine psychotherapeutische Behandlung nicht durchführbar sein, bietet sich als Ergänzung der geschilderten Behandlung auch die phytotherapeutische Behandlung mit Johanniskraut oder Kava-Kava-Präparaten über mehrere Monate an. Auch die klassische homöopathische Konstitutionstherapie hat in diesem Fall einen hohen Stellenwert, erfordert jedoch sehr subtile Kenntnisse der Anamneseerhebung und der Repertorisierung.

Diagnose

ICD-10
- M40.5
- F45.4

Belastungsabhängige Schmerzen im Schultergürtel mit Ausstrahlung in die Arme bei Fehlhaltung auf Grund eines Enteropathiesyndroms; zusätzlich psychogene Komponente.
erworbene Kyphose und Lordose
Arthralgie mit psychogener Komponente

Fall 14
Belastungsabhängige Schmerzen im rechten Ellenbogengelenk

Klinische Symptomatik

Ein 20jähriger Patient klagt über Schmerzen im rechten Ellenbogengelenk, die in den Unterarm ausstrahlen. Manchmal sei er vor Schmerzen nicht mehr in der Lage, eine Tasse in der Hand zu halten. Die Beschwerden hätten sich nach einem Umzug eingestellt, bei dem er ungewohnt viel mit dem Schraubenzieher habe arbeiten müssen. Er verspüre sie in unterschiedlicher Intensität und in Abhängigkeit von Belastungen seit ca. 6 Wochen.

Untersuchungsbefund

Inspektorisch am rechten Ellenbogengelenk keine Auffälligkeiten. Bei Palpation am Epikondylus radialis humeri eine Druckdolenz mit Ausstrahlung in den Muskelbereich des M. extensor carpi radialis longus und brevis. Bei Längsdehnung des Muskels und gleichzeitiger aktiver Anspannung lassen sich die typischen Schmerzen provozieren. Die passive Funktionsprüfung läßt weder im Humeroulnar- noch im Humeroradialgelenk oder im proximalen und distalen Radioulnargelenk Funktionsstörungen erkennen.

Ihre Diagnose? (S. 249)

? Durch welche Befunde läßt sich die Diagnose eindeutig stellen?

! Die ungewohnte Arbeit mit dem Schraubenzieher über längere Zeit stellt eine Bewegung dar, die bei Überschreiten der individuellen Belastbarkeit zu Myotendopathien der Handgelenksstreckmuskulatur führen kann. Der lokale Druckschmerz im Ansatz des M. extensor carpi radialis, – longus und brevis sowie die Provokation des geschilderten Schmerzes durch Dehnung und gleichzeitige Anspannung dieser Muskelgruppe bestätigt die Diagnose einer überlastungsbedingten Epikondylopathie.

? Welche therapeutischen Maßnahmen kommen in Betracht?

! Erster Behandlungsschritt ist in der Regel immer die Vermeidung der Schmerzursache, hier v. a. die Pro-/Supinationsbewegung der Unterarmgelenke sowie die Streckung des Handgelenkes und die Beugung des Ellenbogengelenkes gegen Widerstand. Dies sind die Gelenkbewegungen, die zum großen Teil durch die o. g. Muskeln mitgetragen werden.
Der Wunsch des Patienten nach schneller Schmerzlinderung kann nicht immer und vor allem nicht über längere Zeit erfüllt werden. Salbenanwendungen sind meist wirkungslos. Manchmal gelingt es mit einer **Iontophorese**, eine Salbe oder ein Gel über den galvanischen Strom in tiefere Gewebsschichten zu schleusen. Auch die lokale **Ultraschallbehandlung** kann eine Schmerzlinderung bringen. Beide Verfahren lassen sich kombinieren, indem die Iontophorese und die Ultraschallanwendung abwechselnd eingesetzt werden.
Lokale **Injektionen** von Lokalanästhetika kombiniert mit den unterschiedlichsten entzündungshemmenden Mitteln (auch Komplexmittel) bis hin zur Kortikoiden werden am häufigsten eingesetzt, Risiken häufiger Kortikoid-Injektionen im Sehnenbereich sind zu beachten (vorschnelle Degeneration).
Krankengymnastik. Sinnvoll sind vor allem krankengymnastische Maßnahmen zur Detonisierung der betroffenen Muskelgruppen (z. B. Querfriktionen). Eine kombinierte Anwendung mit kryotherapeuti-

schen Maßnahmen, die man der krankengymnastischen Behandlung vorschalten kann oder auch intermittierend einsetzt, sind ratsam.

Allgemein handelt es sich bei Tendopathien immer um langwierige Prozesse, die nicht schnell und nachhaltig beeinflußt werden können. Einen ganz wesentlichen Punkt stellt von seiten des Patienten die Anpassung von Belastung und Belastbarkeit dar.

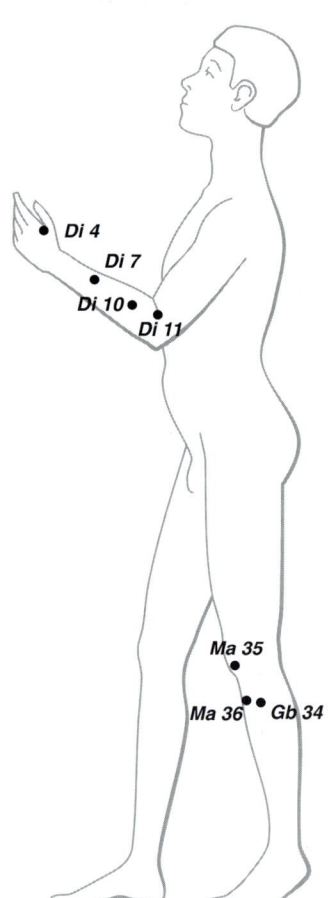

? Wie läßt sich das Beschwerdebild durch naturheilkundliche Maßnahmen angehen?

Körperakupunktur. Hier ist in erster Linie die Yang-Ming-Achse betroffen, da das Innervationsgebiet des N. radialis ja sehr genau den Verlauf des Dickdarmmeridians nachzeichnet. Neben lokalen Punkten wie Di 10 oder Di 11, die im akuten Zustand jedoch zunächst gemieden werden sollten, kommen weitere Punkte auf dem Meridian wie Di 4 oder Di 7 als Xi-Punkt in Betracht. In der Oben-/Unten-Koppelung könnte Ma 36 oder Ma 35 gewählt werden (man orientiere sich an Druckdolenz oder Gelosen). Vor allem, wenn die Drehbewegung eingeschränkt oder stark druckdolent ist, sollte zusätzlich noch der Punkt Gbl 34, der Meisterpunkt der Sehnen und Bänder, genadelt werden.

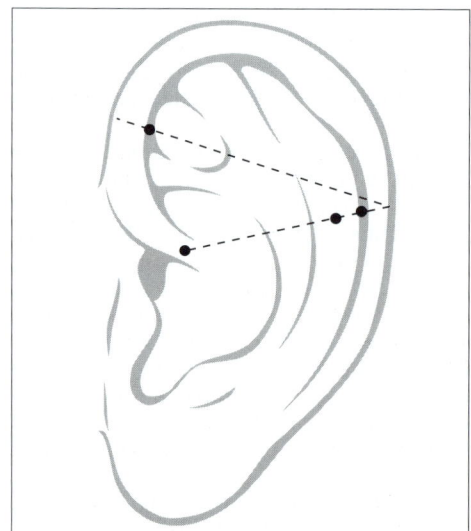

Die Epikondylitis spricht sehr gut auf **Ohrakupunktur** an; oft reicht die alleinige Behandlung über Ohrpunkte sogar aus. Zunächst sollte der Punkt für den Ellbogen sehr genau lokalisiert werden; nachdem zumindest eine Besserung eingetreten ist, können noch entsprechend der Ohrgeometrie und über den 30°-Winkel in der vegetativen Rinne weitere Nadeln gesetzt werden.

Von den Punkten der *Yamamoto*-**Schädelakupunktur** ist der Punkt im mittleren Bereich der Zone C oft druckdolent zu tasten und damit indiziert.

Ausleitende Verfahren. Lokal ein kleines (5×5 cm) Kantharidenpflaster auf das druckschmerzhafte Areal setzen.

Muskeldehnung der Extensorengruppe in Eigenregie als Therapie und Prophylaxe.

Entlastung des Dickdarmmeridians, in dessen Verlauf sich die Epikondylopathiebeschwerden meist manifestieren, durch Fastenkur und Darmentlastung.

Wichtig ist hier die genaue Anamnese (nutritiv-toxische Faktoren?). Vor allem bei Füllesymptomatik im Dickdarmmeridian und bei vitaler Konstitution spricht eine **diätetische Therapie** mit ausgesprochenem Erfolg an.

Phytotherapie s. Impingementsyndrom (S. 241). Äußerliche phytotherapeutische Anwendung: z.B. Retterspitz® (Arnika, Thymian, Rosmarin: antiphlogistisch), Brennesselspiritus (durchblutungsanregend, »entschlackend«), ABC Lokale Schmerz-Therapie Wärme-Pflaster® N mit Arnika, Cayennepfeffer; Dolenon® mit Capsicain.

Gabe von **Enzympräparaten** mit Bromelain als antiphlogistische Begleittherapie (s. S. 207ff).

Homöopathie. Wie der »Tennisellenbogen« werden auch andere Periarthropathien (Schulter-, Ellbogen-, Hüftgelenk; »Schultersteife«) behandelt. Anfangs und bei starken Schmerzen kann das geeignete Homöopathikum auch zusammen mit einem Lokalanästhetikum als Quaddel-Therapie angewendet werden.

Arzneimittel	Symptome
Apis mellifica D6, anfangs bis zu stündlich 3 Tropfen, bei eintretender Besserung 3× täglich 5 Tropfen.	Stechende brennende Schmerzen mit Bewegungseinschränkung; rötlich-livide ödematöse Schwellung. Besserung durch Kälteanwendung.
Arnica montana D6, 3× täglich 5 Tropfen.	Traumatisch bedingte Periarthropathien; auch mit ausgeprägten Weichteilschwellungen.
Causticum D6, 2× täglich 1 Tablette.	Beginnende Gelenkversteifung, Schwächegefühl der Extremitäten. Gefühl von Anspannung und Verkürzung der Sehnen und Muskeln. Verschlechterung durch trockene Kälte.
Guajacum D6, 2× täglich 5 Tropfen.	Schrumpfungsneigung der Sehnen und Bänder mit Bewegungseinschränkung; stechende Schmerzen. Verschlechterung durch Bewegung und Wärme.
Kalium bichromicum D6, 2× täglich 1 Tablette.	Schmerzen an Sehnenansätzen, plötzlich kommend und gehend; Knochenschmerzen. Verschlechterung durch Bewegung und in feuchter Kälte.

Diagnose

ICD-10 • M65.8

Schmerzen im Bereich des Ellenbogengelenkes bei überlastungsbedingter Epicondylopathia radialis humeri rechts.
Tenosynovitis des Ellbogens

Fall 15
Nächtliche Schmerzen im Unterarm- und Handbereich rechts

Klinische Symptomatik

Der 35jährige selbständige Automechaniker, sehr guter Allgemeinzustand, athletischer Habitus, klagt über v. a. nachts auftretende Unterarm- und Handschmerzen rechts seit einem halben Jahr sowie über eine leichte Kraftminderung in der Hand, die ihn bei der Arbeit behinderte.

Wegen eines angeblichen Karpaltunnelsyndroms wurde vom Neurologen eine Entlastungsoperation empfohlen. Eine NLG-Messung hatte nach Angaben des Patienten einen grenzwertig pathologischen Befund ergeben. Zur Vermeidung eines operationsbedingten Berufsausfalls möchte der Patient nochmals einen konservativen Therapieversuch unternehmen. Die bisherige konservative Behandlung mit Ruhigstellung, Lokalanästhetika-Injektionen und Elektrotherapie habe keine Besserung gebracht. Auch eine Behandlung mit Körperakupunktur über 10 Sitzungen sei ohne Ergebnis gewesen.

Untersuchungsbefund

An den oberen Extremitäten inspektorisch keine Auffälligkeiten. Bei Druck auf den Karpaltunnel Schmerzauslösung nach proximal. Freie Beweglichkeit der HWS sowie aller Gelenke der oberen Extremitäten. Weder eine Schwäche des M. abductor pollicis noch eine Sensibilitätsstörung sind nachzuweisen. Die Reflexe sind symmetrisch auslösbar, der Plexus-brachialis-Dehnungstest fällt negativ aus.

Naturheilkundliche Diagnostik

Füllegelose an der rechten Schulter- und Leberzone am Rücken, leichter Gas-Kotbauch bei »Habacht-Haltung«.

Ihre Diagnose? (S. s. u.)

Therapie und Verlauf

Applikation eines Kantharidenpflasters (5×5 cm) über dem rechten Handgelenk, in derselben Sitzung auch blutige Schröpfung der Schulter- und Leberzone. Komplikationsloses Abheilen der Wunde, wobei der Patient lediglich 2 Tage nicht arbeitete. Bereits nach 1 Woche berichtet er über ein Nachlassen der nächtlichen Parästhesien, nach 4 Wochen über ein völliges Verschwinden und eine Normalisierung der Kraft in der rechten Hand. Bei einer 3 Monate später vom Neurologen nochmals durchgeführten Kontrolle der Nervenleitgeschwindigkeit ergab sich ein normaler Befund.

? Welche naturheilkundlichen Therapieprinzipien sind bei einem Karpaltunnelsyndrom grundsätzlich möglich?

! Bei Karpaltunnelsyndrom ist der Therapieversuch mit einem Kantharidenpflaster auf Grund seiner antiödematösen und antiphlogistischen Wirkung vor einer operativen Therapie immer angezeigt. Meist werden dadurch bessere und schnellere Ergebnisse als mit einer Akupunktur erzielt, welche sich aber durchaus als therapeutische Alternative oder Ergänzung anbietet. Begleitend ist eine Substitution von B-Vitaminen unter Betonung von B_6 bei einer orthomolekularen Dosierung sinnvoll. Diese Behandlung beansprucht bis zu 12 Wochen.

? Wann ist eine solche Behandlung angezeigt?

! Ob und bis zu welchem klinischen Stadium eines Karpaltunnelsyndroms eine naturheilkundliche Therapie angezeigt ist, kann nicht von vornherein abgeschätzt werden.

Diagnose
ICD-10 • G56.0

Verdacht auf beginnendes Karpaltunnelsyndrom
Karpaltunnelsyndrom

Fall 16
Anhaltender Handgelenksschmerz nach Handgelenksdistorsion

Klinische Symptomatik

Der 25jährige Fußballspieler stürzte während des Trainings auf die rechte Hand und hat seit 3 Wochen unveränderte Beschwerden im Handgelenk, obwohl man ihn bei der ersten Untersuchung darauf hingewiesen habe, es handele sich nur um eine Distorsion (Röntgenbefund unauffällig). Bisherige Behandlung durch Salbenverbände.

Untersuchungsbefund

An der rechten Hand unauffällige Haut-, Muskel- und Gelenkkonturen. Die Hauttemperatur erscheint rechts im dorsalen Karpalbereich im Vergleich zur Gegenseite leicht erhöht. Die globale Funktionsprüfung läßt eine endgradige schmerzhafte Einschränkung der Dorsal-, weniger der Volarflexion im Handgelenk erkennen. Radiale und ulnare Abduktion sind nicht beeinträchtigt. Alle Fingergelenke lassen sich passiv und aktiv frei bewegen. Die manualdiagnostische Untersuchung ergibt ein eingeschränktes dorso/volares Gelenkspiel des Os lunatum rechts.
Zum Ausschluß einer Lunatumfraktur, die bei der ersten Röntgenaufnahme nicht erkennbar sein muß, und auch zur differentialdiagnostischen Abklärung einer Lunatumnekrose wurde ein weiteres aktuelles Röntgenbild angefertigt. Dies zeigte, wie schon die ersten Aufnahme, keine pathologischen Veränderungen.

Ihre Diagnose? (S. 252)

? Welche diagnostischen Befunde lassen es zu, eine eindeutige Diagnose zu stellen, und wie lautet diese?

! Vor allem die negativen Röntgenbefunde und das eingeschränkte Gelenkspiel des Os lunatum reichen aus, um bei der Vorgeschichte an eine Blockierung des Os lunatum zu denken. Eine Distorsion müßte mit einer stärkeren Schmerzreaktion bei Kapsel- und Banddehnung verbunden sein, dies war hier nicht der Fall. Eine Distorsion im Handgelenk betrifft in der Regel umschrieben den überlasteten Bandbereich, entweder auf der radialen oder ulnaren bzw. dorsalen oder volaren Seite des Handgelenkes.
Bei Rekonstruktion des Unfallmechanismus können zusätzliche Informationen gewonnen werden. Unser Patient hatte lediglich endgradige Beschwerden bei der dorsalen und volaren Flexion, wogegen die radiale und ulnare Abduktion keine Beschwerden hervorrief. Eine Distorsion ist somit relativ unwahrscheinlich.

? Welche therapeutischen Maßnahmen kommen in Frage?

! Hauptziel der Therapie ist die Verbesserung des Lunatumgelenksspieles, in erster Linie durch eine manuelle Mobilisationsbehandlung, seltener kommt auch eine Manipulation in Frage. Wichtig ist auch die Wiederherstellung der muskulären Balance, die sich in der Regel in einem Zeitraum von 3 Wochen als sekundäre Funktionsstörung mit einstellen kann.

? Läßt sich das Beschwerdebild auch durch naturheilkundliche Behandlungsmaßnahmen angehen?

! **Neuraltherapie** täglich mit Procain-Quaddeln oder zweimal pro Woche Plenosol®-Quaddeln.

Akupunkturtherapie als Schmerzbehandlung. Als Variante bieten sich auch die Laserakupunktur und lokale Laserbestrahlungen an.

Traumata werden in der chinesischen Medizin meist als Stagnation von Blut betrachtet; daher werden posttraumatische Schmerzen oder Bewegungseinschränkungen häufig durch Mikroaderlaß im betroffenen Meridian oder Schröpfen über dem Locus dolendi behandelt.
Die Lokalisation im geschilderten Fall verweist auf den Dickdarmmeridian; man könnte z.B. Di 11 punktieren und bluten lassen. Zusätzlich könnten Punkte am Ohr (Handgelenkspunkt vor dem Tuberculum Darwini in der Scapha) und aus der Schädelakupunktur nach *Yamamoto* (Zone C) angewendet werden. Auf die zusätzliche lokale Flächenbehandlung mit dem Laser wurde schon verwiesen.

Diagnose | Posttraumatische Funktionsstörung im rechten Handgelenk bei Blokkierung des Os lunatum.
ICD-10 • M77.8 | Enthesopathie des Handgelenkes/der Handwurzel a. n. k.
• M24.8 | Gelenkblockade

Fall 17
Schmerzhafte Bewegungseinschränkung der Fingerend- und -mittelgelenke sowie der Daumensattelgelenke

Klinische Symptomatik

Die 58jährige, überwiegend im Haushalt tätige Frau klagt seit etwa einem halben Jahr über Schmerzen in den Fingern, besonders bei Arbeiten in feuchter Kälte und bei längerem Stricken. In der letzten Zeit sei ihr schon manchmal eine Kaffeetasse aus der Hand gefallen, weil sie nicht mehr richtig zupacken könne.

Untersuchungsbefund

In den Fingerendgelenken D 2/D 3 rechts sowie D 2 und D 5 links regellose Fehlstellungen sowie schmerzhafte Verdickungen. Auch die Mittelgelenke D 2 rechts und D 3 links sind geschwollen. Die Hauttemperatur über diesen Gelenken ist erhöht, die Gelenkkapsel verdickt. Auch die Konturen des rechten Daumensattelgelenkes zeigen sich verändert. Beim Palpieren läßt sich beiderseits – rechts verstärkt – ein Druckschmerz auslösen. Die Oppositionsbewegung D 1 auf D 5 ist beiderseits, rechts stärker als links, schmerzhaft eingeschränkt.
Röntgenbefund: Die distalen Interphalangealgelenke D 2 und D 3 rechts, D 2 und D 5 links lassen eine deutliche Gelenkspaltverschmälerung erkennen sowie radialen und ulnaren knöchernen Anbau. Das gleiche Phänomen findet sich an den o.g. proximalen Interphalangealgelenken. Die Basis von Metacarpale 1 und das Os trapezoideum weisen beiderseits, rechts stärker als links, subchondrale Sklerosierungen auf, radialseitig sind knöcherne Anbauten sichtbar.

Ihre Diagnose? (S. 254)

? Aus welcher krankhaften Veränderung im Handbereich läßt sich auch ohne Röntgenaufnahme eine eindeutige Diagnose stellen?

! Schon das Verteilungsmuster der betroffenen Gelenke – distale, proximale Interphalangealgelenke und Daumensattelgelenke – lassen die Diagnose einer Fingerpolyarthrose vermuten. Andere Erkrankungen, z.B. die chronische Polyarthritis oder die Arthritis psoriatica, zeigen ein anderes Befallsmuster. Zusätzlich gesichert werden kann die Diagnose durch die Röntgenaufnahme.

? Worauf muß bei der Röntgenbefundung geachtet werden?

! Grundsätzlich sind immer Röntgenaufnahmen beider Hände anzufertigen, wobei die a. p.-Projektion ausreicht. In der Regel finden sich die stärksten morphologischen Veränderungen an den Gelenken, die auch bei der Inspektion am meisten in Erscheinung treten; in unserem Falle die betroffenen Fingerend- und -mittelgelenke sowie beide Daumensattelgelenke. Dieses Befallsmuster ist typisch für eine Fingerpolyarthrose, wobei es auch abweichende Formen von der gewöhnlichen Fingerarthrose gibt, die mit verstärkten destruktiven Veränderungen der o.g. Gelenke einhergehen. Man spricht dann von einer erosiven Fingerpolyarthrose.

Sind zusätzliche destruktive Veränderungen an den Fingergrundgelenken oder im Karpalbereich erkennbar, kann es sich auch um eine chronische Polyarthritis handeln, die sich auf die Fingerpolyarthrose aufgepfropft hat. Dies hätte bezüglich der Therapie andere Konsequenzen (zusätzliche Medikamente).

? Welche konventionellen Therapieansätze sind hier geboten?

! Der konventionelle Therapieansatz ist nach genauer Instruktion der Patienten über Verlauf und Prognose in erster Linie durch die Anpassung von Belastung und Belastbarkeit bestimmt. Diese unter dem Begriff »**Gelenkschutz**« zusammengefaßten Maßnahmen werden in der Regel dem Patienten im Rahmen einer ergotherapeutischen Behandlung beigebracht.

Wichtig ist weiterhin die Verbesserung des Gelenkspieles (s. Kapitel Manuelle Therapie). Verkürzte Muskeln werden gedehnt und schwache soweit möglich trainiert. Auf dem Erreichten aufbauend schließt sich dann in der Regel das **ergotherapeutische Funktionstraining** an, in dem der Patient lernt, unter Berücksichtigung des Gelenkschutzes die Hand- und Fingergelenke im Alltag schonend einzusetzen.

Ergänzend wirken **wärmezuführende Therapien,** in erster Linie Sandbäder oder vergleichbare Wärmeträger. Wird Wärme nicht gut toleriert, kann auch Kälte im Sinne der **Kryotherapie** oder Linsen- bzw. Eiswasserbäder eingesetzt werden. Generell läßt sich das Krankheitsbild nur symptomatisch und nicht kausal beeinflussen. Stark schmerzhafte Gelenkdestruktionen, besonders im Bereich der Daumensattelgelenke, können auch eine Indikation für operative Maßnahmen darstellen.

? Welche alternativen Behandlungsmethoden kommen in Betracht?

! Der beschriebene Fall ist eine hervorragende Indikation für folgende Naturheilverfahren:

- **Kantharidenpflaster** auf die befallenen Fingergelenke.
- Eine Woche später **Blutegeltherapie** auf die abgeheilten Wundflächen; ggf. zusammen mit Pflastertherapie. Wiederholung nach einigen Monaten.
- Begleitend dazu **Phytotherapie** mit Gottesgnadenkraut (Herba gratiolae; 3×1 Tbl. für 6 Monate, nach 1–2 Monaten Pause nochmals 6 Monate Therapie). Diese Therapie wurde wegen ihrer urikosurischen Wirkung von *Aschner* empfohlen und hat sich bewährt (Präparate in Deutschland nicht erhältlich). Ebenfalls geeignet und positiv monographiert sind Teufelskralle-Präparate (Harpagophytum procumbens; z.B. Doloteffin® 3×1 Tbl. täglich über einige Monate).

Homöopathie

Arzneimittel	Symptome
Actaea spicata D3, D4, 3× täglich 5 Tropfen.	Hand- und Fingergelenkschmerzen bei starker Berührungsempfindlichkeit
Apis mellifica D6, anfangs bis zu stündlich 3 Tropfen, bei eintretender Besserung 3× täglich 5 Tropfen.	Brennende Schmerzen, starke Berührungsempfindlichkeit, Gelenkschwellung
Bryonia cretica D4, D6, anfangs bis zu stündlich 3 Tropfen, bei eintretender Besserung 3× täglich 5 Tropfen.	Stechende Schmerzen, ausgeprägte Bewegungsverschlechterung
Filipendula ulmaria D3, D6, 3–4× täglich 5 Tropfen.	Aktivierte Arthrose
Ledum palustre D3, D6, 3–4× täglich 5 Tropfen.	Gelenkschmerzen mit Ergußbildung
Rhus toxicodendron D12, 2–3× täglich 5 Tropfen.	Rheumatoide Schmerzen mit Verschlechterung durch Nässe und Kälte, Gefühl der Steifigkeit
Ruta graveolens D4, D6, 3× täglich 5 Tropfen.	Tendosynovitis mit Bewegungsstörungen

Externum	Harpagophytum-procumbens-Salbe
Diagnose	Schmerzhafte Bewegungseinschränkung der Fingerend- und -mittelgelenke sowie der Daumensattelgelenke bei Fingerpolyarthrose.
ICD-10 • M15.9	Polyarthrose der Finger

Fall 18
Belastungsunabhängige Schmerzen zwischen den Schulterblättern

Klinische Symptomatik	Der 29jährige Patient gibt an, seit 6 Wochen ohne erkennbare äußere Ursache an Schmerzen zwischen den Schulterblättern zu leiden. Die Beschwerden würden sich bei endgradigen Drehbewegungen nach links und beim Vorbeugen verstärken. Auch das Anheben schwerer Gegenstände sei mit zunehmenden Schmerzen verbunden. Der vorher behandelnde Arzt habe eine leichte Skoliose festgestellt und die Beschwerden darauf zurückgeführt. Er habe Medikamente, Fangopackungen und Massagen verordnet bekommen. Diese Maßnahmen hätten aber nur eine kurzfristige Linderung gebracht.
Orthopädischer Untersuchungsbefund	Doppelbogige rechtskonvex/thorakale Skoliose mit linkskonvexem Gegenschwung im BWS-Bereich. Entsprechend rechtsseitiger Rippenbuckel sowie linksseitiger Lendenwulst. In Sagittalebene waren die Krümmungen eher abgeflacht. Wirbelsäule insgesamt im Lot. Hypertone Muskelareale rechts paravertebral im BWS-Bereich sowie links paravertebral an der LWS sowie an beiden deszendierenden

Trapeziusmuskeln. Segmentale Blockierungsbefunde in Höhe Th 1 und Th 10 rechts. Die Funktion der HWS bei Lateralflexion nach beiden Seiten eingeschränkt, die der BWS bei Lateralflexion und Rotation nach rechts. Umgekehrt stellte sich die Situation an der LWS dar. Auch die Inklination sowie die Reklination war im BWS- und LWS-Bereich endgradig eingeschränkt.

Die Röntgenuntersuchung bestätigte die doppelbogige Skoliose, graduell thorakale Krümmung von 46° nach *Cobb* sowie lumbale Gegenkrümmung von 25°. Konkavseitig vor allem im Thorakalbereich starke Abstützreaktionen.

Ihre Verdachtsdiagnose? (S. 257)

? Welche krankhaften Veränderungen sind bei dem Patienten in der Lage, Schmerzen auszulösen?

! Der Hauptschmerz wurde zwischen den Schulterblättern angegeben. Dies seit ungefähr 6 Wochen, vorher hatte der Patient keine vergleichbaren Beschwerden. Die Skoliose war dagegen schon seit Kindheit bekannt. Somit ist es unwahrscheinlich, daß die Beschwerden ausschließlich von der Skoliose herrühren. Die Belastungen, in denen die Beschwerden auftraten, sind alltäglich und nicht von vornherein als Überbelastung anzusehen.

Interskapuläre Schmerzen können von den hypertonen paravertebralen Muskeln im BWS-Bereich ausgelöst werden, ebenso von den noch beweglichen Wirbelbogengelenken (Gelenkkapseln) oder den segmentstabilisierenden Bändern. Faßbar waren die hypertonen Muskelareale paravertebral an der BWS sowie im deszendierenden Trapezius, weiterhin Blockierungen bei Th 1 und Th 10. Auch wenn bei der Untersuchung der typische Schmerz nicht ausgelöst werden konnte, stellen diese Befunde einen ersten Therapieansatz dar.

? Welche Ursachen könnten einer Wirbelsäulenverkrümmung zugrunde liegen?

! Generell ist die Unterscheidung zwischen Skoliose und Fehlhaltung zu treffen. Während die Skoliose eine fixierte Wirbelsäulenverkrümmung darstellt, die sich bei Erwachsenen durch keine konservative Therapie korrigieren läßt, ist die Fehlhaltung ein reaktives Phänomen mit unterschiedlichen Ursachen – wie Schmerzen, Haltungsstereotypien, Beckenschiefstände, muskuläre Balancestörungen, Psychogenese. Die häufigste Skolioseform ist die idiopathische, der eine multifaktorielle, nur teilweise bekannte Genese zugrunde liegt.

? Welche Therapie bietet sich an?

! Die Therapie setzt an den hypertonen Muskelarealen an, wobei sämtliche muskelrelaxierenden Maßnahmen Anwendung finden können. Bei tastbaren Triggerpunkten bietet sich unterstützend auch die therapeutische Lokalanästhesie an. Lassen sich damit die segmentalen Funktionsstörungen nicht beheben, sollte man bei Blockierungen auch manuelle Techniken wie die Mobilisation oder auch die Manipulation einsetzen.

Als langfristige Behandlung sollte eine spezielle Skoliosetherapie angestrebt werden, z. B. die Methode nach *Lehnert-Schroth*. Durch diese Therapie wird dem Patienten unter anderem ein gutes Körpergefühl vermittelt. Die noch beweglichen Wirbelsäulenbereiche werden mobilisiert, hypertone Muskelgruppen detonisiert und schwache trainiert. Diese Behandlungsmethode arbeitet betont über die Atmung, was sich bei der häufig eingeschränkten Vitalkapazität positiv bemerkbar macht.

? Welche Behandlungsmöglichkeiten bietet die Naturheilkunde?

! Auch hier bietet sich eine zumindest adjuvante naturheilkundliche Behandlung an (Akupunktur, blutige Schröpftherapie, Braunscheidt-Verfahren).

Akupunktur. Die Lokalisation entlang der Wirbelsäule verweist zunächst auf den Blasenmeridian bzw. das Lenkergefäß. Die hypertonen Muskelareale im Trapezius sowie die Einschränkung der Drehbewegung lassen jedoch auch auf eine Beteiligung der Shao-Yang-Achse schließen.

Bei langstreckigen Blockierungen der Wirbelsäule bietet es sich an, über die sogenannten Huatuo-Punkte (0,5 cun seitlich der Mittellinie parallel zu den beiden Ästen des Blasenmeridians) zu behandeln. Diese Punkte werden gut 1 bis 1,5 Cun tief genadelt; der Patient ist darüber aufzuklären, daß er nach der Sitzung eventuell etwas müde und nur eingeschränkt verkehrstüchtig ist.

Mit den Punkten Bl 10 und Bl 40 wird der Sondermeridian der Blase eingeschaltet; mit dem Punkt Dü 3 das Lenkergefäß. Zusätzlich kann noch der Punkt Gbl 21 genadelt werden. Falls der Trapezius auch in einer weiteren Sitzung als stark hyperton imponiert, sollte über 3 E 15 oder Gbl 21 blutig geschröpft werden.

Schröpfen. Bei ganzheitlicher Therapie wird ungeachtet der orthopädischen Beschwerden nach auffallenden Reflexpunkten und Schröpfzonen gefahndet. Dabei finden sich bei der o. a. Schmerzsymptomatik zwischen den Schulterblättern häufig extrem schmerzhafte Bindegewebszonen bei organischen bzw. funktionellen Störungen der Bereiche Leber-Galle und Magen-Darm. Sie können als entscheidende Schmerzursache betrachtet werden, die durch Schröpfen oder Akupunktur, z.B. an Leber-Gallen-Punkten, mit Erfolg behandelt werden.

Allgemeine Therapie. Stabilisierung des Vegetativums und bindegewebigen Grundsystems durch Ausschalten von **Störfeldern** und Säure-Basen-Dysbalancen.

Homöopathie

Arzneimittel	Symptome
Acidum sarcolacticum D6, anfangs bis zu stündlich 3 Tropfen, bei eintretender Besserung 3× täglich 5 Tropfen.	Schmerzhaftigkeit und Schwäche der Muskulatur, oft verbunden mit muskulären Verspannungen. Bewährt auch beim »Muskelkater«.
Aconitum napellus D6, anfangs bis zu stündlich 3 Tropfen, bei eintretender Besserung 2× täglich 5 Tropfen.	Plötzlich einsetzende starke Muskelschmerzen und Verspannungen, oft auch mit Schmerzen in den Gelenken. Folge thermischer Einflüsse, z. B. trockener Kälte, kalten Windes.
Arnica montana D12, 2–3× täglich 5 Tropfen.	Zerschlagenheitsgefühl an der Muskulatur mit starken Schmerzen; die geringste Berührung schmerzt. Oftmals bei Zustand nach Trauma resp. Überlastung
Cardiospermum halicacabum D3, anfangs bis zu stündlich 3 Tropfen, bei eintretender Besserung 3× täglich 5 Tropfen	Weichteilrheumatische Schmerzen, Hartspann, große Druckschmerzhaftigkeit.

Arzneimittel	Symptome
Causticum D6, D12, 2× täglich 1 Tablette.	Muskelschmerzen bei allgemeinem Schwächegefühl; auch infolge von Systemerkrankungen. Neigung zu Gelenkversteifung.
Plumbum metallicum D12, 2× täglich 1 Tablette.	Atrophie und Paresen der Muskulatur sowie Tremor, neuralgiforme Schmerzen als häufiges Begleitsymptom.

Phytotherapie. Drogen mit entspannender Wirkung – innerlich und äußerlich anwendbar. Äußerliche Anwendung z.B. in Form von Einreibungen, Teilbädern, Wickeln, um zusätzlich den entspannenden Wärmeeffekt auszunutzen.
Beispiele: Melisse, Hopfen, Baldrian, Passionsblume. Fertigpräparate zur äußeren Anwendung z.B. Arthrosenex® N, Traumeel® S, Traumadyn®, Rheumaplast® N (s. S. 134).
Innerliche Anwendung verfolgt auch das Ziel der »Entschlackung«, z.B. durch Lindenblüten, Brennessel, Löwenzahn (s. Tab. 9, S. 133)
Segmentale Funktionsstörungen sind auch beeinflußbar über Irritanzien (s. S. 132), z.B. Paprika oder Cayennepfeffer.

Diagnose

ICD-10
- M54.0 Interskapulärer Schmerz bei infantiler idiopathischer Skoliose mit muskulärer Balancestörung und segmentaler Funktionsstörung vertebromuskuläre Funktionsstörung (Pannikulitis, Radikulitis, Neuralgie)
- M24.8 Gelenkblockade
- M41   Skoliose

Hinweis: Wirbelsäulenschmerzen bei Skoliosepatienten sind nicht immer durch die Skoliose verursacht, sondern oft durch sekundäre Phänomene, die sich im Gegensatz zur Skoliose durch eine krankengymnastisch-physikalische Therapie, Chirotherapie, Akupunktur und andere detonisierende naturheilkundliche Maßnahmen lindern lassen und auch durch Injektionen kausal angehen lassen.

Fall 19
Akuter belastungsabhängiger präkordialer Schmerz

Klinische Symptomatik

Der 55jährige Patient, Sicherheitsbeauftragter in einem Krankenhaus, wird wegen akuter Brustschmerzen und einem Kreislaufkollaps in seiner eigenen Klinik mit Verdacht auf Herzinfarkt stationär aufgenommen. Eingehende diagnostische Maßnahmen lassen keine organische Herzerkrankung erkennen. Schon vor diesem Ereignis gelegentlich Schmerzen im LWS-, BWS- und auch HWS-Bereich beschrieben, auch Herzstolpern und atemabhängige Schmerzen, ohne daß sich der Patient besonderen Belastungen ausgesetzt hatte. Auf Grund der unauffälligen kardiologischen Untersuchung und der Schmerzanamnese wurde von orthopädischer Seite der Verdacht auf eine Funktionsstörung der Wirbelsäule geäußert.

Orthopädischer Untersuchungsbefund

Linkskonvexe Ausbiegung der BWS, kein Rippenbuckel. Rechts paravertebral im BWS-Bereich hypertone Muskelareale. Blockierungen an der BWS und an mehreren Kostotransversalgelenken sowie an der HWS und im Kreuzdarmbeingelenk. Lateralflexion und Rotation von BWS und LWS nach rechts eingeschränkt. Thorakaler Schober-Test 2 cm, lumbaler 4 cm. HWS-Rotation nach links eingeschränkt, ebenso die passive Rotation aus Inklinationsstellung heraus. Bei tiefer Inspiration interkostale Schmerzen. Die pulmonale Auskultation erbrachte keinen pathologischen Befund. Zum Zeitpunkt der Untersuchung konnte keine Herzrhythmusstörung festgestellt werden.

Die **Röntgenbilder** der BWS zeigten die o.g. Fehlstatik, ansonsten keine morphologischen Veränderungen, die das Schmerzbild hätten erklären können.

Ihre Verdachtsdiagnose? (S. 260)

? Wie lassen sich die kardiologischen Symptome neurophysiologisch erklären?

! Herzfrequenz und Kontraktilität werden u.a. durch das sympathische und parasympathische Nervensystem gesteuert. Die Reflexkreise zwischen Hinterhorn und vegetativem Seitenhorn bilden die neurophysiologische Grundlage für vertebroviszerale Reaktionen, wie sie hier vorlagen. Diese können sowohl vertebragenen Ursprungs sein als auch durch die Kostotransversalgelenke ausgelöst werden. Pseudopektanginöse Schmerzen können aber auch durch sternokostale, interkostale und intersternale Funktionsstörungen hervorgerufen werden.

? Welche Ziele müßten eine sinnvolle orthopädische Therapie verfolgen?

! Nach abgeschlossener Diagnostik konnte eine organische Ursache der Beschwerden (kardial und pulmonal) ausgeschlossen werden. Somit rücken die segmentalen Funktionsstörungen in den Mittelpunkt des Interesses. Fehlhaltung, globale Funktionsstörung und die atemabhängigen Schmerzen zum Zeitpunkt der Untersuchung sind dadurch erklärbar.

Die Chirodiagnostik ermöglicht die genaue Lokalisierung der segmentalen Bewegungsstörungen und stellt damit die Grundlage für das Hauptziel der Behandlung dar – die Beseitigung der Blokkierungsbefunde.

Bei dem relativ großen Intervall zwischen Auftreten der akuten Symptome und Beginn der vom Orthopäden eingeleiteten Rehabilitationsbehandlung ist es nicht sinnvoll, nur die Gelenkfunktionsstörungen im Auge zu behalten, sondern auch die begleitende muskuläre Balancestörung zu therapieren. Diese betrifft vor allem die großen, mehrere Segmente übergreifenden Muskelgruppen des Rumpfes, der HWS und des Schultergürtels, als auch die autochthonen Muskeln.

Die **Detonisierung** der hypertonen Muskeln durch krankengymnastisch – physikalische Behandlung stand im Vordergrund. Flankiert wurden diese Maßnahmen durch relaxierende Wärmeanwendungen (Fango, medizinische Bäder mit Melissenextrakt). Dies bietet einen besseren Ausgangspunkt für die Chirotherapie, die sämtliche Wirbelsäulenbereiche berücksichtigen muß. Bei dem beschriebenen Patienten wurde die gesamte Wirbelsäule in dieser Art zweimal durchbehandelt. Im weiteren Verlauf ging die Anzahl der Blokkierungen immer weiter zurück, so daß zum Abschluß nur noch eine monosegmentale Störung therapiert werden mußte.

Parallel zur Chirotherapie wurde die aktive Übungsbehandlung durch

? Welche therapeutischen Möglichkeiten bieten sich außer Chirotherapie und Krankengymnastik an?

eine zusätzliche medizinische Trainingstherapie intensiviert. Nach 4 Wochen Behandlung war der Patient nahezu beschwerdefrei, was im nachhinein die Diagnose eines komplexen Blockierungsgeschehens mit kardiopulmonaler Symptomatik bestätigte.

Ausleitende Verfahren. Kantharidenpflaster im Bereich der funktionsgestörten thorakalen Wirbelsäulensegmente, ggf. zusätzlich in diesem Bereich nach Abheilung der Wunde eine Blutegelbehandlung.
Neuraltherapie. Als Variante mehrmalige Neuraltherapie als Quaddelbehandlung mit Procain oder Plenosol®.

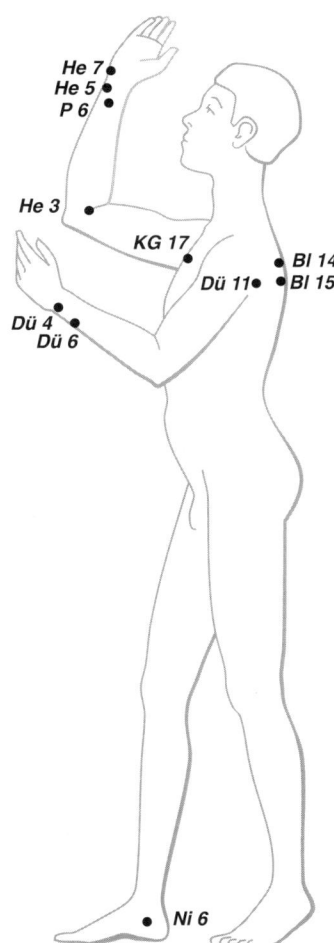

Körper- und Ohrakupunktur. Unabhängig von einer kardialen Beteiligung im westlichen Verständnis der Medizin verweisen die Symptome Palpitationen sowie Thoraxschmerz auf eine Störung im Funktionskreis Herz. Für eine genauere Diagnose wären weitere Angaben über den Schmerzcharakter, begleitende Symptome (Frieren, Hitzeempfindungen, Vergeßlichkeit, Schlafstörungen, emotionale Probleme, Nachtschweiß, Schwindel, u. a.) sowie Puls- und Zungenbefund erforderlich.
Länger bestehende Überarbeitung, anhaltende Sorgen oder emotionale Belastungen können zu dem in unserem Kulturkreis recht häufigen Herz-Feuer führen; der Patient klagt über unruhigen, durch Träume gestörten Schlaf, Hitzegefühl, Palpitationen, Durst und psychische Unruhe. Wegweisende Symptome sind (morgendlicher) bitterer Mundgeschmack sowie Zungen- oder Mundulzerationen.
Es handelt sich hier um ein Füllemuster; eine Leerehitze auf dem Boden eines Herz-Yin-Mangels kann jedoch ähnliche Bilder ergeben. Differentialdiagnostisch von Bedeutung sind hier Anamnese und Untersuchungsbefund, da sich die Therapie vor allem bezüglich der Nadelungstechnik deutlich unterscheidet.
Auf dem Boden beider Krankheitsbilder kann sich schließlich der Thoraxschmerz als Zeichen der Blutstagnation entwickeln – nicht unbedingt mit morphologischem Substrat im wissenschaftlichen Sinn.
Liegt eine Fülleerkrankung vor, so sollte im ersten Schritt der Zustimmungspunkt des Herzen oder des Kreislaufs blutig geschröpft werden (Bl 15 oder 14); die Punkte He 7 oder He 3 werden zusätzlich in sedierender Technik genadelt.
KG 17 als Meisterpunkt der Thoraxorgane in Kombination mit Ni 6 und Ks 6 befreien den Thorax und sind hervorragend geeignet zur Behandlung pseudopektanginöser Beschwerden, vor allem auch, wenn eine psychosomatische Komponente maßgebend beteiligt ist.
Steht die Fülle nicht im Vordergrund, empfiehlt sich die Nadelung der Huatuo-Punkte (neben Bl 12 bis 15) anstatt des Schröpfens; linksseitig wird der Punkt Dü 11 exakt nach Druckdolenz lokalisiert und neutral senkrecht punktiert, danach werden 4 weitere Nadeln tangential zur Haut im Abstand von etwa einem cun in Richtung auf den Punkt zu gesetzt. Diese Technik wird als »Hegu-Stechen« bezeichnet. Eine weitere sinnvolle Kombination wäre He 5 (Luo-Punkt) und Dü 4 oder 6.
Ohrakupunktur. Am Ohr würde man nach elektrisch aktiven Punkten im knöchernen oder muskulären Bereich der BWS suchen und zusätzlich den Punkt Herz (100) in der Concha nadeln. Außer-

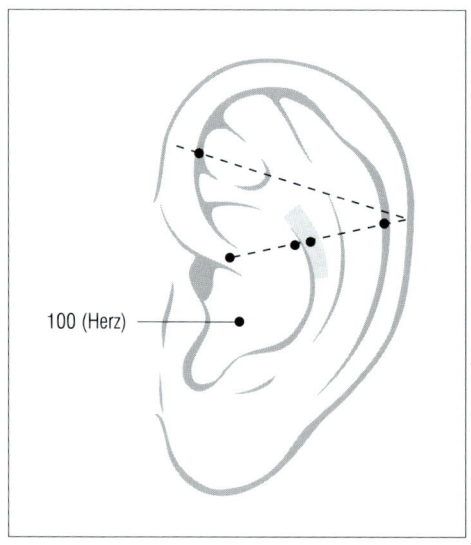

dem könnte noch ein Punkt in der Zone der vegetativen Ganglien aufgesucht werden.

Ordnungstherapie. Sinnvoll ist eine Gesprächstherapie mit dem Ziel, mögliche psychische Ursachen für die auffallende Lokalisierung der Beschwerden herauszuarbeiten (Reflektieren belastender Lebensumstände, die »ans Herz gehen«).

Behandlung des Grundsystems: Durch naturheilkundliche Diagnostik ist auszuschließen, ob die Beschwerden von Störfeldern im Darm, im HNO-Bereich oder auf Basis einer latenten Übersäuerung gebahnt wurden. Dazu bieten sich die Mayr-Diagnostik, die Schröpfzonendiagnostik und kinesiologische Testverfahren an.

Phytotherapie: Entspannende und gewebeentschlackende Drogen (s. S. 133f).

Homöopathie Das Homöopathikum kann zu Behandlungsbeginn und bei starken Schmerzen auch als Quaddeltherapie am locus dolendi eingesetzt werden (2–3× wöchentlich; eine Kombination mit einem Lokalanästhetikum ist möglich).

Arzneimittel	Symptome
Actaea racemosa (Cimicifuga) D6, anfangs bis zu stündlich 3 Tropfen, bei eintretender Besserung 3× täglich 3 Tropfen.	Migräneartige Kopfschmerzen, auch mit Sehstörungen und Schwindel, Verspannungen der Nackenmuskulatur; große Wetterempfindlichkeit. Verschlechterung durch naßkaltes Wetter mit Besserung durch Wärmeanwendung.
Atropa belladonna (Belladonna) D6, anfangs bis zu stündlich 1 Tablette, bei eintretender Besserung 3× täglich 1 Tablette.	Akuter, sehr plötzlich einsetzende Schmerzen, auch kommend und gehend. Auslöser und deutlich verschlechternd: Zugluft und Kälte.
Gelsemium sempervirens D6, D12, 3× täglich 5 Tropfen.	Schmerzen und Steifigkeit im Nacken mit dumpfen Kopfschmerzen. Allgemeine Müdigkeit und Benommenheit; druckempfindliche Halswirbelkörper. Verschlechterung durch Bewegung oder Erschütterung.
Lachnanthes tinctoria D4, 3× täglich 5 Tropfen.	Nackensteifigkeit und Schmerzen mit Bewegungsverschlechterung. Kältegefühl oder kalte Schweiße im Nacken-Schulter-Bereich.
Ranunculus bulbosus D6, 3× täglich 5 Tropfen.	Schmerzen an der BWS und im thorakalen Bereich, ziehend und reißend, auch atmungsabhängig. Verschlechterung durch Temperaturwechsel und bei Bewegung.

Diagnose — Pseudopektanginöse Symptomatik mit nicht organisch bedingten Herzrhythmusstörungen bei einem komplexen »Blockierungsgeschehen« der BWS, der Kostotransversalgelenke, der HWS und des Kreuzdarmbeingelenkes.

ICD-10 • M24.8 — Gelenkblockierung

Hinweis: Auch bei typischen Blockierungen im mittleren BWS-Bereich sollte bei vergleichbarer klinischer Symptomatik vor jeder Chirotherapie eine organische Herz- oder Lungenerkrankung ausgeschlossen werden.

Fall 20
Lokaler atemabhängiger BWS-Schmerz mit Ausstrahlung in beide Schultern

Klinische Symptomatik

Die 56jährige adipöse Patientin in blühendem Allgemeinzustand befindet sich in einem stationären Kuraufenthalt und kommt in die Sprechstunde wegen massiver lokaler BWS-Schmerzen mit diffuser Ausstrahlung nach lateral bis in die Schultern. Zusätzlich atemabhängiger Schmerz bei Ausatmung und rechtsseitige Kopfschmerzen über der Schläfe bis zum Auge. An diesen Beschwerden leide sie schon seit Jahren, vermutlich wegen ihrer anstrengenden Arbeit als Krankenschwester. Besonders stark seien diese Beschwerden nach alimentären Exzessen aufgetreten (Geburtstag, Weihnachten etc.).

Sie wünscht eine chirotherapeutische Behandlung, welche bisher von ihrem Hausarzt mit durchaus gutem, aber meist nur sehr kurzem Erfolg durchgeführt wurde.

Untersuchungsbefund

Typische Blockierungsbefunde bei Th 4 bis Th 6 sowie in den entsprechenden Kostotransversalgelenken. Stark verspannte BWS-Muskulatur vorwiegend rechts, in o. a. Etagen; mehrere stark schmerzhafte muskuläre Triggerpunkte auslösbar. Hyperkyphose in der BWS. Röntgenbild der BWS in 2 Ebenen: Altersentsprechender unauffälliger Befund. Kleines Blutbild, BKS und Urinstatus/Sediment ebenfalls ohne pathologischen Befund.

Naturheilkundliche Befunde

Ausgeprägte Leber-Gallen-Zonen mit Füllegelosen und deutlicher Magen-Pankreas-Gelose. Die Mayr-Diagnostik zeigt eine Habacht-Haltung mit Übergang in eine »Großtrommelträgerhaltung« bei schlaffem, aber großem Gas-Kotbauch. Ausgeprägte schmerzhafte Bindegewebsverquellung im lumbalen und mittleren thorakalen Bereich.

Ihre Diagnose? (S. 262)

Therapie und Verlauf

Die bisher durchgeführten chirotherapeutischen Maßnahmen an der BWS und den Kostotransversalgelenken hatten nach Angaben der Patientin jeweils für einige Stunden eine Beschwerdeerleichterung erbracht. Danach habe ihr meist erst eine intramuskuläre Injektion mit Analgetika geholfen. Deshalb wurde in Anbetracht der deutlichen humoraldiagnostischen Befunde und des guten Allgemeinzustandes sofort eine blutige Schröpfung an den Füllezonen durchgeführt, die rechts und links die blockierten Segmente »flankierten«. Bereits am nächsten Tag war der Blockierungsbefund verschwunden, die Patientin beschwerdefrei. Während des weiteren Kurverlaufs trat kein Rezidiv mehr auf. Nebenbei berichtete die Patientin auch vom Verschwinden der Kopfschmerzen nach der Schröpftherapie.

? Warum wurde trotz des chirotherapeutischen Befundes keine Chirotherapie in der akuten Situation durchgeführt?

! Die blutige Schröpftherapie war in Anbetracht der typischen Symptomatik und des vitalen, adipösen Konstitutionstyps auf Grund der deutlich erkennbaren Ursache-Wirkungs-Beziehung (primäre Bindegewebszone – sekundäre Gelenksblockierung) die Methode der Wahl. In diesem Fall können die Blockierungen als sekundär bzw. reaktiv im Gefolge einer passageren alimentären Überlastung der Verdauungsorgane auf der Basis einer vorbestehenden Schädigung des Gastrointestinaltraktes (Adipositas, Bauchform, Ödem der Radix mesenterii) eingestuft werden. Mit Behandlung der segmentalen Gelosen verschwinden auch die Blockierungen. Wenn keine Kontraindikation besteht, z. B. eine segmentale Hypermobilität durch zu häufige Manipulationen, ist eine chirotherapeutische Behandlung die geeignete synergistische Maßnahme vor, während oder nach Schröpftherapie.

? Wann wäre sie primär indiziert gewesen?

! Bei anhaltenden Beschwerden wäre die Chirotherapie spätestens am nächsten Tag adjuvant die Methode der Wahl gewesen, besonders bei Fehlen von segmentalen Bindegewebsreaktionen.

? Therapiealternativen?

! Genauso gute Ergebnisse, jedoch mit verzögertem Wirkungseintritt, liefern die Akupunktur (v. a. der Leber-Gallen-Punkte wegen der typischen Kopfschmerzlokalisation im Verlauf des Leber-Gallen-Meridians), die Bindegewebsmassage und die Fußreflexzonentherapie. Schnell wirksam und als praxisrelevante Methode geeignet ist die Neuraltherapie (segmentale Quaddelbehandlung) zur Ausschaltung der muskulären Triggerpunkte, die einen pseudoradikulären Charakter des Schmerzbildes auslösen können.
Bei Beschwerderezidiv sollte sich eine ordnungstherapeutische Behandlung mit Gewichtsreduktion und Darmsanierung in Verbindung mit einer homöopathischen Konstitutionstherapie anschließen.

? Welches morphologische Substrat ist möglicherweise mit der Gallengelose identisch?

! Die Gelose der Gallenzone entspricht topographisch etwa dem Ansatz des M. levator scapulae. Ein lokales Schmerzsyndrom ist hier einer Schröpftherapie sehr gut zugänglich und beseitigt auch Fernstörungen, wie HWS-Blockierungen und Kopfschmerzen. Links korreliert der Levator-Ansatz meist mit der topolabilen Magenzone.

Diagnose

Mehrfach segmentale Funktionsstörung der BWS als Folge einer alimentären Überlastung der Verdauungsorgane (viszerovertebrales Reflexgeschehen).
Pannikulitis, Schmerzen im BWS-Bereich
Gelenkblockierungen

ICD-10
• M54.0
• M24.8

Fall 21
Akute nächtliche Herzschmerzen mit atemabhängigen BWS-Beschwerden

Klinische Symptomatik

Der asthenische 30jährige Patient sucht nachts den ärztlichen Notdienst wegen akuter Herzschmerzen und Angst vor einem Herzinfarkt auf. Tagsüber war vom Hausarzt der Verdacht auf eine Pleuritis gestellt und deshalb ein Antiphlogistikum und Bettruhe verordnet worden. Seit einigen Stunden atemabhängige linksbetonte Wirbelsäulenschmerzen, die interkostal nach vorne strahlten, begleitet von paroxysmalen Tachykardien und Herzstolpern. EKG und Herzenzyme negativ, BKS 25/50, Leukozytose mit 11.500 Zellen/µl, Linksverschiebung. Anamnestisch bemerkenswert war eine Woche zuvor durchgemachte eitrige Bronchitis, die nicht antibiotisch behandelt worden war. Fieber und Husten waren mittlerweile fast abgeklungen. In den letzten Jahren sei es zu einer auffallenden Häufung von Infekten gekommen.

Untersuchungsbefund

Sagittale Fehlstatik der Wirbelsäule. Blockierungsbefunde bei Th 4 – 6, gleiches Phänomen an den Kostotransversalgelenken. Hypertone Muskelareale in den Mm. rhomboidei, latissimus dorsi, supra- und infraspinatus. Steilstellung der BWS mit Bewegungseinschränkung bei Rechtsrotation und Seitneigung nach rechts. Reklination und Inklination frei. Palpationsdolenz der Dornfortsätze Th 4 bis 6 mit Schmerzauslösung auch nach ventral, druckdolente Irritationspunkte der Rippenwirbelgelenke in denselben Segmenten.
Röntgenbefund: Abgeflachte BWS-Kyphose, sonst unauffällig.

Naturheilkundliche Diagnostik

Der Patient befindet sich in reduziertem Allgemeinzustand; leicht schwitzend, blaß und ängstlich wirkend.
Mayr-Diagnostik: »Lässige Haltung« mit schlaffem Kotbauch und ausgeprägtem Ödem der Radix mesenterii, ausgeprägte Bindegewebsschwäche, chronische Müdigkeit. Wegen der Haltungsschwäche war dem Patienten bisher zur Muskelstabilisierung und zur Haltungskorrektur Krankengymnastik und Schwimmen empfohlen und von ihm regelmäßig durchgeführt worden.

Ihre Diagnose? (S. 264)

Therapie und Verlauf

Die sofort durchgeführte chirotherapeutische Behandlung sorgte für rasche Beschwerdefreiheit und ließ den Patienten frei »durchatmen«. Die BWS-Beweglichkeit war wieder uneingeschränkt möglich. Nach 2 – 3 Stunden waren auch die Herzschmerzen verschwunden. Auch bei weiteren Kontrollen in den nächsten Tagen war der Patient beschwerdefrei.

? Was sind die wesentlichen Aspekte der geschilderten Behandlung?

! Sehr häufig treten im Rahmen bronchopulmonaler Infekte BWS-Blockierungen auf. Sie lassen sich chirotherapeutisch, mit Akupunktur oder auch über eine Triggerpunkttherapie mit Neuraltherapie und anschließender Muskeldehnung schnell behandeln. Nach der Akuttherapie sind zum einen intensive Muskelaufbau- und Dehnungsübungen angezeigt. Langfristig entscheidend ist die Behandlung der chronischen Immunschwäche bei asthenischem Körperbau.

? Welche Möglichkeiten bieten sich zusätzlich im Rahmen einer ganzheitlich-naturheilkundlichen Therapie bei diesem Beschwerdebild?

! Zum einen sollte über einen längeren Zeitraum die Haltungsschwäche der »lässigen Haltung« nach *Mayr* durch eine **Darmsanierung** mit konstitutionsadäquater Kost behandelt werden. Dazu gehört auch eine mikrobiologische Therapie. Darüber hinaus hat sich eine immunstimulierende Behandlung des Infektes mit Echinacea, Nierentee, Heilerde und Fußreflexzonentherapie o. ä. anzuschließen. Bei älteren Patienten bietet sich als effektive **Immunstimulation** eine mehrmonatige Injektionsserie mit Mistelextrakten (z. B. Helixor®) an. Schließlich können durch eine langfristige naturgemäße Nahrungser-

Diagnose

ICD-10
- M54.0
- J20.8

gänzung Bindegewebe, Immunsystem und Allgemeinbefinden des Patienten deutlich gebessert werden.

Akute BWS- und Kostotransversalgelenkblockierung bei bronchopulmonalen Infekt (viszero-vertebrales Reflexgeschehen).
vertebromuskuläre Schmerzen im Bereich der BWS
Bronchitis (viral) (akut, subakut)

Fall 22
Belastungsabhängiger lokaler BWS-Schmerz; Ausstrahlung in linkes Schulterblatt und in linken Brustkorb

– Beobachtungen im Rahmen der Kurzpsychotherapie chronischer Schmerzpatienten (*H. Heinl*) –

Klinische Symptomatik

Der 32jährige Patient leidet seit etwa 9 Monaten an Schmerzen im BWS-Bereich mit Ausstrahlung in das linke Schulterblatt und in den gleichseitigen Brustbereich. Die Beschwerden lassen ihn oft nachts wach werden und halten auch manchmal tagsüber an. Besondere mechanische Belastungen werden nicht geschildert. Als Chemiker war er viel mit Pipettieren beschäftigt. Diese Tätigkeit führte er aber überwiegend mit der rechten Hand aus (Beschwerden links).

Mit dem erstmaligen Auftreten der Schmerzen fällt das Ende einer langjährigen Beziehung zu einer Frau zusammen. Aus dieser Verbindung stamme eine jetzt siebenjährige Tochter, zu der der Patient eine sehr enge Beziehung habe. Die Tochter sei nach der Trennung bei ihrer Mutter geblieben, hielte aber engen Kontakt zum Vater, der sie alle 14 Tage besuchen dürfe. Nach jedem Besuch seien die Schmerzen besonders schlimm.

Ihre Verdachtsdiagnose? (S. 265)

Nachdem der Patient dies erzählt hatte, wurde die Abschiedsszene, die sich alle 14 Tage zwischen Vater und Tochter abspielt, in einem Rollenspiel reinszeniert.

Dabei zeigte sich, daß der Patient seine Tochter zum Abschied immer mit dem linken Arm an sich drückte. In dem Augenblick, als er das Kind loslassen mußte, wurde der Patient sehr traurig. Genau in dieser Situation traten auch die typischen Schmerzen im Bereich der Brustwirbelsäule und im linken Schulterblatt wieder auf. Über dieses Schlüsselerlebnis konnte der Patient seine körperlichen Symptome mit seiner psychischen Situation in Verbindung bringen. Sein Körper hatte gewissermaßen übersetzt, was er anders nicht ausdrücken konnte. »Ich möchte festhalten, aber ich muß loslassen, obwohl es so weh tut«.

Auf der psychosomatischen Ebene symbolisieren die Schmerzen den Konflikt zwischen Festhaltenwollen und Loslassenmüssen.

Interpretation

Wenn wir auf die diagnostischen Konzepte von *Heinl* zurückgreifen, läßt sich folgende Hypothese für das Entstehen des Schmerzes im Bereich des Armes und der Brustwirbelsäule aufstellen: Das In-den-

Arm-Schließen bzw. das Loslassen entspricht von der Gelenkmechanik her einer horizontalen Ab- bzw. Adduktionsbewegung im Glenohumeralgelenk sowie in der thorakoskapulären Gleitebene. Diese Bewegungen werden u. a. durch den M. rhomboideus (Loslassen) und dem M. pectoralis major (in den Arm schließen) gesteuert. Beim Festhalten dient der M. rhomboideus zur Fixierung des Schulterblattes und unterstützt damit die Arbeit des M. pectoralis major.

Wenn der Patient seine Tochter fest im Arm hielt, waren beide Muskeln innerviert. Wahrscheinlich hat sich dieses Festhalten und nicht-Loslassen-können bei dem Patienten so verinnerlicht, daß er oft nachts von dieser Problematik eingeholt wurde. Es ist nun vorstellbar, daß sich nachts dieser Bewegungsablauf isometrisch oder auch isotonisch derart wiederholt, daß die Belastbarkeit der Muskelketten und auch der beteiligten Sehnenareale überschritten wird und danach Schmerzen in diesem Bereich (Myotendinosen) auftreten können. Bei längerem Bestehen der Muskelverspannungen können nach *Faßbender* hypoxiebedingt strukturelle Veränderungen im Myotenon auftreten, die ein chronisches Schmerzbild verursachen können. Das Mißverhältnis zwischen Belastung und Belastbarkeit kann sowohl die Agonisten als auch die Antagonisten in unterschiedlichem Ausmaß betreffen und entsprechende Schmerzen in diesen Muskelgruppen hervorrufen (*Heinl* 1990,1991).

Verlauf

Eine im Vorfeld versuchte krankengymnastisch-physikalische Behandlung hatte keinen dauerhaften Erfolg gehabt. Nach Sichtbarwerden des Symbolcharakters der Schmerzsymptome war dies nicht verwunderlich. Die Ursache der Symptome sind in einem solchen Fall nur durch ein integratives therapeutisches Vorgehen (körperorientierte Psychotherapie) angehbar. Im Verlauf eines entsprechenden Schmerzseminars konnte alleine durch körperorientierte gestalttherapeutische Arbeit eine Linderung der Armschmerzen erreicht werden.

? Wo können in diesem Fall naturheilkundliche Heilmaßnahmen eingesetzt werden?

! Das Haupttherapieziel liegt in einer Detonisierung der betroffenen Muskelgruppen. Dies könnte auf direktem Weg erreicht werden, wie z. B. über das Schröpfen, wenn entsprechende Gewebezonen vorliegen. Die blutige Schröpfmethode bietet sich als sinnvolle Anwendung vor allem im Hautbereich über dem M. rhomboideus und dem Trapezius an. Therapeutische Ansatzpunkte stellt auch die Akupunktur zur Verfügung. Weitere muskeldetonisierende Anwendungen stellen die Peloidtherapie, heiße Rollen und tonusregulierende Kneipp-Güsse dar.

Wahrscheinliche Diagnose

BWS-Syndrom mit ausstrahlendem Schmerz in den Arm ausgelöst durch eine Myotendinose des M. pectoralis major und des M. rhomboideus vor dem Hintergrund einer depressiven Verstimmung als Folge einer ungelösten Trennungssituation.

ICD-10
- M54.0 BWS-Syndrom
- F45.4 psychogene Myotendinose

Fall 23
Lumboischialgie rechts

Klinische Symptomatik

Bei der 38jährigen Frau traten beim schnellen Aufrichten aus einer gebückten Haltung plötzlich derart starke Rückenschmerzen auf, daß sie sich kurz nicht mehr bewegen konnte. Im weiteren Verlauf strahlten die Schmerzen auf der Rückseite des rechten Beines bis hin zur Ferse aus. Beim Sitzen und in Rückenlage verstärkten sich die Schmerzen, durch Bewegungen (Gehen) gingen die Beschwerden zurück. Auch Husten und Niesen lösten eine Schmerzverstärkung aus.

Orthopädischer Untersuchungsbefund

Deutliche Fehlstatik der Wirbelsäule, die LWS ist nach links lateralflektiert, die BWS nach rechts, kein Rippenbuckel. Die paravertebrale Muskulatur der LWS ist links hyperton und druckschmerzhaft. Der ventralisierende Druck auf die Dornfortsätze von LWK 5 und LWK 4 löst einen lokalen, leicht nach rechts ausstrahlenden Schmerz aus. Zusätzlich Anzeichen für eine Kreuzdarmbeingelenksblockierung rechts.
Lumbaler Schober-Test 3 cm, bei weiterer Inklination nehmen der Schmerz und auch die Ausweichbewegungen zu. Bei Reklination gehen die Symptome zurück. Im Bereich der Hüft-, Knie- und Sprunggelenke keine pathologischen Veränderungen. Reflexe seitengleich gut auslösbar, Sensibilitätsstörungen lassen sich zum Zeitpunkt der Untersuchung nicht ausmachen. Der M. extensor hallucis longus rechts ist deutlich schwächer als links. Der Ischiasnervendehnungstest fällt bei 70° Hüftbeugung (gestrecktes Kniegelenk) positiv aus, der Bragard-Test bei 60°.

Ihre Diagnose? (S. 270)

? Welche Diagnose läßt sich auf Grund der anamnestischen Angaben und der klinischen Befunde stellen?

! Wichtige Hinweise sind neben der kurzen Schmerzanamnese und dem Auslöser (schnelles Aufrichten aus der gebückten Haltung) die folgenden klinischen Symptome:

- Schmerzbedingte Fehlhaltung der Wirbelsäule
- Schmerzverstärkung beim Husten und Niesen
- Positive Ischiasnervendehnungszeichen (Lasègue, Bragard)
- Schwäche des M. extensor hallucis longus rechts (Kennmuskel L 5)

Daraus ergibt sich die Diagnose eines Nervenwurzelkompressionssyndroms L 5 bei Verdacht auf Bandscheibenvorfall LWK 4/5 rechts. Differentialdiagnostisch kommen als andere Ursachen für ein Nervenwurzelkompressionssyndroms in Frage: Tumoren, Entzündungen sowie knöcherne Einengungen (traumatisch, degenerativ, tumorös), die aber auf Grund der sehr kurzen Schmerzentwicklung eher unwahrscheinlich sind.

? Sind zu diesem Zeitpunkt weitergehende Untersuchungen unbedingt notwendig?

! In der geschilderten Situation ist ein konventionelles Röntgenbild der LWS in 2 Ebenen anzufertigen. Der Erfahrene kann in dieser Phase noch auf die aufwendigen bildgebenden Verfahren (CT, MRT) verzichten, da die Frage nach einem operativen Vorgehen verfrüht ist. Die Beschwerden sind durch die Verhaltensweise des Patienten noch gut beeinflußbar, die neurogenen Reizerscheinungen (Nervendehnungszeichen, Kennmuskelschwäche) noch nicht fortgeschritten. Daraus ergeben sich wichtige therapeutische Ansatzpunkte. Die Blockierung des Kreuzdarmbeingelenkes ist als Sekundärphänomen zu verstehen, quasi als »Schutzblockierung«, sie sollte nicht primär behandelt werden.

? Welche therapeutischen Schritte kommen in Frage, wenn sich die Intensität des Beschwerdebildes und die klinischen Befunde nicht verschlechtern?

! Das wichtigste therapeutische Ziel in dieser Phase stellte die Entlastung der komprimierten Nervenwurzel dar. Dies führt in der Regel zu einer schnellen Schmerzlinderung und zum Nachlassen des erhöhten Muskeltonus. Erreichen läßt sich dies durch folgende Therapiemethoden:

- Vermeiden der schmerzinduzierenden Belastungen,
- Lagerung (je nach Situation verschiedene Extensionen, Schlingentischbehandlung)
- Krankengymnastik (Entlastung der LWS, Erlernen einer wirbelsäulenschonenden Verhaltensweise).
- Medikamentöse Maßnahmen (je nach Schmerzintensität) (oral, i.v.) z.B. Aescin, NSAID oder Muskelrelaxanzien.
- Gehen die Schmerzen und die Nervendehnungszeichen zurück, kann im krankengymnastischen Bereich zunehmend auf eine aktivere Therapie übergegangen werden, die vor allem die muskuläre Balancestörung im Rumpf ausgleichen sollte.

Hinweis: Die NSAID sollten rechtzeitig abgesetzt werden, da der Patient nur auf diese Weise seine individuellen wirbelsäulenschonenden und damit schmerzreduzierenden Verhaltensweisen kennenlernen kann. Durch die analgetische Wirkungskomponente besteht die Gefahr, daß der Patient die Belastungsgrenze überschreitet, ohne daß das Alarmzeichen Schmerz auftritt. – Die längerfristige Einnahme von Muskelrelaxanzien steht einem Muskelaufbautraining entgegen.

? Was muß unternommen werden, wenn sich die Schmerzen nicht mehr therapeutisch beeinflussen lassen und die Schwäche des M. extensor hallucis longus zunimmt?

! Läßt die sich die Schmerzsymptomatik durch die o.g. Maßnahmen nicht wesentlich beeinflussen, muß der Patient soweit immobilisiert und gelagert werden, bis die Schmerzen zurückgehen. Der verstärkte Einsatz von Medikamenten in Form von Injektionen (Nervenwurzelblockade, Leitungsanästhesie, Sakralanästhesie) und Infusionen (z.B. Kortikoide, zentralwirksame Analgetika) stellen den nächsten therapeutischen Schritt dar. In dieser Phase müssen engmaschig die neurologischen Untersuchungsparameter – Kennmuskeln, Reflexe, Nervendehnungstests, Sensibilität – überprüft werden.

Operationsindikation. Sowohl die Unbeeinflußbarkeit der Schmerzen bei gleichbleibender neurologischer Symptomatik als auch das Fortschreiten der neurologischen Symptome stellen eine Operationsindikation dar. Ist diese Entwicklung absehbar, müssen zur Festlegung der Operationsstrategie weitere bildgebende Untersuchungen (CT, Myelo-CT oder MRT, in Ausnahmefällen konventionelle Myelographie) veranlaßt werden. Gegebenenfalls ist auch eine elektromyelographische Untersuchung erforderlich.

Je kürzer die Schmerzanamnese und je klarer die klinischen Symptome auf einen Bandscheibenvorfall hinweisen, desto größer sind die Erfolgsaussichten einer operativen Maßnahme.

? Muß ein Bandscheibenvorfall generell operiert werden?

! Im beschriebenen Fall ist zunächst der krankengymnastisch – physikalisch und gegebenenfalls medikamentösen Therapie der Vorzug zu geben. Es gibt jedoch auch Situationen, in denen man sich je nach Erfahrung für den einen oder den anderen Weg entscheiden kann. In solchen schwierigen Entscheidungsphasen sollte man sich immer die Relation von Nutzen und Risiko der operativen Behandlung (Infektion, Narbenbildung, Instabilität, Narkoserisiko) vor Augen halten.

? In welcher Phase können naturheilkundliche Behandlungsweisen eingesetzt werden?

! Akupunktur. Die Schmerztherapie mit **Ohr- und Körperakupunktur** kann meist die Dosis der Antiphlogistika reduzieren. Am Ohr, mit dem man beginnen sollte, sind Punkte im Projektionsbereich der lumbalen Bandscheiben, der paravertebralen Muskulatur sowie der vegetativen Ganglien im Beckenbereich zu nadeln.

Die meisten Patienten mit chronischen Rückenschmerzen leiden aus der Sicht der traditionellen chinesischen Medizin unter einer Nierenschwäche, die bei längerer Krankheitsdauer nicht nur das Qi, sondern auch das Yin betreffen kann.

Bei akuten Erkrankungen handelt es sich im allgemeinen um ein sogenanntes schmerzhaftes Obstruktionssyndrom (Bi-zheng), das als reine Meridianerkrankung durch pathogene äußere Faktoren betrachtet und behandelt wird. Hier dürfte es sich um ein Wind-Bi-Syndrom oder um ein Wind/Kälte-Muster handeln; dafür sprechen der blitzartige Beginn und die starke Bewegungseinschränkung.

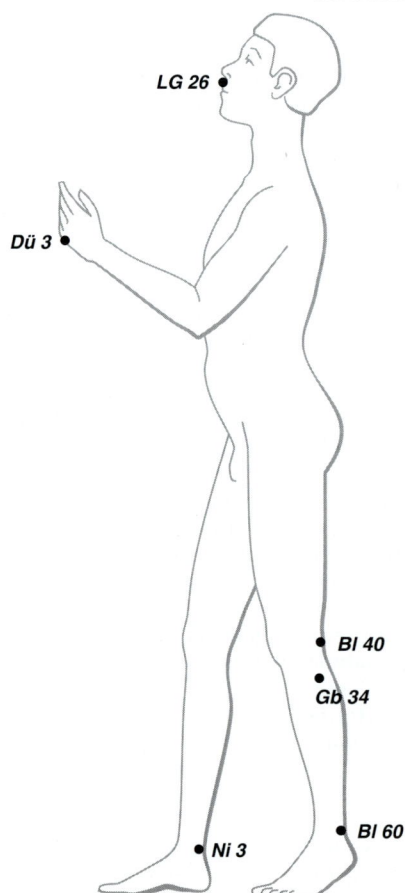

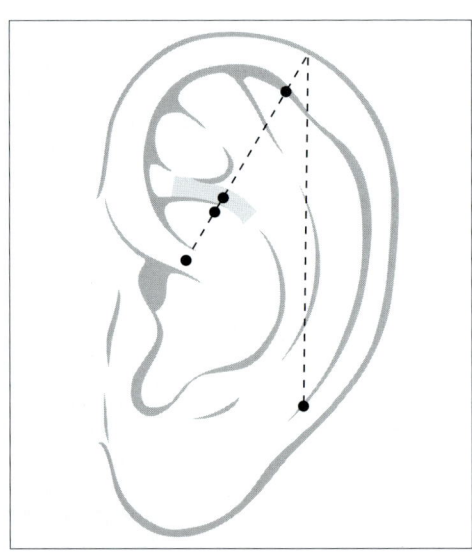

In erster Linie spielt sich das Geschehen auch im Funktionskreis Wind ab, nämlich auf dem Gallenblasenmeridian. Der N. ischiadicus bzw. das Segment L5/S1 zeichnen sehr genau den Verlauf des Gallenblasenmeridians nach. Natürlich ist auch der Blasenmeridian beteiligt; evtl. auch das Lenkergefäß.

In der akuten Situation ist der geeignetste Fernpunkt LG 26, der so kräftig stimuliert werden sollte, wie es der Patient noch toleriert. An Fernpunkten sollten Bl 40, Gbl 34, Bl 60, Dü 3 und Ni 3 gewählt werden.

Auch die *Yamamoto*-**Schädelakupunktur** bietet ausgezeichnete Therapiemöglichkeiten. Auf Druckdolenz untersucht werden sollte die Zone D sowie der Organpunkt Niere.

In weiteren Sitzungen können dann Nahpunkte gewählt werden, an denen eine kräftige Nadelsensation mit möglichst weitreichender Ausstrahlung ausgelöst werden sollte. In Frage kommen die Punkte Gbl 30, 31 sowie Bl 23, 24, 25 und 54.

Bei einem frischen Bandscheibenvorfall kann es unter Umständen erforderlich sein, täglich oder sogar zweimal täglich zu behandeln; auch wenn sich dies in der Praxis nicht immer umsetzen läßt. Meist kann mit Akupunktur eine erhebliche Schmerzreduktion bis hin zur völligen Schmerzfreiheit innerhalb der ersten 5 Sitzungen erreicht werden.

Neuraltherapie. Neuraltherapeutische Injektionen mit Lokalanästhetika an die Nervenwurzel L 5 und mehrmalige Segmenttherapie in Form von Hautquaddeln.

Ausleitende Verfahren. Bei Abklingen der Beschwerden bietet sich zur Ödembehandlung ein Kantharidenpflaster im LWS-Bereich an, ggf. auch eine Baunscheidt-Therapie oder eine Blutegelbehandlung.

Orthomolekulare Therapie. Unterstützung der Analgetika-Antirheumatika-Therapie durch orthomolekulare Substanzen: hochdosiert B-Gruppe, Vitamin E und Bromelain zur Abschwellung.

Homöopathie. Die Arzneimittel können zu Behandlungsbeginn und bei starken Schmerzen auch als Quaddeltherapie am Locus dolendi eingesetzt werden (2–3× wöchentlich; Kombination mit einem Lokalanästhetikum ist möglich).

Arzneimittel	Symptome
Aesculus hippocastanum D4, D6, anfangs bis zu stündlich 5 Tropfen, bei eintretender Besserung 3× täglich 5 Tropfen.	Wandernde, tiefsitzende Schmerzen im Lumbal- und Sakral-Bereich. Verschlechterung nach dem Schlaf sowie durch Gehen und im Stehen.
Bryonia cretica D3, D4, anfangs bis zu stündlich 3 Tropfen, bei eintretender Besserung 3× täglich 5 Tropfen.	Stechende Schmerzen mit starken Muskelverspannungen Verschlimmerung durch jegliche Bewegung. Zumeist Folge von Unterkühlung. Besserung durch Ruhigstellung und Gegendruck auf den schmerzenden Bereich.
Citrullus colocynthis (Colocynthis) D6, D12, 3× täglich 5 Tropfen.	Einschießende Schmerzen Ischialgie; oft auch periodisch auftretend mit Parästhesien. Druckempfindlichkeit im Verlauf des Nervus ischiadicus. Verschlechterung nachts sowie durch Bewegung und Erschütterung, Besserung durch Wärme.
Gaultheria procumbens D3, anfangs bis zu stündlich 5 Tropfen, bei eintretender Besserung 3× täglich 5 Tropfen.	Schmerzen gehen von der gesamten Wirbelsäule aus, auch ischialgiforme Schmerzen,
Gnaphalium polycephalum D4, D6, 3× täglich 5 Tropfen.	Lumboischialgie mit ausgeprägten Parästhesien. Besserung in Ruhe.

Arzneimittel	Symptome
Rhus toxicodendron D12, anfangs bis zu stündlich 3 Tropfen, bei eintretender Besserung 2× täglich 5 Tropfen.	Folgen von Überanstrengung oder Zerrung, auch durch thermische Einflüsse (Kälte, Nässe). Besserung durch lokale Wärme und Massage.
Strychnos nux vomica (Nux vomica) D4, D6, anfangs bis zu stündlich 3 Tropfen, bei eintretender Besserung 3× täglich 5 Tropfen. Hinweis: Bei Lumbago können Bryonia und Strychnos nux vomica auch im Wechsel eingesetzt werden.	Starke Schmerzen, Umdrehen im Bett erst nach Aufrichten möglich (»als wolle das Kreuz brechen«). Schmerzen strahlen in die Beine aus. Verschlechterung nachts, durch geringste Zugluft, mit Besserung durch Wärme.
Tellurium D6, D12, 2× täglich 1 Tablette.	Schmerzen an der LWS und im Verlauf des Nervus ischiadicus. Osteoporotische Begleitkomponente, Verschlechterung durch stoßweise Erschütterung wie Husten oder Niesen.

Phytotherapie. Entspannende Drogen s. S. 133

Diagnose

Rechtsseitige Lumboischialgie bei Nervenwurzelkompressionssyndrom L 5, verursacht durch einen Bandscheibenvorfall LWK 4/5 rechts.

ICD-10 • M54.4

Lumboischialgie

Fall 24
Akuter Rückenschmerz mit Ausstrahlung ins rechte Gesäß

Klinische Symptomatik

Der 21jährige schlanke Patient in gutem Allgemeinzustand kommt humpelnd in die Praxis und klagt über starke Rückenbeschwerden im LWS-Bereich mit Ausstrahlung in das rechte Gesäß. Der Patient hatte eine Stunde zuvor eine schwere Kiste ins Auto geladen und während einer Drehbewegung plötzlich einen massiven Schmerz verspürt. Orthopädische Vorerkrankungen waren nicht bekannt.

Untersuchungsbefund

Auffallende frontale und sagittale Fehlstatik der Wirbelsäule, eine Skoliose im engeren Sinne ist nicht feststellbar. Aufrechter Stand und Gang nicht möglich, massive Druckdolenz über L 4 und L 5 mit ausgeprägtem paravertebralem muskulärem Hartspann. Die Beweglichkeit der LWS ist hochgradig schmerzhaft eingeschränkt. Motorik, Sensibilität und Reflexverhalten intakt.
Röntgen der LWS in 2 Ebenen: Steilstellung der LWS und kleinbogige LWS-Seitabweichung nach links, ansonsten unauffälliger Befund.
Internistische Untersuchung: Altersentsprechend unauffällig.

Ihre Diagnose? (S. 271)

Therapie und Verlauf

In Anbetracht des Auslösemechanismus wurde vorsichtig eine schmerzentlastende kyphosierende Seitlagerung der LWS durchgeführt und mit zwei gezielten Manipulationen eine sofortige Deblokkierung erreicht. Im Anschluß daran Schmerzreduktion um ca. 50 % und entsprechend gebesserte Beweglichkeit. Zwei Tage hielt der Patient eine Lagerungstherapie im Stufenbett durch. Auf eine physikalische Therapie wurde verzichtet. Am nächsten Tag bestand noch eine geringe Schmerzsymptomatik bei nach wie vor unauffälligem Neurostatus; kein Hinweis auf ein Nervenwurzelkompressionssyndrom; bei der nochmaligen chirodiagnostischen Kontrolle war der Funktionsbefund an der LWS unauffällig. Wegen der Restbeschwerden wurde eine Ohrakupunktur beiderseits über den Korrespondenzzonen der LWS mit jeweils 2 Nadeln durchgeführt, lokal eine Quaddeltherapie mit Procain.

Beim letztmaligen Kontrolltermin wurden Empfehlungen bezüglich Heben, Tragen und Bücken gegeben und sowie Notwendigkeit einer Rückenschule gegeben.

? Wie könnte der chirotherapeutische Eingriff vorbereitet oder unterstützt werden?

! Auf Grund des einfachen Ursache-Wirkung-Prinzips bestand die adäquate Therapie in einer sofortigen chirotherapeutischen Maßnahme. Als Unterstützung für die manuelle Therapie, aber auch als Alternative wäre aus naturheilkundlicher Sicht eine Muskeldetonisierung mit Akupunktur, eine Lokalanästhesie (Gelenkfacetteninfiltration) oder eine Triggerpunktbehandlung möglich gewesen.

? Gibt es hier eine homöopathische Therapiemöglichkeit?

! Ein Versuch der homöopathischen Behandlung mit einmaliger Gabe von Arnica D 200 wäre ebenfalls angezeigt.

Diagnose
ICD-10 • M54.4

Akute Lumbalgie bei Wirbelgelenksblockierung LWS.
Lumboischialgie

Fall 25
Belastungsabhängiger diffuser Kreuzschmerz; Meteorismus

Klinische Symptomatik

Die 40jährige schlanke Patientin in gutem Allgemeinzustand klagt über diffuse Kreuzschmerzen, die seit ca. 2 Jahren bestehen und sich in den letzten zwei Monaten erheblich verstärkt haben. Schmerzauslösend waren langes Sitzen und Stehen, beim Gehen wurden die Beschwerden besser. Die bisherige Behandlung wurde sowohl ambulant als auch stationär (mehrwöchiger Kuraufenthalt) durchgeführt und bestand in Krankengymnastik, physikalischer Therapie und Neuraltherapie. Bisher war es jedoch zu keiner entscheidenden Besserung gekommen.

Seit einer vor 2 Jahren durchgeführten Ernährungsumstellung »zum Abnehmen und aus gesundheitlichen Gründen« aß sie besonders viel Rohkost und Vollkorn-Getreide; seitdem bestanden vermehrt Blähungen und Stuhlunregelmäßigkeiten. In der Überzeugung, etwas Gutes für sich zu tun, hatte sie die Kost weiter konsequent eingehalten, fühlte sich aber chronisch müde und depressiv, manchmal wie benommen und gereizt.

Untersuchungsbefund

Sagittale Fehlstatik der Wirbelsäule (verstärkte LWS-Lordose, abgeflachte BWS-Kyphose). Beckentiefstand rechts von 1 cm. Deutlicher

LWS-Reklinationsschmerz bei freier Inklination und sonst normaler Wirbelsäulenbeweglichkeit. Die paravertebrale lumbale Muskulatur war verspannt und druckdolent, die Bauchmuskulatur schwach ausgeprägt. Im Bereich der gesamten Rückenstrecker, besonders lumbal, mehrere haselnußgroße Triggerpunkte mit zum Teil flächiger Schmerzauslösung.

Die mitgebrachten Röntgenbilder der Wirbelsäule (a.p. und seitlich) sowie die Laborwerte (kleines Blutbild, Leber-/Nierenwerte und Elektrolyte) zeigten keine Auffälligkeiten.

Naturheilkundliche Diagnostik

Mayr-Diagnostik: Sämannshaltung mit ausgeprägtem schlaffem Kotbauch. Palpatorisch schmerzhaftes Ödem der Radix mesenterii und mehrere spastische Kolonbezirke. Verquollenes Bindegewebe im Bereich fast der gesamten Wirbelsäule. Als Maximalzonen fanden sich darin eine pralle Lebergelose und zwei schmerzhafte Schultergelosen.

Ihre Diagnose? (S. 273)

Therapie und Verlauf

In Anbetracht der zu vermutenden vorwiegend abdominell induzierten Schmerzsymptomatik an der LWS wurde zunächst eine Entlastung des Verdauungstraktes durch Kostumstellung auf leicht verdauliche milde Nahrung im Sinne der Mayr-Diätetik eingeleitet. Diese war begleitet von mehreren Colon-Hydrotherapie-Sitzungen (2× pro Woche über 3 Wochen) und morgendliche Bittersalzgabe. Dabei wurden große Mengen von alten Stuhlresten und Kotsteinen nach außen befördert.

Die Patientin war sehr motiviert und hielt sich genau an die »Eßkultur nach *Mayr*« (intensives Kauen, in Ruhe essen und Monotonie in der Wahl der Nahrungsmittel). Begleitet waren die Maßnahmen von täglichen Bauchbehandlungen (abdominelle Lymphdrainage) zur Behandlung des ödematösen Mesenterialgekröses.

Die vom Bindegewebe ausgehende Schmerzsymptomatik im Lendenbereich (Triggerpunkte, Schröpfzonen, erhöhter Bindegewebsturgor) wurde 2–3× pro Woche durch eine petechiale Saugmassage, abwechselnd mit Trockenschröpfen, behandelt. Wegen des Verdachts auf einen latenten Mikronährstoffmangel noch während der Mayr-Kur komplexe Nahrungsergänzung, zuerst mit hochdosierten chemisch-synthetischen Mikronährstoffkombinationen, nach 2 Monaten mit naturgemäßer Nahrungsergänzung (Wildhefepräparate, Algen etc.).

Unter dieser Behandlung kam es innerhalb von 4 Wochen schrittweise zu einem Rückgang der Kreuzschmerzen, vermehrter LWS-Beweglichkeit und erfreulicherweise auch zu einer Besserung des Allgemeinbefindens. Die von der Patientin beklagte Adynamie verschwand ebenfalls rasch.

? Warum wurde das orthopädische Beschwerdebild diätetisch-internistisch mitbehandelt?

! Eine kausale orthopädische Therapie setzt am kranken Verdauungssystem an, wenn dort die Ursache der Darmbeschwerden liegt, wie aus Anamnese und bisher therapierefraktärer konventionell-orthopädischer Behandlung zu vermuten war. Die Behandlung erfolgte nach den Richtlinien von *Mayr*. Die Richtigkeit der Verdachtsdiagnose bestätigt sich durch den anhaltenden Therapieerfolg.

? Welche Möglichkeiten bieten die Naturheilverfahren über die Basisbehandlung hinaus noch?

! Therapievarianten, die auf Muskulatur und Bindegewebe einwirken, sind Akupunktur (Zustimmungs- und Alarmpunkte, regionale Punkte und Fernpunkte), Neuraltherapie (segmentale Triggerpunkte und solche im Bereich von Muskelketten), Baunscheidt-Verfahren und ggf. Kantharidenpflaster-Therapie. Eine Facetteninfiltration mit Procain bei begleitendem Facettensyndrom kann ebenfalls als therapeutische Alternative gelten; schließlich muß sich auch eine Krankengymnastik zur Korrektur der Haltungsanomalie anschließen.

Bei naturheilkundlicher Darmbehandlung nach *Mayr* verschwinden häufig nicht nur die abdominellen Beschwerden weitgehend, sondern auch die Haltung bessert sich mit Rückgang der hochsitzenden Lendenlordose und Ausbildung einer fast physiologischen BWS-Kyphose. Gerade bei abdominell induzierten Fehlhaltungen ist die alleinige Krankengymnastik und Haltungsschule nicht ausreichend.

? Gibt es phytotherapeutisch-homöopathische Behandlungsmöglichkeiten?

! Eine homöopathische Konstitutionstherapie ist wegen der multiplen vegetativen und Gemütssymptome sinnvoll.

Diagnose

Belastungsabhängige Kreuzschmerzen und diffuse Lumbalgien bei muskulärer Dysbalance und sagittaler Fehlstatik im Rahmen eines viszerovertebralen Reflexgeschehens auf der Basis eines Enteropathiesyndroms.

ICD-10
- M54.5 Kreuz- und Rückenschmerzen
- M21.7 erworbene Beinlängendifferenz
- K30   funktioneller gastrointestinaler Distreß

Fall 26
Lokales Lumbalsyndrom nach zweimaliger Nukleotomie und nachfolgender Spondylodese L4 – S1

Klinische Symptomatik

Der 45jährige Patient leidet seit Jahren an Rückenschmerzen. Wegen mehrerer Bandscheibenvorfälle war er zweimal an der Bandscheibe operiert worden. Daraufhin gingen die akuten Beschwerden zunächst zurück, um dann belastungsabhängig in anderer Form wieder aufzutreten. Trotz mehrerer Therapieversuche konnte das Schmerzbild nicht wesentlich beeinflußt werden.

Die weiterführende Diagnostik ließ eine segmentale Instabilität in zwei LWS-Segmenten erkennen, so daß man sich auf Grund der Therapieresistenz zu einer Spondylodese entschloß. Nach dem operativen Eingriff gingen zunächst die Beschwerden zurück. Erst nach Monaten stellten sich wieder lokale Rückenschmerzen ein, vor allem beim Sitzen, Stehen und beim langsamen Gehen, die der Patient bis dahin nicht kannte.

Orthopädischer Untersuchungsbefund

Leichte sagittale Fehlstatik mit Abflachung der Lendenlordose, BWS-Kyphose und HWS-Lordose betont. Reizlose Narben im unteren Bereich der LWS sowie über beiden Beckenkämmen. Im Liegen hypertone schmerzhafte paravertebrale Muskelareale. Druckschmerzen am lateralen Ansatz des Ligamentum iliolumbale beiderseits und am Ligamentum sacro-iliacale laterale.

Deutliche Einschränkung aller Bewegungen im LWS-Bereich, Schmerzen verursachen vor allem die Inklination sowie die Lateralflexion nach beiden Seiten. Der positive Hyperadduktionstest rechts weist auf eine zusätzliche Funktionsstörung im Kreuzdarmbeingelenk hin, da die übrigen Hüftgelenksbewegungen frei und schmerzlos möglich sind. Bei der neurologischen Untersuchung fällt eine Schwäche des linken M. extensor hallucis longus auf, der ASR fehlt links. Nervendehnungstests negativ. Muskelschwäche und fehlender ASR waren bereits vor der letzten Operation mehrfach dokumentiert und sind wahrscheinlich Residuen der Bandscheibenvorfälle.

Röntgenbefund: Knöchern durchbaute dorsoventrale Spondylodese LWK 4 bis S 1. Im Segment LWK 3 und LWK 4 sind im Vergleich zu den Voraufnahmen eine vermehrte Osteochondrose sowie zunehmende ventrale Spondylophyten erkennbar.

Ihre Verdachtsdiagnose? (S. 275)

? Welche Pathogenese der Schmerzen ist bei dem geschilderten Krankheitsverlauf wahrscheinlich?

! Die Spondylodese ist oft Endpunkt einer langen Leidensgeschichte, bringt aber meist keine völlige Beschwerdefreiheit. Sie soll »Ruhe in das instabile Segment bringen, um damit die von hier ausgehenden Schmerzen zu reduzieren«. Dadurch treten jedoch häufig stärkere Belastungen in den angrenzenden noch beweglichen Segmenten bzw. den Kreuzdarmbeingelenken auf, die zu neuen, anderen Beschwerden führen. In unserem Fall wurden die Segmente zwischen LWK 4 und S 1 in die Spondylodese einbezogen. Die gefährdeten Übergangsbereiche liegen kranial in den Segmenten L3/4, kaudal im Bereich der Kreuzdarmbeingelenke und den entsprechenden Ligamenten.

? Durch welche diagnostischen Maßnahmen läßt sich die Schmerzursache am besten verifizieren?

! Im Bereich des Ligamentum iliolumbale und an den lateralen Anteilen des Ligamentum sacroiliacale waren im beschriebenen Fall markante Druckschmerzen aufgefallen. Durch eine diagnostische Lokalanästhesie kann eine Schmerzentstehung in diesem Bereich zumindest temporär unterdrückt werden. Fordert man den Patienten nun auf, sich nach der **diagnostischen Lokalanästhesie** (DLA) in Situationen zu begeben, die normalerweise die Schmerzen auslösen, müßte bei richtig durchgeführter DLA eine wesentliche Schmerzlinderung auftreten. Nicht selten hält der schmerzlindernde Effekt auch länger an als es die Wirkung des Anästhetikums erwarten läßt.

Tritt diese kurzfristige oder längeranhaltende Beschwerdelinderung ein, ergeben sich daraus therapeutische Ansatzpunkte. Über eine **therapeutische Lokalanästhesie** kann die vom Gewebe ausgehende Nozireaktion weiter gedämpft oder ausgeschaltet werden, so daß sich sekundäre Effekte wie schmerzhafte Myotendinosen ebenfalls zurückbilden können.

In der Regel stellen die geschilderten Maßnahmen eine zusätzliche Behandlung zur krankengymnastisch-physikalischen Therapie dar. Auf dieser Weise kann in vielen Fällen eine anhaltende Schmerzlinderung, selten eine Schmerzfreiheit erreicht werden.

Bei chronischen hartnäckigen Tendopathien auf Grund von Überlastungen kann auch die **Proliferationstherapie** (Sklerotherapie) eingesetzt werden. Hierbei werden Substanzen im Bereich der Ligamentansätze injiziert, die die Fibroblasten zu einer Proliferation anregen. Im Bereich der Ligamente werden überwiegend hypertone Glukoselösungen sowie Chininhydrochlorid oder Tinctura Catechu eingesetzt. Durch mehrfache Injektionen kann es über eine Bindegewebsproliferation und belastungsabhängige Modellierungsprozesse der Kollagenfasern zur Verstärkung der Bandstrukturen kommen, die im Tierversuch nachgewiesen sind. Die Effektivität einer solchen Therapie kann erst nach Wochen richtig beurteilt werden. Auch die Proliferationstherapie stellt nur eine zusätzliche Behandlungsmethode zur notwendigen krankengymastisch-physikalischen Therapie dar (Muskeldetonisierung, Muskelaufbau, Koordination, Belastungsanpassung).

Bei chronischen Tendopathien erfüllt sich die Hoffnung auf einen schnellen Therapieeffekt meist nicht. In der Regel ist eine krankengymnastisch-physikalische und gelegentlich auch medikamentöse Dauertherapie erforderlich, um die Beschwerden für den Patienten erträglich zu machen. Eine begleitende Psychotherapie zur Schmerzverarbeitung ist sinnvoll.

? Welche Behandlungsmöglichkeiten können noch eingesetzt werden?

! Als Einsatzmöglichkeiten bietet die Naturheilkunde:

Ausleitende Verfahren. Chronische Tendopathien sind eine gute Indikation für das Kantharidenpflaster, welches in Höhe der betroffenen Segmente appliziert wird.
Nach der Pflastertherapie oder alternativ dazu wird meist eine Blutegelbehandlung angeschlossen.
Das Baunscheidt-Verfahren rundet wegen seiner muskeldetonisierenden und entgiftenden Wirkungen die naturheilkundliche Behandlung ab.

Homöopathie s. S. 269f (LWS-Syndrom, Lumboischialgie). Nach operativen Eingriffen empfiehlt sich Arnica zur Wundheilungsförderung, Avena sativa bei verzögerter Rekonvaleszenz.

Arzneimittel	Symptome
Arnica montana D6, 3–4× täglich 5 Tropfen.	Allgemeines Wundheilungsmittel, postoperative Blutungen, Wundheilungsstörungen. Kann auch prophylaktisch präoperativ eingesetzt werden (z. B. ab 5 Tage vorher)
Avena sativa Urtinktur 3–4× täglich 5 Tropfen	Bei verzögerter Rekonvaleszenz

Phytotherapie. Externa: Irritanzien, entspannende und entschlackende Drogen (s. S. 133f). Innerlich: Ebenfalls entspannende, daneben entschlackende Drogen.

Diagnose

ICD-10 • M54.8

Sakroiliakale Tendopathie, Blockierung der Kreuz-Darmbeingelenke nach Spondylodese L4–S1.
vertebragenes Schmerzsyndrom

Fall 27
Rezidivierende Kreuzdarmbeingelenksfunktionsstörung; Meteorismus

Klinische Symptomatik

Die 30jährige schlanke Patientin in gutem Allgemeinzustand klagt über rezidivierende Kreuzdarmbeingelenkblockierungen, die von ihrem Hausarzt bisher chirotherapeutisch mit Erfolg, aber jeweils nur relativ kurzer Besserung behandelt worden seien. Auch Krankengymnastik, Schwimmen, Beinlängenausgleich und mehrere Injektionen in das Kreuzdarmbeingelenk hätten bisher zu keinem dauerhaften Ergebnis geführt. In ihrem Beruf als Verkäuferin müsse sie bei längerem Stehen des öfteren Schmerzmittel einnehmen, um bis zum Arbeitsende durchhalten zu können.

Mitgebrachte Röntgenaufnahmen des Kreuzdarmbeingelenkes und der Hüftgelenke sind unauffällig. Auf der LWS-Seitaufnahme leichte Verschmälerung der Intervertebralräume L 4/5 und L 5/S 1 sowie eine verstärkte Lordose.

Orthopädischer Untersuchungsbefund

Beckengeradstand, hyperlordotisch eingestellte HWS, hochsitzende Hyperkyphose der BWS und verstärkte LWS-Lordose, paravertebraler lumbaler Hartspann beiderseits mit Triggerpunkten in den Mm. piriformis, glutaeus medius und quadratus lumborum. Druckdolenz über dem rechten ISG mit typischem Blockierungsbefund; Irritation des Ligamentum iliolumbale beiderseits; Spine-Test, Vorlaufphänomen und Hyperabduktionstest rechts positiv.

Naturheilkundliche Untersuchung

Mayr-Diagnostik: Typische »lässige Haltung« mit schlaffem Kotbauch und periumbilikal spastischen Dünndarmbezirken, palpationsdolentes Ödem der Radix mesenterii. Starker Meteorismus, Druckschmerz im rechten Unterbauch.

Auf Nachfrage berichtet die Patientin von einer seit 5 Jahren bestehenden chronischen Adnexitis rechts. Mehrere Antibiotikatherapien und eine Ernährungsumstellung auf vegetarische Kost bei einem hohen Anteil von »gesunden Süßigkeiten« (Honig, Müsli etc.) hatte keine Besserung gebracht; daneben Stuhlunregelmäßigkeiten und verstärkt Meteorismus.

Gelosen: Prallelastische Leber- und Gallegelose, Genitalgelose (rechts stark druckschmerzhaft, links geringer) und mehrere kleine Übergangsgelosen im Lumbalbereich, die muskulären Triggerpunkten entsprachen.

Zahnstatus: Amalgamfüllungen im Ober- und Unterkiefer, Weisheitszahnextraktionen in Ober- und Unterkiefer vor 5 Jahren, seitdem rezidivierende Schmerzen in beiden Unterkiefern, vor allem nachts.

Ihre Verdachtsdiagnose? (S. 278)

Therapie und Verlauf

Chirotherapeutische Maßnahmen lehnte die Patientin ab. Auf Grund der Anamnese und der Klinik wurde die rezidivierende ISG-Blokkierung als Folge einer komplexen Herdsymptomatik bei chronischer Adnexitis, Darmherd und Narbenstörfeld nach Weisheitszahnextraktion interpretiert.

Störfeldbehandlung. Neuraltherapeutische Injektionen mit Procain an die Areale der entfernten Weisheitszähnen in beiden Unterkiefern sowie Injektion an den Frankenhäuser-Plexus beiderseits brachten 2 Tage lang eine weitgehende Beschwerdefreiheit.

Biologische Basistherapie. Beim 2. Sprechstundentermin nach 4 Tagen fand sich wieder das vorbestehende Schmerzbild. Daraufhin wurde nach eingehender Information der Patientin eine biologische Basistherapie eingeleitet: Modifizierte ambulante Mayr-Kur, für die sich die Patientin drei Wochen Urlaub nahm. Als lokale Schmerztherapie wurde ein Kantharidenpflaster auf L 5 und S 1/S 2 in der Größe einer halben Postkarte appliziert und eine blutige Schröpfung der Füllegelosen durchgeführt. Schließlich erfolgte nochmals eine neuraltherapeutische Injektion in die o.a. Areale und die muskulären Triggerpunkte, verbunden mit einer Dehnung der kontrakten Muskeln. Unter dieser Behandlung kam es endlich innerhalb von 2 Wochen zu einer kompletten Beschwerdefreiheit.

Enzymtherapie. Eine nach 8 Wochen aufflackernde Adnexitis wurde mit einem hochdosierten Bromelain-Präparat über eine Woche behandelt, unterstützt von ansteigenden Fußbädern und einer neuraltherapeutischen Segmentbehandlung. Ein passagerer Durchfall durch die hohe Enzymgabe wurde als notwendige Nebenwirkung akzeptiert. Anleitungen zur Durchführung einer Kneipp-Hydrotherapie in Eigenregie zur vegetativen Umstimmung komplettierten das physikalische Behandlungskonzept.

Konstitutionstherapie. Wegen des asthenischen Habitus und zur allgemeinen Roborierung erfolgte eine Konstitutionstherapie mit basischer Kost und Bitterkräutern, die als Nebeneffekt auch zu einer Reduktion des Süßigkeitenhungers führte.

Candidiasis-Behandlung. Trotz einer signifikanten intestinalen Candidiasis (10^4 Keime in der Pilzkultur) wurde keine antimykotische Behandlung durchgeführt, sondern eine mikrobiologische Therapie mit Pro-Symbioflor®, Colibiogen® und Perenterol® eingeleitet. Außerdem erhielt die Patientin Heilerde, Antioxidanzien und natürliche Nahrungsergänzungsstoffe über mehrere Monate.

Unter dieser Behandlung war sie innerhalb von 2 Wochen in der Lage, die krankengymnastische Behandlung ohne Belastungsbeschwerden durchzuführen. Auch Schwimmen und Laufen waren ohne Einschränkung wieder möglich. Erfreulicherweise konnte im Beruf nach etwa 4 Wochen eine normale Belastungsfähigkeit ohne Schmerzmittel wieder erreicht werden. Eine Kontrolluntersuchung nach 6 Monaten war ohne pathologischen Befund. Insbesondere war zwischenzeitlich kein ISG-Blockierungsrezidiv mehr aufgetreten.

? Worauf kam es bei der Therapieplanung entscheidend an?

! Wie sich aus dem klinischen Verlauf heraus zeigte, war die Beseitigung der Störfelder (Zahn-Kieferbereich, Adnexe und Darm) der entscheidende therapeutische Schritt. Zur lokalen Schmerztherapie und Entschlackung des Grundsystems wurden Schröpftherapie und Kantharidenpflasterung durchgeführt

? Was war das Kernstück der Konstitutionstherapie?

! Die stoffwechselaktive, leicht verdauliche Diät, die der Konstitution der Patientin angepaßt ist, sollte in Verbindung mit der Nährstoffsupplementierung, mikrobiologischen Therapie und Bitterstoffgabe langfristig fortgeführt werden.

? Weshalb war eine »Polypragmasie« nötig?

! Ein komplexes Störfeldgeschehen bei chronischer Schmerzsymptomatik, asthenischer Konstitution und frustranen Therapieversuchen macht eine an den vielschichtigen Ursachen orientierte gezielte Behandlungsstrategie nötig.

Diagnose: Rezidivierende Kreuz-Darmbeingelenkblockierungen bei Störfeldbelastung (Adnexitis, Narbe, Enteropathiesyndrom), ISG-Schmerzsyndrom mit rezidivierenden Blockierungen

ICD-10
- M24.8 Gelenkblockierungen
- K30 funktioneller gastrointestinaler Dysstreß
- N70.1 chronische Adnexitis

Fall 28
Chronischer belastungsunabhängiger lokaler Rückenschmerz

Klinische Symptomatik

Die 24jährige Patientin litt seit etwa einem Jahr ohne erkennbare äußere Ursache an tiefsitzenden LWS-Schmerzen mit gelegentlicher Ausstrahlung ins rechte Bein. Gefühlsstörungen oder Lähmungen hatte sie nicht beobachtet. Beim Husten oder Niesen trat keine Schmerzverstärkung auf.

Im Rahmen eines Anschlußheilverfahrens wird die Patientin in unsere Klinik eingewiesen. Zuvor war sie in einer operativ orientierten orthopädischen Klinik untersucht worden, ohne daß eine klare Ursache für die Beschwerden gefunden wurde. Auch von neurologischer Seite ließen sich die Beschwerden nicht einordnen. Das CT der unteren LWS-Segmente ließ einen kleinen mediolateral links gelegenen Bandscheibenvorfall in Höhe L 4/5 erkennen, der nicht zur klinischen Symptomatik paßte. Auch ein MRT ergab keine weiteren Informationen. Ein Rheumatologe äußerte den Verdacht auf eine Spondylitis ankylosans.

Orthopädischer Untersuchungsbefund

Ausgeprägte Inklinationsfehlhaltung des Rumpfes, die beim Stehen und Gehen beibehalten wird. Schmerzen werden hierbei nicht geäußert. In dieser Haltung ist eine starke Hypertonisierung der paravertebralen LWS- und BWS-Muskulatur tastbar. Im Liegen gleicht sich die Inklinationsfehlhaltung aus, ebenso normalisiert sich der Muskeltonus. Beim Palpieren werden lumbosakral diffuse, brennende Schmerzen angegeben. Chirodiagnostisch läßt sich kein klarer Befund herausarbeiten. Im Stehen kann sich die Patientin nicht aufrichten, dies gelingt ohne Probleme im Sitzen und in Rückenlage. Die Hüft-, Knie- und Sprunggelenke sind frei beweglich, die Patientin zeigt ein normales Gangbild.

Neurologischer Befund: kräftige Kennmuskeln, keine Sensibilitätsstörungen, symmetrisches Reflexmuster. In Rückenlage läßt sich das im Kniegelenk gestreckte rechte Bein nur bis 50° im Hüftgelenk beugen, danach treten Schmerzen auf. Im Sitzen fällt dieser Nervendehnungstest negativ aus, wobei eine physiologische Lordose der LWS beibehalten wird. Demnach kann es sich nicht um ein echtes Lasègue-Phänomen handeln.

Behandlungsverlauf

Die Therapie orientiert sich an der klinischen Symptomatik, den aktuell erhobenen Befunden und der Effektivität der bisherigen Behandlung. Im Mittelpunkt steht eine die LWS entlastende und muskeldetonisierende Krankengymnastik. Weiterhin wird über die

Akupunktmassage nach *Penzel* ein energetischer Zugangsweg zum Schmerzproblem gesucht. Infusionen und lokale Infiltrationen wurden bereits während des vorangegangenen stationären Aufenthaltes ohne Effekt eingesetzt.

Nach achtwöchiger Behandlung war es nicht gelungen, die Fehlhaltung der Patientin zu verbessern. Mehrfache neurologische Kontrolluntersuchungen erbrachten keine neuen Erkenntnisse. Somit waren die konventionellen orthopädischen Behandlungsmethoden ausgeschöpft und ohne Wirkung.

Ihre Verdachtsdiagnose? (S. 280)

Psychosoziale Anamnese	Die junge Frau war verheiratet und hatte ein dreijähriges Kind. Sie war für den Haushalt und ein großes Grundstück verantwortlich und mußte sich um die pflegebedürftige Schwiegermutter kümmern. Vormittags ging sie einer Beschäftigung in einer Apotheke nach, die mit Streß verbunden war. Schon von Kindheit an war sie gewohnt, derartige Belastungen, zumindest vordergründig, kritiklos auf sich zu nehmen. Ihre jüngere Schwester war viel schmächtiger als sie und wurde von den Eltern immer geschont. Anstrengende Arbeiten mußte sie ausführen, ohne daß sie sich dagegen wehren konnte. Dies führte dazu, daß sie – weil sie es nicht anders kannte – ihre eigene Belastbarkeit überschätzte und gleichzeitig jedes Gefühl der Überforderung und der damit verbundenen Hilflosigkeit und Ohnmacht vor sich selbst und anderen verleugnen mußte. In dieser Haltung glich sie ihrer Großmutter, zu der sie immer eine tiefe emotionale Nähe verspürt hatte. Nach dem Tod der geliebten Großmutter empfand sich die Patientin in ihrer aktuellen Lebenssituation zunehmend überfordert und ähnlich hilflos wie in ihrer Kindheit. Sie imitierte (unbewußt) die Körperhaltung der Großmutter, die eine ähnlich gebeugte Rumpfhaltung wie heute die Patientin gehabt hatte. Als sie über ihre Großmutter sprach und über ihr Lebensgefühl als Kind, verstärkten sich ihre Rückenschmerzen. Die **äußere Haltung** der Patientin spiegelte in der Identifikation mit der Großmutter symbolisch ihre **innere Haltung** und das Gefühl »sich beugen und fügen müssen« wider oder auch die Haltung, an einem »gebrochenen Kreuz zu leiden«.
Therapie	In Einzelgesprächen wurden der Patientin ihre Ohnmachtsgefühle, Belastungsgrenzen und Selbstüberforderungstendenzen bewußt. Sie erkannte, daß sie die Forderungen der Eltern so verinnerlicht hatte, als sei sie immer noch ein Kind, das sich beugen und fügen müsse. So gelang es ihr in den therapeutischen Gesprächen, Lösungen zu erarbeiten, die ihr halfen, sich aus den aktuellen Anforderungen zu befreien, nach Wegen zu suchen, die die Arbeitsbelastung reduzierten und damit nicht nur ihrer Umwelt, sondern vor allem sich selbst einzugestehen, daß sie nicht über grenzenlose Kräfte verfügt. Im Rahmen des therapeutischen Prozesses gingen die Beschwerden zurück, und auch die gebeugte Rumpfhaltung verlor sich mit der Zeit ohne zusätzliche Behandlung. Das Symptom als körpersprachliches Symbol eines innerpsychischen Konfliktes war entschlüsselt.

Schlußfolgerungen	Die Diagnose eines Bandscheibenvorfalles durch bildgebende Verfahren hat nur dann klinische und therapeutische Relevanz, wenn die klinische Symptomatik dazu paßt. Hier bestand die Diskrepanz in der Schmerzlokalisation (Beschwerden rechts, Bandscheibenvorfall nach links mediolateral). Außerdem waren keine klaren klinischen Hinweise vorhanden, die für ein Nervenwurzel-Kompressionssyndrom sprachen. Bei Behandlung einer chronischen Schmerzsymptomatik sollte man sich immer wieder die Frage nach der Effektivität der Therapie stellen und vor allem klinische Kontrolluntersuchungen vornehmen. Weiterhin ist es wichtig, bei Zweifeln an der Verdachtsdiagnose (Bandscheibenvorfall) das psychosoziale Umfeld des Patienten zu betrachten. Bei diffusen und vor allem sehr wechselhaften Beschwerden, die keine eindeutige Abhängigkeit von mechanischen Belastungen erkennen lassen, muß gezielt nach psychosomatischen Ursachen des Beschwerdebildes gesucht werden. Auf diesem Weg läßt sich häufig ein besserer Kontakt zu dem Patienten herstellen. Alleine das Klarerwerden des Zusammenhanges von Schmerzen und psychosozialen Ursachen hat oft zur Folge, daß eine bisher ineffektive krankengymnastisch-physikalische Behandlung neben einer Psychotherapie eine bessere Wirkung entfaltet.
Diagnose	Pseudoradikuläres Lumbalsyndrom im Sinne einer konversionsneurotischen Reaktion im Zusammenhang mit dem Konflikt zwischen Auflehnung und Unterwerfung.
ICD-10 • M54.4 • F44.4	Lumboischialgie Konversionsreaktion

Fall 29
Beidseitige Lumboischialgien

Klinische Symptomatik	Der 32jährige Patient klagt über seit 5 Jahren bestehende tiefsitzende Rückenschmerzen mit gelegentlicher Ausstrahlung in beide Beine. Die Beschwerden treten häufiger in der feuchtkalten Jahreszeit auf und im Verlauf überwiegend in der zweiten Nachthälfte. Zeitweilig habe er auch starke Achillessehnenschmerzen verspürt. Auf näheres Befragen hin gibt der Patient an, schon einmal eine Regenbogenhautentzündung durchgemacht zu haben.
Orthopädischer Untersuchungsbefund	Physiologische Wirbelsäulenstatik in der Frontal- und Sagittalebene. Im Liegen hypertone paravertebrale LWS-Muskulatur und hypertoner M. glutaeus medius beiderseits. Über der gesamten lumbosakralen Region läßt sich ein Palpationsschmerz auslösen, betont bei der passiven Bewegung des Os sacrum gegenüber dem Os ilium und umgekehrt. Alle Gelenke der unteren Extremitäten sind frei beweglich. Das Sehnengleitgewebe der rechten Achillessehne ist verdickt und druckschmerzhaft. Die Beschwerden in der Kreuzbeinregion verändern sich nicht wesentlich bei Lageveränderungen oder in den unterschiedlichen Bewegungssituationen. Die Qualität der Re-/Inklinationsbewegung sowie der Rotation zeigen keine Auffälligkeiten. Dagegen findet sich eine sichtbar reduzierte Lateralflexion im LWS-

Bereich. Der thorakale Schober-Test beträgt 1 cm, der lumbale 3,5 cm. Die Atembreite liegt mit gut 4 cm im Normbereich. Die Augen zeigen z. Zt. keine pathologischen Veränderungen.

Ihre Verdachtsdiagnose? (S. 283)

? Welche anamnestischen Angaben sind wegweisend?

! Auffällig ist im zirkadianen Verlauf der Rückenschmerzen das Auftreten in den frühen Morgenstunden bzw. in der zweiten Nachthälfte. Das Alter des Patienten, die Angabe von Fersenschmerzen und schließlich die Iritis sind weitere sehr wichtige anamnestische Mosaiksteine, die die Zusatzfrage nach der Familienvorgeschichte verlangen. Wird dann über Familienmitglieder berichtet, die über ähnliche Symptome klagten, so muß die Verdachtsdiagnose **Spondylitis ankylosans** (M. Bechterew) lauten.

? Welche Untersuchung muß durchgeführt werden, um die Verdachtsdiagnose zu verifizieren?

! Bei wechselnden Symptomen dauert es oft Jahre bis zur klaren Diagnose Spondylitis ankylosans. Der Geübte braucht nur wenige diagnostische Mosaiksteine, um die Erkrankung zu erkennen. Dennoch bedarf es einer zusätzlichen Röntgenaufnahme (konventionell) oder eines CTs der LWS mit ausreichender Darstellung der Kreuzdarmbeingelenke, um das typische Nebeneinander destruktiver und reparativer Veränderungen (»buntes Bild« nach *Diehlmann*) um die meist beidseitige Sakroiliitis diagnostizieren zu können.
In ausgeprägten Fällen sind im LWS-Bereich sogenannte Syndesmophyten erkennbar, ein pathognomonisches Zeichen für eine Spondylitis ankylosans. Verschiedene klinische und radiologische Varianten werden unter dem Begriff »seronegative Spondylarthritiden« zusammengefaßt (s. entsprechende Literatur). Die **Laboruntersuchungen,** insbesondere der Nachweis des Histokompatibilitätsantigens HLA-B 27 sichern die Diagnose nicht und schließen sie bei Fehlen des HLA-B27 auch nicht aus. Bei den meisten Patienten sind leicht erhöhte Entzündungsparameter zu beobachten, in besonderen Verlaufsfällen auch stark erhöhte. Im Gegensatz zu anderen Erkrankungen besteht nicht immer eine Korrelation von klinischer Aktivität und erhöhten Entzündungsparametern.

? Welche drei Hauptziele muß die Therapie verfolgen?

! Die wichtigsten Behandlungsziele sind:

- Erhaltung der Wirbelsäulenbeweglichkeit
- Schmerzlinderung – ggf. medikamentöse Entzündungshemmung
- Erlernen spezifischer wirbelsäulen- und gelenkschonender Verhaltensweisen im Alltag (ggf. mit Hilfsmitteln)

Vorrangig ist die Erhaltung oder Verbesserung der Beweglichkeit vor allem der Wirbelsäule in Verbindung mit entsprechend schonenden Verhaltensweisen. Was für den Herzpatienten die tägliche Einnahme seiner Medikamente bedeutet, stellt für den Bechterew-Patienten die tägliche Krankengymnastik dar. Eine derart intensive tägliche Therapie läßt sich in der Regel nur durch eigenständige Übungen erreichen. Vielerorts existieren sogenannte »Bechterew-Gruppen«, die neben einer Therapieanleitung und Korrektur auch den wichtigen Informationsaustausch der Patienten untereinander gewährleisten.
In regelmäßigen Abständen von 2 bis 3 Jahren sind je nach Ausprägung des Krankheitsbildes auch stationäre Rehabilitationsmaßnahmen sinnvoll. Nur in diesem Rahmen läßt sich die notwendige

Therapie, losgelöst von den Alltagsbelastungen, konzentriert über einen Zeitraum von 3 bis 4 Wochen durchführen. Meist profitieren die Patienten von einer derartigen Behandlungsmaßnahme über ein halbes bis dreiviertel Jahr.

Die Notwendigkeit einer medikamentösen Behandlung richtet sich in erster Linie nach der Klinik; sie kann notwendig werden, wenn die Wirbelsäulenschmerzen nicht mehr durch entsprechende Verhaltensweisen beeinflußt werden können.

Bei einer derart chronisch verlaufenden Erkrankung weiß der Patient nach vorheriger Beratung durch den Arzt meist selbst mit seinen Medikamenten verantwortlich umzugehen. Hierbei ist das meist vom Arzt vermittelte Wissen über Höchstdosierung und Nebenwirkungen ausreichend, um dem Patienten eine bedarfsgerechte Dosierung eigenverantwortlich zu überlassen. Dies gilt nicht für Sulfasalazin, daß in vorgeschriebener Dosierung konstant eingenommen werden sollte.

Eine dringende Indikation für eine medikamentöse Behandlung mit Kortikosteroiden besteht bei einer Iritis. Hier wird wegen der möglicherweise irreversiblen Folgeschäden in Form einer Stufentherapie behandelt, ähnlich wie in schweren Schubsituationen. Gute Therapiemöglichkeiten ergeben sich auch im Bereich der Naturheilkunde.

? Durch welche Behandlungsmethoden ist dies erreichbar?

! Eine wesentliche Therapiehilfe bieten Ernährungstherapie, Phytotherapie, Enzymtherapie, Homöopathie und Aschner-Verfahren.

Bindegewebssanierung. Verringerte Bildung von Schmerzmediatoren und Verbesserung der lokalen/generellen Bindegewebsqualität durch eine initiale Fasten- oder **Mayr-Kur** mit anschließender mikrobiologischer Therapie zum Aufbau einer immunkompetenten Darmflora. **Nahrungsergänzung** mit Omega-3-Fettsäuren (Fischölkapseln), antioxidativen Vitaminen und B-Vitaminen zur Modulation des immunologischen Geschehens (s. S. 197f).

Regulierung des **Säure-Basen-Haushaltes** durch Entsäuerungsmaßnahmen über Haut und Schleimhäute, basische Kost und Nahrungsergänzung.

Kleine (5×5 cm) **Kantharidenpflaster** im ganzen Bereich der Dornfortsatzreihe im Abstand von 2–3 Wochen, im Anschluß daran ggf. Blutegelanwendungen.

Homöopathie. Die Eigenblut-Behandlung sollte als biologische Basistherapie zusätzlich durchgeführt werden. Bei starken Schmerzen kann das Homöopathikum auch mit einem Lokalanästhetikum kombiniert als Quaddel-Therapie eingesetzt werden.

Arzneimittel	Symptome
Aesculus hippocastanum D4, D6, 3× täglich 5 Tropfen.	Heftige Schmerzen im LWS-Bereich sowie im Iliosakralgelenk, anhaltend, tiefsitzend und dumpf, oft auch wandernde Schmerzen. Verschlechterung nach dem Schlaf sowie durch Gehen und im Stehen.
Gnaphalium polycephalum D4, D6, 3× täglich 5 Tropfen.	Lumboischialgie mit starken LWS-Schmerzen; in die Extremitäten ausstrahlende Schmerzen mit Taubheitsgefühl und Ameisenlaufen. Gehäuft Wadenkrämpfe. Verschlechterung durch Liegen und Gehen sowie durch Kälte und Feuchtigkeit.

Arzneimittel	Symptome
Harpagophytum procumbens D4, D6, 3× täglich 5 Tropfen. D6, D12, 1-2 × wöchentlich 1 Amp. i. v. (1 ml).	Schmerzen im Iliosakralgelenk sowie im Bereich der BWS und LWS mit Besserung in Ruhe und durch Wärme.
Kalium carbonicum D6, D12, 2–3× täglich 1 Tablette,	Schmerzen in der LWS von brennendem oder stechendem Charakter; Lumbago mit Ausstrahlung in die Oberschenkel. Schwellungen der Gelenke. Typisch sind die Schweißneigung, die allgemeine Schwäche sowie die Neigung zu Lidödemen. Verschlechterung nachts, nach dem Aufstehen sowie durch die Kälte und lokale Abkühlung mit Besserung durch Wärme.
Rhus toxicodendron D12, 2–3× täglich 5 Tropfen.	Heftigste Schmerzen im Iliosakral- und Lumbosakralbereich mit dem Gefühl der Steifigkeit (»wie eingerostet«). Verschlechterung durch Kälte und Nässe sowie bei Bewegungsbeginn mit allmählicher Besserung bei fortgesetzter Bewegung. Deutliche Besserung durch Massage und lokale Wärme.
Strychnos nux vomica (Nux vomica) D4, D6, 2–3× täglich 5 Tropfen.	Starke LWS-Schmerzen sowie Ischialgie vor allem auch im Liegen, so daß der Patient sich im Bett erst aufsetzen muß, ehe er sich umdrehen kann. Taubheitsgefühl am Rücken. Verschlechterung nachts, durch geringste Zugluft, mit Besserung durch Wärme.

Phytotherapie. Durch die Zusatzbehandlung mit Phytotherapeutika kann die konventionelle Medikation niedriger dosiert werden. Geeignet sind antiphlogistisch, antirheumatisch und schmerzlindernd wirkende Drogen (s. S. 131), z. B. Weidenrinde, Brennesselkraut, Guajakholz. Spasmolytisch wirken Passionsblume und Melisse. Ausgenutzt werden kann auch die Wirkung der Roßkastanienblätter (antiphlogistisch und antiödematös) und der Ringelblume (antiphlogistisch und spasmolytisch). Zur äußeren Einreibung z. B. Brennesselspiritus, Kampferspiritus.

Enzymtherapie. Bewährt hat sich die Therapie mit Enzymen (z. B. Phlogenzym®, 3×2 Filmtabl.)

Diagnose
ICD-10 • M45

Spondylitis ankylosans
Spondylitis ankylosans

Fall 30
Rückenschmerzen; Pollakisurie unklarer Genese

Klinische Symptomatik

Der 39jährige, 203 cm große Patient – jahrelang Volleyballspieler in der Bundesliga – klagt über rezidivierende hexenschußartige Beschwerden, die ihn dazu veranlaßten, das Volleyballspielen aufzugeben. Im weiteren Verlauf traten auch Blasenbeschwerden mit häufigem Wasserlassen hinzu, die trotz antibiotischer Behandlung nicht abklangen. Der Urologe sprach von einer atypischen, wahrscheinlich viralen Blasenentzündung. Ein Sedimentbefund fiel negativ aus. Der

Patient kam wegen der Rückenschmerzen in die orthopädische Sprechstunde.

Untersuchungsbefund

Sagittale Fehlstatik der Wirbelsäule mit Hyperkyphose der BWS, Hyperlordose der HWS und LWS. Asymmetrisch hypertone Muskelareale im Bereich der Ischiokruralmuskulatur beiderseits, im Bereich des lumbalen M. erector trunci sowie im M. latissimus dorsi beiderseits. Schmerzhafte Muskelbezirke sich auch im M. pectoralis major rechts.

Die Chirodiagnostik ergibt multiple Blockierungen im rechten ISG, an der oberen LWS, im BWS- und HWS-Bereich mit entsprechender Bewegungseinschränkung auf.

? Welche therapeutischen Ansatzpunkte bieten sich dem Orthopäden?

! Nach den chirodiagnostischen Befunden eignet sich in erster Linie eine Chirotherapie zur Beseitigung der segmentalen Funktionsstörungen, weiterhin die Detonisierung und Dehnung der hypertonen Muskelareale.

? Welche dieser Maßnahmen sollte zuerst eingesetzt werden?

! Da die Störungen schon seit längerer Zeit bestehen, ist es sinnvoller, zunächst die hypertone Muskulatur zu detonisieren und zu dehnen. Die Gelenkfunktionsstörungen könnten sich im Rahmen dieser Therapie von selbst lösen. Andernfalls wären spezielle chirotherapeutische Techniken (segmentale Mobilisation oder Manipulation) angezeigt.

Baut sich eine derartige Symptomatik dagegen kurzfristig auf, ist es meistens ausreichend, die segmentale Funktionsstörung zu beheben; damit klingt dann meist die reflektorisch ausgelöste Tonussteigerung der Muskulatur ab.

? Bieten sich auch naturheilkundliche Maßnahmen in engerem Sinne an?

! Einfachste Form der vorbereitenden und begleitenden Behandlung ist die ein- oder mehrmalige **Neuraltherapie** mit Procain/Lidocain an den maximalen Dolenzpunkten.

Stärker wirksam ist eine **Baunscheidt-Therapie**, die von der HWS bis zur Hüfte beiderseits durchgeführt wird (sogenannte große Baunscheidt-Anwendung), ggf. Wiederholung nach 4–8 Wochen.

Bei multiplen Blockierungen muß immer an eine Grundsystemregulationsstörung gedacht werden, deshalb **Störfeldsuche** und ggf. systemische Entgiftungsmaßnahmen in Form einer **Darmsanierung**. Der Mikronährstoffhaushalt sollte durch Gabe von Antioxidanzien optimiert werden, insbesondere deshalb, weil der Patient als Sportler einen entsprechend hohen Verbrauch hat. In Frage kommen eine naturgemäße **Basissupplementierung** auf Dauer oder hochdosiert mit chemisch-synthetischen Mikronährstoffgemischen über 2–3 Monate (z.B. Basic nutrient IV Kps., Fa. Thorne prod.). Darüber hinaus Kostumstellung mit Erhöhung der Basenäquivalente.

Akupunktur. Im Akutfall ist zur Einsparung von allopathischen Medikamenten eine Akupunkturbehandlung angezeigt. Während in der vorangegangenen Kasuistik eine Begrenzung des Krankheitsgeschehens auf die Meridianebene zumindest möglich gewesen wäre, gibt es in diesem Fall ein sehr wichtiges und verbreitetes Symptom, das anzeigt, daß die Störung tiefer geht und auch das Organ Niere betroffen ist, nämlich die Pollakisurie. Häufiges Wasserlassen und Rückenschmerzen sind typische Manifestationen einer

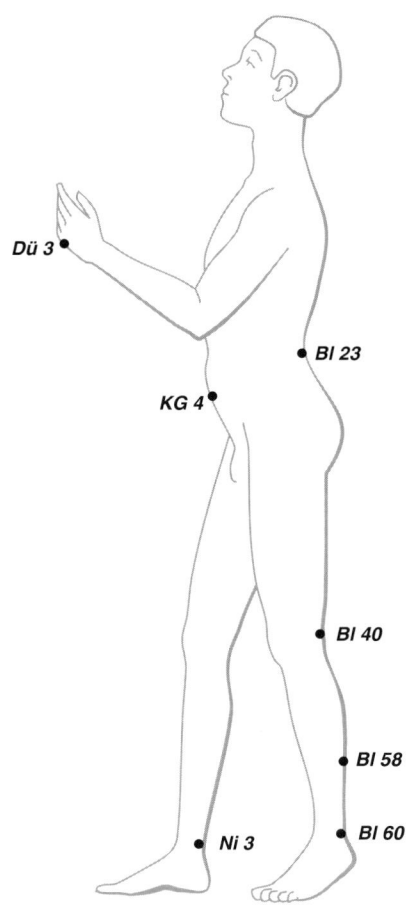
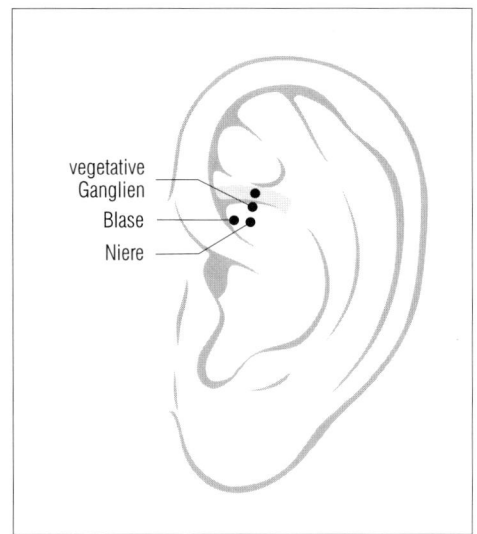

Nieren-Qi-Schwäche; wir würden bei diesem jungen Mann auch noch eine vermehrte Kälteempfindlichkeit erwarten.

Neben der **Ohrakupunktur** (Punkte im muskulären Projektionsbereich der LWS, der Blase und der lumbalen vegetativen Ganglien), der *Yamamoto*-**Schädelakupunktur** (Zone D; Nierenpunkt) sollte auf jeden Fall eine Behandlung des pathologischen Grundmusters erfolgen. Die Punkte KG 4, Ni 3 und Bl 23 sollten mit Moxa behandelt werden; auf diese Weise kann das Nieren-Qi am effektivsten tonisiert werden. Die Wärmeapplikation wird von den Patienten als sehr angenehm empfunden. Symptomatisch könnten noch die Punkte Bl 58, 60 und 40 sowie Dü 3 eingesetzt werden.

Homöopathika wurden bereits vorgestellt. Speziell im HWS-Bereich sind die nachfolgend angegebenen Arzneimittel geeignet.

Arzneimittel	Symptome
Actaea racemosa D6, anfangs bis zu 3 stündlich 3 Tropfen, nach Besserung 3× täglich 3 Tropfen.	Verspannungen der Nackenmuskulatur mit Kopfschmerzen, migräneartig, große Wetterempfindlichkeit, Verschlechterung durch naßkaltes Wetter, Besserung durch Wärmeanwendung.
Gelsemium sempervirens D6, D12 3× täglich 5 Tropfen	Schmerzen und Steifigkeit im Nacken mit dumpfen Kopfschmerzen. Müdigkeit und Benommenheit. Druckempfindliche Halswirbelkörper. Verschlechterung durch Bewegung oder Erschütterung.
Lachnanthes tinctoria D4 3× täglich 5 Tropfen.	Nackensteifigkeit, Schmerzen mit Verschlechterung durch Bewegung. Kältegefühl der kalter Schweiß im Nacken-Schulterbereich.

Diagnose	Multiple Blockierungen im HWS-, BWS-, LWS- und ISG-Bereich kombiniert mit einer muskulären Balancestörung im LWS-, Becken- und Beinbereich. Funktionelle Pollakisurie auf Grund der segmentalen Funktionsstörungen der LWS und des Kreuzdarmbeingelenkes.
ICD-10 • M24.8 • M54.4 • R35 • (N30.2)	Gelenkblockade Lumboischialgie Pollakisurie (chronische Zystitis)

Fall 31
Belastungsabhängiges lokales Schmerzsyndrom der unteren BWS und LWS

Klinische Symptomatik

Die 75jährige Diabetikerin mit beginnender diabetischer Polyneuropathie, arterieller Hypertonie und kompensierter Herzinsuffizienz leidet an einer Gonarthrose beiderseits mit belastungsabhängigen Kniegelenksschmerzen. Daneben diffuse lokale Rückenschmerzen, vor allem im thorakolumbalen und lumbosakralen Übergangsbereich.
Ohne ersichtliche Ursache habe sich diese Schmerzcharakteristik geändert; plötzlich seien streng lokalisierte Schmerzen aufgetreten, die sich nur durch eine völlige Entlastung der Wirbelsäule beeinflussen ließen. Auch beim Husten und Pressen trete dieser Schmerz auf.

Orthopädischer Untersuchungsbefund

158 cm große normalgewichtige Patientin. Hyperkyphose der BWS, abgeflachte LWS-Lordose, verstärkte HWS-Lordose. Dorsal zwischen Thorax und Becken zahlreiche »tannenbaumartige« Hautfalten, die die Patientin erst in letzter Zeit bemerkt hat. Die Körpergröße habe sich innerhalb der letzten 3 Jahre um 6 cm verringert.
Hypertone Muskelareale beiderseits paravertebral der mittleren BWS und LWS. Über den Dornfortsätzen des 1. und 2. LWK Druckschmerz mit seitlicher Ausstrahlung.
Konzentrische Bewegungseinschränkung der HWS ohne Schmerzreaktion. Sämtliche Bewegungen der BWS und LWS, vor allem die Inklination, stark eingeschränkt und schmerzhaft. An den unteren Extremitäten Varusfehlstellung der Kniegelenke sowie eine starke Venenzeichnung. Die Hauttemperatur über den Kniegelenken ist erhöht, die Gelenkkapsel verdickt, ein Erguß nicht festzustellen. Kniegelenksflexion links 90°, rechts 110°. Die Patientin hinkt linksseitig.
Neurologische Untersuchung: Strumpfförmige Hyposensibilität an Unterschenkeln und Füßen, Abschwächung des ASR beiderseits. Kräftige Kennmuskeln, kein Schmerz bei den Nervendehnungstests auslösbar.

Ihre Verdachtsdiagnose? (S. 289)

? Welche anamnestische Angaben und Befunde sind für die Diagnose wichtig?

! Folgende Angaben sind wegweisend für die Diagnose:

• Die plötzliche Veränderung der Schmerzcharakteristik
• Fehlen innerer oder äußerer Auslöser
• Charakteristische Hautfaltenbildung

• Die beträchtliche Größenminderung innerhalb von wenigen Jahren

Die Änderung der Schmerzcharakteristik von vorher diffusen zu jetzt starken lokal betonten Schmerzen im LWS-Bereich deutet auf einen lokalisierten plötzlichen, nicht traumatisch bedingten Prozeß im Bereich der LWS hin, der die Belastbarkeit stark beeinträchtigt.

Die Verringerung der Körpergröße alleine kann mehrere Ursachen haben – Fehlstatik oder destruktive Veränderungen der Wirbelsäule der unteren Extremitäten, z. B. die Varusgonarthrose. In Verbindung mit den »tannenbaumartigen« Hautfalten zwischen Thorax und Becken rückt allerdings die LWS in den Mittelpunkt des Interesses. Differentialdiagnostisch kommt vor allem ein destruktiver Prozeß in Frage. In Anbetracht des Alters muß man hier vor allem an eine Osteoporose oder an tumoröse Veränderungen denken. Eine Spondylitis oder Spondylodiszitis ist auch auf Grund der plötzlich eintretenden Beschwerden eher unwahrscheinlich.

? Welche zusätzliche Untersuchungen müssen von orthopädischer Seite angestrebt werden?

! Zur Klärung muß eine Röntgenaufnahme der BWS und LWS angefertigt werden. Im beschriebenen Fall ließ sich eine Fraktur des 1. und 2. LWK diagnostizieren, die mit den anderen strukturellen Veränderungen eindeutig auf eine Osteoporose zurückzuführen waren. Diese eindeutige Zuordnung ist nicht immer möglich, da z. B. ein Plasmozytom auch von einer Osteoporose begleitet sein kann.

Eine Knochendichtemessung ist in diesem Fall nicht zur Diagnosestellung, sondern zur Verlaufs- und Therapiekontrolle wichtig.

? Welches Ziel muß die Therapie in dieser Phase vorrangig verfolgen?

! Oberstes Behandlungsziel ist die Schmerzlinderung, am schnellsten zu erreichen durch eine Kombination von entlastenden und medikamentösen Maßnahmen (Analgetika, nichtsteroidale Antiphlogistika).

Bei den **Entlastungsmaßnahmen** geht es vor allem darum, die frakturierten Wirbelkörper vor einer zusätzlichen Belastung zu bewahren, die die Deformierung noch verstärken könnte. Dies kann vor allem durch forcierte und endgradige Bewegungen besonders bei der Inklination geschehen. Der Patientin wurde ein Reklinationskorsett verordnet, das durch eine entsprechende Konstruktion und Materialauswahl die Bewegungen zwischen Thorax und Becken deutlich einschränkt und vor allem eine Inklination unmöglich macht.

In der akuten Schmerzphase erhielt die Patientin zusätzlich nichtsteroidale Antiphlogistika sowie Muskelrelaxanzien. Auf krankengymnastisch-physikalischer Ebene wurde zunächst detonisierend gearbeitet, um die schmerzhaften Muskelverspannungen abzubauen. Unterstützt wurde dies durch Fangopackungen sowie Ultraschallanwendungen über den hypertonen Muskelarealen. Sobald es die Schmerzsituation zuläßt, wird ein Muskelaufbautraining zur Stabilisierung des Rumpfes begonnen, anfangs überwiegend isometrisch, später auch aus Bewegungen heraus unter Berücksichtigung der knöchernen Situation und der Schmerzreaktion.

Im geschilderten Fall konnte die Patientin nach sechswöchiger Behandlung vom Korsett entwöhnt werden. Nur bei längeren Wegstrecken und bei statischen Belastungen trägt sie noch einen elastischen Rückenstützgürtel. Die Schmerzen gingen soweit zurück, daß die Antiphlogistika und die Muskelrelaxanzien schon vor dieser Phase abgesetzt werden konnten.

? Welches therapeutische Spektrum eröffnet sich für die langfristigen Therapieziele – wo ist der Platz für naturheilkundliche Maßnahmen?

! Parallel zu den akuten Maßnahmen sollte gleich nach Diagnosestellung eine **medikamentöse Osteoporosebehandlung** eingeleitet werden, zusätzlich Basenergänzung, basenbetonte Kost. Bei dieser meist langfristigen Behandlung sollten aber auch die Qualität der Ernährung, besonders hinsichtlich einer ausreichenden Kalziumzufuhr und einer Basenbetonung sowie die Lebensweise berücksichtigt werden.

Die Patientin erhielt über 3 Monate Calcitonin-Injektionen, um die Osteoklastenaktivität zu reduzieren, und parallel ein Calicumfluoridpräparat zur Aktivierung der Osteoblasten. Nach Absetzen des Calcitoninpräparates wurde Vitamin D_3 auf Grund des niedrigen entsprechenden Blutspiegels substituiert. Die Empfehlung kalziumreicher Nahrungsmittel (Milchprodukte, v. a. harte Käsesorten) in Verbindung mit angemessener körperlicher Aktivität reichten in Verbindung mit den medikamentösen Maßnahmen aus, um die weitere Reduzierung der Knochendichte zu verhindern. Die Fluorideinnahme wurde der Patientin, ausreichende Verträglichkeit vorausgesetzt, für die nächsten 3 Jahre empfohlen. Die Notwendigkeit der Fortführung der Vitamin D_3-Substitution richtet sich nach der Höhe des Serumspiegels.

? Welche **naturheilkundlichen Maßnahmen** sind angezeigt?

! Im Vordergrund einer langfristig erfolgreichen, kausalen Therapie steht die **Regulierung des Säure-Basen-Haushaltes** durch eine betont basische Kost und basische Nahrungsergänzungsstoffe. In der Naturheilkunde gilt die Osteoporose als Säureerkrankung.

Substitution. Neben der Verordnung von Vitamin D_3 und Kalzium auch Vitamin K, Folsäure, Magnesium, Bor, Silicium und Mangan in orthomolekularen Dosen (s. S. 206). Parallel dazu ist eine breit gefächerte Supplementierung mit naturgemäßen Nahrungsergänzungsstoffen, z. B. Süßwasser- und Meeresalgen, Wildhefepräparate, Bienenwirkstoffe und Mineralgemische sinnvoll.

Ausleitende Verfahren. Begleitende Serien von Trockenschröpfungen (2–3mal pro Woche über 2–3 Monate) werden zur Haut- und Bindegewebsaktivierung durchgeführt und von Osteoporosepatienten als ausgesprochen angenehm empfunden. Baunscheidt-Therapie alle 4–6 Wochen in den ersten 6 Monaten.

Akupuktur zur Schmerztherapie. Der lokalisierte Schmerz in der LWS deutet auf Lenkergefäß- und Blasenmeridian. Die wichtigsten Punkte sind in der Akutsituation LG 26, danach Dü 3, Bl 10 und Bl 40, um den Sondermeridian der Blase einzuschalten, Bl 58 und Bl 60. Weiter Bl 11 als Meisterpunkt der Knochen sowie MP 10, der bei streng lokalisierten, stechenden Schmerzen, die im chinesischen Verständnis auf eine Blutstagnation zurückzuführen sind, wegen seiner blutbewegenden Eigenschaft genadelt wird. Außerdem sollten noch die Punkte Bl 23 und Ni 3 tonisierend behandelt werden, evtl. auch mit Moxa.

Die Knieschmerzen können hervorragend mit **Ohrakupunktur** behandelt werden; meist ist es ausreichend, nur den französischen und chinesischen Kniepunkt auf der ipsilateralen Seite zu lokalisieren und dann den druckdolenteren zu nadeln. Mit **Ohrakupunktur** läßt sich darüber hinaus eine ausgezeichnete Schmerzreduktion bei Schmerzen der LWS erzielen, selbst wenn sie – wie hier – durch eine Fraktur bedingt sind. Die wichtigsten Punkte liegen im Projektionsbereich der Wirbelkörper sowie im Bandscheibenbereich der lumbalen Projektionszone; zusätzlich können Punkte entsprechend der Ohrgeometrie gewählt werden.

Homöopathie. Die Homöopathika eignen sich für eine längerfristige Behandlung, vor allem zur Schmerzlinderung. Um eine orale Kalziumsubstitution handelt es sich dabei nicht. Die Arzneimittel können auch als Quaddeltherapie in Kombination mit einem Lokalanästhetikum eingesetzt werden (2–3× wöchentlich).

Arzneimittel	Symptome
Acidum silicicum (Silicea) D12, 2× täglich 1 Tablette. Hinweis: Acidum silicicum D30, 1× wöchentlich 1 Tabl. auch als Zwischengabe zusätzlich zu den folgenden Homöopathika.	Osteoporotische Schmerzen. Phänotypisch eher schwacher, depressiver, »starrer« Patient.
Calcium carbonicum D12, 2× täglich 1 Tablette.	Osteoporotische Schmerzen, Knochen- und Gelenkschmerzen. Phänotypisch eher pastöse, träge Patienten.
Calcium fluoratum D12, 2× täglich 1 Tablette.	Osteoporotische Schmerzen; Neigung zu Frakturen, Versuch auch bei Knochenschmerzen durch Metastasen. Phänotypisch hastig, fahrig wirkende Patienten mit Bindegewebsschwäche (»eingesunkenes Aussehen«).
Calcium phosphoricum D12, 2× täglich 1 Tablette.	Osteoporotische Schmerzen, Zustand nach Fraktur, metastatisch bedingte Knochenschmerzen. Phänotypisch eher nervöse, schwache leicht ermüdende Patienten.
Strontium carbonicum D12, 2× täglich 1 Tablette.	Osteoporotische Schmerzen, Knochen- und Gelenkschmerzen. Phänotypisch arteriosklerotische Patienten mit Hypertonieneigung und psychischer Verstimmung.

Phytotherapie. Cimicifuga racemosa (Wanzenkraut, Traubensilberkerze) hat einen indirekt östrogenartigen Effekt und ist daher vom Wirkprinzip her bei Frauen geeignet, möglicherweise auch zur Osteoporose-Prophylaxe (Präparate-Beispiele: Remifemin® Tabletten/Lösung; Cimisan® Filmtabletten/T-Tropfen, Cefakliman® mono).

Diagnose
ICD-10 • M80.9

Wirbelkörperfraktur auf Grund einer Osteoporose
Osteoporose mit pathologischer Fraktur

Fall 32
Generelles Wirbelsäulensyndrom – Schulter-Arm-Syndrom; Arthralgien in Hüft- und Kniegelenk

Klinische Symptomatik

Die 45jährige Krankenschwester mit langjähriger Schmerzanamnese wird wegen therapieresistenter Beschwerden vor allem im Bereich der Wirbelsäule zu einem stationären Heilverfahren aufgenommen. Sie schildert ständige Schmerzen im Nacken mit Ausstrahlung in den Kopf sowie in beide Arme, verbunden mit gelegentlichen Kribbel-

parästhesien und Schwindelattacken. Die Schmerzen verspüre sie unabhängig von Belastungen auch im Bereich der Brust- und Lendenwirbelsäule sowie außen an der Hüfte. Auch an den Kniegelenken träten unabhängig von Belastungen Schmerzen auf.
Neben dem Hausarzt wurden ein Neurologe, ein HNO-Arzt und ein Orthopäde konsultiert. Das konventionelle Behandlungsspektrum wurde von krankengymnastisch-physikalischen Maßnahmen bis hin zu Infusionen weitgehend ausgeschöpft, ohne daß eine wesentliche Veränderung der Symptome erreicht werden konnte. Weiterhin erfolgten unzählige chirotherapeutische Behandlungen, eine Zahnsanierung mit Entfernung der Amalgamfüllungen und anschließender Schwermetallentgiftung. Auch eine klassische homöopathische Therapie wurde begonnen. All diese Maßnahmen brachten der Patientin keine anhaltende Schmerzlinderung, so daß die letzte Hoffnung in eine stationäre Heilbehandlung gelegt wurde.

Orthopädischer Untersuchungsbefund

Wirbelsäule: Leichte linkskonvexe thorakolumbale Skoliose mit rechtskonvexem Gegenschwung der LWS. In der Frontalebene im Lot, in der Sagittalebene sind die Krümmungen eher abgeflacht. Hypertone Muskelareale im Bereich des deszendierenden Trapezius beiderseits, am distalen Levator scapulae und paravertebral im HWS- und LWS-Bereich unabhängig von den Skoliosekrümmungen. Gesamter lumbosakraler Übergang druckschmerzhaft. Alle Bewegungen von HWS, BWS und LWS endgradig eingeschränkt und schmerzhaft.
Obere Extremitäten: Druckschmerz über beiden radialen Epikondylen sowie über dem Tuberculum majus. Hier verstärkt sich der Schmerz bei Abduktion im Schultergelenk gegen Widerstand. Passive Beweglichkeit in sämtlichen Gelenken nicht eingeschränkt.
Untere Extremitäten: Hypertone Muskelareale im Bereich des M. glutaeus medius und minimus beiderseits, im M. tensor fasciae latae und in der ischiokruralen Muskulatur. Beiderseits Trochanterdruckschmerz; Druckschmerzen auf den Außen- und Innenseiten beider Kniegelenke. Passive Beweglichkeit der Gelenke vor allem durch die hypertonen (»verkürzten«) Muskeln beeinträchtigt. Die weitere Gelenk-, Band- und Meniskusuntersuchung ohne pathologischen Befund, das Gangbild ist unauffällig.
Neurologische Untersuchung: An oberen und unteren Extremitäten keine pathologischen Veränderungen.
Soziale Anamnese: Die gelernte Krankenschwester erhält seit drei Jahren eine zeitlich begrenzte Erwerbsunfähigkeitsrente, die Ende des Jahres ausläuft. Sie ist verheiratet und hat zwei Kinder, eines davon adoptiert. Zusätzlich versorgt sie ihre 90jährige Schwiegermutter und die pflegebedürftige eigene Mutter. Der Haushalt wird ebenfalls überwiegend von ihr geführt.
Allgemeine Anamnese: Die Patientin erkrankte mit 9 Jahren erstmals an einer »Unterleibsentzündung« und wurde mit 10 Jahren bereits abradiert. Es folgten über die Jahre insgesamt 11 gynäkologische Eingriffe. Mehrfach waren an Nierenbecken- und Bauchspeicheldrüsen Entzündungen sowie eine Kolitis aufgetreten.

Therapie und Verlauf

In den letzten beiden Jahren hatte sich die Behandlung auf die Bewegungsorgane konzentriert. Hierbei wurde das übliche nichtoperative Behandlungsspektrum voll ausgeschöpft bis hin zu unzähligen chirotherapeutischen Maßnahmen sowie einer Proliferationsbehandlung (Sklerotherapie) im LWS-Bereich. Alle Maßnahmen hatten bisher keine wesentliche Schmerzlinderung gebracht.

Der erneute Behandlungsversuch konzentrierte sich auf intensive krankengymnastische Maßnahmen (Muskeldetonisierung, Muskelaufbau, Koordination, Rückenschule). Die muskelentspannenden Maßnahmen wurden durch Wärmeanwendungen und medizinische Bäder unterstützt. Zudem wurden Methoden der Elektroanalgesie (Sonodynator) eingesetzt. Wegen der ständig rezidivierenden segmentalen Funktionsstörungen entschloß man sich nochmals zu einer Sklerosierungsbehandlung des interspinösen Bandapparates der HWS sowie an den gelenkkapselverstärkenden Bändern der entsprechenden Wirbelbogengelenke. Am Ende der vierwöchigen Behandlung klagte die Patientin über die gleichen Beschwerden wie zu Beginn der Therapie und wie schon die Jahre zuvor.

Ihre Diagnose? (S. 292)

? Wie lautet die Diagnose?

! Nach Ausschluß struktureller Erkrankungen der Bewegungsorgane und unter Berücksichtigung der zahlreichen markanten Schmerzpunkte handelte es sich um eine »Fibromyalgie«, ein komplexes, sehr undurchsichtiges Schmerzphänomen, daß überwiegend Frauen im mittleren Lebensalter betrifft. Bisher wurden einige Charakteristika dieses Schmerzphänomens als »Marker« herausgefunden, ohne daß man dem Syndrom eine umschriebene Entität verleihen könnte. Die Diagnose stützt sich auf die definierten Schmerzpunkte (Tender points), die sich überwiegend im muskulären Bereich finden. Von den 18 definierten Schmerzpunkten müssen 11 vorhanden sein, um die Diagnose »Fibromyalgie« zu rechtfertigen. Synonym wird besonders im orthopädischen Bereich der Ausdruck »generalisierte Tendomyopathie« verwandt.

? Was ist typisch für den Behandlungsverlauf, wenn es sich um die o. g. Diagnose handelt?

! Der geschilderte Behandlungsverlauf ist typisch für den einer »Fibromyalgie«. Keine der unzähligen Behandlungsmaßnahmen bis hin zur naturheilkundlichen Methoden konnte eine anhaltende Besserung des Beschwerdebildes herbeiführen.

? Welcher diagnostisch und therapeutische Bereich wurde zu wenig berücksichtigt?

! Die Patientin berichtet über eine Vielzahl an Erkrankungen, die zu zahlreichen diagnostischen und therapeutischen Bemühungen geführt haben. Jeder therapeutische Ansatz, der sich ausschließlich auf den Bereich der Bewegungsorgane beschränkte, auch unter Einschluß naturheilkundlicher Behandlungen, war erfolglos.

Bei näherer Betrachtung der Vorgeschichte fällt auf, daß bei der Patientin schon im Alter von 9 Jahren Unterleibsentzündungen (?) und mit 10 Jahren eine Abrasio erwähnt werden. Es schließt sich eine Unzahl gynäkologischer Eingriffe an, die im Zusammenhang mit Wirbelsäulenbeschwerden im LWS-Bereich unbedingt hinterfragt werden müssen. Nicht selten kann sich hinter einem solchen unbeeinflußbaren Schmerzkomplex eine Lebensgeschichte verbergen, die wir mit dem üblichen diagnostischen Hinhören nicht erfassen. Sie könnte aber einen Schlüssel zum Verständnis der Beschwerden bieten.

? Welcher neue therapeutische Weg könnte beschritten werden?

! Auch wenn die Psychotherapie keine Erfolgsgarantie geben kann, sollte sie als begleitendes oder sogar gleichrangiges Therapieverfahren Berücksichtigung finden. Die notwendige krankengymnastisch-

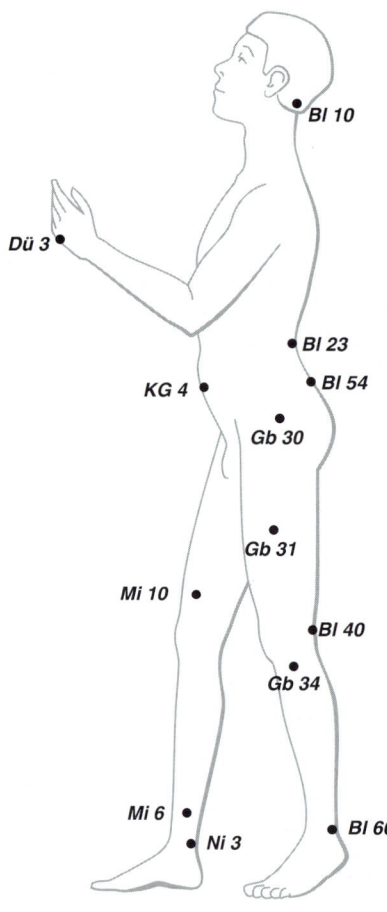

physikalische Behandlung und die Psychotherapie sollten von einer Person dirigiert werden oder bei unterschiedlichen Therapeuten eng koordiniert ablaufen, um allen Belangen gerecht zu werden. Die Erfahrung zeigt, daß die gleiche, bisher ineffektive krankengymnastisch/physikalische Behandlung in dieser integrierten Form wesentlich wirksamer ist.

Folgende **naturheilkundliche Maßnahmen** können eingesetzt werden:

- **Ausleitende Therapieverfahren** in jeder Form, dazu systemische Entschlackungstherapien.
- Intensive **Mikronährstoffsubstitution** und diätetische Einstellung mit basischer Kost, Antioxidanziengabe und naturgemäße Nahrungsergänzungsmittel.
- **Neuraltherapie** an den muskulären Maximalpunkten.

Akupunktur. Auch aus der Sicht der Akupunktur stellt sich der Fall komplex dar: zunächst einmal deuten der lange Verlauf, der ausstrahlende Charakter der Schmerzen und der Schwindel sowie die Parästhesien auf eine Schwäche hin, vor allem auf eine Schwäche oder einen Mangel an Blut und Qi. Die Lokalisation der Beschwerden im Unterbauch und im Verlauf des Blasen- und Nierenmeridians verweisen auf das Organ Niere, auch dort vor allem auf eine Schwäche des Nieren-Qi.

Man kann sich bei dieser Patientin gut noch eine ängstlich-depressive Grundhaltung und eine Neigung zur Inkontinenz vorstellen.

Zunächst sollte eine tonisierende Behandlung der Niere, evtl. auch mit Moxa erfolgen; und zwar über die Punkte Bl 23, KG 4, Ni 3 und MP 6. Ma 36 und MP 10 werden eingesetzt, um Blut und Qi zu stärken und zu bewegen. In weiteren Sitzungen können dann auch lokale Punkte oder Fernpunkte bezüglich der Meridianebenen gewählt werden; z.B. Bl 10, 40, 60 und Dü 3 sowie Bl 54, Gbl 30 und 31 sowie 34, da die wechselnde Lokalisation und die Parästhesien auch den Rückschluß auf Wind als pathogenen Faktor zulassen und die letztgenannten bewährte windableitende Punkte sind. Am Ohr können neben Punkten der Wirbelsäulenprojektion vegetative Punkte wie Shen Men und der Punkt Jerome gewählt werden.

Homöopathie. In diesem Fall war bereits eine konstitutionelle Therapie begonnen worden, offensichtlich ohne Erfolg. Generell ist es richtig, beim geschilderten Krankheitsbild – wegen der Chronizität – eine konstitutionelle homöopathische Behandlung zu versuchen. Eine organotrope Behandlung ist initial in jedem Fall zu empfehlen. Als Kombinationspräparat bewährt sich Traumadyn PMD (anfangs 5× täglich 2 Tabletten bzw. 30 Tropfen).

Phytotherapie. Eine unterstützende Behandlung mit Johanniskraut (stimmungsaufhellend, s.S. 133f) und mit Kava-Kava (muskelrelaxierend) ist in ähnlich gelagerten Fällen erfolgversprechend.

Diagnose	
ICD-10 • M79.0	**Fibromyalgie-Syndrom** Fibromyalgie

Hinweis Diese Fallbeschreibung wurde bewußt gewählt, um darzustellen, daß es bei vergleichbaren Schmerzphänomenen nicht möglich ist, durch eine einzige Therapiemethode eine anhaltende Änderung herbeizuführen. Jeder Fall ist trotz der vergleichbaren Tender points anders gelagert und erfordert demnach ein eigenes Therapiekonzept. Hierbei müßten gleichrangig die körperlichen und seelischen Belange abgetastet und in der Therapie mit berücksichtigt werden.

Ein enger Kontakt zwischen Physiotherapeut, Psychotherapeut und Arzt ist in der Behandlung unumgänglich, um dem Patienten eine neue Orientierung zu geben. Geschieht dies nicht, besteht die Gefahr, daß beim Aufsuchen eines neuen Arztes der gleiche diagnostische oder therapeutische Weg von neuem beschritten wird, der meist in der gleichen Sackgasse endet. Dies gilt für die konventionellen und die alternativen Behandlungsverfahren gleichermaßen.

Fall 33
Belastungsabhängiger Leistenschmerz beiderseits

Klinische Symptomatik

Der 40jährige, sportlich sehr aktive Arzt, passionierter Bergsteiger, bemerkt vor allem beim Bergabgehen linksseitige Leistenschmerzen, die er zunächst ignoriert. Dann zunehmend Beschwerden beim Anziehen der Schuhe und Einschränkung beim Abspreizen der Beine. Die Beschwerden träten ausschließlich in Abhängigkeit von starken Belastungen (Laufen, Bergsteigen, extremes Fahrradfahren) auf, die Schmerzen dominierten links mit leichter Ausstrahlung auf die Vorderseite des Oberschenkels bis hin zum Kniegelenk.

Orthopädischer Untersuchungsbefund

Im Bereich der unteren Extremitäten und der Wirbelsäule unauffällige statische Verhältnisse. Diskrete Umfangsverminderung des linken Oberschenkels. Beim Durchbewegen der Hüftgelenke treten links bei forcierter Innenrotation Schmerzen auf. Bewegungseinschränkungen besonders bei Abduktion, Flexion und Innenrotation, links stärker als rechts. Angrenzende Gelenke und Wirbelsäule einschließlich der Kreuzdarmbeingelenke frei beweglich. Beim Gehen fällt ein linksseitiges Hinken auf. Die Leistungsfähigkeit des M. glutaeus medius und minimus ist links gegenüber rechts abgeschwächt. M. iliopsoas links hyperton und verkürzt.

Ihre Verdachtsdiagnose? (S. 297)

? Welche anamnestischen Angaben und klinischen Befunde lassen die mögliche Schmerzursache erkennen?

! Die eindeutige Belastungsabhängigkeit der Leistenschmerzen vor allem linksseitig mit gelegentlicher Ausstrahlung in den Oberschenkel in Verbindung mit der beidseitigen Bewegungseinschränkung sprechen eindeutig für eine Hüftgelenkserkrankung beiderseits mit Betonung der linken Seite. Auch die Tatsache, daß die Innenrotation am stärksten beeinträchtigt ist, läßt andere Ursachen für einen Leistenschmerz (Leisten- oder Schenkelhernie etc.) unwahrscheinlich werden.

? Wie kann die Diagnose gesichert werden?

! Eine konventionelle Röntgenaufnahme beider Hüftgelenke läßt in der Regel genaue Rückschlüsse auf die Art der Erkrankung zu (Arthrose, Arthritis, aseptische Nekrose etc.). Im beschriebenen Fall waren beiderseits klare Arthrosezeichen ausgebildet. Die Anamnese ergab, daß auch die Mutter im Alter von 55 Jahren an einer Coxarthrose erkrankt und operiert worden war. Andere Ursachen oder Risikofaktoren waren nicht eruierbar, die das Auftreten einer Arthrose in diesem Lebensalter hätten erklären können.

? Welche therapeutischen Ansatzpunkte ergeben sich aus den erhobenen Befunden?

! Wichtigster therapeutischer Schritt ist die Anpassung von Belastung und Belastbarkeit. Ein schwieriges Unterfangen, da der Patient begeisterter Bergsteiger, Fahrradfahrer und Läufer ist. Parallel dazu wird eine krankengymnastiche Therapie verordnet mit den Hauptzielen Detonisierung der hypertonen Muskeln, Ausbalancieren der hüftführenden Muskulatur und Verbesserung des Hüftgelenkspieles. Besonderer Wert muß auch auf die Koordination beim Gehen gelegt werden, um die bereits bestehenden Kompensationsbewegungen so weit wie möglich zu korrigieren.

Als flankierende Maßnahmen wurden zur weiteren Detonisierung der hypertonen, überlasteten Muskeln Wärmeanwendungen eingesetzt (heiße Rolle, Fangopackungen). Gamaschenextensionen dienen der Gelenkentlastung.

Die nächste Therapiephase ist von einem dynamischen Muskelaufbautraining bestimmt, z. T. auch an medizinischen Trainingsgeräten.

Für die Muskeldetonisierung können ebenso bewährte Methoden aus der Naturheilkunde eingesetzt werden:

Akupunktur. Schmerztherapie und Muskeldetonisierung lassen sich mit Akupunktur und vor allem der **Ohrakupunktur** hervorragend erreichen.

Am Ohr bieten sich zunächst der Hüftgelenkspunkt bzw. die Ischiaszone an. Zusätzlich sollten Punkte entsprechend der Ohrgeometrie in der vegetativen Rinne gewählt werden. Der Punkt Jerome kann zur Muskeldetonisierung eingesetzt werden; steht die muskuläre Spannung im Vordergrund der Beschwerden, empfiehlt es sich, nach reagiblen Punkten auf der Rückseite des Ohres (Projektionszone des Hüftgelenks) zu suchen.

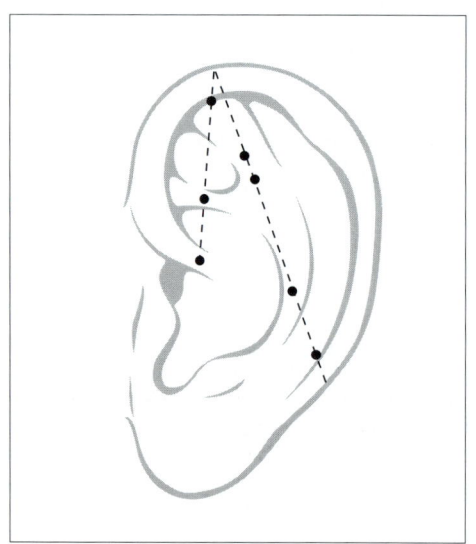

In der **Körperakupunktur** kann man sich zunächst auf die betroffenen Meridiane konzentrieren, da der Patient offensichtlich eine gute Konstitution hat. Ipsilateral sollten die Punkte Ma 31, MP 12, Gbl 29 und 30 genadelt werden, und zwar so, daß nach einem kräftigen Meridiangefühl die Nadel neutral belassen wird.

Als Fernpunkte sollten Gbl 34, der Meisterpunkt der Sehnen und Bänder sowie Gbl 41, der Einschaltpunkt des Gürtelgefäßes Dai Mai, gewählt werden.

Hydrotherapie. Warme Vollbäder, Wärmepackungen und Bewegungsbäder sind als umstimmende und roborierende Maßnahmen geeignet.

Ausleitende Verfahren. Unter Umständen sollte über dem Punctum maximum des Druckschmerzes blutig geschröpft werden. Eine blutige Schröpfung ist bei Füllegelose im Bereich des Tensor fasciae latae (s. S. 86ff, Topographie der Aschner-Zonen) und als Trockenschröpfung bei asthenischen Patienten im Bereich des gesamten Hüft-Glutaealbereiches angezeigt.

Ein Kantharidenpflaster wird nie ventral in die Leistenbeuge gesetzt, sondern in frühen Coxarthrosestadien jeweils lateral im Bereich des Trochanter major.

Bei asthenischen Patienten spricht in Frühstadien auch eine Baunscheidt-Behandlung gut an. Eine Therapievariante sind Blutegel an den schmerzhaften Füllegelosen der hüftführenden Muskulatur.

Diätetik. Als naturheilkundliche Basistherapie empfiehlt sich die Diätetik zur Gewichtsreduktion und die Mikronährstoffsubstitution unter Betonung von Basenäquivalenten, intermittierend auch in Form einer hochdosierten orthomolekularen Therapie. Langfristig sollte auf eine ausgewogene Vollwertkost Wert gelegt werden unter Berücksichtigung von Nahrungsmittelunverträglichkeiten. Eine aktivierte Arthrose kann durch Heilfasten günstig beeinflußt werden (*Lützner*).

Homöopathie. Differentialtherapeutisch sind vor allem bei der aktivierten Arthrose auch die unter *Chronische Polyarthritis* (s. S. 232) genannten Homöopathika zu beachten. Das Homöopathikum kann zu Behandlungsbeginn und bei starken Schmerzen auch als Quaddeltherapie am Locus dolendi eingesetzt werden (2–3× wöchentlich; eine Kombination mit einem Lokalanästhetikum ist möglich).

Arzneimittel	Symptome
Actaea spicata D3, D4, 3× täglich 5 Tropfen.	Starke Schmerzen mit Schwellung und Schwächegefühl, besonders an Hand- und Fingergelenken; starke Berührungsempfindlichkeit. Verschlechterung nachts und durch Bewegung.
Causticum D4, D6, 3× täglich 1 Tablette.	Schmerz, Bewegungseinschränkung, Deformierung. Gefühl von Anspannung und Verkürzung an Sehnen und Muskeln, auch anfallsweise auftretende Schmerzen. Verschlechterung bei kaltem, trockenem Wetter, mit Besserung bei Regen.
Filipendula ulmaria (Spiraea ulmaria) D3, D6, 3–4× täglich 5 Tropfen.	Aktivierte Arthrose mit reißenden Schmerzen. Typisches Begleitsymptom sind die starken Schweiße. Verschlechterung durch Feuchtigkeit.
Harpagophytum procumbens D4, D6, 3× täglich 5 Tropfen.	Gelenkschmerzen, insbesondere der Hüft- und Kniegelenke.
Kalium carbonicum D6, D12, 2–3× täglich 1 Tablette.	Hüftgelenks- und Rückenschmerzen von brennendem oder stechendem Charakter; Lumbago mit Ausstrahlung in die Oberschenkel. Gefühl, als müßten Beine und Rücken »ihren Dienst versagen«. Typisch sind die allgemeine Schwäche, die Adynamie sowie die Neigung zu Schweißen und Ödembildung. Verschlechterung nachts, nach dem Aufstehen sowie durch Kälte und lokale Abkühlung, mit Besserung durch Wärme.

Arzneimittel	Symptome
Rhododendron D6, D12, 3× täglich 5 Tropfen.	Schwellung und Rötung der Gelenke mit heftigen, ziehenden Schmerzen; Schwäche und Schweregefühl sowie Ameisenlaufen. Auch »tiefsitzende« Schmerzen an Periost oder Aponeurosen. Auffallendes Begleitsymptom ist ein übelriechender Urin mit Schmerzen in der Harnröhre bei gehäuftem Wasserlassen. Verschlechterung über Nacht bis zum Morgen sowie durch Wetterwechsel, Nässe und vor Gewitter.
Rhus toxicodendron D12, 2–3× täglich 5 Tropfen.	Rheumatoide Gelenkschmerzen mit dem Gefühl der Steifigkeit; auslösend bzw. verschlimmernd sind Durchnässung, Unterkühlung sowie traumatische Ereignisse (Überanstrengung etc.). Verschlechterung in Ruhe sowie nachts, mit Besserung durch fortgesetzte Bewegung sowie durch Wärmeapplikation.
Smilax officinalis (Sarsaparilla) D6, 3× täglich 5 Tropfen	Stechende Schmerzen zumeist in den großen Gelenken, auch mit Überwärmung und Schwellung. Verschlechterung nachts, in Bewegung sowie bei feuchtem Wetter.

Hinweis: Die wichtigste Maßnahme bleibt die Anpassung der Belastung an die reduzierte Belastbarkeit der Hüftgelenke. Sog. chondroprotektive Pharmaka oder nichtsteroidale Antiphlogistika müssen mit Zurückhaltung verordnet werden. Bei der Arthrose handelt es sich um einen chronisch prozeßhaften Verlauf, der kausal durch kein Medikament beeinflußt werden kann.

? Welche aktuellen und langfristigen Ziele muß die Therapie verfolgen?

! Um die Progredienz des Krankheitsprozesses erkennen zu können, muß der Patient in bestimmten Abständen nachuntersucht und gegebenenfalls auch geröntgt werden. Nur in Verbindung von klinischen und radiologischem Verlauf läßt sich langfristig eine sinnvolle, zunächst konservative Therapie festlegen.

Verändern sich die Schmerzen vom Belastungs- zum Ruheschmerz und nimmt auch die Intensität der Beschwerden zu, führt dies häufig zu einer unkontrollierten Steigerung der Medikamentendosis. Der sich verändernde Schmerzcharakter als auch der erhöhte Medikamentenverbrauch stellen ein Alarmsignal dar. Durch die Einnahme analgetisch und antiphlogistisch wirksamer Medikamente begibt sich der Patient häufig in einen Belastungsbereich, den er normalerweise nicht tolerieren würde. Die Folge kann eine Beschleunigung des Arthroseprozesses sein mit begleitenden Reizerscheinungen (aktivierte Arthrose).

Ändert sich die Schmerzcharakteristik plötzlich und bleibt sie auch in dieser Form bestehen, ist immer eine erneute klinische und radiologische Untersuchung angezeigt, um die Indikation einer operativen Maßnahme zu überprüfen. Ein Hinauszögern dieses Schrittes erschwert oft das notwendige operative Vorgehen und kann damit langfristig die Lebensqualität des Patienten verschlechtern.

Verlauf

Im Verlauf von vier Jahren nahmen die Schmerzintensität und die Bewegungseinschränkung im beschriebenen Fall erheblich zu. Die Röntgenaufnahmen ließen eine gravierende Verschmälerung des Gelenkspaltes als Folge des Knorpelsubstanzverlustes und Geröllzysten im Hüftpfannen- und Femurkopfbereich erkennen. Sporadische krankengymnastische Behandlungsversuche brachten nur kurze Besserung. Der Belastungsschmerz trat schon beim normalen Gehen auf. Schließlich kamen Rückschmerzen hinzu als Folge einer kompensatorischen Hyperlordose der LWS. Diese wiederum war ausgelöst durch eine erhebliche Verkürzung des M. iliopsoas. Als der inzwischen 48jährige Patient schwer gehbehindert war, entschloß er sich zum operativen Vorgehen. Der endoprothetische Ersatz des linken Hüftgelenkes erbrachte einen großen schmerzlindernden Effekt und zudem eine Entlastung für die Wirbelsäule. Dennoch verblieb eine erhebliche Bewegungseinschränkung im linken Hüftgelenk mit entsprechenden Auswirkungen auf die gesamte Wirbelsäule, die man durch einen früheren operativen Eingriff wahrscheinlich hätte vermeiden können.

Diagnose ICD-10 • M16.0	**Coxarthrose beiderseits** Coxarthrose primär bilateral

Fall 34
Belastungsabhängiger Leistenschmerz rechts

Klinische Symptomatik

Im Rahmen einer körperorientierten Gruppentherapie für Schmerzpatienten berichtet ein junger, sehr athletisch wirkender leidenschaftlicher Läufer über hin und wieder auftretende rechtsseitige Leistenschmerzen unabhängig von mechanischen Belastungen. Ein konsultierter Orthopäde konnte weder klinisch noch radiologisch eine Erkrankung im Leisten- oder Hüftbereich feststellen.

Verlauf

Im Rahmen der Gruppentherapie wird er von der Gruppenleiterin *Hildegund Heinl* aufgefordert, sich vorzustellen, er werde körperlich angegriffen und solle die Körperhaltung einnehmen, mit der er sich gegen den Angriff schützen würde. Dabei hält er beide Hände vor das Gesicht und nimmt eine Sitzhaltung ein, bei der er schräg auf dem Stuhl sitzend das rechte Bein gegenüber dem linken nach hinten versetzt. Der Gesichtsausdruck zeigt sehr gespannte Züge. Er hat jetzt die Ausstrahlung einer kaum zu bändigenden Kraft, die sogar bedrohliche Form annimmt. Höchst angespannt sitzt er, wie auf dem Sprung.
Die Gruppenleiterin fordert ihn nun auf, dem Bewegungsimpuls nachzugehen. Daraufhin holt der junge Mann zu einem kräftigen Fußtritt aus.
Dieser aggressive Impuls weckt bei ihm die Erinnerung an eine Szene mit seinem Vater, der ihm während einer Auseinandersetzung ins Gesicht geschlagen hatte. Die Übermacht des Vaters ließ damals keine Gegenwehr zu, so daß die Aggression im Zaum gehalten werden mußte. Dieses Verhaltensmuster hat der Patient bei vergleichbaren Auseinandersetzungen, die in ihm starke Aggressionen auslösen, beibehalten. Der aggressive Impuls bleibt aber quasi in der Bewegung stecken.
Die Hypothese geht davon aus, daß sich trotzdem im Bereich der gesamten Muskelfunktionskette, vor allem im Bereich der Hüftgelenkflexoren (M. iliopsoas und M. rectus femoris) eine isometrische Kontraktion abspielt, die dem Patienten nicht bewußt wird.
In der szenischen Darstellung der Auseinandersetzung mit dem Vater ist anzumerken, mit welcher Mühe er seine Aggressionen zurückhalten muß. Im Rahmen der psychotherapeutischen Arbeit mit der Ausführung der bisher zurückgehalten Bewegung (Tritt) versteht der Patient den

Zusammenhang zwischen seinem wütenden Wunsch, sich zu wehren und seiner Angst vor Unterlegenheit und Bestrafung. Im weiteren Verlauf des Rückenschmerzseminars gehen die Beschwerden ohne weitere Behandlung deutlich zurück.

Wahrscheinliche Diagnose

Myotendinose des M. iliopsoas und des M. rectus femoris als Folge einer ausgeprägten Aggressionshemmung, zurückzuführen auf einen Konflikt zwischen Vater und Sohn

ICD-10 • F45.4

psychogene Störung der Gelenke/Muskeln

Fall 35
Belastungsabhängiger Kniegelenksschmerz, linksbetont

Klinische Symptomatik

Der 49jährige Patient klagt über in den letzten Jahren zunehmende belastungsabhängige Schmerzen in beiden Kniegelenken, vor allem beim Bergabgehen sowie beim Fahrradfahren mit großer Übersetzung.

Orthopädischer Untersuchungsbefund

Untere Extremitäten: Achsengerechte Verhältnisse. Haut, Muskel- und Gelenkkonturen bilden sich in regelrechter Form ab. Die Hauttemperatur über dem linken Kniegelenk ist im Vergleich zur rechten Seite leicht erhöht. Palpatorisch verdickte Gelenkkapsel im oberen Rezessusbereich, keine Ergußbildung. Beide Patellafacetten des linken Kniegelenkes sind stark druckschmerzhaft, diskreter Schmerz hier auch am rechten Kniegelenk. Der Tonus der ischiokruralen Muskulatur (M. semimembranosus, semitendinosus, M. bizeps femoris) ist erhöht, die Kontraktionskraft des M. quadrizeps femoris links vermindert.

Bei Bewegungsprüfung beiderseits, links stärker als rechts, retropatellare Reibegeräusche. Bei endgradiger Beugung links Schmerzen hinter der Kniescheibe. Die Gesamtbeweglichkeit bei Extension und Flexion ist nicht eingeschränkt. Die weitere Kniegelenksuntersuchung (Menisci, Bandapparat) ergibt keine pathologischen Veränderungen. Die angrenzenden Gelenke sind frei beweglich, das Gangbild ist ungestört.

Ihre Diagnose? (S. 300)

? Wie lautet die Diagnose?

! Kniegelenksschmerzen beim Bergab- oder Treppabgehen sowie beim Fahrradfahren mit einer größeren Übersetzung lassen den Verdacht auf eine retropatellare Schmerzentstehung aufkommen. Bei der geschilderten Belastung kommt es zu einer starken Kontraktion der kniegelenksführenden und betont der kniegelenksextendierenden Muskeln. Dies führt zu einem Patellaanpreßdruck, der bei Übersteigen der Belastbarkeit auf Dauer zu Schmerzen führen kann.

Dieser Schmerzkomplex tritt häufig schon bei Jugendlichen auf, nicht immer verursacht durch retropatellare Arthrosen, die als Folge von Dysplasien der Patella oder der Femurkondylen auftreten können. Ursache kann ebenso eine durch Fehlstellung oder durch ein muskuläres Ungleichgewicht ausgelöste Störung der Patellagleitbewegung sein. Eine Valgus- oder Varusfehlstellung am Kniegelenk kann diese Bewegungsstörung ebenso verursachen wie eine Balancestörung der muskulären Patellazüge (M. vastus medialis und lateralis). Oft beobachtet man zusätzlich einen erhöhten Tonus, der Schmerzen im Kniekehlenbereich verursachen kann.

? Wonach richtet sich das Therapiekonzept?

! Primäres Behandlungsziel ist die Schmerzlinderung und Entzündungshemmung. Der Patient muß versuchen, die schmerzinduzierenden Belastungssituationen so weit es geht zu meiden.

Die Temperaturerhöhung der Haut über dem Kniegelenk sowie die Kapselschwellung sprechen für eine begleitende Synovialitis, die unter Umständen einer medikamentösen Behandlung bedarf (nichtsteroidale Antiphlogistika). Manchmal reicht auch eine Kryotherapie mit Eiswürfeln aus, um den Reizzustand und damit auch die Schmerzen zu reduzieren. Hilfreich kann auch eine Iontophorese mit analgetischen oder auch antiphlogistischen Substanzen sowie eine Ultraschallbehandlung sein. Beide Methoden können auch im Wechsel kombiniert werden.

Zur Schmerzentstehung tragen auch die Myotendinosen im Bereich der Kniegelenksflexoren und -extensoren bei, die durch eine entsprechende detonisierende Maßnahmen wirksam behandelt werden können. Hat man dieses Therapieziel erreicht, rückt das Muskelaufbautraining in den Vordergrund des Interesses.

Als langfristiges Behandlungsziel müssen möglichst alle Überlastungsmomente analysiert und in Zukunft beachtet werden. Hierzu zählen z. B. längeres Treppab- oder Bergabgehen. Bei letzterem können umfunktionierte Skistöcke eine große Erleichterung bringen. Schuhe mit höheren Absätzen (Kniegelenksbeugung) und auch das längere Sitzen mit stark flektierten Kniegelenken führen häufig zu retropatellaren Schmerzen, die durch entsprechendes Schuhwerk und eine veränderte Sitzhaltung vermieden werden können.

? Welche Therapiemöglichkeiten bieten sich aus dem naturheilkundlichen Bereich an?

! Zur Kryotherapie eignen sich auch Umschläge, z. B. mit Quark oder Beinwell. Des weiteren sind aus dem Bereich der Naturheilverfahren einsetzbar:

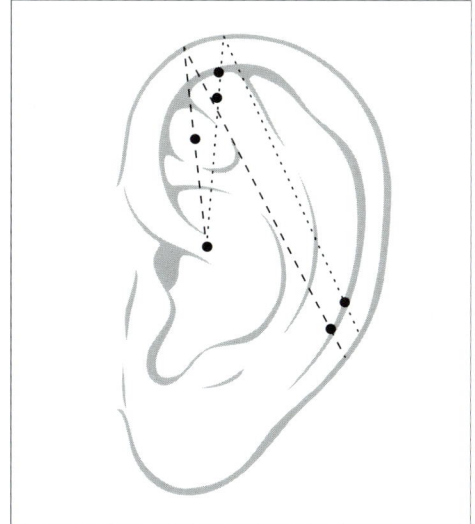

Im Initialstadium bzw. bei leichteren Verläufen ist die **Neuraltherapie** mit Procain oder Plenosol®-Quaddeln indiziert.

Akupunktur. Nur wenige Erkrankungen sprechen so gut auf **Ohrakupunktur** an wie Knieschmerzen jeglicher Couleur. Selbst bei alten, ausgebrannten Gonarthrosen läßt sich oft eine anhaltende Schmerzfreiheit erzielen, die auch auf einen antiphlogistischen Effekt der Akupunktur zurückzuführen ist.

Meist reicht es aus, am ipsilateralen Ohr den französischen und den chinesischen Kniepunkt exakt zu lokalisieren und dann den empfindlicheren zu punktieren. Weitere Punkte werden entsprechend der Ohrgeometrie in der vegetativen Rinne oder auf der Ohrmuschelrückseite in der Knieprojektionszone gefunden; bei Ausbleiben des Erfolgs sollte man auch nach reaktiven Punkten auf der kontralateralen Seite zu suchen. Wegen seiner antiphlogistischen Wirkung könnte auch der Punkt Shen Men genadelt werden.

Ausleitende Verfahren. Hervorragend geeignet ist im Bereich des Kniegelenkes ein Kantharidenpflaster, gefolgt von der Blutegeltherapie.

Immer sollten auch zusätzlich lokal entsäuernde und entschlackende Maßnahmen durchgeführt werden, z. B. in Form sogenannter Auslaugebäder nach *Pirlet* (3× wöchentlich Vollbad bei 37 °C, 20–30 min Dauer).

Orthomolekulare Therapie. Hochdosiert Vitamin-B-Komplex, Vitamin E, C, Zink und Glucosaminsulfat. (s. S. 205)

Homöopathie

Arzneimittel	Symptome
Causticum D4, D6, 3× täglich 1 Tablette.	Schmerz, Bewegungseinschränkung, Deformierung. Gefühl von Anspannung und Verkürzung an Sehnen und Muskeln, auch anfallsweise auftretende Schmerzen. Verschlechterung bei kaltem, trockenem Wetter, mit Besserung bei Regen.
Filipendula ulmaria (Spiraea ulmaria) D3, D6, 3–4× täglich 5 Tropfen.	Aktivierte Arthrose, reißende Schmerzen. Starke Schweiße. Verschlechterung durch Feuchtigkeit.
Harpagophytum procumbens D4, D6, 3× täglich 5 Tropfen.	Kniegelenkschmerzen.
Ichthyolum D3, D4, 3× täglich 5 Tropfen	Gonarthrose, schmerzhafte Bewegungseinschränkung
Rhododendron D6, D12, 3× täglich 5 Tropfen.	Schwellung und Rötung der Gelenke mit heftigen, ziehenden Schmerzen. Auch »tiefsitzende« Schmerzen an Periost oder Aponeurosen. Übelriechender Urin mit Schmerzen in der Harnröhre bei gehäuftem Wasserlassen. Verschlechterung über Nacht bis zum Morgen sowie durch Wetterwechsel, Nässe und vor Gewitter.
Rhus toxicodendron D12, 2–3× täglich 5 Tropfen.	Rheumatoide Gelenkschmerzen, Steifigkeit; Verschlechterung nach Durchnässung, Unterkühlung sowie Überanstrengung. Verschlechterung in Ruhe sowie nachts, mit Besserung durch fortgesetzte Bewegung sowie durch Wärmeapplikation.
Smilax officinalis (Sarsaparilla) D6, 3× täglich 5 Tropfen.	Stechende Schmerzen in den Kniegelenken, auch mit Überwärmung und Schwellung. Verschlechterung nachts, in Bewegung sowie bei feuchtem Wetter.

Diagnose
ICD-10 • M17.6

Retropatellare Arthrose beiderseits.
Gonarthrose sekundär bilateral

Fall 36
Kniegelenkschwellung, Varikosis, Adipositas

Klinische Symptomatik

Die 64jährige adipöse Patientin wird wegen ausgeprägter Gonarthrose beiderseits vom Hausarzt überwiesen, um einen nochmaligen konservativen Therapieversuch vor der geplanten Operation (Endoprothese) zu unternehmen. Sie befindet sich in gutem Allgemeinzustand (Füllezustand).

Orthopädischer Untersuchungsbefund

Schulter- und Beckengeradstand, ausgeprägte Lendenlordose, ansonsten altersentsprechende Funktionseinschränkung der Wirbelsäule. Genu varum beiderseits. Die Kniegelenkskonturen sind verstrichen. Deutliche Gelenkkapselschwellung, leichte Ergußbildung. Druckschmerz über dem medialen Kniegelenksspalt, Dehnungsschmerz des lateralen Kapselbandapparates. Aktive und passive Flexions- und Extensionsbewegung eingeschränkt. Hinkendes Gangbild beiderseits. Im Bereich der Kniekehle zum Teil daumendicke Varizen bei Insuffizienz der Vena saphena magna und parva.

Naturheilkundliche Untersuchung

»Großtrommelträgerin« mit Gas-Kotbauch nach *Mayr*, mehrere Füllegelosen am Rücken; eine fünfmarkstückgroße Füllegelose im Bereich des medialen Kniegelenksspaltes.

Therapie und Verlauf

Eine **Blutegeltherapie** mit 12 Egeln bringt sofortige Schmerzentlastung und Abschwellung des Kniegelenkes. Die Antirheumatikatherapie kann innerhalb weniger Tage abgesetzt werden. Auch die Kniegelenksfunktion bessert sich in der Flexion/Extension auf 70/10/10° leicht.

Begleitende **Ohrakupunktur** an den schmerzhaften Korrespondenzpunkten von LWS und Knie zur Schmerztherapie über zwei Wochen jeden zweiten Tag.

Nach Abheilen der Blutegelwunden wird je ein **Kantharidenpflaster** an beiden Knien appliziert. Nochmalige Wiederholung der Blutegeltherapie nach 3 Monaten und eines Kantharidenpflasters nach einem halben Jahr führen zum weiteren Rückgang der Gonarthrosebeschwerden, so daß die Patientin sogar weitgehend auf einen Stock verzichten kann. Während der Behandlung nimmt sie 12 kg in einem Jahr an Gewicht ab, dadurch zusätzliche Entlastung des Kniegelenkes.

Mit den angeführten Maßnahmen konnte die bereits geplante Kniegelenksoperation bisher aufgeschoben werden; eine Schmerzmedikation mit chemisch-synthetischen Pharmaka ist im bisherigen Beobachtungszeitraum entbehrlich. Gelegentlich wird eine lokale Quaddeltherapie mit Lokalanästhetika und Homöopathika durchgeführt.

? Welchen Sinn hat eine naturheilkundliche Therapie bei vorliegender Operationsindikation?

! Die Behandlung hat neben dem Gewichtsverlust zu einer verstärkten Mobilisierung der Kniegelenke und auch einer Besserung des Allgemeinzustandes geführt. Schließlich stellt die Drainage des bindegewebigen Grundsystems am Kniegelenk eine bessere Ausgangsposition für eine wohl nicht zu umgehende Operation dar.

? Weshalb wird eine naturheilkundliche Mehrfachbehandlung durchgeführt?

! Die Methodenkombination hat sich klinisch als durchaus invasive, aber effektive Therapie bewährt.

? Gibt es weitere therapeutische Alternativen?

! Akupunktur. Ohrakupunktur und Körperakupunktur sind vor allem in früheren Arthrosestadien auch mögliche Monotherapien. Bezüglich der **Ohrakupunktur** sei auf den vorangegangenen Fall verwiesen (s. S. 299). Wie bereits erwähnt, lassen sich oft mit alleiniger Anwendung der Ohrakupunktur eine gute Analgesie und eine Verbesserung der Mobilität und damit Lebensqualität gewinnen.

In der **Körperakupunktur** wird in diesem Fall das Schmerzgebiet gewissermaßen mit Nadeln eingegrenzt: es werden bei starker Bewegungseinschränkung die Punkte Ma 34, MP 10, Gbl 34 sowie MP 9 gewählt; wenn der Schmerz im Vordergrund steht, die sogenannten »Knieaugen«. Es handelt sich um den Punkt Ma 35 sowie einen symmetrisch auf der anderen Seite in einer Delle neben dem Lig. patellae gelegenen Punkt. Diese Punkte eignen sich auch gut für die Moxibustion, vor allem, wenn der Schmerz ein typischer Kälteschmerz ist, also sehr lokalisiert und von bohrendem Charakter. Als Fernpunkte kommen Di 11, Ma 41 und Ma 42 oder 43 in Betracht. Es sei noch einmal ausdrücklich erwähnt, daß es bei einer stark übergewichtigen Patientin vorgerückten Alters immer sinnvoll ist, das pathologische Grundmuster zu erkennen und mitzubehandeln; zumal es wenig wahrscheinlich ist, daß die Knieschmerzen die einzigen Beschwerden dieser Patientin darstellen.

Diagnose

ICD-10
- M17.6
- E66.0
- I83.9
- K30

Aktivierte Varusgonarthrose beiderseits, zusätzlich chronisch-venöse Insuffizienz.
Gonarthrose sekundär bilateral
alimentäre Adipositas
Varikose der unteren Extremität
funktioneller gastrointestinaler Distreß

Fall 37
Schmerzen in der Kniekehle

Klinische Symptomatik

Die 48jährige Patientin bemerkt seit Tagen ohne ersichtliche äußere Ursache einen heftigen Schmerz in der linken Kniekehle, der schon bei normalem Gehen, verstärkt beim Treppaufgehen auftritt. Vor einem Jahr hatte sie sich am gleichen Kniegelenk eine Verletzung des Innenmeniskus zugezogen. Damals waren die Beschwerden durch krankengymnastisch-physikalische Behandlungsmaßnahmen und Einhaltung einer gelenkschonenden Verhaltensweise zurückgegangen. Der jetzt akut aufgetretene Schmerz sei von anderer Qualität.

Orthopädischer Untersuchungsbefund

Unauffällige Statik, normale Haut-, Muskel- und Gelenkkonturen. Beide Kniegelenke ohne Gelenkerguß und Gelenkkapselschwellung. Bänder- und Meniskustests ohne pathologischen Befund. Am distalen Ansatz des M. bizeps femoris läßt sich ein scharfer Druckschmerz auslösen, ebenso bei Dehnung und aktiver Anspannung desselben Muskels gegen Widerstand. Die Schmerzcharakteristik entspricht genau den Beschwerden, die die Patientin beim Treppaufgehen schilderte. Passiv sind Knie- und angrenzende Gelenke frei beweglich. Das Gangbild ist unauffällig.

Ihre Diagnose? (S. 304)

? Wie lautet die Diagnose?

! Tendopathie des M. bizeps femoris rechts. Der Palpationsbefund und die Schmerzauslösung bei Dehnung und aktiver Anspannung des Muskels sprechen eindeutig dafür.

? Was läßt sich über die Ursache aussagen?

! Die Patientin berichtet über keine außergewöhnliche Belastung, die die Entstehung der Tendopathie hätte erklären können. Der M. bizeps femoris ist an der Hüftgelenksflexion und der Kniegelenksextension beteiligt. Liegt das Punctum fixum proximal, kann der Muskel den Unterschenkel außenrotieren. Beim Treppaufgehen (Schmerzauslösung) hilft er u.a., das Kniegelenk zu stabilisieren. Trotzdem kann diese alltägliche Belastung nicht als Ursache angesehen werden, da die Patientin auch vorher ohne Probleme Treppen steigen konnte.

? Welcher therapeutische Weg ist in diesem Fall einzuschlagen?

! Bei Tendopathien geeignete Naturheilverfahren: s. S. 241, 275.

Verlauf

Die sehr energisch und jünger wirkende, alleinlebende Patientin hatte sich beruflich in eine verantwortungsvolle Position hochgearbeitet. In den letzten Jahren bereiteten ihr heftige Rückenschmerzen Probleme, die sich trotz aller Therapieversuche nicht lindern ließen. Aus diesem Grunde nahm sie an einem psychotherapeutischen Rückenschmerzseminar teil.

Im Erstgespräch dominierte überraschend der Kniegelenksschmerz. Nach ihrer momentanen Stimmung befragt, kam sie schnell auf berufliche Spannungen zu sprechen, denen sie zur Zeit ausgesetzt sei. Sie habe eine Auseinandersetzung mit ihrem Vorgesetzten durchgestanden, der eine Etatmittelkürzung gegen sie durchgesetzt habe, die ihre langjährige Arbeit gefährde.

Bei der lebhaften Schilderung der letzten gemeinsamen Sitzung wurde eine für sie nicht bewußte Bewegung im linken Bein sichtbar. Bei der Aufforderung, diese zu verstärken, holte sie zu einem Fußtritt aus, der eigentlich dem Vorgesetzten galt.

Interessant ist nun die Verbindung zwischen diesem Fußtritt und dem Kniegelenkschmerz: Ein Fußtritt im Sitzen (Becken und Oberschenkel fixiert) kann nur über eine plötzliche Kniegelenksstreckung (M. rectus femoris) ausgeführt werden. Der dazugehörige Antagonist ist der M. biceps femoris, der wahrscheinlich durch eine »Gegenkontraktion« die Kniegelenksstreckung (Fußtritt) verhinderte.

Als psychodynamischer Hintergrund wurde ein alter Konflikt mit der Mutter herausgearbeitet, der durch eine unterdrückte Aggression gekennzeichnet war. Diese »Beziehungsspuren« wurden in der Auseinandersetzung mit dem Vorgesetzten wieder aktiviert. Wie früher in den Konflikten mit der Mutter ging es um das Thema: »Mir wird etwas weggenommen, das mir zusteht, und ich kann mich nicht dagegen wehren«.

In der Psychotherapie kommt es darauf an, die Symbolik des Sym-

	ptoms (Knieschmerz) zu entschlüsseln und diese in die lebensgeschichtlichen Zusammenhänge einzuordnen.
Diagnose	Schmerzen in der Kniekehle ausgelöst durch eine Tendopathie des M. bizeps femoris mit dem psychopathologischen Hintergrund einer Aggressionshemmung.
ICD-10 • F45.4	psychogene Tendopathie

Fall 38
Fußschmerz nach Inversions- (Supinations-)trauma

Klinische Symptomatik	Die 38jährige Frau verspürt Schmerzen beim Gehen, seit sie mit dem linken Fuß leicht nach außen umgeknickt ist. Durch eine Sprunggelenksbandage seien die Schmerzen nicht wesentlich beeinflußt worden.
Orthopädischer Untersuchungsbefund	Zunächst fällt der relativ breite Vorfuß auf, ohne daß sich über dem mittleren Metatarsalköpfchen eine pathologische Verhornung der Haut zeigt. Über der Außenseite des Malleolus fibularis, etwa 3 Querfinger distal, ist die Haut verdickt und bläulich livide verfärbt. In Höhe des distalen Ansatzes des Ligamentum fibulotalare anterius läßt sich ein diskreter Druckschmerz auslösen, ebenso über dem Os cuboideum. Die endgradige Plantarflexion löst Schmerzen aus, die Dorsalflexion dagegen nicht. Inversionsbewegung (Adduktion, Supination, Plantarflexion) und translatorische Bewegung des gesamten Fußes in der Malleolengabel nach ventral (vordere Schublade) verstärken den Schmerz. Bei der passiven reinen Supination, eine Streßbewegung für das Ligamentum fibulocalcanare und fibulotalare posterius, tritt kein Schmerz auf. Das Gehen mit der Sprunggelenksbandage ist genauso schmerzhaft wie ohne dieses Hilfsmittel. Die radiologische Untersuchung lehnt die Patientin ab. Nach wenigen Tagen ist die Schwellung abgeklungen. Bei der Nachuntersuchung etwa eine Woche nach dem Trauma ist der Schmerz bei der vorderen Schubladenbewegung des Fußes in der Malleolengabel kaum noch spürbar, unverändert dagegen bestehen die Beschwerden beim Gehen.

Ihre Verdachtsdiagnose? (S. 306)

? Was kann mit ziemlicher Sicherheit über die Ursache des Schmerzes ausgesagt werden – was ist atypisch?

! Als Ursache liegt dem Schmerz ein Inversionstrauma zugrunde, das in erster Linie eine Distorsion der Bandstrukturen vermuten läßt, die diese Bewegung begrenzt. Hier kommen in erster Linie folgende Ligamente in Frage: Ligg. talofibulare anterius und posterius, talocalcaneare und calcaneocuboideum.
Die Schwellung und der Druckschmerz am distalen Ansatz des Lig. talofibulare anterius sprechen für eine Verletzung in diesem Areal. Die Diagnostik ist erst vollständig nach Anfertigen von Röntgenaufnahmen (gehaltenen Aufnahmen), die weitere Auskunft über die Kontinuität der Bandstrukturen geben. In der konventionellen a.p.- und seitlichen Aufnahme kann eine Fraktur erkannt oder ausgeschlossen werden.
Da die Patientin diese Untersuchungen ablehnte, bleibt unklar, wie

der Schmerz über dem Cuboid zu interpretieren ist. Eine Fraktur ist eher unwahrscheinlich, da weder bei Palpation noch bei aktueller Belastung ein Schmerz auftrat. Da die Sprunggelenksbandage den Schmerz nicht wesentlich beeinflussen konnte, muß noch eine andere Schmerzursache vorhanden sein.

Bei der Nachuntersuchung waren Druckschmerz und Schwellung zurückgegangen. In diesem Zustand ließ sich wesentlich besser das Gelenkspiel der Fußwurzelknochen testen. Die Untersuchung erbrachte eine deutliche Gelenkspieleinschränkung des Cuboids, vor allem zum Calcaneus, zum Naviculare und den Coneiformia. Bei forcierter dorsoventraler Bewegung des Cuboids gegenüber dem Calcaneus ließ sich der typische Schmerz provozieren, den die Patientin auch beim Gehen in der Abdruckphase bemerkt hatte. Es war mehr ein Bewegungs- als ein Druckschmerz, dies spricht mehr für eine Blockierung als für eine Fraktur.

? **Welche diagnostischen Maßnahmen sind normalerweise erforderlich – worin besteht die konventionelle Therapie?**

! Die Diagnostik in vergleichbaren Fällen stützt sich auf die Analyse des Verletzungsherganges sowie die klinische und radiologische Untersuchung. Die erforderliche Therapie richtet sich nach den Kontinuitätsverhältnissen des verletzten Bandapparates (gehaltene Aufnahmen) und nach den sportlichen Aktivitäten des Patienten. In unserem Fall kann man im Nachhinein davon ausgehen, daß es sich um keine Kontinuitätsdurchtrennung, sondern um eine leichtere Distorsion des Ligamentum talofibulare anterius handelte, bei der in der Akutphase eine kurzfristige Ruhigstellung für 1 bis 2 Tage sinnvoll ist.

Eine Sprunggelenksbandage soll die temporäre Insuffizienz der Bandstrukturen kompensieren und fördert den Heilungsprozeß damit indirekt. Nach Abklingen der akuten Schmerzen sollte der Patient mit der Bandage zu gehen versuchen. Rupturierte oder teilrupturierte Ligamente benötigen ungefähr 6 Wochen, bis sich ausreichend belastungsfähige Verhältnisse ausgebildet haben. Bei stärkeren Distorsionen sollte die Bandage – oder ähnliche stabilisierende Hilfsmittel – über diesen Zeitraum getragen werden. Bei Kontiuitätsdurchtrennungen mehrerer Ligamente oder bei Patienten, die bei sportlich größeren Belastungen ausgesetzt sind, ist von vornherein eine operative Behandlung angezeigt.

Therapie und Verlauf

Die Patientin stellte direkt nach dem Trauma das verletzte Bein für etwa 1½ Tage ruhig und lagerte es hoch (überwiegend Bettruhe). Lokal Umschläge mit Arnikatinktur. Die Bandage trug die Patientin nur drei Tage, da der Schmerz mit Bandage genauso auftrat wie ohne dieses Hilfsmittel.

Nachdem die Gelenkspieluntersuchung des Cuboids eine Blockierung ergeben hatte, wurde eine manualtherapeutische Mobilisierungsbehandlung vorgenommen. Nach drei Behandlungen hatte sich der Bewegungsschmerz vollständig zurückgebildet.

? **Welche naturheilkundlichen Behandlungsmöglichkeiten bieten sich an?**

Homöopathie. Beim akuten Trauma Gabe von Arnica D 4 – D 6 Globuli.

Orthomolekulare Therapie. Zur beschleunigten Abschwellung hochdosierte Applikation von Enzymen und gepuffertem Vitamin C.

Ausleitende Verfahren. Zur Nachbehandlung sind im subakuten Stadium bzw. bei persistierenden Beschwerden Kantharidenpflaster und Blutegelbehandlung geeignet.

Diagnose	Distorsion des Ligamentum talofibulare anterius ohne Kontinuitätsdurchtrennung mit Begleitblockierung des Os cuboideum.
ICD-10 • S93.4	Distorsion des Lig. talofibulare anterior
• M24.8	Gelenkblockade

Hinweis: Gelenkspielstörungen (»Blockierungen«) nach Trauma sind relativ häufig. Derartige Funktionsstörungen lassen sich nur durch eine manuelle Diagnostik und nicht durch Röntgenaufnahmen verifizieren. Sie können auch als Begleitphänome von ligamentären oder knöchernen Verletzungen Schmerzen unterhalten und sind durch die manuelle Therapie gut behandelbar.

Fall 39
Schwellungen des linken Sprunggelenkes und beider Hände; Verdauungsstörungen

Klinische Symptomatik

Die 20jährige asthenische junge Frau in leicht reduziertem Allgemeinzustand berichtet über seit einem Jahr bestehende Schmerzen in beiden Hand- und Fingergelenken, gelegentlich auch im Bereich des linken Fuß- und Sprunggelenkes mit morgendlicher Schwellung und Überwärmung. Ihr Hausarzt hatte vor einem halben Jahr eine chronische Polyarthritis diagnostiziert und nichtsteroidale Antiphlogistika verordnet, was zu einer Besserung der Schmerzen und Rückgang der Schwellungen geführt hatte. Bei Absetzen der Medikamente wegen aufgetretener Magenbeschwerden kam es jeweils wieder zum Rezidiv. Aus diesem Grunde suchte die Patientin jetzt eine Therapiealternative. Außerdem fühle sie sich müde und schwitze bei leichter Anstrengung und häufig auch nachts.

Orthopädischer Untersuchungsbefund

Diskrete symmetrische Schwellungen im Bereich beider Hände mit Betonung der Fingergrund- und Handgelenke, links mehr als rechts, schmerzhafter Händedruck, diskrete Atrophie der Mm. interossei beider Hände, Morgensteifigkeit. Übriger Gelenkstatus und Wirbelsäule ohne pathologischen Befund, grobe Kraft im Bereich der Hände leicht reduziert. Sprunggelenke frei beweglich, ebenso die übrigen Gelenke sowie die Wirbelsäule. Unauffälliger neurologischer Untersuchungsbefund.
Röntgen: Beginnende gelenknahe Osteoporose der Fingergrund- und proximalen Interphalangealgelenke beiderseits.

Laborwerte

BKS 25/50 mm n. W., CRP dreifach erhöht, Leukozyten 6000/µl, Lymphozytose von 70%, Rheumafaktoren negativ. In der Elektrophorese mäßige Alpha 2- und Gammaglobulinerhöhung. Antinukleäre Antikörper negativ

Naturheilkundliche Diagnostik

Applied Kinesiology (Muskeltest): Die orientierenden Tests auf Nahrungsmittelunverträglichkeiten ergaben eine Schwächung mehrerer Indikatormuskeln auf Weizen, Süßigkeiten, Milch, Zitrusfrüchte und Schweinefleisch. Muskelschwächung bei »Therapielokalisation« mehrerer wurzelbehandelter und amalgamgefüllter Zähne.
RAST: Keine signifikanten Antikörpertiter.

Mykologische Stuhluntersuchung: Candida 10^5 Keime, bakterielle Darmflora: Keimdiversifikation, Verminderung der Lactobazillen und Bifidumbakterien.
Mayr-Diagnostik: Lässige Haltung, schlaffer Kotbauch, humoraldiagnostische Hinweise an Haut, Unterhaut und Bindegewebe für eine latente Gewebsübersäuerung.
Zungendiagnostik: Zunge im distalen und mittleren Drittel (entsprechend den Dick- und Dünndarmreflexzonen) weißlich belegt. Die Patientin ist seit Jahren Vegetarierin und nimmt wenig Eiweiß, aber viel Kohlenhydrate (auch schnell resorbierbare) zu sich. Seit langem bestehen Darmbeschwerden.
Vegetative und Sozialanamnese: Zeichen einer starken vegetativen Stigmatisierung (Schlafstörungen, Nachtschweiß und Gereiztheit). Am Arbeitsplatz fühlt sich die Patientin als Bürokauffrau unterfordert. Die Arbeit mache ihr keinen Spaß, und unter den Kolleginnen bestehe ein starker Konkurrenzkampf. Sie sei deshalb oft innerlich angespannt und verunsichert im Umgang mit Kundschaft und Kollegen.

Therapie und Verlauf

In Anbetracht der milden Verlaufsform der chronischen Polyarthritis wurde eine naturheilkundliche Therapie eingeleitet und die Behandlung mit den NSAR abgesetzt.

Unter einer **Darmsanierung**, initial mit Colon-Hydrotherapie, einer antimykotischen Therapie, gefolgt von einer mikrobiologischen Therapie, traten in den ersten 2 Wochen leichte klinische Verschlechterungen mit Schwellung der Fingergrund- und Handgelenke auf. Erst als die Patientin die empfohlene Kostumstellung vornahm, kam es zu einer schlagartigen Besserung mit Normalisierung der Blutwerte. Die diätetische Therapie bestand in einer konsequenten Meidung der unverträglichen Nahrungsmittel und einer »milden Ableitungsdiät« nach *Mayr* bei stärkerer Eiweißzulage (Tofu, Fisch).

Orthomolekulare Therapie. Fischölkapseln wurden über ein Jahr verabreicht; in den ersten zwei Monate zusätzlich orthomolekulare Substanzen in hypoallergener Form (Vitamin C, Beta-Carotin, Vitamin D und E, Selen, Eisen, Mangan und Zink). Ab dem 3. Behandlungsmonat kontinuierliche Mikronährstoffsupplementierung zur Stabilisierung des Immunsystems mit natürlichen Nahrungsmittelergänzungsstoffen.

Ausleitende Verfahren. Tägliche paravertebrale Trockenschröpfungen dienten der allgemeinen Roborierung und Bindegewebsaktivierung. Nach 4 Wochen wurde eine große Baunscheidt-Anwendung am gesamten Rücken und am Abdomen durchgeführt.

Adjuvante Therapie. Nach etwa 6 Wochen wurde bei jedem Sprechstundenbesuch eine Fußreflexzonentherapie durchgeführt. Von Anfang an führte die Patientin täglich in Eigenregie Wechselfußbäder und 3× pro Woche Vollbäder (sogenannte Auslaugebäder nach *Pirlet*) zur Entgiftung, Entschlackung und Entlastung des Bindegewebes durch. Schließlich erhielt sie auf eigenen Wunsch 4 Wochen lang eine Enzymtherapie mit Bromelain. Ein krankengymnastisches Bewegungstraining erfolgte in 30 °C warmem Wasser zur Durchführung rumpfstabilisierender Übungen und Haltungsverbesserung.

Unter dieser Behandlung bestand über einen beobachteten Zeitraum von zwei Jahren Symptomfreiheit. Nach 4 Wochen war das Kraftniveau in beiden Händen wiederhergestellt. Auch unter Belastung bei längeren Wanderungen und Tischtennisspielen traten keine Be-

schwerden auf. Lediglich im Rahmen eines grippalen Infektes kam es nach einem halben Jahr zu einem kurzen, aber milden Beschwerderezidiv, das ohne Antirheumatika abgefangen werden konnte.
Psychotherapie. Im Verlauf des Rückgangs der Beschwerden sprach die Patientin von sich aus schließlich auch ihre Situation am Arbeitsplatz an, welche sie seit Jahren belastete. Begleitend zur somatischen Therapie wurden im Rahmen einer ordnungstherapeutisch orientierten Psychotherapie Wege und Möglichkeiten gefunden, eigene Anteile an den negativen psychosozialen Faktoren durch Änderung der beruflichen Situation zu sehen und fehlprogrammierte Verhaltensweisen bewußt zu machen. Als Entspannungsmethoden wurden begleitend die progressive Muskelrelaxation und einfache Atemtechniken empfohlen.

? Wie ist die Behandlung im vorliegenden Fall begründet?

! Die naturheilkundliche »Polypragmasie« hat in diesem Fall eine antirheumatische Therapie überflüssig gemacht. Dabei wurden ordnungstherapeutische Schwachstellen und Risikofaktoren wie Fehlernährung, Enteropathiesyndrom aufgedeckt und konstitutionelle Behandlungsprinzipien in das Konzept integriert. Durch konsequente Mesenchymbehandlung konnte das Krankheitsbild aus humoralpathologischer Sicht letztlich aus dem zellulären Stadium wieder ins humorale zurückgeführt und dadurch einer funktionellen Therapie zugänglich gemacht werden.

? Was käme als weiteres konstitutionstherapeutisches Prinzip in Frage?

! Unter konstitutionellen Aspekten ist bei der asthenischen Patientin die Verabreichung von Bitterkräutertee und -dragees, bestehend aus z.B. Schafgarbe, Tausendgüldenkraut, Wermut, Kalmus, Löwenzahn und Enzian zur allgemeinen Tonisierung und Appetitanregung angezeigt. In einem umfassenden Sinne ist auch die »bittere Medizin« der Selbstreflexion und Selbsterfahrung im Rahmen einer begleitenden Psychotherapie im Hinblick auf eine Stabilisierung der Persönlichkeit angezeigt.

Diagnose

ICD-10
- M06
- K30

Seronegative chronische Polyarthritis (Stadium I) mit überwiegender der Hand- und Fingergelenke.
seronegative chronische Polyarthritis
funktioneller gastrointestinaler Distreß

Fall 40
Schwellung und Schmerz an der Großzehe

Klinische Symptomatik

Der korpulente 55jährige Mann verspürt seit Tagen einen starken Schmerz im rechten Großzehengrundgelenk. Der Schmerz habe nachts begonnen, und jetzt könne er kaum noch auftreten. Schon früher habe er ähnliche Schmerzphasen am anderen Zeh erlebt, die dann nach Tabletteneinnahme völlig abgeklungen seien.

Orthopädischer Untersuchungsbefund

Senk-/Spreizfüße. Die rechte Großzehe ist vor allem in Höhe des Grundgelenkes stark geschwollen. Die Haut ist glänzend, die Temperatur über dem Gelenk links deutlich erhöht. Starke Druckempfindlichkeit. Aktive Bewegungen im Bereich des Zehenend- und -grundgelenkes sind auf Grund der starken Schmerzen kaum möglich, auch passive Bewegungen lösen schon bei geringem Ausmaß starke Schmerzen aus. Die übrigen Fußgelenke sind frei beweglich. Linksseitig besteht ebenfalls in Höhe des Großzehengrundgelenkes eine endgradige passive und aktive Bewegungseinschränkung bei Dorsal- und Plantarflexion. Beim Gehen belastet der Patient den betroffenen Fuß überwiegend auf der Außenseite, um die Großzehe zu entlasten.

Ihre Verdachtsdiagnose? (S. 311)

? Welche zusätzliche Fragen bei der Anamneseerhebung können wichtige Hinweise zur Diagnosefindung geben?

! Die Schmerzen seien nachts aufgetreten. In diesem Zusammenhang sollte erfragt werden, ob der Patient sich am Vortag den Fuß verletzt oder übermäßig belastet hat, ob die bereits früher erlebte Schmerzsymptomatik am anderen Zeh ähnlich der jetzigen war und was und wieviel der Patient am Vorabend gegessen und getrunken hat.
Ein mechanischer Auslöser böte die einfachste Erklärung. Eine übermäßige außergewöhnliche Belastung könnte bei einer bisher blanden Arthrose eine Aktivierung hervorgerufen haben, die sich oft erst mit Verzögerung einstellt. Beides traf hier nicht zu. Die zweite Frage ist wichtig um zu klären, ob der früher erlebte Schmerz an der anderen Zehe evtl. auf die gleiche Ursache zurückzuführen wäre.
Die Antwort auf die letzte Frage (Eßgewohnheiten, letztes Abendessen) läßt kaum noch Zweifel an der richtigen Diagnose: Der Patient schilderte ein opulentes fleischreiches Mahl mit allem, was an »guten Getränken« dazugehört. Auch sonst würde er regelmäßig und reichlich Wein trinken, und zum Essen müsse einfach Fleisch gehören. Auch ohne Röntgenbild und Laboruntersuchung läßt sich aus Anamnese und Befund die wahrscheinliche Diagnose »Arthritis urica« stellen.
Differentialdiagnostisch kämen als weitere Ursachen einer akuten Monarthritis in dieser Altersgruppe die Chondrocalcinose, mikrobiell ausgelöste Arthritiden und eine aktivierte Arthrose in Frage.

? Welche zusätzlichen Untersuchungen sind unbedingt notwendig, um die Diagnose zu sichern?

! Eine akute Gichtarthritis läßt sich v. a. durch eine Harnsäurebestimmung im Serum bestätigen, allerdings sind in der Literatur auch Anfälle bei normalen Serumspiegeln beschrieben. Die BSG ist meist stark beschleunigt. Ein Röntgenbild gehört zur Primärdiagnostik. Vergleichsaufnahmen mit der Gegenseite waren besonders in unserem Fall wegen der Bewegungseinschränkung links angezeigt. Die Röntgenmorphologie bei der chronischen Arthritis urica ist pathognomonisch. In akuten Fällen können knöcherne Veränderungen fehlen. Die Röntgenuntersuchung bei dem beschriebenen Patienten ergaben beiderseits typische Veränderungen, die eindeutig für eine Gichtarthropathie sprachen.

? Welches Therapieziel muß vordergründig, welches langfristig verfolgt werden?

! Schmerztherapie. Das vorrangige Therapieziel ist die Schmerz- und Entzündungsbekämpfung. Bei gesicherter Diagnose werden Colchicum (bis zu 1,5 mg/die) oder nichtsteroidale Antiphlogistika (z. B. Indometacin) eingesetzt. Auf Entlastung oder Schonung braucht man in der Regel nicht zu drängen, da die meist starken Schmerzen dem Patienten keine andere Möglichkeit lassen. Die lokale Kryotherapie kann jeder Patient selbst mit Eiswürfeln aus dem Kühlschrank durchführen und damit den analgetisch-antiphlogistischen Effekt der medikamentösen Behandlung noch verstärken.

Diätetik. Eine ausreichende Flüssigkeitszufuhr (über 2 Liter Wasser täglich) ist zur Anregung der Diurese erforderlich. Zudem kann der Urin medikamentös und diätetisch alkalisiert werden, um ein Ausfällen der Harnsäure zu vermeiden.

Sind die akuten Beschwerden abgeklungen, muß der Patient über die Ernährungsfaktoren informiert werden, die zu einer Harnsäureerhöhung im Gewebe führen können. Purinreiche Nahrungsmittel (Fleisch) müssen reduziert werden, ebenso der Alkoholkonsum. Alkohol hemmt die renale Ausscheidung der Harnsäure und trägt indirekt zur Erhöhung des Serumharnsäurespiegels und damit auch der Harnsäure im Gewebe bei. Die meisten Gichtarthropathien sind durch falsche Ernährung hervorgerufen und können auch durch eine entsprechende Umstellung langfristig gut beeinflußt werden. Das Problem der Behandlung liegt oft darin, daß der typische Gichtpatient nur ungern seinen Lebenswandel ändert und deshalb lieber zu einem Uricostaticum (Allopurinol) oder Uricosuricum (Benzbromaron) greift. Dagegen sind die Patienten mit einer sekundären Hyperurikämie (Hämoblastosen, Nierenerkrankungen, Zytostatikatherapie etc.) meist auf die Einnahme dieser Medikamente angewiesen.

Terrainsanierung. Als Nachbehandlung zur konventionellen Gichttherapie können ein Kantharidenpflaster bzw. Blutegel zur Drainage des Grundsystems zur Anwendung kommen. Wesentlich ist als langfristige Basistherapie eine diätetische Einstellung auf eine zumindest 80%ige basenüberschüssige Kost und basische Nahrungsergänzungsstoffe zur Äquilibrierung des Säure-Basen-Haushaltes. Schließlich sind auch allgemeine Maßnahmen der Entschlackung und Entsäuerung (Schwitzen) angezeigt.

Homöopathie

Arzneimittel	Symptome
Gichtanfall	
Atropa belladonna D6 stündlich 1 Tablette, bei Besserung 3× täglich 1 Tablette.	Plötzliche Schmerzen und Entzündung
Apis mellifica D6 Dilution, stündlich 6 Tropfen, bei Besserung 3× täglich 5 Tropfen.	Gelenkschwellung, große Berührungsempfindlichkeit
Colchicum autumnale D6 Dilution, stündlich 6 Tropfen, bei Besserung 3× täglich 5 Tropfen.	Überwärmung, Schwellung, dunkle Rötung
Dauertherapie	
Acidum benzoicum D4 Dilution, 3× täglich 5 Tropfen.	rezidivierende Gichtanfälle
Adlumina fungosa D3 Dilution, 3× täglich 5 Tropfen.	Hyperurikämie, Hepatopathie
Pervilla ocimoides D3, 3× täglich 1 Tablette	Hyperurikämie

Diagnose Gichtanfall bei Harnsäurediathese
ICD-10 • M03.6 Gicht-Arthritis

Tab. 30: In den Kasuistiken aufgeführte ICD10-Nummern (a. n. k. = anderenorts nicht klassifiziert).

ICD10-Nummer	Diagnose	Kasuistik
	D: Krankheiten des Blutes; Immunstörungen	
D84.9	Immundefekt (sonstiger)	10
	E: Ernährungsbedingte/metabolische Krankheiten	
E66.0	alimentäre Adipositas	36
	F: Psychische Veränderungen und Verhaltensstörungen	
F44.4	Konversionsreaktion	28
F45.4	Arthralgie/Myalgie mit psychogener Komponente	13, 22, 34, 37
	G: Krankheiten des Nervensystems	
G43.0	Migräne	3
G56.0	Karpaltunnelsyndrom	15
	I: Krankheiten des Kreislaufsystems	
I83.9	Varikose der unteren Extremität	36
	J: Krankheiten des Atemsystems	
J03.9	Akute Tonsillitis	1
J20.8	Bronchitis (viral) (akut, subakut)	10, 21
J32.9	chronische Sinusitis	9
	K: Krankheiten des Verdauungssystems	
K04.9	devitaler Zahn	8, 9
K30	funktioneller gastrointestinaler Distreß	25, 27, 36, 39
	M: Krankheiten des Muskel- und Skelettsystems sowie des Bindegewebes	
M03.2	Postinfektiöse Arthritis nach Yersinia-Enteritis	12
M03.6	Gicht-Arthritis	40
M05.8	seropositive cP	7
M06	seronegative chronische Polyarthritis	39
M15.9	Polyarthrose der Finger	17
M16.0	Coxarthrose primär bilateral	33
M17.6	Gonarthrose sekundär bilateral	35
M21.7	erworbene Beinlängendifferenz	25,
M24.8	Gelenkblockierung	2, 16, 18-20, 27, 30, 38
M40.5	erworbene Kyphose und Lordose	13
M41	Skoliose	18
M43.6	Torticollis (muskulär)	1
M45	Spondylitis ankylosans	29
M47.0	Kompression der A. vertebralis	2
M53.0	Lokales Zervikalsyndrom	2, 3

Tab. 2: Fortsetzung

ICD10-Nummer	Diagnose	Kasuistik
M54.0	Zervikalsyndrom, Pannikulitis, Schmerzen im BWS-Bereich, Zervikobrachialsyndrom, BWS-Syndrom, vertebromuskuläre Funktionsstörung, Radikulitis	4,6, 8-10, 18, 20-22
M54.4	Lumboischialgie	23, 24, 30
M54.5	Kreuz- und Rückenschmerzen	25
M54.8	vertebragenes Schmerzsyndrom	26
M65.8	Tenosynovitis des Ellbogens	14
M75.4	Impingementsyndrom	11
M77.8	Enthesopathie des Handgelenkes/der Handwurzel a. n. k.	16
M79.0	Fibromyalgie	32
M80.9	Osteoporose mit pathologischer Fraktur	31
N: Krankheiten des Urogenitalsystems		
N70.1	chronische Adnexitis	27
R: Anderenorts nicht klassifizierte Symptome		
R35	Pollakisurie	30
S: Verletzungen, Vergiftungen u. a. pathogene Einflüsse von außen		
S93.4	Distorsion des Lig. talofibulare anterior	38

1. Barolin, G.S. (Hrsg.): Kopfschmerz. Enke, Stuttgart 1984
2. Bischoff, H. P.: Chirodiagnostik und Chirotherapeutische Technik. Perimed, Balingen 1994, 2. Auflage
3. Cordes, J. C., Uibe, P., Zeibig, B.: Physiotherapie, Krankengymnastik, 2. Aufl. Verlag VEB Volk und Gesundheit 1979
4. Eitner D., Kuprian, W., Meissner, L., Orle, K.: Sportphysiotherapie, 2. Aufl. Fischer, Stuttgart 1990
5. Engel, J.-M., Ströbel, G.: Rheumatologie. Edition Medizin, Erlangen 1985
6. Fehr, K., Miehle, W., Schattenkirchner, Ch., Tillmann, K. (Hrsg.): Rheumatologie in Praxis und Klinik. Thieme, Stuttgart 1989
7. Földi, M., Kubik, S. (Hrsg.): Lehrbuch der Lymphologie, 2. Aufl. Fischer, Stuttgart 1991
8. Hasselblatt, A.: Ergotherapie in der Orthopädie. Bardtenschlager, 1985
9. Hamann, K.-F.: Training gegen Schwindel. Springer, Berlin 1987
10. Heinl, H.: Störungen in der Arbeitswelt als Ursache psychosomatischer Schmerzsyndrome der Bewegungsorgane. In: Psychosomatik der Orthopädie, hrsg. von Willert, H.-G. Huber, Bern (1990)
11. Heinl, H.: Psychosomatische Schmerzsyndrome der Bewegungsorgane – der Zugang der Gestalttherapie. In: Psychosomatische Rheumatologie, hrsg. von Eich, W. Springer, Berlin 1991

12. Heinl, H.: Körpertherpie in der Praxis. In: Lindauer Texte, hrsg. von Buchheim, P., Cierpka, M., Seifert, T. Springer, Berlin 1991
13. Heinl, H. : Körpersprache, Wahrnehmung und Entschlüsselung. In: Der informierte Arzt – Gazette Medicale. Schweiz. Z. mod. Ther. Fortbildung. 14 (1993), Separatum 6, 461 – 464
14. Kampik, G.: Propädeutik der Akupunktur, 3. Aufl. Hippokrates, Stuttgart 1997
15. Kendall, F. P., Kendall, E.: Muscle Testing and Function, 4th ed. Williams, Wilkins, Baltimore 1993
16. Klein, R. G., Dorman, T. A., Johnson, C. E.: Proliferant injections for low back pain: Histologic changes of injected ligaments and objective measurements of lumbar spine mobility before and after treatment. J. neurol. orthop. Med. Surg. 10 (1989)
17. Krauß, H.: Hydrotherapie. Verlag VEB Volk und Gesundheit, Dresden 1990
18. Marquardt, H.: Reflexzonenarbeit am Fuß, 17. Aufl. Haug, Heidelberg 1983
19. Müller, I., Czogalik, D.: Forschungsbericht vom 21.12.95. Veränderungen nach einer integrativen Therapie bei Patienten mit chronischen Rückenschmerzen – eine Evaluationsstudie.
20. Müller, W., Schilling, F. – Differentialdiagnose rheumatischer Erkrankungen, 2. Aufl. Aesopus, Basel 1990
21. Muschinsky, B.: Massagelehre in Theorie und Praxis, 2. Aufl. Fischer, Stuttgart 1990
22. Pollmann, A.: Fünf Wandlungsphasen in fünf Streichen. Haug, Heidelberg 1996
23. Rubach, A.: Propädeutik der Ohrakupunktur. Hippokrates, Stuttgart 1995
24. Wolf, H.-D.: Neurophysiologische Aspekte des Bewegungssystemes, 3. Aufl. Springer, Berlin 1996

Abrechnung und Praxismarketing

Abrechnung von Naturheilverfahren und komplementären Therapiemethoden

Alle auf den Sektoren Naturheilverfahren und komplementäre Therapiemethoden erbrachten ärztlichen Leistungen können nur abgerechnet werden, wenn sie
1. nach den Regeln der ärztlichen Kunst erbracht wurden und
2. für die medizinisch notwendige ärztliche Versorgung erforderlich sind.

Alle über dieses Maß hinausgehenden Leistungen darf der Arzt nur berechnen, wenn sie auf Verlangen des Zahlungspflichtigen erbracht wurden (§ 1 [2] GOÄ).

Hierbei ist wiederum darauf zu achten, daß die »Regeln der ärztlichen Kunst« eingehalten werden, da bei grenzwissenschaftlicher Diagnostik und Therapie (z. B. Einbringung astrologischer Aspekte, Geistheilung etc.) leicht die Vermutung aufkommen könnte, daß es sich um Scharlatanerie im weitesten Sinne handelt, was bei Zahlungsstreitigkeiten bzw. Behandlungsklagen vor Gericht sehr streng beurteilt wird. Hier spielt die Beachtung des ärztlichen Berufsrechtes eine große Rolle. Man ist gut beraten, sich auf derartige Therapien nicht einzulassen, oder man sollte bei Anwendung entsprechender diagnostischer oder therapeutischer Methoden die Deklaration über Analoge Bewertungen bei der Rechnungsstellung unterlassen. Die GOÄ steckt in ihrer Neufassung 1996 einen ziemlich engen Rahmen und stellt hohe Anforderungen an die Analoge Bewertung nicht aufgenommener Leistungen. So darf eine Analoge Bewertung nicht angesetzt werden, wenn es sich bei der Leistung nur um eine Modifikation einer bereits in der GOÄ befindlichen Leistung handelt. Andererseits ist eine Analoge Bewertung oft unumgänglich, wenn die Leistungen zwar miteinander verwandt wären, aber der Sinn und Zweck ein anderer ist.

Beispiel: 269 Akupunktur (Nadelstich-Technik) zur Behandlung von Schmerzen

A 269 Akupunktur (Nadelstich-Technik oder Laser-Technik) zur Behandlung von Süchten (analog 269)

Hier muß eine Analoge Bewertung vorgenommen werden, da schon aus der Diagnose hervorgeht, daß die Akupunktur nicht zur Schmerztherapie erforderlich war. Somit würde die Krankenversicherung die Erstattung dieser Leistung ablehnen, da sie nicht nachvollziehbar wäre.

Die oftmals von den Krankenkassen praktizierte Methode, die Analoge Bewertung rundweg abzulehnen, weil sie weder Bestandteil der GOÄ sei noch von der Bundesärztekammer als Analoge Bewertung empfohlen wurde, muß im Einzelfall auf Rechtmäßigkeit geprüft werden. Allerdings verursacht dies großen Verwaltungsaufwand mit zweifelhaftem Erfolg bzw. unbefriedigendem Ergebnis.

Daher ist es immer ratsam, bei der Anwendung Analoger Bewertungen den Patienten zu Beginn der Behandlung darüber aufzuklären und einen Behandlungsvertrag mit den entsprechenden Hinweisen schriftlich zu vereinbaren.

Auf den folgenden Seiten sind Vorschläge zu derartigen Vereinbarungen aufgeführt.

Privatarzt oder Vertragsarzt?

Privatarzt

Der Privatarzt rechnet ausschließlich nach der GOÄ ab und muß sich bei der Leistungserbringung im Rahmen der Vorschriften der amtlichen GOÄ bewegen. Eine Erstattung der privatärztlich erbrachten Leistungen ist durch die Privatkassen möglich. Die Erstattung durch gesetzliche Krankenkassen ist ausgeschlossen (Bundessozialgericht Kassel; AZ 1 RK 13/95 und 1 RK 14/95).
In besonders schwierigen bzw. schwerwiegenden Situationen, z.B. bei austherapierten Krebserkrankungen oder therapieresistenten schwersten Kinderkrankheiten, ist daher grundsätzlich eine Anfrage des Patienten selbst bei seiner Krankenkasse um Kostenübernahme oder -zuschuß ratsam. Hier wird immer eine Einzelfallentscheidung getroffen werden müssen. Entsprechende Urteile verschiedener Gerichte beweisen, daß in solchen Fällen auch Therapien im Ausland bezahlt werden mußten.
Grundsätzlich muß aber gewährleistet sein, daß ein Behandlungserfolg zumindest wahrscheinlich, wenn nicht gar gesichert ist. Außerdem muß der Krankenkasse zweifelsfrei nachgewiesen werden, daß die Behandlung durch einen Privatarzt kein Vertragsarzt im zumutbaren Einzugsbereich diese Diagnostik/Therapie durchführen kann. Auch kann dem Patienten bei bereits begonnener Behandlung nicht einfach ein Wechsel zu einem anderen Behandler zugemutet werden, da hierbei das Arzt-Patienten-Vertrauensverhältnis empfindlich gestört werden könnte, was wiederum dem Behandlungserfolg abträglich sein könnte.
Allerdings muß klar festgestellt werden, daß dieser Kampf um die Kostenerstattung vom Patienten selbst bzw. seinen Angehörigen geführt werden muß. Unterstützend können entsprechende Qualifikationsnachweise, Nennung von Behandlungserfolgen, Gutachten zur individuellen Fallgestaltung unter Einbeziehung früherer Therapien und Aussagen von mit- oder vorbehandelnden Ärzten eingesetzt werden.
Die Entscheidung der Krankenkasse kann, falls sie negativ ausfällt, vom Patienten selbst auf dem Klageweg vom Sozialgericht geprüft und revidiert bzw. bestätigt werden.

Vertragsarzt

Der Vertragsarzt unterliegt bei Leistungen, die nicht im Rahmen der gesetzlichen Leistungspflicht erbracht werden, ebenfalls den Grundsätzen der GOÄ. Er muß aber bei gleichzeitiger vertrags- und privatärztlicher Versorgung (z.B. Behandlung eines Virusinfektes auf Versichertenkarte, Akupunktur wegen rezidivierender Migräne) den Patienten darüber aufklären, daß die privatärztliche Leistung nicht Bestandteil der vertragsärztlichen Versorgung darstellt und diese Leistung vom Patienten selbst bezahlt werden muß. Hierzu ist die schriftliche Vereinbarung über die Art der Leistung, die Höhe des Honorars sowie dem Steigerungsfaktor empfehlenswert.
Handelt es sich bei der privatärztlich erbrachten Leistung um eine sog. Leistung auf Wunsch bzw. Verlangen des Patienten, so ist dies immer nach GOÄ abzurechnen und eine Erstattung durch die gesetzlichen Krankenkassen ausgeschlossen.
Sollte sich die entsprechende Leistung jedoch in die medizinisch notwendige Versorgung integrieren lassen, wie z.B. die Akupunktur bei bisher therapieresistenter Migräne, so ist der Krankenkasse vor Behandlungsbeginn eine Bescheinigung über die geplante Maßnahme mit genauer Diagnose und Begründung sowie die Dauer und den Kostenumfang vorzulegen. Die Krankenkasse wird dann intern über die Möglichkeit und die Höhe des Kostenzuschusses bestimmen.
Nach Abschluß der Behandlung ist eine Privatrechnung mit dem genauen Leistungsinhalt auszustellen und vom Patienten seiner Krankenkasse vorzulegen.
Beachtenswert ist in diesem Zusammenhang die Feststellung, daß ein Vertragsarzt nicht einfach die Annahme der Versichertenkarte mit der Begründung verweigern kann, die von ihm durchgeführten Behandlungen seien im Rahmen der vertragsärztlichen Versorgung nicht zu erbringen, weil sie zu zeitaufwendig, mit zu hohem technischen Aufwand verbunden oder gegen seine Behandlungsprinzipien seien. Der Vertragsarzt muß immer bei Vorlage der Versichertenkarte vertragsärztlich tätig werden und dem Patienten die notwendige medizinische Versorgung zuteil werden lassen. Stellt sich heraus, daß eine alternative Therapie oder Diagnostikmethode erfolgversprechender wäre und stimmt der Patient nach Aufklärung darüber zu, so muß wiederum entschieden werden, welche Leistungen auf Karte und welche nach

GOÄ zu erbringen sind und ob eine gemischte Versorgung sinnvoll ist. Auf Wunsch des Patienten kann die gesamte ärztliche Versorgung in diesem Fall nach GOÄ erfolgen. Ob und in welchem Umfang die gesetzliche Krankenkasse Kosten erstattet, muß dann im Einzelfall entschieden werden. Handelt es sich um eine reine Wunschbehandlung, so ist dies auf der Rechnung zu vermerken, da derartige Maßnahmen grundsätzlich von der Kostenerstattung ausgeschlossen sind.

Grundsätzlich gilt für alle Fälle:
Eine einwandfreie Rechnung unter Beachtung der GOÄ-Richtlinien, versehen mit evtl. erforderlichen Begründungen zu Mehrfachnennungen oder Überschreitung des Steigerungsfaktors, schützt den Patienten vor Kürzungen durch die Krankenversicherung, weist die fachliche Kompetenz des Arztes nach und trägt dazu bei, das Vertrauensverhältnis und die Glaubwürdigkeit zu erhalten.

Musterverträge und Formblätter

Es ist empfehlenswert, ein Patientenmerkblatt zu erstellen, das in sachlicher Art über die Praxisbesonderheiten, die Schwerpunkte der medizinischen Versorgung, die Behandlungsmöglichkeiten und die fachliche Kompetenz aufklärt.
- Bitte vermeiden Sie Werbeaspekte!
Erläutern Sie, welche Möglichkeiten mit den jeweiligen Therapieverfahren verbunden sind, weisen Sie auf die nebenwirkungsarme und kostengünstige Behandlung hin und klären Sie über die Dauer und den Umfang der Diagnostik und (oder) Therapie auf.
Sprechen Sie dabei auch die Behandlungskostensituation an und nennen Sie Abrechnungsmodalitäten, z.B. je nach Dauer und Intensität der Behandlung wird ein Steigerungssatz nach GOÄ pro Leistung von 1,0fach bis 2,3 bzw. 3,5fach angesetzt.
Weisen Sie bitte auch auf die Abklärung der Kostenübernahmeregulierung durch die Krankenversicherung hin, die der Patient bestenfalls zu Beginn der Behandlung mit seiner Krankenkasse besprechen sollte, und überlassen Sie das Merkblatt zusammen mit einem Duplikat der unterschriebenen Behandlungsvereinbarung dem Patienten für seine Unterlagen.

Vorreiter: KV Westfalen-Lippe und Landesverband BKK Nordrhein-Westfalen

Interessant scheint die Tatsache, daß die KV Westfalen-Lippe in Zusammenarbeit mit dem Landesverband der BKKen Nordrhein-Westfalen eine Vereinbarung zur Förderung klassischer Naturheilverfahren und Anwendung komplementärer Therapiemethoden ausgearbeitet hat.
Die Leistungsbeschreibung mit Preisliste ist auf den folgenden Seiten aufgeführt.
Eine Empfehlung zur Übernahme dieser Vereinbarung wurde vom BKK-LV NW auch an die anderen BKK-Landesverbände weitergegeben. Ob und was sich hierzu mit den jeweiligen KVen erreichen läßt, ist noch nicht bekannt.
Die Bundesärztekammer hat bisher auf diese Vereinbarung noch nicht reagiert. Daher sollte die anliegende Preisliste eine Orientierungshilfe bei der Preisbewertung darstellen. Sie kann auch in diesem Sinn den Krankenversicherungen bei der Festsetzung von Erstattungsansprüchen zur Hand gegeben werden.
Die hier beschriebene Erprobungsregelung sieht die Erstattung der Leistungen in DM-Beträgen vor, die Abrechnung unterliegt keinem Budget, sie setzt die fachliche Qualifikation des Leistungserbringers voraus und ist an den Nachweis einer Anamnese- und Verlaufsdokumentation (auf einem Formblatt) gebunden.

Vereinbarung
zwischen der Kassenärztlichen Vereinigung Westfalen-Lippe (KVWL) und dem Landesverband der Betriebskrankenkassen Nordrhein-Westfalen zur Förderung klassischer Naturheilverfahren und Anwendung komplementärer Therapiemethoden

Anlage 1

Preisliste und Leistungsbeschreibung

Symbol-Nr.	Leistungen	Pauschale pro Patient
9451	Ganzheitliche Anamnese	100,00 DM
9452	Homöopathische Anamnese	100,00 DM
9453	Pauschale für Erörterung der Untersuchungsergebnisse, Verlaufsdokumentation, Beratung u. a.	40,00 DM
9461	1. Homöopathische Folgebehandlung, pro Sitzung (Dauer mindestens 15 min)	45,00 DM
9462	2. Ordnungstherapeutische Folgebehandlung, pro Sitzung (Dauer mindestens 15 min)	45,00 DM
9463	3. Regulationsthermographie, pro Sitzung (maximal 2x pro Behandlungsfall)	100,00 DM
9464	4. Decoderdermographie, pro Sitzung	80,00 DM
9465	5. Colon-Hydro-Therapie, pro Sitzung	90,00 DM
9466	6. Hämatogene Oxidationstherapie bzw. große Ozon-Eigenblutbehandlung oder verwandte Methoden, pro Sitzung	90,00 DM
9467	7. Eigenblutbehandlung, ggf. einschließlich Aufbereitung und Injektion, pro Sitzung	25,00 DM
9468	8. Eigenurin-Behandlung, pro Sitzung	25,00 DM
9469	9. Akupunktur, pro Sitzung (max. 12 Sitzungen pro Krankheitsfall)	55,00 DM
9470	10. Neuraltherapie, pro Sitzung (max. 12 Sitzungen pro Krankheitsfall)	36,00 DM
9471	11. Ausleitende Verfahren, u. a. Schröpfen und Baunscheidtieren, pro Sitzung	25,00 DM
9472	12. Biofeedback-/Biomentale Entspannungsmethoden, pro Sitzung	45,00 DM

Auf den folgenden Seiten sind Merkblätter und Muster zusammengestellt, die zur Umsetzung einer adäquaten Abrechnung nützlich sind und als Vorlagen dienen können.

Vereinbarung

zwischen

(Praxisanschrift / Stempel)

und

Frau / Frl. / Herrn _____ geb. _____

Adresse: _____

Durch diese Vereinbarung wird eine von der Verordnung nach §2 GOÄ abweichende Gebührenhöhe für ärztliche Leistungen wie folgt festgelegt:

GOÄ-NR.   Leistungstext   Steigerungssatz   Betrag

_____

_____

_____

Mit dieser Vereinbarung erfolgt die Aufklärung darüber, daß die Erstattung der vereinbarten Vergütung möglicherweise nicht in vollem Umfang von der Krankenversicherung/Beihilfestelle übernommen wird.

_____, den _____

(Unterschrift des Patienten/Erziehungsberechtigten)

Patienten-Merkblatt (Beispiel)

Ganzheitliche Therapie

Erläuterung zur Diagnostik und Therapie

Abrechnungshinweise

Die Komplementärmedizin ergänzt und erweitert die Schulmedizin. Meine Praxis kombiniert seit vielen Jahren erfolgreich schulmedizinische Diagnostik und Therapie mit komplementären Diagnose- und Heilmethoden:

Ordnungstherapie, Homöopathie, Bach-Blüten-Therapie, Akupunktur, Ausleitende Verfahren, Colonhydrotherapie, Sauerstoff- und Ozontherapie, SMT nach v. Ardenne, kraniosakrale Therapie, Neural- und Chirotherapie, Orthomolekulare Therapie, Balneotherapie, physikalische Anwendungen, Kinesiologie, Thermoregulationsdiagnostik, Elektroakupunkturdiagnostik nach Voll, Decoderdermographie.

Durch die Komplementärmedizin, die sich aus jahrelanger Erfahrung heraus entwickelt hat, kann die Forderung der Kostenträger nach einer »medizinisch notwendigen Versorgung« nach den Regeln der ärztlichen Kunst optimal erfüllt werden.

Je nach Art, Dauer und Schweregrad der Erkrankung und den daraus resultierenden Konsequenzen wird nach ausführlicher Erläuterung im Einvernehmen mit dem Patienten die für ihn wirksamste, schonendste und in hohem Maße nebenwirkungsarme Behandlungsart eingeleitet und fortgeführt.

Hierdurch wird eine kostengünstige und somit auch wirtschaftlich sinnvolle ärztliche Versorgung des Patienten erreicht.

Notwendige Eingriffe auf organischer Ebene durch chemisch-synthetische Mittel werden ergänzt durch Regulation der Funktionsabläufe im körpereigenen Informationssystem, gezielte Stimulation der Immunität und Harmonisierung der geistig-psychischen Gesamtheit des Patienten.

Auf diese Weise können Folgekosten für ärztliche Behandlung, die durch Nebenwirkungen chemischer bzw. synthetischer Medikamente entstehen, sowie kostenintensive oder die Gesundheit des Patienten belastende Untersuchungen drastisch reduziert werden. Homöopathika und Phytotherapeutika zeichnen sich nicht nur durch einen hohen Wirkungsgrad aus, sondern sind auch kostengünstig.

Die Abrechnung der genannten Behandlungsweise erfolgt auf der Grundlage der amtlichen GOÄ vom 01. 01. 96 unter Beachtung der jeweils gültigen Richtlinien und den aktuellen Analogen Bewertungen der Bundesärztekammer. Der Steigerungsfaktor für die einzelnen Leistungen liegt je nach Schwierigkeit und erforderlichem Aufwand zwischen 1,0- und 3,5fachem Satz.

Da derzeit für viele der sehr zeitaufwendigen Leistungen eine Leistungsnummer nach GOÄ nicht zur Verfügung steht, müssen diese durch analoge Bewertung nach §6, Abs. 2 GOÄ zum Ansatz gebracht werden.

Um die Kostenübernahmesituation durch den jeweiligen Kostenträger bzw. die Beihilfestelle abzuklären, empfiehlt sich bereits vor Behandlungsbeginn eine Besprechung mit der Krankenversicherung mit schriftlicher Kostenübernahmezusicherung (Rahmenbedingungen). Bei Ablehnung des Leistungsanspruches sollte ebenfalls eine schriftliche Erklärung gefordert werden, um die Rechtmäßigkeit dieser Entscheidung prüfen zu können.

Praxisanschrift

Sprechstundenzeiten

Behandlungsvertrag / Einverständniserklärung

Name u. Vorname des Patienten: _____

Name des Hauptversicherten: _____

Geburtsdatum des Patienten: _____

Wohnort (PLZ, Straße, Haus-Nr.) _____

Krankenkassenzugehörigkeit: _____

Mit nachstehender Unterschrift bestätige ich, das Merkblatt zur ganzheitlichen Therapie erhalten und seinen Inhalt zur Kenntnis genommen zu haben. Ferner erkläre ich mich damit einverstanden, daß ich die gesamten Behandlungskosten in vollem Umfang selbst trage. Dies gilt auch für die durch die Anwendung Analoger Bewertungen entstehenden Kosten. Ich bin ferner darüber informiert, daß die Krankenversicherung/ Beihilfestelle die Erstattung des Rechnungsbetrages ganz oder teilweise ablehnen kann.

Datum:_____ Unterschrift: _____

(Bei Kindern bitte Unterschrift des gesetzlichen Vertreters)

(Praxisanschrift)

Wichtige Information

für alle Krankenversicherungen und Beihilfestellen

(Beiblatt zur Privatrechnung)

Um zeitaufwendige und verwaltungsintensive An- und Nachfragen zu vermeiden, bitte ich um Kenntnisnahme und Berücksichtigung nachstehender Ausführungen:
Die vorliegende Privatliquidation wurde nach den Vorschriften der GOÄ in der Fassung vom 01. 01. 96 erstellt, der Ansatz der Analogen Bewertungen erfolgte nach den Empfehlungen der Bundesärztekammer auf dem Stand vom 01.01.96.
Bei der Anwendung von Naturheilverfahren zur Diagnostik und Therapie werden die in §1, Abs. 2 bezeichneten Erfordernisse ebenso berücksichtigt wie die in §6, Abs. 2.
Dies bedeutet, daß die Behandlung des Patienten nach den Regeln der ärztlichen Kunst erfolgt und eine über die medizinisch notwendige ärztliche Versorgung hinausgehende Leistungserbringung nicht vorgenommen wird.
Die im Rahmen einer sinnvollen und kostensparenden Therapie angewandten Naturheilverfahren (Alternative Behandlungsmethoden) fallen ebenfalls unter die genannten Bedingungen und werden unter Abwägung aller wichtiger Kriterien wie Vermeidung von Nebenwirkungen, gesundheitliche Zusatzbelastungen, Vermeidung von Langzeitbehandlungen, kostengünstige Arzneimittel, gesundheitliche Mitverantwortung des Patienten, Krankheitsursachenforschung und vieles mehr zum Einsatz gebracht, was aufgrund meines entsprechenden Wissens und meiner Ausbildung geschieht.
Nach den genannten Gesichtspunkten werden auch die Laborleistungen in Spezial- bzw. Fremdlabors veranlaßt sowie geeignete Arznei-, Heil-, Hilfsmittel und physikalische Anwendungen verordnet.

_____, den _____

(Unterschrift)

Attest zur Vorlage bei der Krankenversicherung

Betr. Kostenübernahme für alternative Behandlungsmethoden

Patient _____

1. Welche Krankheiten erfordern die Anwendung alternativer Behandlungsmethoden?

   _____
   _____

2. Welche im Rahmen der Schulmedizin durchgeführten Therapien haben keine ausreichende Besserung der Erkrankung herbeigeführt?

   _____
   _____
   _____

3. Stehen andere Behandlungsmöglichkeiten im Rahmen der Schulmedizin zur Verfügung?

   _____
   _____

4. Erscheint bei der beabsichtigten/eingeleiteten Therapieform ein Behandlungserfolg medizinisch/wissenschaftlich wenigstens möglich oder ist er bereits nachgewiesen?

5. Bemerkungen _____

   _____
   _____
   _____

   _____, den _____

   _____
   (Unterschrift/Stempel)

Muster für Kostenvoranschlag (Vertragsarzt)

Praxisanschrift

Sehr geehrte Patientin, sehr geehrter Patient,

Sie haben sich am _____ in meiner Sprechstunde ohne Vorlage einer Versichertenkarte der gesetzlichen Krankenversicherung vorgestellt. Somit gelten Sie als Privatpatient, und die erbrachten ärztlichen Leistungen werden nach der GOÄ 1996 abgerechnet.
Unter sorgfältiger Berücksichtigung aller Faktoren (Krankheitsvorgeschichte, Verlauf der Erkrankung, bisherige Diagnostik/Therapie) und aufgrund der von mir erhobenen Befunde sind bei Ihnen die üblichen schulmedizinischen und kassenrechtlich abrechenbaren Methoden
voraussichtlich / nachweislich aufgrund erfolgloser bzw. nicht im gewünschten Umfang erfolgreicher Behandlung
unwirksam / unverträglich / unzumutbar nebenwirkungsbelastet.
(Nichtzutreffendes bitte streichen)
Daher werden folgende Maßnahmen als medizinisch notwendig, wirtschaftlich sinnvoll und erfolgversprechend vorgeschlagen:

Leistungsbezeichnung   GOÄ/Analog-Nr.   Faktor   Betrag

_____

_____

_____

Geplante Gesamtkosten: ca. DM _____

Diagnose/n: _____

_____

Bitte legen Sie diesen Kostenvoranschlag zur Klärung des Erstattungsbetrages Ihrer Krankenkasse vor.
Nach Beendigung der Behandlung erhalten Sie eine detaillierte Rechnung mit allen Leistungen zum Nachweis der tatsächlichen Kosten.
Mit Ihrer Unterschrift bestätigen Sie Ihr Einverständnis zur vorgeschlagenen Therapie und zur Übernahme der gesamten Kosten, auch für den Fall, daß Ihre Krankenkasse keine Erstattung leistet

_____ , den _____

Anschrift des Patienten (mit Geburtsdatum) – bei Kindern bitte den Hauptversicherten angeben.

Kostenübernahmeerklärung der Krankenkasse:

Von den angegebenen Kosten werden _____ DM übernommen.

Datum   Stempel   Unterschrift

Für die naturheilkundliche Therapie relevante Abrechnungsziffern nach GOÄ

Leistung	Ziffer	Betrag 1fach	Betrag 2,3/ 1,8fach
Beratung, ggf. telefonisch	1	9,12	20,98 (2,3)
Ausstellung eines Rezeptes Blutdruckmessung/Befundmitteilung durch Arzthelferin	2	3,42	6,16 (1,8)
Beratung eingehend (Dauer mind. 10 min)	3	17,10	39,33 (2,3)
Beratung außerhalb der Sprechstunde (Zuschlag neu)	1 + A	9,12 + 7,98	20,98 (2,3) + 7,98 (1!)
Beratung bei Nacht (Zuschlag 20–22/6–8 Uhr)	1 + B	9,12 + 20,52	20,98 + 20,52 (1)
Beratung bei Nacht (Zuschlag 22–6 Uhr)	1 + C	9,12 + 36,48	20,98 + 36,48 (1)
Beratung Sa/So/Feiertag (Zuschlag neu)	1 + D	9,12 + 25,08	20,98 + 25,08 (1!)
Zuschlag zu Nr. 5/6/7/8 für Kind, bis vollendeten 4. LJ	K1 (NEU)	13,68	13,68 (1!)
Symptombezogene Untersuchung	5	9,12	20,98 (2,3)
Untersuchung mindestens eines der folgenden Organsysteme: Alle Augenabschnitte Ges. HNO-Bereich Stomatognathes System Nieren/abl. Harnwege Gefäßstatus	6	11,40	26,22 (2,3)
Untersuchung mind. eines der folg. Organsysteme: Ges. Haut Stütz- und Bewegungsorgane Brustorgane Bauchorgane Weibl. Genitaltrakt	7	18,24	41,95 (2,3)
Ganzkörperstatus	8	29,64	68,17 (2,3)
Einleitung flankierender Maßnahmen während ambulanter Behandlung chronisch Kranker (1x im Kalenderjahr)	15	34,20	78,66 (2,3)
Strukturierte Schulung (mindestens 20 min) bei Diabetes mellitus (3x im Kalenderjahr)	33		78,66 (2,3)

Leistung	Ziffer	Betrag 1fach	Betrag 2,3/ 1,8fach
Blutentnahme	250	4,56	8,21 (1,8)
Eigenblutinfusion	285/A286		86,52 (2,3) 10,00 DM Sachkosten
Eigenblutbehandlung einschließlich Blutentnahme	284		23,60 (2,3)
Injektion s. c., i. c., i. m.	252	4,56	10,49 (2,3)
Injektion i. v.	253	7,98	18,35 (2,3)
Injektion i. a., perineural	255	10,83	24,91 (2,3)
Intrakutane Reiztherapie (Quaddel)	266	6,84	15,73 (2,3)
Medikamenteninfiltration/eine Region	267	9,12	20,98 (2,3)
Medikamenteninfiltration/mehrere Körperregionen	268	14,82	34,09 (2,3)
Lokalanästhesie Rachen (Tonsillen-Neuralther. Spray)	483	5,24	12,05 (2,3)
Akupunktur zur Schmerztherapie	269	22,80	52,44 (2,3)
Akupunktur, mind. 20 min Dauer	269a	39,90	91,77 (2,3)
EAV-Diagnostik	A 838	62,70	144,21 (2,3)
Atmungsbehandlung	505	9,69	17,44 (1,8)
Übungsbehandlung	510	7,98	14,36 (1,8)
Teilmassage	520	5,13	9,23 (1,8)
Großmassage	521	7,41	13,34 (1,8)
Bindegewebs-, Periostmassage, Manuelle Lymphdrainage	523	7,41	13,34 (1,8)
Colonhydrotherapie	A 690 (690)	39,90	91,77 (2,3)
Zusätzlich für technischen/zeitlichen Mehraufwand	A 533 (533)	17,10	30,78 (2,3)
Bauchbehandlung nach F. X. Mayr	505	9,69	17,44 (1,8)
	+ 510	7,98	14,36 (1,8)
	+ 523	7,41	13,34 (1,8)
zusätzlich für zeitaufwendige Behandlung	+ 846	17,10	39,33 (2,3)
Kinesiologische Einzeltestung (bis 30 Tests; nicht mehr als 100 Tests im Behandlungsfall möglich)	A 380 (830)	3,42	7,87 (2,3)
Neuralkinesiologische Testung	A 831 (831)	9,12	20,98 (2,3)
Ausführliche ganzheitliche Anamnese	A 807 (807)	45,60	104,88 (2,3)
Ausführliche ganzheitliche Beratung	A 817 (817)	20,52	47,20 (2,3)
Diätberatung	A 805	17,10	39,33 (2,3)

Leistung	Ziffer	Betrag 1fach	Betrag 2,3/ 1,8fach
Neurologische Untersuchung	800	22,23	51,13 (2,3)
Psychologische Untersuchung	801 (neben dieser Leistung die Nummern 4, 26, 835, 826, 830 und 1400 nicht berechnungsfähig)	28,50	65,55 (2,3)
Psychische Behandlung/Gespräch	804	17,10	39,33 (2,3)
eingehendes psychisches Gespräch, mindestens 20 min	806	28,50	65,55 (2,3)
* Übende Verfahren (z.B. Autogenes Training, Einzelbehandlung, mind. 20 min)	846	17,10	39,33 (2,3)
Thermoregulationsdiagnostik (je Sitzung)	A 624	37,62	67,72 (1,8)
Setzen von Schröpfköpfen, Blutegeln, Saugapparaten	747	5,02	11,54 (2,3)
Kantharidenpflaster	A 209 (209)	17,10	39,33 (2,3)
Große homöopathische Erstanamnese (nur 1x pro Jahr)	30	102,60	235,98 (2,3)
Große hom. Erstanamnese bei Kind bis 14. LJ, Dauer mindestens 30 min	30 (1/2)	51,30	117,99 (2,3)
Kleine bzw. Folgeanamnese nach homöopathischen Gesichtspunkten bei laufender Behandlung (mindestens 30 min) (nur 3x innerhalb 6 Monaten)	31	51,30	117,99 (2,3)
Apparative isokinetische Muskelfunktionstherapie, je Sitzung	558	13,68	24,62 (1,8)
* Übende Verfahren, Gruppe bis 12 Teilnehmer, mind. 20 min, je Teilnehmer	847	5,13	11,80 (2,3)
* Verhaltenstherapie, einzeln	870		
* Verhaltenstherapie, Gruppe	871		
* Chiropraktische Wirbelsäulenmobilisierung	3305	4,22	9,70 (2,3)
* Chirotherapeutischer Eingriff an der Wirbelsäule	3306	16,87	38,81 (2,3)
Weitere Leistungen aus dem Bereich der physikalischen Therapie im Abschnitt E	500–569		

Die in Klammern gesetzten Leistungsziffern bezeichnen die vergleichende Leistung aus der GOÄ, die für die Analoge Bewertung herangezogen wurde.

Die mit * bezeichneten Leistungen erfordern den Nachweis einer entsprechenden Befähigung im Sinne der beruflichen Weiterbildungs- bzw. ärztlichen Berufsordnung.

Bei allen mit »A« bezeichneten Leistungen handelt es sich um Analoge Bewertungen. Für sie gelten dieselben Abrechnungsbestimmungen wie für die zum Vergleich herangezogenen GOÄ-Leistungen sinngemäß.

Je nach Art, Umfang und Dauer der Leistung kann über die Anpassung des Steigerungsfaktors das maßgebliche Honorar festgesetzt werden. Hierbei ist zu beachten, daß bei Überschreitung des Gebührenrahmens eine schriftliche Vereinbarung über die Gebührenhöhe erfolgen muß (vgl. §2, GOÄ).

Praxismanagement und Zukunft der Orthopädenpraxis

Die Orthopäden sind innerhalb der Kassenmedizin als Fachgruppe die von den neuen Praxisbudgets am stärksten betroffene Teilgruppe. Die Abstaffelung wird darüber hinaus besonders die großen Einzelpraxen treffen, die über 1120 Fälle/Quartal liegen. Gerade die stark untereinander kommunizierende, kollegiale Gruppe der Orthopäden mit ihren bisher erfolgreichen Gruppenabrechnungskonzepten wird durch die innerärztliche Politik besonders betroffen. Individuell ergeben sich daraus ökonomische, psychologische und medizinische Wert- und Prioritätskonflikte. Der bisherige berufspolitische orthopädische Ansatz zur Optimierung der GKV-Abrechnungspotentiale ist wenig zukunftsträchtig. Außerhalb der GKV angesiedelte Kompetenzkonzepte, z.B. die naturheilkundliche Schmerzbehandlung, bieten jedoch interessante Alternativen.

Juristisch einwandfreie Privatleistung in der Orthopädie

KBV und Krankenkassen planen ein gezieltes Prüfinstrument, den **privatärztlichen Leistungskontrollprüfausschuß**, der verhindern soll, daß Orthopäden beispielsweise notwendige Leistungen des Kassenbereiches (Beispiel tradierte Schmerztherapie) privat abrechnen. Hat der Orthopäde zu Unrecht eine Privatrechnung geschrieben, kommt der Vorgang in den neuen privatärztlichen Kontroll- und Schlichtungsausschuß. Sieht der Ausschuß ein Unrechtsverhalten, dürfen die Kassen das Geld von der Gesamtvergütung aller Kassenärzte abziehen. Die KV wiederum belastet in voller Höhe den betroffenen Arzt und leitet disziplinarische Schritte ein.

Jeder Orthopäde kann aber alternativ angebotene Kassenpatienten-Leistungsbilder so komponieren, daß sie kein vertragsärztliches Gepräge haben. Dies muß schriftlich mit dem Patienten vereinbart werden, und dem Patienten sind acht Tage Bedenkzeit einzuräumen.

Weiterhin kann ein neuer Markt geschaffen werden, weil die Krankenkassen Schulungsprogramme inzwischen nur noch bedingt erstatten. Hierbei kommt es aber ganz darauf an, die richtigen Patienten mit dem richtigen Angebot zu gewinnen.

Strategien

Da die kollektive Fallzahlbegrenzung und die Abstaffelung größerer Praxen eine massive ökonomische Hürde sind, gilt es zu prüfen, ob sich nicht durch den »Zukauf« orthopädischer und hausärztlicher Zulassungen Expansionsmöglichkeiten ergeben. Diese verlangen eine völlig andere Art des Denkens und Verhaltens der bisherigen Einzelpraxis. Es gilt, Kontakte zu abgabewilligen Orthopäden und Hausärzten aufzunehmen und diese neuen Strukturen juristisch so zu gestalten, daß die Übertragung an den Wunschkandidaten sichergestellt wird.

Ökonomische Partnerschaft mit Physiotherapeuten, Krankengymnasten und Masseuren

Bisher war der Orthopäde kostenloser Zuweiser von Heilhilfsberufen, Sanitätshaus, orthopädischem Handwerker. Das neue **Partnerschaftsgesellschaftsgesetz** gibt die Möglichkeit, sich namentlich und unternehmerisch mit Gesundheitsberufen im Bewegungsbereich zu vernetzen, was gerade bei naturheilkundlichem Schwerpunkt sehr sinnvoll ist. Wichtige Faktoren werden dabei gemeinsam genutzte Standorte, Praxisbroschüren, Leistungsangebote, Kosten, Miete und Personal sein.

Alles, was in der Gesellschaft mit Bewegung zu tun hat, kann so positioniert werden, daß es von der Kompetenz des Orthopäden mitgeprägt wird. Dazu gehört das Angebot der Verbesserung der Muskelfunktionen, auch außerhalb der GKV. Ferner kann beispielsweise der Bereich der Sitz- und Schlafberatung mit Produktverkauf organisiert, können Gewichtsreduktion und Immunmodulation mit Vitalstoffen angeboten werden. Von seiten der Patienten werden naturheilkundliche Methoden zu diesen Gebieten sehr stark nachgefragt.

Gemeinsam mit Kollegen lassen sich regional gemeinsame, privatärztliche Schwerpunktdienstleistungen entwickeln. Warum soll sich jeder Orthopäde mit Akupunktur, Neural- oder Orthomolekulartherapie beschäftigen? Viel besser ist es, sich so zu organisieren, daß jeder Schwerpunkt eines einzelnen Kollegen kollegial kompetent ausgebaut und den Patienten von Kollegen zugänglich gemacht wird. Konkurrenzängste lassen sich durch Gespräche und vertragliche Vereinbarungen minimieren. Der ökonomische Ausgleich muß dabei selbstverständlich berufsrechtlich sauber gestaltet werden (s. S. 340ff.).

Darüber hinaus können mehrere Orthopäden in einer bestimmten Apotheke den Einkauf von apothekenpflichtigem Praxisbedarf konzentrieren. Die Apothekerschaft hat juristische Modelle mit Umsatzbeteiligungen für externe Vermieter- und Beratungsdienstleistungen für die Apotheke entwickelt, die einen interessanten Gegenwert zur Beziehertreue darstellen können.

Praxisabgabe ab 1999

Viele ältere orthopädische Kollegen werden prüfen, ob sie nicht wegen der künftigen Veränderungen (1997/1998) frühzeitig ihre Praxis aufgeben sollen. Durch die Steuerreform fällt ggf. der Freibetrag für die Praxisabgabe weg. Ferner stehen nach 1999 Verwertungsverbote für die Zulassung ins Haus.

Das ideale Modell wird eine Übergangspartnerschaftsgesellschaft alt/jung sein, in der der orthopädische Abgeber zwar die Kassen abgibt, aber noch bis zu sieben Jahren an den Erträgen der Kassenpraxis durch den gemeinschaftlichen, partnerschaftlichen Einnahmepool partizipiert.

Grundsatzfragen zu neuen Einkommensstrukturen

Außerhalb der GKV dürfen nur Strukturen geschaffen werden, die sich durch Kompetenz und Sinnhaftigkeit für den Patienten auszeichnen. Neue Praxisstrukturen werden gemäß dem folgenden Konzept geschaffen:
1. Information über neue Verfahren, ihren Nutzen, ihre Verkaufsfähigkeit gegenüber dem Patienten und ihre korrekte Abrechnung
2. Weiterbildung in komplementären Verfahren
3. Entwicklung neuer systematischer Kommunikationskonzepte, um Patienten als Selbstzahler zu gewinnen
4. Kenntnis über die korrekte Errichtung und das Betreiben praxisergänzender, gewerblicher Gesundheitszentren.

Marktanteile von Apotheken und Sanitätshäusern können praxisnah und patientenfreundlich – unter einem Dach – neu positioniert werden; ggf. lassen sich auch Apotheken und Sanitätshäuser in diese neuen Leistungsangebote integrieren.

Die Entwicklung im Bewegungsbereich

Im folgenden integriert der Verfasser Gedanken, die die Firma Corpus Coaching (➤ Adresse s. Anhang) für praxisnahe Gesundheitszentren entwickelt hat.

Entsprechend der Analyse von Meinungsforschungsinstituten sind etwa 51 % aller Erwachsenen offen gegenüber ärztlichen Informationen. Allerdings sind höchstens 15% bereit, ihre Gewohnheiten nachhaltig umzustellen. Im Bewegungsbereich gibt es Aktivitätskurven, die meistens verpuffen, d. h. nicht dauerhaft durchgehalten werden. Vor allem dann, wenn es um langfristige und dauerhafte Aktivitäten geht, fehlen fast immer die Trainingsdokumentation sowie die damit verbundene Erfolgskontrolle.

Für die nächsten Jahre erwarten die Experten einen kontinuierlichen Anstieg der Arbeitsplätze im Gesundheitswesen, denn mit der Umkehrung der Alterspyramide braucht die Volkswirtschaft gesunde Arbeitskräfte und vor allem gesunde Senioren. Gesundheit, körperliches, geistiges und soziales Wohlbefinden werden mehr denn je auf der ersten Stelle der Wunschliste stehen; dafür werden schätzungsweise 28 % der über 50jährigen bereit sein, höhere Summen auszugeben. Dies betrifft sowohl die Dienstleistungen im Gesundheitswesen als auch die für die Gesundheit notwendigen Ausrüstungsgegenstände oder Konsumgüter.

Dieser Personenbereich ab 50 Jahren und eine Gruppe zwischen 35 und 50 Jahren wird immer stärker qualifizierte Beratung, Betreuung und langfristige Dienstleistungen von anerkannten Fachkräften erwarten, die sich mit ihrer individuellen Gesundheitsproblematik auseinandersetzen und ausgereifte Gesundheitsprogramme anbieten können.

Die Rechtsfigur der Partnerschaftsgesellschaft mit interdisziplinärer Kooperation unter der Koordination von Ärzten ist ein Verbundkonzept der Zukunft.

Lebensziel: Gesundheit und Wohlbefinden durch Bewegung

Wie in den meisten Industrienationen hat sich auch in der Bundesrepublik das Arbeitsleben auf überwiegend sitzende bzw. bewegungsarme Tätigkeiten konzentriert. Parallel zu den Bewegungseinschränkungen am Arbeitsplatz hat die Entwicklung der audiovisuellen Medien zu einer Veränderung des Lebensstiles in Richtung extremer Bewegungsarmut geführt. Diese Entwicklung wird voraussichtlich in den nächsten Jahren noch verschärft, wenn immer mehr Fernsehkanäle und Internetprogramme per Fernbedienung und Knopfdruck vom Sessel aus abgerufen werden können und das »Informationszeitalter« mit dem Arbeitsplatz PC zu Hause jedes Fortbewegen überflüssig macht.

Zunehmend erlebt der ursprünglich auf Bewegung programmierte Mensch die erzwungene Passivität als gesundheitsgefährdend, denn die durch Bewegungsarmut bedingten Zivilisationskrankheiten nehmen an Zahl und Schwere gravierend zu. So hat 1995 der Weltärzteverband die Bewegungsarmut als Verursacher Nr. 1 für die vielen Herz-Kreislauf-, Muskel- und Gelenkerkrankungen ausgemacht und auf die katastrophalen Folgen dieser »Faulenzer«-Krankheiten hingewiesen.

Seit Jahren herrscht Übereinstimmung darin, daß die teuerste Form der Gesunderhaltung der Weg über die Rehabilitation ist. Der Prävention wird im Gesundheitswesen daher die wichtigste Rolle zugesprochen, auch wenn dieser Einsicht noch viele Taten folgen müssen. Die Feststellung, daß Aufklärung alleine nicht reicht, um Verhaltensveränderungen herbeizuführen, daß Ernährungsumstellung ebenfalls nur ein Baustein eines umfassenden Gesundheitsbewußtseins sein kann und auch psychologische Ratschläge nur begrenzten Erfolg haben, führte zur Erkenntnis, daß Sport und Bewegung als aktive Bestandteile eines Gesundheitskonzeptes gefördert werden müßten. Die herausragenden Möglichkeiten und fast einmaligen Chancen der Gesundheitsförderung durch Bewegung sind belegt, da die physischen und psychosozialen Faktoren gleichzeitig wirksam angegangen werden.

Gesetzliche Gesundheitsförderung

Mit dem Inkrafttreten des § 20 Sozialgesetzbuch V, in dem die Gesundheitsförderung gesetzlich verankert ist, erhielten 1989 die Kostenträger den nötigen Spielraum für präventive Maßnahmen, wozu hier ausdrücklich die Förderung von Bewegungsprogrammen aufgeführt wird.

Die darin ebenfalls festgeschriebenen strengen Kriterien für die Anerkennung und Förderung solcher Gesundheitsmaßnahmen haben sich mittlerweile als allgemeine, von nahezu allen gesundheitspolitisch relevanten Institutionen anerkannte Standards der Qualitätskontrolle und -sicherung durchgesetzt. Als anerkennungs- und förderungswürdig werden Konzepte erachtet, die die Gesundheit verbessern, die Entstehung von Krankheiten verhindern und die Krankheitsverläufe positiv beeinflussen können. Jetzt muß der Anstoß von Ärzten kommen. Sie müssen dem Patienten qualitätsgesicherte Programme anbieten, die erst bei Erfolg (Nachweis durch Testate) bezuschußt werden.

Diese gesundheitsfördernden Maßnahmen sollen »zur Erkenntnis führen, daß der einzelne Mensch sein gesundheitliches Schicksal selbst in die Hand nehmen soll und die Verantwortung für die eigene Gesundheit nicht ausschließlich anderen Menschen oder einem Gesundheitssystem überlassen darf«.

Fitneß und Sport

Der Fitneß-Boom der letzten Jahre wird mit Sicherheit auch in den nächsten Jahren andau-

ern. Leider kam und kommt es im Gefolge sowohl der Trendsportarten als auch der traditionellen Sportangebote immer wieder zu der paradoxen Situation, daß der unverzichtbare Faktor Bewegung selbst zum Auslöser von Unwohlsein oder gar Krankheit wird.
Dauerschäden aufgrund mangelnder ärztlicher Betreuungskompetenz und -angebote sind nicht allzu selten. Falscher Ehrgeiz und Zeitdruck verleiten oft zu hohen und unfunktionellen Belastungen. Unzureichende Vorbereitungen und anfallsartige Bewegungsperioden wechseln mit totaler Bewegungsabstinenz ab. Statt Motivation und Spaß am Sport wird Frust programmiert.
Mehr als 50 % der deutschen Bevölkerung geben Bewegung in der Freizeit als wichtiges Grundmotiv an. Dennoch verhalten sich 62 % der Bevölkerung äußerst reserviert in puncto aktiver Fitneß, denn sie treiben so gut wie nie oder nur sporadisch Sport: Insgesamt treiben sogar nur 16 % der Bundesbürger, »mindestens einmal pro Woche« regelmäßig Sport. Vor allem Personen mit einer schlechten biomedizinischen Ausgangslage steigt sehr schnell aus Gesundheitssportprogrammen wieder aus. »Je negativer die biologischen Werte und je geringer die Wahrnehmung einer Verbesserung von Leiden, desto geringer die Wahrscheinlichkeit einer kontinuierlichen Teilnahme an einem Sportprogramm.« Als mögliche Gründe für diese hohe »Drop-out«-Quote werden u. a. genannt:

- Fehlende oder mangelnde Trainingserfolge (Überforderung und Unterforderung)
- Orientierung an unrealistischen Zielen
- Geringe Eigenmotivation und Zweifel an der Wirksamkeit von Programmen
- Angst vor falscher oder unangepaßter Belastung (Angst vor Verletzungen)
- Bestehende Angebote sind zu fest an Orte, Zeiten und Gruppen gebunden
- Mangelnde Unterstützung durch Partner oder Familie
- Mangelnde fachliche Kompetenz und Professionalität der Übungsleiter und Trainer
- Zu wenig individuelle Betreuung und Korrektur.

Eine der Hauptaufgaben von Bewegungsärzten ist es also, individuelle Bewegungsprogramme so zu gestalten, daß die Teilnehmer zu einem regelmäßigen und dauerhaften Training animiert werden, das nachweisbar objektiv das Leistungsvermögen und subjektiv das Wohlbefinden steigert.

Wachstumsmarkt Gesundheit: Die Zielgruppen

Der Wachstumsmarkt Bewegung, Fitneß und Gesundheit betrifft im Grunde genommen alle Bevölkerungsschichten und Altersgruppen. Dennoch können bestimmte Zielgruppen herausgefiltert werden.
Die potentiellen Bewegungskunden lassen sich den Milieuschichten aufstiegsorientiert, technokratisch-liberal und konservativ gehoben zuordnen. Diese Schichten sind gekennzeichnet durch eine hohe Kaufkraft, den Wunsch nach intelligenten Problemlösungen, die Forderung nach qualifizierter und intensiver Betreuung und Beratung und das Verlangen nach individuellen Lösungen, bezogen auf räumliche und zeitliche Gegebenheiten.

»Junge Alte« und Senioren. Die demographische Entwicklung der Bevölkerung in Deutschland zeigt bereits gravierende Veränderungen der sozialpolitischen Landschaft. Im Rahmen dieser Arbeit sind die »jungen Alten« (55–69 Jahre) sowie die Senioren (ab 70 Jahre) von Bedeutung.
Gerade für diese Zielgruppe wird eine optimale Gesundheitsvorsorge sowie ein langfristiger Leistungserhalt von herausragender Bedeutung sein. Die Zahl der aktiven Senioren wird sich von derzeit ca. 13 % in den nächsten Jahren auf 18–24 % erhöhen. Gerade im Alter treten die negativen Folgen mangelnder Bewegung verstärkt auf. Dieser altersbedingte Abbauprozeß kann durch gezielte Bewegungsprogramme gestoppt werden.

Bewegungsarme Junge. Erfolg im Beruf ist heute mehr denn je mit Gesundheit gekoppelt, denn nur wer über eine robuste Gesundheit verfügt, ist überhaupt in der Lage, den ständig steigenden Anforderungen im Berufsleben gerecht zu werden. Die Karriere hängt in hohem Maße davon ab, wie stark man Streß verarbeiten und wirklich bewältigen kann.
Die jahrelang als »Managerkrankheiten« berüchtigten Herzinfarkte oder Depressionen haben sich inzwischen auf die mittleren Managementebenen verschoben, denn viele der wirklichen »Top-Leute« haben begriffen, daß ein regelmäßiger körperlicher Ausgleich zwingend

erforderlich ist, um den Herausforderungen im Beruf standhalten zu können. Gerade bei dieser Gruppe ist ein wohnort- bzw. arbeitsplatznahes Angebot für Fitneß-/Gesundheitsprogramme wichtig, da eine lange Anfahrt die Spirale Leistungsdruck – mangelnder Ausgleich – verstärkter Leistungsdruck – Gesundheitsschädigung – Leistungsabfall noch weiter antreibt.

Übergewichtige. Legt man die Definition von Übergewicht des »National Health and Nutrition Survey/NHANES«) zugrunde (Übergewicht wird dort definiert als Körpermassenindex > 27,8 kg / m² bei Männern, > 27,3 kg/m² bei Frauen), ist etwa jeder dritte Bundesbürger übergewichtig (jung und alt).

Auch die Reduktion des Übergewichts liegt am kompetentesten in der Hand des Arztes. Die verschiedenen bewährten Möglichkeiten hierzu wurden in den vorangegangenen Kapiteln beschrieben und können einen weiteren Schwerpunkt eines praxisnah gelegenen Gesundheitszentrums bilden. Die günstigsten Ergebnisse werden erzielt, wenn eine Ernährungsumstellung, z. B. nach anfänglicher, ärztlich begleiteter Fastenphase, von einem individuellen Bewegungsprogramm nach den o. g. Richtlinien begleitet wird.

Patienten mit Muskel- und Skeletterkrankungen. Die Zahl der Muskel- und Skelettkrankungen ist in den vergangenen Jahren stark gestiegen. Sie ist inzwischen sogar in vielen Bevölkerungsgruppen größer als die der Herz-Kreislauf-Erkrankungen, wobei die Hauptursachen für diese Fehlentwicklung ebenfalls im Bewegungsmangel zu suchen sind.

Dabei nehmen die Rückenprobleme eine Spitzenstellung ein. Bereits 14 % aller Arbeitsunfähigkeitstage werden durch Rückenprobleme verursacht, wobei die durchschnittliche Dauer des Arbeitsausfalls auf über 20 Tage gestiegen ist (BKK 1992).

Hier sind Konzepte gefragt, die die Betroffenen dazu animieren, regelmäßig und mit angemessener individueller Belastung den Muskel- und Skelettapparat so zu trainieren, daß ein stabiles Muskelkorsett die Inaktivitätsatrophie verhindert und dadurch der gesamte Stoffwechsel günstig beeinflußt wird. Dies wird innerhalb der Arztpraxen/Gesundheitszentren erreicht durch ein Training auf Geräten, die auf die spezifischen rehabilitativen und präventiven Erfordernissen des Rückentrainings ausgerichtet sind. Dabei soll immer auch zum häuslichen Training motiviert werden. Exklusive und individuelle Betreuung sind Voraussetzung für den Erfolg.

Ambitionierte Amateursportler. Etwa 2 Millionen Bundesbürger betreiben regelmäßig im Verein oder in Gemeinschaft Sport. Die wenigsten dieser Sportler werden systematisch von kompetenten Trainern betreut; ein gesundheitsorientiertes Ausgleichstraining wird häufig völlig vernachlässigt. Viele Sportler überfordern häufig aufgrund kurzfristig zu erreichender Ziele ihre körperliche Belastbarkeit, was zu chronischen Überlastungsschäden und Verletzungen des Muskel-, Sehnen- und Bandapparates führt. Gesundheitsfördernde Maßnahmen bleiben eher die Ausnahme, häufig auch deshalb, weil die Sportler nicht über entsprechende, objektive Daten liefernde Test- und Trainingsgeräte verfügen bzw. weil aus Zeitgründen darauf verzichtet wird.

Ärztlich betreute Gesundheitszentren können Leistungssportlern ein individuelles Grundlagen- und Aufbautraining unter fachlich kompetenter Anleitung bieten. Darüber hinaus können in dieser Gruppe Ernährungsscreening und Immunstatus mit Labortest und Vitalstofftherapie den Bewegungsbereich ergänzen. Regelmäßige Re-Checks schließen Über- und Unterforderungen aus und bieten den Sportlern Sicherheit für einen gesunden Leistungsaufbau.

Anbieter auf dem Sektor Bewegung

Fitneß- und Gesundheitsstudios als Konkurrenz/ Ergänzung für Präventionsärzte

Die Zahl der bundesdeutschen Fitneßcenter und Gesundheitsstudios (inclusive fitneßorientierter Freizeitsportanlagen) ist auf ca. 5.500 angestiegen. Etwa 4 Millionen Bundesbürger nehmen regelmäßig die Serviceleistungen dieser kommerziellen Sportanbieter in Anspruch, wobei die Zahl kontinuierlich zunimmt. Die Studios bieten in der Regel vielfältige Trainings- und Kursangebote für alle Altersgruppen an. Sie kooperieren teilweise gut mit Krankenkassen und Versicherungsträgern.

Ihre Angebote werden zur Zeit noch eher von jüngeren Menschen in Anspruch genommen.

Ca. 70% der Studiomitglieder gehören der Altersgruppe zwischen 25 und 35 Jahren an, ca. 10% sind unter 25 Jahre und ca. 20% sind über 35 Jahre alt. Es fehlen jedoch Angebote für die Gruppen über 35 und 50 Jahre. Für diese Zielgruppen bestehen gegenüber dem Fitneßstudio Barrieren der unterschiedlichsten Art. Der ältere Mensch fühlt sich ebensowenig in einer Gruppe erlebnishungriger junger Hedonisten aufgehoben wie der Übergewichtige in einer Gruppe schöner, schlanker Menschen. Die Öffnungszeiten sind häufig für den beruflich stark engagierten Menschen nicht ideal.

Kranken- und Gesundheitskassen als »Gesundheitsanbieter«

Seit Einführung des §20 Sozialgesetzbuch V (SGB V) im Jahr 1989 haben die Krankenkassen (überwiegend Ersatz- und Betriebskrankenkassen, z.T. aber auch die privaten Krankenkassen) die Möglichkeit, eigene Gesundheitskurse anzubieten.

Zur Durchführung der von den Kassen angebotenen präventiven und gesundheitsorientierten Kurse werden Verträge mit Kooperationspartnern geschlossen (häufig Sportvereine, Hochschulsportinstitute oder auch kommerzielle Sportanbieter). Die Teilnahme an diesen Kursen ist für die Kassenmitglieder meistens kostenlos, es werden aber auch immer häufiger Kursbeiträge erhoben.

Die Kassen übernehmen in der Regel die Raumkosten (Miete) sowie die Bezahlung der Kursleiter (die Honorare schwanken zwischen ca. 60,00 bis 90,00 DM pro Kursstunde, je nach Qualifikation der Kursleiter).

Die Akzeptanz sowie die Nachfrage nach Kassenkursen ist allgemein sehr hoch. Allein die BEK konnte 1995 über 500.000 Teilnehmer in ihren Gesundheitskursen registrieren. Allerdings gerieten die Krankenkassen in die öffentliche Kritik, weil sie einen teil der Gesundheitsförderungsmaßnahmen ausschließlich zur wettbewerbsorientierten finanziellen Unterstützung von Freizeit- und Fun-Kursen ausnutzten. Die Reduktion auf Rehabilitation bzw. Sekundär- und Tertiärprävention führte deshalb zwangsläufig zu einer Einschränkung des kassengestützten, umfangreichen Bewegungsangebotes. Zahlreiche Nutzer (es kann von mehreren Hunderttausend ausgegangen werden) der Gesundheitssportkurse sind deshalb gezwungen, vergleichbare Trainings- und Bewegungsangebote bei anderen Anbietern wahrzunehmen.

Es ist fraglich, ob die Kassen auch in Zukunft derartige Maßnahmen finanzieren können. Ein großes Hindernis für viele Menschen ist zudem der Zwang fester Trainingszeiten und des Gruppentrainings. Daher sind ärztliche Kleingruppen bis zu vier Personen, wie Geschäftsleute, Freiberufler, Führungskräfte, wichtig.

Sportvereine und Ärzte als Partner

In Deutschland gibt es ca. 85.000 Sportvereine, die ihren 14,4 Millionen Mitgliedern ein reichhaltiges Menü an Bewegung, Sport, Spiel und Wettkampf bieten. Viele Vereine bieten neben den traditionellen wettkampf- und leistungsorientierten Sportarten auch zahlreiche Angebote im Bereich der Gesundheitsförderung. Die Angebotspalette umfaßt dabei alle Altersklassen, vom Kleinstkind bis hin zu den Senioren. Mit zahlreichen bundesweiten Werbekampagnen animieren und motivieren die Vereine viele Bundesbürger zum preisgünstigen, steuerlich subventionierten Sporttreiben. Diese Vereine lassen sich als Multiplikatoren für Ernährungs-Bewegungskonzepte nutzen.

Viele Vereine kooperieren mit Krankenkassen, sind aber oft nicht in der Lage, die für die Durchführung von Gesundheitskursen gut qualifizierten Übungsleiter oder Trainer zu stellen. Zudem fand in den letzten Jahren eine verstärkte Abwanderung der qualifizierten Fachkräfte zu den Kassen statt, da die ehrenamtlich organisierten Vereine die Honorarforderungen der Kursleiter für Gesundheitskurse häufig nicht bezahlen können.

Systematische und langfristige Betreuungsmaßnahmen kommen in den Vereinen in der Regel nur einigen Hochleistungssportlern zugute. Gesundheits-Checks und eine kontinuierliche, individuelle Trainingsbetreuung im Gesundheitssport sind eine seltene Ausnahme.

Vereinsmeierei, starre Hierarchien und unflexible Übungsstunden lassen den Sportverein für viele Menschen unattraktiv erscheinen.

> Hier haben Sportärzte, Orthopäden durch ihre Autorität gute Chancen und können später vieles delegieren!

Individual-Trainer

Etwa 250 bis 400 Sport- und Gymnastiklehrer/-innen bieten in der Bundesrepublik Serviceleistungen im Bereich des Fitneß- und Gesundheitssports für Privatpersonen oder Firmen an. Diese intensiven »one-to-one«-Trainingseinheiten werden von den »Individual-Trainern« in der Regel in der freien Natur oder in Privaträumen der Kunden durchgeführt.

Die Zahl der Individual-Trainer nimmt kontinuierlich zu. Als Interessenten für das Individual-Training kommen Menschen in Frage, die aus beruflichen oder persönlichen Gründen die Angebote bestehender Sporteinrichtungen nicht in Anspruch nehmen können oder wollen bzw. die großen Wert auf eine wirklich individuelle Betreuung legen.

> Hier liegt ein Exklusivmarkt für ärztlich betreute Individual- und Kleingruppenkonzepte, in denen der Arzt ein motivierender Supervisor ist.

Weitere Anbieter

Trotz der vielfältigen Bewegungsangebote im Bereich der Gesundheitsförderung gibt es häufig gravierende Defizite in der individuellen Betreuung und Beratung. Die Einschätzung von Risikofaktoren sowie die Auswahl geeigneter Bewegungsangebote bleibt dem einzelnen meist selbst überlassen, da nur selten eine vernünftige und ausführliche Analyse der individuellen Leistungsfähigkeit durchgeführt wird. Die Vermittlung von gesundheitsförderndem Verhalten und die Aufklärung über Funktionszusammenhänge findet nur am Rande statt, so daß wirklich gesundheitsorientierte Verhaltensänderungen durch kognitive Erkenntnisse nur selten erreicht werden. Hier besteht ein Handlungsbedarf in Form einer umfassenden Gesundheitsberatung.

Ärztlich betreute Dauerprogramme

Aufgrund der sich ständig verändernden Leistungsparameter müssen in festgelegten Abständen regelmäßige Re-Checks erfolgen, auf deren Ergebnissen dann wiederum die nachfolgenden Trainingsprogramme aufgebaut werden. Um Über- oder Unterforderungen zu vermeiden, müssen auch die jeweiligen Trainingseinheiten kontrolliert und dokumentiert werden, denn nur anhand kontinuierlicher Trainingsüberwachungen können relevante Aussagen über die optimale Belastungsintensität und -dauer gemacht werden. Diesen Anforderungen werden nur die wenigsten Gesundheitsanbieter auf dem Markt gerecht.

Erkennen die Ärzte die Chance, die in einer privatbezahlten Kombination von Gespräch/Zuwendung und delegiertem Dauerbetreuungskonzept liegt, haben sie gegenüber jedem Mitwettbewerber die besten Chancen.

Ärztlich gesteuerte Ernährungs- und Bewegungskonzepte (Orthomed-Konzept)

Nachstehend wird dargestellt, wie die oben erwähnten Ansprüche im Rahmen des Orthomed-Konzeptes erfüllt werden und wie gleichzeitig die Basis für eine gesunde unternehmerische Existenz gebildet werden kann, die besonders einem Mediziner alle Möglichkeiten eröffnet, sich beruflich sinnvoll zu verwirklichen.

Das ärztliche Ernährungs- und Bewegungskonzept mit Gesundheitszentrum schafft einen Verbund, dessen Aufgabe es ist, ein sportmedizinisch und trainingswissenschaftlich ganzheitlich geplantes Trainingskonzept zu bieten, das von einem integren und fachlich qualifizierten Arzt angeleitet und langfristig betreut wird. Ziel ist es, den Trainierenden über ein langfristig angelegtes Informations-, Erziehungs- und Betreuungskonzept zu einem selbstverantwortlichen dauerhaften Gesundheitstraining innerhalb und außerhalb des Zentrums/der Praxis anzuleiten. Um den zeitlichen und sozialen Bedürfnissen der Endverbraucher besser gerecht zu werden, wird das Training auch alternativ außerhalb der Praxis/des Gesundheitszentrums zu Hause kontrolliert und dokumentiert durchgeführt.

Zunächst legen Arzt und »Patient« ein Gesamtziel (Steigerung der Ausdauer oder schlank und fit, d. h. Fettreduktion) fest. Die Motivation ist dann am größten, wenn ein Ziel erreichbar erscheint. Aufgrund dieser Tatsache wird das Gesamtziel in kleine, überschaubare Teilziele zerlegt.

Untersuchungen zufolge wollen 21 % der Patienten einer jeden Praxis erweiterte Leistungsbereiche selbst bezahlen. Die drei Basisfaktoren für neue Einnahmen in diesem Bereich sind:

I. Sinnhafte Kompetenzkonzepte, Beispiel: Naturheil- und komplementäre Verfahren
II. Zeit zum Erlernen der Konzepte (Beispiel Naturheilverfahren: 4 Monate für Kurse und Praxisphase für das Erreichen der Zusatzbezeichnung)
III. Motivation, Begeisterung und Kommunikationsfähigkeit bei der Umsetzung der Konzepte

Rechts- und Strukturebene der zusätzlich angebotenen Leistungen

Im Heilkundebereich bewegt sich der Arzt in drei Ebenen.

Ebene I – Grundversorgung für Kranke: Die Grundversorgung ist die etablierte, bekannte und altbewährte Ebene des EBM und der GOÄ.

Ebene II – Innovation für Kranke: In der zweiten Ebene befinden sich für den Arzt alle innovativen und komplementären, adjuvanten und palliativen Leistungen, die nicht der herrschenden Meinung der Kassen, Pharmaindustrie und der Kassenmedizintechnik entsprechen.

Die KBV/Krankenkassen haben eine Liste, die »Liste nicht anerkannter Untersuchungs- und Behandlungsverfahren = sogenannte **NUB-Liste**« zusammengestellt. Will der Arzt ein auf dieser Liste geführtes Verfahren anwenden, muß er den Patienten aufklären und ihm eine Woche Bedenkzeit zum Kassenkontakt geben. Dann darf er diese Leistungen für Kranke erbringen.

Als Untersuchungs- und Behandlungsmethoden, die der Bundesausschuß der Ärzte und Krankenkassen nicht als neue Untersuchungs- und Behandlungsmethoden anerkannt hat, sind auf der NUB-Liste u. a. folgende Verfahren aufgeführt:
- Elektroakupunktur nach *Voll*
- Intravasale Insufflation und andere parenterale Infiltration von Sauerstoff und anderen Gasen
- Behandlung mit niederenergetischem Laser
- Sauerstoff-Mehrschritt-Therapie nach *von Ardenne*
- Immuno-augmentative Therapie
- Magnetfeldtherapie ohne Verwendung implantierter Spulen
- Autohomologe Immuntherapie nach *Kief*
- Hyperbare Sauerstofftherapie
- Bioresonanzdiagnostik, Bioresonanztherapie, Mora-Therapie und vergleichbare Verfahren

> Wegen des kommenden KV-/Kassenkontrollausschusses ist der Arzt nur auf der sicheren Seite, wenn er der Leistung ein NUB-Gepräge gibt.

Ihm kann dann nicht vorgeworfen werden, er verschleiere eine Kassenleistung, wenn er ausdrücklich mit dem Patienten vereinbart, ein nicht anerkanntes Untersuchungs- oder Behandlungsverfahren anzuwenden.

Ebene III – Prävention: Bis vor kurzem sahen KVen und Krankenkassen die Prävention noch als Teil der Kassenleistung an, die den Arbeitnehmer als Zahlungsverpflichteten des GKV-Systems belastete. Ende 1996 kam die Abkehr in der Prävention in Form der bisher mit angebotenen Kassenpflichtleistung, und die Kassen trennten sich von ihrem Bereich Ernährungs-, Bewegungs- und Streß-Management-Prävention. Die KV integrierte die bisher mit gedeckelte Prävention im Rahmen des kurativen Praxisbudgetsbereiches.

Auch die Prävention in der naturheilkundlichen Praxis ist aufklärungspflichtig und muß daher schriftlich vereinbart werden (s. S. 342).

Das gewerbliche Gesundheitszentrum

Da der Arzt berufsrechtlich weder Produkte in der Praxis verkaufen noch Empfehlungen geben darf, wo der Patient namentlich genannte Produkte beziehen soll, wurden für diese Bedürfnisebene saubere Standardleistungen in diesem Segment entwickelt.

Sie sind alle geprägt vom Erfordernis, daß der Arzt nicht umsatzmäßig an den von ihm genannten Produkten profitieren soll. Dies schreibt die Berufsordnung vor.

Aus diesem Grunde entscheidet sich oft ein Familienangehöriger, die Funktion des gewerblichen Betreibers eines Gesundheitszentrums in der Nähe der Arztpraxis zu übernehmen, oder es entsteht eine entsprechende juristische Firma. Hier ist die Lösung so zu wählen, daß eine berufsrechtlich verbotene, unmittelbare Begünstigung entfällt. Insoweit ist das herrschende Gesellschafts- und Steuerrecht in der Lage, mit entsprechenden Beratern Lösungen zu erarbeiten, die auch ganz offiziell im Wege der Voranfrage mit der zuständigen Ärztekammer abgeklärt werden können und sollen.

In keinem Fall darf es zu einer Vermischung von Umsätzen aus mehrwertsteuerfreier Heilkunde und gewerbesteuer- und mehrwertsteuerpflichtigen Umsätzen kommen.

Die einzelnen Segmente des Angebotes eines Gesundheitszentrums sind Formuladiäten, Zusatznahrung für Freizeitsportler, frischoperierte und ältere Menschen mit Mangelsymptomen und Symptomen der einseitigen Ernährung, ferner Vitalstoffe, Sitz- und Schlafhilfen, Wasser- und Luftfilter, Medizintechnik und Hilfen für Diabetiker, Hilfen für Inkontinente und Allergiker.

Viel hängt beim Leistungsspektrum des Gesundheitszentrums auch davon ab, welche Schwerpunkte das Patientengut der in der Nähe liegenden Arztpraxis hat. Hinzu kommen Gruppenangebote im Bewegungsbereich, wie Rückenschule, Muskelaufbautraining für einzelne und Gruppen, außerhalb des Gesundheitszentrums vom Gesundheitszentrum organisierte Leistungen, wie Aqua-Jogging und Laufkurse, ferner Verhaltenssteuerungskurse (z. B. Muskelentspannung nach Jacobson).

Nur für sehr große Praxen mit hoher Scheinzahl ist ein getrenntes Gesundheitszentrum vom Investitionsvolumen als Einzellösung empfehlenswert. Auch das Gesundheitszentrum lebt von der Abwechslung. Bei einer Gemeinschaftspraxis ist es viel einfacher, auf Ärzte und informierende Instruktoren zurückzugreifen. Es sollen aber bitte nicht heilkundlich/ärztlich geprägte Individualleistungen im Gesundheitszentrum erbracht werden, weil diese von der Natur der Sache her in die Arztpraxis gehören.

Entscheidend wird sein, wie sich die Informationen und Angebote der Arztpraxis und die Leistungsbereiche des Gesundheitszentrums ergänzen. Berufsrechtlich soll der Arzt nicht das Vertrauensverhältnis seiner Patienten mißbrauchen und diese zum Bezug von Leistungen in das entsprechende Gesundheitszentrum schikken. Dies ist auch nicht der Fall. Entscheidet sich vom Schwerpunkt her eine Praxis mit ganzheitlichen Konzepten, den Patienten umfassend über solche zu informieren, wird auch eine in der Nähe liegende homöopathische Apotheke von diesem Kompetenzangebot indirekt als Folge der entstandenen Bedürfnisse profitieren. Gleiches gilt für die Nachfrage in Gesundheitszentren.

Gemeinsame, privatärztliche Schwerpunktbildung im Selbstzahlerbereich

Oft fehlen Räume innerhalb einer Praxis für neue Leistungsbereiche. So bietet es sich an, als einzelne Praxis oder kollegial mit anderen Leistungsbereichen gemeinsam an einem dritten Ort anzusiedeln. Hier gilt es vorher, das Einverständnis von Kammer und KV einzuholen.

> Das Berufsrecht sieht vor, daß Ärzte an dritter Stelle gemeinsame Aktivitäten für eigene Patienten ausgliedern können.

Bekannte Beispiele hierfür sind gemeinsame Ultraschallzentren, Labor- und OP-Laser- und Großgerätezentren.

Dieser Rechtsgedanke gilt auch
- für gemeinsame ausgegliederte Schmerzzentren (z. B. mit Akupunktur),
- für gemeinsame Aktivitäten mit Meßgeräten für die Ernährungsberatung,
- für gemeinsame Gruppenräume für eine Rückenschule etc.

Wenn mehrere Praxen zusammenarbeiten, ist es wesentlich besser möglich, die größere Nachfrage an einem gemeinsamen zentralen Ort zu bedienen, als wenn jeder dies mit voller Investition und Fortbildung in seiner Praxis betreibt.

Grundgedanke ist die Zusammenarbeit von fünf bis sieben Praxen gleicher oder verschiedener Fachrichtungen an einem gemeinsamen, zentralen, genehmigten Standort. Der Patient erkennt ihn an dem Schild

> Ärztliche Forschungs- und Präventionsarbeitsgemeinschaft
> Dr. A. Schmidt
> Dr. Paul Müller p.p.

Ausdrücklich sei darauf hingewiesen, daß zweite Praxisschilder zur Patienten-Neuakquisition berufsrechtlich unzulässig sind.

Wer sich im Bereich Naturheilkunde / Ernährungsmedizin / Nährstoffmedizin / Immunsystem / ökologische Medizin alleine optimal fortbilden will, wird 20–40 Wochenenden in zwei Jahren investieren müssen. Die Kosten werden bei DM 30.000 bis DM 60.000 je Arzt zu veranschlagen sein. Gleiches gilt für umfassende manuelle, osteopathische, kinesiologische Kenntnisse oder wenn es darum geht, Verhaltenssteuerungsmechanismen / Streß-Management optimal zu erlernen.

Teilen sich also fünf bis sieben Kolleginnen und Kollegen die Aufgabe, so ist ein hoher Kompetenz- und Qualitätsstandard in 1/5 der Zeit schneller und preisgünstiger zu erreichen.

Damit entstehen kollegiale, vernetzte, kooperative **Synergiepartnerschaften**.

Jeder Patient hat somit im privatärztlichen Selbstzahlerschwerpunktbereich einer jeder Praxis den Zugriff auf einen Spezialisten aus der kooperativen Qualitätsgemeinschaft der Ärzte. Sinngemäß lautet dann der Rechnungstext für den Patienten

> **Rechnung**
>
> Für präventive orthopädische Diagnostik und Therapie gemäß unten genannter GOÄ-Aufgliederung erbracht – zusammen mit Herrn / Frau Dr. Meyer – liquidiere ich wie folgt:
>
> _____
>
> _____

Nur durch totale Offenheit und sauberen Umgang mit evtl. wechselwilligen Patienten kann eine solche kollegiale Arbeitsgemeinschaft funktionieren. Leider gilt hier immer noch das alte ärztliche Vorurteil: »Kollegialität wächst im Quadrat der Entfernung«! Wichtig ist, daß sichergestellt wird, daß der externe, gemeinsame Erbringungsort für den Patienten nur ein ausgegliederter Bereich seiner vertrauten Praxis ist. Deshalb ist es wichtig, daß die Liquidation immer von der entsprechenden Praxis kommt, der der Patient zuzurechnen ist. Diese erkennt der Patient an dem ihm vertrauten Briefkopf wieder.

Die Ärzte teilen sich die Leistung intern beispielsweise dadurch, daß der jeweilige verantwortliche Spezialist aus der Gruppe 35 % des privaten Heilkundeumsatzes außerhalb der tradierten Grundversorgung enthält. Beispiele wären ein die Akupunktur wahrnehmender Spezialist für die anderen Kollegen oder ein Kollege, der für die anderen manuelle Medizin durchführt. Gleiches gilt für einen Arzt, der schwerpunktmäßig im Bereich Diagnostik und Therapie von toxischen Belastungen arbeitet.

Steht für Leistungen des privatärztlichen Schwerpunktzentrums kein Spezialist aus dem Kreise des Kooperationsringes für Privatmedizin zur Verfügung, wird ein externer Privatarzt als freier Mitarbeiter oder Angestellter der Privatarztkooperation integriert. Dieser erhält ggf. ein Konkurrenzverbot. Auch hier stellt jeder Partner der Privatarztkooperation die Rechnung selbst. Der Schwachpunkt des Konzeptes: Ärzte neigen dazu, introvertierte Einzelkämpfer zu sein! Immer wieder zeigt sich betriebswirtschaftlich, daß der einzelne Partner diese Angebote bezüglich des erforderlichen Zeitaufwands, der Investition und der Kompetenzqualität nicht leisten kann. Es fehlen ihm 6/7 der Nachfrage und Wiederholungsrate, um ein solches Angebot im Rahmen eines anregenden Ambientes für moderne Privatarztmedizin anzubieten.

Historisch will der einzelne Arzt an seinem Standort alles selbst anbieten. Die Konsequenz kann aber nur im kollegialen, gemeinsamen Handeln liegen!

Inzwischen existieren Spezialunternehmen, die für interessierte Ärzte das Zentrum errichten, erforderliches, geschultes Personal und ausgebildete Spezialärzte stellen, so daß die regionalen Praxen nur noch die Empfehlung an ihre Patienten aussprechen müssen, die gemeinsame Institution in Anspruch zu nehmen. Aber auch hier ist zunächst ärztlicherseits die entsprechende Fortbildung durchzuführen. Kein Arzt spricht eine Empfehlung aus, hinter der er nicht mit seinem Gewissen stehen kann. Er möchte nie die aufgebaute Vertrauensbeziehung gefährden. Auch dies verlangt im Vorfeld geistige Offenheit und die Bereitschaft zu lernen. Entscheidend ist die Erkenntnis, daß die gesellschaftlichen, betriebswirtschaftlichen, rechtlichen und steuerlichen Rahmenbedingungen für solche Konzepte gegeben sind. Viele Orthopäden haben sich zur Sicherung eines neuen Erfahrungsgesetzes dem Medical-, Management- und Marketing-Collegium (M³C), Wiesbaden, angeschlossen.

Diese Erfahrungsaustauschgruppe nutzt die Erfahrungen der Unternehmensberatung M³C-Consult, die sich auf die Beratung gerade auch der Orthopäden spezialisiert hat. (➤ Adresse s. Anhang).

Weitere vertiefende Merkblätter / Hilfestellungen gibt es beim Autor

Rechtsanwalt H.-J. Schade in der Kanzlei
Broglie, Schade & Partner
Leipziger Straße 35
65191 Wiesbaden
Fax: 0611 / 50 66 611 / Tel.: 0611 / 50 66 11

Adressen

Akupunkturgesellschaften:

DÄGfA
Deutsche Ärztegesellschaft für Akupunktur
Raglovichstr. 14
80637 München

Deutsche Akademie für Akupunktur und
Aurikulomedizin
Feinhalsstr. 8
81247 München

Biologische Tumortherapie:

Veramed-Klinik
59872 Meschede-Beringhausen

Institut für Immunbiologie
Dr. Meinrad Milz
Unterthal 32
87730 Bad Grönenbach

Chinesische Medizin – Fortbildung:

Societas medicinae sinensis (SIS)
München
Tel.: 089-33 56 74, Fax: 33 73 52

Colonhydrotherapie – Geräte:

Fa. Kress GmbH
Buschstr. 6
63768 Hösbach

Humoraltherapie – Zubehör:

Firma NOZ
Eberhardstr. 56
71679 Asperg

Firma Zaug GmbH
Gießener Str. 52
35444 Biebertal (Bezug von Blutegeln)

Apotheke Steinheim
Heimertinger Str. 37
87700 Memmingen
(Bezug von Kantharidensalbe und Baunscheidt-Externa)

Mikrobiologische Labors:

Labor Vitalan
Reußendorfer Str. 65
97772 Wildflecken

Labor L & S GmbH
Mangelsfeld 4
97708 Bad Bocklet

Institut für Mikroökologie
Kornmarkt 34
35745 Herborn

Labor Dres. Hauss
Postfach 12 07
24332 Eckernförde

Mayr-Ärzte-Fortbildung:

Gesellschaft der Mayr-Ärzte
Gesundheitszentrum am Wörther See
A-9082 Maria Wörth-Dellach

Dr. Paolo Cataldi
Via Circonvallazione 2/B
Italien-10020 Pecetto Torinese

Dr. Alfred Milz
Hotel Océano
38240 Punta del Hidalgo
Teneriffa

**Naturheilverfahren:
Theorie-Weiterbildungskurse
(4 x 40 Stunden):**

Ärztliches Fortbildungszentrum des
Kneipp-Bundes
Adolf-Scholz-Allee 6–8
86825 Bad Wörishofen

Zentralverband der Ärzte für
Naturheilverfahren (ZÄN)
Alfredstr. 21
72250 Freudenstadt

**Naturheilverfahren:
Praktische Weiterbildung (3 Monate)**

Adressen weiterbildungsermächtigter Ärzte
sind bei den Landesärztekammern zu erfragen.

Sondermodell »Praxishospitationskurse« zur praktischen Weiterbildung Naturheilverfahren:

Dr. Franz Milz
Ziegelberger Str. 3
87730 Bad Grönenbach

Praxishospitationskurse Akupunktur und TCM für Fortgeschrittene (je 5 Tage)

Dres. A. und N. Pollmann
Lichtentaler Str. 3
76530 Baden-Baden

Naturheilkundliche Diagnoseverfahren – Fortbildung:

AKSE (Applied Kinesiology Seminars Europe)
Wolfgang Gerz
Sonnenlängstr. 2
81369 München

DÄGAK
(Deutsche Ärztegesellschaft für Applied Kinesiology)
Dr. Hans Garten
Nederlinger Str. 35
80638 München

Institut für Psychokinesiologie nach
Dr. Dietrich Klinghardt
Waldäckerstr. 27
70435 Stuttgart

Kurse für Neuralkinesiologie
Dr. Katrin Bieber
Unterthal 32
87730 Bad Grönenbach

Internationale med. Gesellschaft für EAV
Im Brühl 20
66130 Saarbrücken

Thermoregulationsdiagnostik
Firma W. Eidam
Schöne Aussicht 8a
61348 Bad Homburg

Neuraltherapie – Fortbildung:

Internationale Medizinische Gesellschaft für Neuraltherapie und Regulationstherapie e. V.
Alfredstr. 21
72250 Freudenstadt

Akademie für Neuraltherapie e.V.
Postfach 22 45
67332 Speyer

Orthomolekulare Medizin – Fortbildung:

Forum Orthomolekulare Medizin in Prävention und Therapie
Elvirastr. 29
80636 München

Gesellschaft zur Förderung der Orthomolekularen Medizin e.V.
Waltherstr. 32
80337 München

Psychotherapie:

Fortbildung Psychosomatische Grundversorgung:
Panoramaklinik,
Dr. Peter Dogs
Kurstr. 22
88175 Scheidegg

Körperorientierte Psychotherapie/ Atemtherapie nach Hendricks:

Institut für Psychoonkologie u. Immunbiologie
Dr. M. Milz
Unterthal 32
87730 Bad Grönenbach

Labordiagnostik (Mikronährstoffe, Immundiagnostik und Umweltschadstoffe):

Labor Dr. Bayer
Bopserwaldstr. 26
70003 Stuttgart

Praxismarketing:

Corpus Coaching
Ergo-Fit
Fitness-System-Handels-GmbH
Mühlmahdweg 20
86167 Augsburg

Medical Marketing Consult
Leipziger Str. 35
65191 Wiesbaden

Wie kann das vorliegende Buch praktisch genutzt werden?

Für Orthopäden, Schmerztherapeuten und Allgemeinärzte, die an der praktischen Umsetzung der in diesem Buch vermittelten Inhalte interessiert sind, wird eine
- fachspezifische Weiterbildung Naturheilverfahren in Verbindung mit
- praktischer Schmerztherapie durch Akupunktur und Manuelle Medizin bei orthopädischen Krankheitsbildern und chronischen Schmerzsyndromen in Form eines Kompaktkurses über 2 × 3 Tage angeboten.

Inhalt:

- Anerkennung für die **Zusatzbezeichnung Naturheilverfahren** als **Weiterbildungskurs 4** der Landesärztekammern
- Anerkennung als Fortbildungskurs **Ohrakupunktur 1** der DÄGfA
- Anerkennung für 8 Stunden Theorie **Psychosomatische Grundversorgung**
- Akupunktur, Triggerpunkt- und manuelle Techniken in der Praxis

Kursbegleitende Seminare:

»Wirtschaftlicher Erfolg mit Naturheilverfahren und Gesundheitsmedizin«
- Umgestaltung der Kassenpraxis durch komplementärmedizinische und gesundheitspräventive Leistungsangebote im Selbstzahlerbereich
- Aufbau einer naturheilkundlichen Privatsprechstunde (»grüne Sprechstunde«)
- Spezielle Praxisorganisation, Management und Mitarbeiterschulung
- Abrechnung von Naturheilverfahren, Wellness- und Gesundheitsangeboten
- Praxisunabhängige Einkommensquellen durch Kompetenz in Naturheilkunde
- Ökonomische, berufsrechtliche und juristische Aspekte

Praktische Weiterbildung Naturheilverfahren:

Ergänzend zu den o. a. Kursen finden regelmäßig **anerkannte Kompaktpraktika** für verschiedene Fachbereiche in zeitsparender Form statt.

Information:

Klinik für Naturheilverfahren und Physikalische Medizin
Ltd. Arzt: Dr. Franz Milz
Ziegelberger Str. 3, 87730 Bad Grönenbach
Tel.: 08334-984848, Fax: 08334-984849

Sachverzeichnis

Abendmahlzeit 163
Abführmittel 73
– salinische 162
Ableitungsdiät 162, 164, 307
Abrechnung 317
Abrechnungsmodalität 319
Absorbenzien 151
Acetaldehyd 140
Acetylsalicylsäure 77, 130
Achillodynie 102
Achsenorgan 86
Acidum benzoicum 310
– hydrofluoricum 241
– sarcolacticum 256
– silicicum 289
Aconitum napellus 232, 256
Actaea racemosa 221, 260, 285
– spicata 254, 295
Adaptationssyndrom 59
Aderlaß 82
– japanisch 98
– lokaler 97, 98
– Wirkung 97
Aderlaßtherapie 97
Adlumina fungosa 310
Aescin 47, 232, 267
Aesculus hippocastanum 269, 282
Aggression 80
Aggressionshemmung 298, 304
Ähnlichkeitsregel 135
Akupunktmassage 235, 279
Akupunktur 21, 53, 121
Akupunkturmikrosystem 111
Akupunkturpunkt, Morphologie 122
Akupunktur-Systematik 122
Akute-Phase-Protein 210
Alarmpunkt 111
Algen 77, 192, 244
Algenprodukt 184
Alkalireserve 187
Alkohol 66, 79, 140
Allergie 66, 100
allergisch 103
Allicin 195
Alpha-Liponsäure 192
Amalgam 67, 77, 230, 233, 234, 276, 290, 306
Aminosäure 199
Ammoniak 140
Amputationsneurome 39
Amyloid 76
Analgetika 47, 200
Anämie, perniziöse 182

Anamnese, ordnungstherapeutische 65
Ananas 133
Anlaufhaltung 170
Ansatztendinose 174
Anthozyan 193, 195
Antibiose 79
Antibiotika 148, 153, 154
Antidot, homöopathisches 137
Antigen-Antikörper-Komplex 56
Antikoagulanzientherapie 100, 114
Antioxidanzien 175, 177, 182, 192–195, 197, 198, 199, 200, 233, 277, 284
antioxidativ 184
Antiphlogistika 45, 67
– nichtsteroidale 46, 47, 243
Anti-Pilz-Diät 153
Antipyrese 79
Antirheumatika 156, 197, 200
– nichtsteroidale 77, 200
Apis 89
– mellifica 136, 217, 232, 249, 254, 310
Appendixzone 87, 89
Appendizitis 90
Applied Kinesiology 68, 306
Aqua-Jogging 34
Arachidonsäure 155, 156, 175, 196, 197
Arachidonsäure-Stoffwechsel 130, 132
Arachnopathie 45
Arnica 271, 305
– montana 249, 256, 275
Arnicae flos 131
Arnika 249
Arnikablüte 131
Arnikatinktur 305
Artemisia vulgaris 107, 127
Arteriosklerose 66, 142
Arthritiden 174
Arthritis 210, 243
– akute 201
– psoriatica 252
– urica 99, 309
Arthrose 47, 99, 106, 107, 189, 203
– aktivierte 39
– retropatellare 298, 300
Arthroseschmerz 46
Artischocke 73, 185
Artischockenblätter 133, 134
Arzneimittel, registrierungspflichtige 180

Arzneimittelbild 135
Arzneimittelprüfung 137
Aschner 64, 66
– Verfahren 23, 64, 82, 230
– Wirkung 84
Ascorbinsäure 182, 200
A shi-Punkt 122, 288
Astheniker 88
Asthma bronchiale 74, 92
Atemfunktion 162
Atemtherapie 53
Atemübung 75
Äthanol 140
Atropa belladonna 217, 221, 260, 310
Aufbereitungsmonographie 135, 185
Aurikulomedizin 69
Auslaugebad 300, 307
Ausleitende Verfahren 82
Ausscheidungskrankheit 58
Außenseitermethoden 53
Autoaggressionskrankheit 103
Autogenes Training 23, 80
Autoimmunerkrankung 108
Autointoxikation 144, 149, 175
– intestinale 77, 139, 140, 156, 160–162
Autovakzinetherapie 152
Avena sativa 275
Aziditätsquotient 188
Azidose 77, 88, 97, 142, 163, 188, 192
– latente 187
– manifeste 187

Ba Gang 126
Balancestörung 102
– muskuläre 29, 96
Baldrian 257
Baldrianwurzel 133
Ballaststoff 194
Balneotherapie 34
Bandscheibendegeneration 142
Bandscheibenprolaps, zervikaler 92
Bandscheibenvorfall 47, 224, 236
Baptisia 79
Bärentraubenblätter 77
Bärlapp 194
Basalmembran 56
Basenergänzung 288
Basenflut 189
Basenmischung 189

Basensupplement 192
Basentherapie 189
Basenwertigkeit 190
Basenzufuhr 77, 189
Basissupplementierung 181
Basis-Therapeutika 21
Basistherapie 64
Bauchbehandlung 163
– manuelle 162
– nach Mayr 73
Bauchform 159, 160, 165
– nach Mayr 166
Bauchmaß 160
Bauchmuskeltraining 73
Baunscheidt-Behandlung 246
Baunscheidt-Externa 101
Baunscheidtieren 21
Baunscheidt-Salbeneinreibung 216
Baunscheidt-Verfahren 100, 244, 273
Beckenbandapparat, Insuffizienz 119
Beckenbodenschwäche 93
Beckenkippung 171
Beckenschiefstand 255
Beckenzone 90
Bedarf, Mikronährstoff 178
Befindensstörung 187
Behandlungskosten 319
Beifuß 107, 127
Beinbad 73
Beinwellkraut 131
Belastungshaltung, sternosymphysale 170
Belladonna 221, 260
Beriberi 180, 182
Beruf 68, 80
Beta-Carotin 183, 192, 193, 198, 203
Bewegungsbad 34
Bewegungstherapie 53
Bewertung, analoge 317
Bicarbonat 187
Bienenprodukt 185
Bierhefe 184
Bindegewebe 24, 57, 109, 187, 189, 197
– interstitielles 56
Bindegewebserkrankung 203
Bindegewebsgelose 57, 85, 115
Bindegewebsmassage 21, 32, 33, 108, 262
Bindegewebsmodell 54
Bindegewebsschwäche 22
Bindegewebsverquellung 57
Bindegewebszone 32, 33, 110
Bioflavonoid 196, 205
Biokybernetik 58

Bioresonanztherapie 340
Biorhythmus 70
Biotin 183, 204
Bircher-Brenner 64
Bi-Syndrom 126
Bitterkraut 73
Bittersalz 157, 238, 272
Bittersalztrunk 151
Bitterstoff 194
Bitterstoffdroge 151
Bittersüßstengel 132
Blei 77, 196
Blockierung 20, 22, 86, 102, 105, 110, 139, 170, 171, 219, 224, 225, 229, 255
– Brustwirbel 139
– Os lunatum 251
Blutegel 82
Blutegelbehandlung 259
Blutegeltherapie 98, 244, 253
Blutfülle 83
Blutgasanalyse 188
Blutleere 83
Blutviskosität 141
Boas-Druckpunkt 93
Boas-Punkt 89
Bobath-Methode 29, 30
Bohnenhülse 185
Bor 206
Brachialgie 92
Brennessel 73, 185, 192, 249, 257, 283
Brennesselblätter 133
Brennesselkraut 131, 134
Bromelain 132, 133, 208, 209, 249, 269, 307
Bronchialzone 87
Brustkyphose 116, 119
Bruxismus 71, 229, 230, 234
Bryonia cretica 232, 241, 244, 254, 269
Bryoniae radix 132
Bupivacain 47
Burning feet-Syndrom 93
Bursitis 39, 45
Butanol 140
B-Vitamin 175
B-Vitamin-Komplex 205
BWS-Syndrom 93, 96, 265

Cadmium 77
Calcitonin 48
Calcium 204
– carbonicum 289
– fluoratum 289
– phosphoricum 289
Calciumascorbat 205
Camphora 131
Campylobacter 243

Candidiasis 150, 174, 184, 277
Capsicain 76, 249
Capsici fructus 132
– frutescens fructus 132
Capsicum annuum 217
Caraya papaya 133
Carboanhydrase 187, 201
Cardiospermum halicacabum 256
Carnitin 202, 204
Carotinoide 193, 194
Causticum 249, 257, 295, 300
Cayennepfeffer 132, 249, 257
Centesimal-Potenz 136
Chelatbildner 77, 234
Chinarinde 135
Chininhydrochlorid 274
Chirotherapie 21, 41, 92
Chirurgie, orthopädische 27
Chlamydien 243
Chlorophyll 184
Cholecalciferol 183
Cholerese 134
Chondrocalcinose 309
Chondroitinsulfat-Protein 56
Chondroprotektiva 46, 47
Chrom 204
Chronobiologie 64
Chymotrypsin 208, 209
Cimicifuga 221, 260
Cimicifuga racemosa 289
Cinchona succirubra 244
Citrullus colocynthis 269
Coenzym Q 10 202, 204
Coffein 137
Colchicum autumnale 310
Colocynthis 269
Colon-Hydrotherapie 73, 151, 157, 307
Colon-Hydrotherapie-Sitzung 272
Copulolithiasis 219
Cortex salicis 130
Counterirritation 84
Coxarthrose 27, 105–107, 294, 295
– initiale 96
Coxsackie D 4 79
Croton tiglium 103
Curcuma 73
Cyanocobalamin 182, 204
Cynarae folium 133

Darm 60
– Ausscheidungssystem 72
Darmbakterien 148
Darmdysbiose 187, 188, 230
Darmflora 73, 82, 147, 238
Darmgärung 188

Darmherd, chronischer 60
Darmmilieu-Sanierung 151
Darmsanierung 144, 145, 239, 263, 307
Darmtoxin 140
Dauernadel 107
Daumensattelgelenk 107
Decoder-Messung 57
Degenerationsphase 58
Dehnungsübung 71
Depositionsphase 58
Depression 92
– endogene 32
Depressionszone 87, 90, 93
De Qi 123
Derivation 82
Dermaton 86
Detoxifikation 77, 78
Dexamethason 46
Dezimalpotenz 136
Dezimeterwelle 39, 40
Diabetes mellitus 24, 66
Diadynamische Ströme 37, 40
Diagnostik, Akupunktur 126
– chinesische 121
Diaphorese 75, 82
Diät, bilanzierte 180, 186
– stoffwechselaktive 73
Diätetik 72
Diathese 65
Diazepam 200
Diclofenac 46
Dieselsäure 194
Dilution 137
Diskushernie 105
Dislokation, atlantodentale 231
Dismutase 56
Disposition 65
Diuretika 77
DMPS 77, 234
DMSA 77
Dorsalsyndrom 33
D-Penicillamin 48
Drainage 189
Drogen 66
– analgetisch-antiphlogistische 131
– psychotrope 133, 134
– stoffwechselaktive 133, 134
Dulcamarae stipes 132
Dünndarmwurzel 139
Dupuytren-Kontraktur 99, 203
Durchblutungsstörung, zerebrale 92
Dysbakterie 144, 147, 160
Dysbalance, muskuläre 88
Dysbiose 60, 70, 77, 149, 188
Dyskrasie 64, 134
Dysmenorrhoe 90, 92

Dysregulation, vegetative 112
Dystonia musculorum deformans 216
Dysurie 93

Echinacea 79, 216, 235, 238, 245, 263
Echinaceae pupurae herba 132
Eicosanoid 196
Eicosapentaensäure 196, 197, 198
Eigenblut-Behandlung 216, 282
Eigenbluttherapie 79
Eigenregulation 59, 70
Eigenverantwortung 68
Einlauf 73, 151, 162
Einlauftherapie 157
Eisen 198, 204
– Quotient 242
Eispackung 35
Eiweißkonsum 140
Eiweißmast 56, 144
Eiweißspeicherkrankheit 142, 144
Elastin 56
Elektroakupunktur 57, 112
– nach Voll (EAV) 68, 145
Elektroanalgesie 36
Elektrotherapie 36
Eliminationssystem 142
Elpimed 79
Emotionen 79
Entenhaltung 171
Enteropathie 159, 161, 174, 242, 243
Enteropathiesyndrom 20, 73, 156, 239, 246, 308
Enteroptose-Griff 167
Entgiftung 155
Entgiftungsbehandlung 233
Entgiftungskur, biologische 77
Entgiftungsmaßnahme 234
Entgiftungssystem 72
Entlastungstag 156
Entroptose 172
Entsäuerungsmaßnahme 163
Entschlackung 72, 130, 142, 155
Entspannung, seelische 71
Entspannungstechnik 71, 80
Entstauungstherapie, physikalische 33
Entzündungsaktivität 155
Entzündungshemmung 24, 35, 198
Entzündungsmediator 196, 197
Entzündungsphase 207
Entzündungspromotor 201
Enzian 308
Enzym 130, 132, 133, 194, 205,
207, 208, 243, 245, 283, 305, 307
Enzympräparat 241, 249
Enzymtherapie 59, 232, 277
– systemische 207
Epicondylopathia radialis 92, 107
– – humeri 249
– ulnaris 92, 107
Epikondylopathie 111, 247, 248
Erfahrungsheilkunde 53
Ergotherapie 21, 27, 31, 46
Ergußresorption 35
Ernährung 20
Ernährungslehre, chinesische 144
Ernährungsregel 177
Ernährungstherapie 53, 139
Ernährungsumstellung 21
Erstverschlimmerung 137, 155
Erysipele 100
Eßkultur 141, 145
– nach Mayr 163
Eubiose 147
Eukrasie 64
Exanthem 58
Exkretionsphase 57
Expositionsprophylaxe 66
Exsudat 57
Extensionen 47
Extrapunkt 123

Familienanamnese 65
Fangopackung 34, 226
Fasten 21, 59, 72, 73, 78, 79, 113, 144, 151, 155, 162, 189, 197, 245, 295
Fastenazidose 155, 157
Fastenbrechen 156
Fastenkrise 157
Fastenkur 164
Fäulnisdyspepsie 72, 171
Fäulnisprodukt 140
Fäulnistoxin 139
Fazilitation, neuromuskuläre 29
Fehlbildung, angeborene 20
Fehlernährung 67, 73, 76, 147, 159
Fenchel 192
Fernstörung 111, 112
Ferrum metallicum
Fettsäure 199
Fibroblast 55
Fibromyalgie 291
Fibromyalgiesyndrom 116, 292
Fibronektin 56
Fibrozyt 56
Fichtennadelöl 131

Fieber 79
Fiebertherapie, aktive 79
Filipendula ulmaria 232, 254, 295, 300
Fingerpolyarthrose 105, 252–254
Fischöl 198, 307
Fitneßstudio 72, 337
Fitzgerald-Linie 85
Flachrücken 170
Flavonoid 193–195, 201, 206
Flohsamen 73
Fluocortolon 46
Fluorid 48
Fokus 86, 111
Folsäure 178, 180, 183, 196, 203, 206
Fontanellentherapie 106
Formaldehyd 140
Formblatt 319
Formenkreis, rheumatischer 198
Fragebogen 65
Fragezeichenhaltung 171
Frankenhäuser-Ganglien 111
Friktion 33
Fruchtkonzentrat 184
Fülle 126
Füllegelose 86, 87, 91, 246, 250, 261, 301
Füllemuster 221
Fülletyp 83
Füllezeichen 88
Fünf Elemente 123
Funktionsdefizit 30
Funktionskreis 126
Funktionsstörung, mentale 255
Funktionstraining 31
Funktionsverbesserung 35
Funktiotropie 136
Fuselöl, sog. 140
Fußbad 73, 88
Fußreflextherapie 79
Fußreflexzonenmassage 34
Fußreflexzonentherapie 21, 77, 85, 111, 216, 222, 262, 263, 307
F. X. Mayr-Diagnostik 68
F. X. Passagesalz 73

Gallenmigräne 92
Gallenzone 87, 89, 90, 92, 96
Gamma-Linolensäure 184, 197
Ganzheitsmedizin 53
Gärungsdyspepsie 72
Gärungsprodukt 139, 140
Gärungstoxin 139
Gasbauch 165
Gas-Kotbauch 167
Gaultheria procumbens 269

Gegenirritation 84, 103
Geldrollenbildung 97
Gelee royale 185
Gelenkerguß 46
Gelenkerkrankung, degenerative 197
Gelenkersatzoperation 27
Gelenkinjektion 119
Gelenkknorpel 142
Gelenkmobilisation 24
Gelenkschutz 31, 253
Gelenkspiel 41
Gelenktrophik 139
Gelenkveränderung, degenerative 200, 204
Gelose 60, 75, 86, 109, 189
– heiß 88
– kalt 88
Gelsemium sempervirens 221, 260, 285
Gelzustand 189
Gemüsebrühe 73
Genistein 195
Genitalzone 87, 90, 93
Genußgift 65, 66, 78
Genußmittelabusus 67
Gerinnungsstörung 113
Gesamtumschaltung, vegetative 54
Gesprächstherapie 80
Gesundheitsförderung 335
Gesundheitsmedizin 63
Gesundheitssportprogramm 336
Gesundheitsstudio 337
Gesundheitstraining 339
Gesundheitszentrum 337, 339
– gewerbliches 340
Gewebemilieu 64
Gewebsazidose 161, 174
Gewebshormon 196
Gicht 24, 102
Gichtarthritis 309
Gichtarthropathie 310
Ginseng 79, 185
– schwarz 90
Glaubersalz 73, 157, 162
Glaukom 92
Gleichstrom 36
Gleichstromreizung 36
Gleiten 42
Globuli 137
Glucosaminsulfat 201, 205, 300
Glucosinolat 194, 195
Glukoneogenese 187
Glutathionperoxidase 192, 201
Glykosaminoglykan 56, 192
Gnaphalium polycephalum 269, 282
GOÄ 317, 318, 391

Goldrute 73, 77, 163
Goldsalze 48
Gonarthrose 27, 94, 98, 99, 105–107, 111, 286, 299–301
– aktivierte 35
Gonokokken 243
Gottesgnadenkraut 253
Gramini flos 131
Granulozyten, neutrophile 56
Grenzstrang, lumbaler 119
Großtrommelträger 301
Großtrommelträgerhaltung 172, 261
Großzehengrundgelenk 107
Grundlage 53, 121, 139
Grundregulation 54, 57
Grundregulationsmodell 84
Grundregulationsstörung 59
Grundsubstanz 54–56, 82, 192
– bindegewebige 72
Grundsystem 57, 67, 108, 187
Gruppenvortrag 74
Guajacum 29, 217
Guajakholz 283
Gummi olibanum 132
Güsse 75
– kalte 73

HAB1 135
Habacht-Haltung 170, 250, 261
Haferschleimtage 73
Hagebutte 184
Haltung, lässige 276
Haltungsform 169
Haltungsstereotypie 255
Hämatokrit 91, 97, 98, 141
Hämodilution, isovolämische 97
Handakupunktur 127
Handwurzelarthrosen 105
Harnindikanprobe 140
Harn-pH-Messungen 76
Harnsäure 58, 73, 75, 84, 103, 142
Harnstoff 75
Harnwegsinfekt 93
Harpagophyti radix 131
Harpagophytum procumbens 253, 254, 283, 295, 300
Hauhechel 77
Hauptmeridiane 123
Haut, Ausscheidungssystem 75
Hautausleitung 76, 82
Hautkrankheiten 75
Hautpflege 75
Hautreizöle 101
Hay-Trennkost 144
Head-Zone 60, 66, 85, 115

Heberden-Arthrose 92, 99
Hegu-Stechen 259
Heilerde 74, 238, 263, 277
Heilfasten 21, 23, 155
Heilkräutertee 185
Heilkrise 155
Heilreiz 59
Heilverfahren, autoregulative 53
Heparin 99
Herba gratiolae 253
Herd 59, 111, 112
Herdgeschehen 54
Herdreflexzone 92
Herdsanierung 112, 113
Herpes simplex D 12 79
- zoster 89
Herpes-Zoster-Neuralgie 100
Herzbeschwerden,
 funktionelle 92, 96
Herzbuckel 88
Heterovakzine 153
Heublume 131
Heusack 35
Hilfsmittelversorgung 31
Hippokrates 64, 66
Hirnleistungsstörung 189
Hirudin 99
Histamin 100
Histiotropie 136
Hochfrequenztherapie 39
Hochpotenz 136
Hohlorgan 125
Holunderblüte 185
Homöopathie 53, 135
- Behandlungsgrundlagen 137
- klassische 136
Homotoxikologie 57
Hopfen 257
Hopfenzapfen 133
Hormonzone 88
Huatuo-Punkt 256, 259
Hufeland 63
Hüftzone 87, 94
Humoralmedizin 54, 83
humoralmedizinisch 106
Humoralpathologie 64, 66
Humoraltherapie 72, 78, 84
HWS-Blockierung 223
HWS-Distorsion 32
HWS-Schmerz, chronischer
 226
HWS-Syndrom 234
- lokales 233
Hyaluronsäure 56
Hydrolase 207
Hydrotherapie 34, 35, 53
Hypästhesie 230
Hyperalgesie 22
Hyperämie 76, 101

Hyperämisierung 78
Hyperglykämie 76
Hyperici herba 133
Hyperkyphose 170
Hyperkyphosierung der BWS
 171
Hyperlipidämie 24, 76
Hypermobilität 22
Hyperpigmentierung 103, 105
Hyperreflexie 230, 231
Hyperthermie 75, 113
- aktive 76
- passive 76
Hypertonie 66
- arterielle 90
Hypertoniesülze 90
Hypertoniezone 87, 90, 93
Hyperurikämie 76
Hypnose 80
Hypoxie 97, 188

Ichthyolum 300
IgA, sekretorische 150
Ileozökalklappensyndrom 90
Immobilisation 37
Immundefizienz 237
Immunelektrophorese 57
Immunkaskade 76
Immunkomplex 60, 84, 103,
 132, 209, 210, 243
Immunmediator 79
Immunmodulation 23, 77, 149,
 194, 236, 238
Immunmodulator 132, 147
Immunstimulation 77, 84, 101,
 185, 216, 263
Immunsuppressiva 21, 48, 155,
 200
Immunsystem 22, 60, 187
- darmassoziiertes 18, 21, 60, 78,
 140, 147, 151, 173, 175
- intestinales 160
Immuntraining 71, 78
Impingement-Syndrom 102,
 105, 119, 239, 240, 241
Impletol 108
Imprägnationsphase 58
Indikan 73
Indikation 61
Indikatorflora 149
Individual-Trainer 338
Indol 140, 195
Indometacin 46
Infekt, unspezifischer 57
Infektarthritiden 102
Infiltrationsbehandlung 45
Informationsüberflutung 71
Injektion, intraartikuläre 46
Insertionstendinose 92, 94, 105

Intentionsübung 40
- nach Foerster 37
Interferenzstrom 40
Interferenzstrombehandlung 38
Interferon 196
Interkostalneuralgie 89, 96, 105
Interkostalzone 87, 89, 93
Interzellulärraum 56
Intoxikation 188
Iontophorese 36, 40, 247, 299
Irritanzien 132
Irritanzientherapie 130
Irritationszone 85, 115
ISG-Blockierung 152
Isoflavan 194
Isoflavanoid 195
Isopathika 69
Isothiozyanat 196

Jen zhiu 127
Jing 124
Jing Ye 123, 125
Jod 184, 204
Johanniskraut 133, 134, 185, 246,
 292
Junghans-Bewegungssegment
 85

Kabat-Methode 29
Kadaverin 140
Kaffee 188
Kaffeesäure 195
Kalium 192
- bichromicum 249
- carbonicum 283, 295
- chloratum 232
Kalmus 308
Kalzium 189, 198, 206
Kamille 185, 194
Kamillenblüte 131, 132
Kampfer 131, 137
Kampferspiritus 132
Kantharidenpflaster 88, 89, 93,
 103, 241, 250, 253, 259, 273,
 277
Kantharidensalbe
- nach Anselmi 104
- schwarze 104
Kapillarektasie 98
Kardinalfehler der Ernährung
 164
Karlsbadersalz 73, 157
Karpaltunnelsyndrom 205, 250
Kartoffeldiät 77
Katalase 192
Katarrh 57
Katechin 193
Kaumuskulatur 116
Kava-Kava 246, 292

Kava-Kava-Wurzelstock 133
Keimdiversifikation 149
Kennmuskelschwäche 236
Kermeswurzel 132
Ketoazidose 155
Ketonämie 155
Ketoprofen 46
Ketten-Myotendinose 116
Kibler-Falte 114
Kiblersche Hautfalte 57
Kiefergelenksarthritis 107
Kieferhöhlenentzündung 230
Kiefernadelöd 131, 132
Kieselsäure 184
Kinesiologie 68, 112
kinesiologische Testverfahren 145, 260
Kinetosenpunkt 220
Klimakterium 206
Klopfen 33
Kneipp 64
Kneipp-Therapie 70, 73
Knetung 33
Knieauge 302
Kniezone 94
Knoblauch 185, 194
Knochennekrosen 46
Kobalt 154
Kokzygodynie 102
Kollagen 56
Kolloidzustand 85
Kolonisationstendenz 150
Kompensationsbewegung 30
Komplex, phleboarthrotischer 98
Komplexmittel 45, 247
Komplexmitteltherapie 137
Komplexpräparat 241
Kompressionsbehandlung 33
Konflikt 68
Konstitution 22, 65, 70, 143
Konstitutionstherapie 64
– homöopathische 246
Konstitutionstyp 83
Kontraindikation 61
Kontrazeptiva 149, 180
Konversionsreaktion 280
Konvex-Konkav-Regel 42
Konzept, holistisches 19
Konzeptionsgefäß 123
Koordinationsstörungen 72
Kopfgelenksblockierung 88, 98
Kopfschmerz 92, 98, 116, 165, 175, 219, 226, 261
Koppelung 123
Körpergefühl 29, 67
Körperhaltung 159, 160
Kortikoide 21, 45–48, 148, 155, 231

Kortikosteroide 153
Kostenübernahme 319
Kostform 141
Kostotransversalgelenk 170
Kotbauch,
– entzündlicher 167
– schlaffer 165
Krankengymnastik 28, 46, 59, 255
– neurophysiologische 72
Krankheitsentwicklung 57
Kreatinin 142
Kreuzschmerz 115, 116
– rezidivierender 112
Krotonöl 101, 103
Kryotherapie 21, 243, 253, 299
Kupfer 154, 192, 197, 198, 201, 204–206
Kupfer-Eisen-Relation 201
Kupfer-Quotient 242
Kurkrisen 162
Kurzfasten 73
Kurzwelle 39, 40
Kurzwellenhyperthermie 113

Laboruntersuchung 112
Lachnanthes tinctoria 221, 260, 285
Laktatspiegel 188
Laktazidose 202
Laminin 56
Lärchenöl 132
Lärchenterpentin 131
Laser-Akupunktur 216
lässige Haltung 171
Laxanzien 82
Lebensführung 63
Lebensmittel, diätetische 180, 186
Lebensordnung 63
Lebensqualität 80
Leberbuckel 89
Leber-Galle-Gelose 222
Leber-Gallen-Migräne 224
Lebergelose 272
Leber-Migräne 223
Leberzone 87, 89, 92, 96
Ledum palustre 254
Leere 126
Leere-Gelose 86, 88
Leeretyp 83
Lehnert-Schroth, Methode 255
Leibwaschungen 73
Leibwickel 73
Leinsamen 73
Leistung 68, 80
Leistungskontrollprüfausschuß 333
Leistungssport 202

Leitwert, elektrischer 69
Lendenlordose 119, 171
Lenkergefäß 123
Leptosome 66, 88
Leukotrien 196
Leukozytentest 57
Lidocain 108, 113, 114
Life event 65
Ligamentose 174
Lignane 195
Lindenblüten 133, 185, 257
Lindenblütentee 216
Linolsäure 197
Lipide 58
Lipidperoxidation 192
Locus-dolendi-Stechen 246
Lokalanästhesie 225
– diagnostische 47, 113, 274
– therapeutische 47, 108, 119, 255, 274
Lokalanästhetika 45, 47, 113
– injizierte 112
Lonazolac 46
Löwenzahn 73, 185, 257, 308
Löwenzahnkraut 134
Löwenzahnwurzel 133
Lumbalgie 96, 152, 167, 170, 171
– belastungsabhängige 35
Lumbalsyndrom 33, 273
– pseudoradikuläres 280
Lumbalzone 87, 90, 93
Lumboischialgie 266, 270, 280, 286
Lunatumfraktur 251
Lunatumnekrose 251
Lunge, Ausscheidungssystem 74
Lungenzone 87, 89, 92
Luo 126
Luo-Gefäß 123
Lupuli strobulus 133
Lycopin 193
Lymphdrainage 21, 33, 162
Lymphfluß 24
Lymphödem 93
Lymphozytensubpopulation 141
Lymphsystem, abdominelles 60
Lytta vesicatoria 103

MacKenzie-Zone 115
Magenmigräne 92, 96
Magen-Pankreas-Gelose 222, 261
Magental 89, 96
Magenzone 87, 89, 93, 96
Magnesium 196, 204, 206, 222
Magnesiumsulfat 162
Magnetfeldtherapie 340
Makrophagen 56
MALT 60

Mangan 154, 192, 197, 198, 201, 204, 206
Mangelkrankheit 180
Manipulation 42
Mariendistel 73, 163, 194, 238
Mariendistelfrucht 133, 134
Massage 31, 53, 75, 226
– klassische 31, 33
Matricaria chamomillae flos 131
Maximalpunkt 110, 116
Mayr-Diagnostik 159, 188, 260, 261, 263, 272, 276, 307
Mayr-Kur 73, 113, 159
Mayr-Therapie 144, 159, 162
Medizin
– holistische 17
– manuelle 19, 41
Megadose 199
Melissae folium 133
Melisse 257, 283
Melissenblätter 133
Meniskusentfernung 105
Menthae arvenis aetheroleum 131
Mepivacain 47
Mercurius solubilis 217
Meridiandiagnostik 68
Meridiane
– außerordentliche 123
– muskulotendinöse 18, 22
– tendinomuskuläre 123
Meridiankoppelung 123
Meridiansystem 85
Mesenchymblockade 58, 155
Mesenchymreaktion 109, 140
Mesenchymverschlackung 56, 59, 84
Mesenchymzelle 56
Methan 140
Methanol 140
Methionin 196
Migräne 22, 96, 100, 102, 165, 175, 223, 224
– zervikale 102
Mikroaderlaß 98, 127, 252
Mikrobiologische Therapie 147, 216
Mikroflora 148
Mikrofontanelle 107
Mikronährstoff 143, 177, 181, 184, 197, 199
Mikronährstoffdefizit 22, 161
Mikronährstoffe, empfohlene Tagesdosen 203
Mikronährstoffkombination, synthetische 186
Mikronährstoffsubstitution 21, 82

Mikrosystemakupunktur 127
Mikrowelle 39
Mikrozirkulation 24, 84, 141
Mikrozirkulationsstörung 57, 84
Milchsäure 142, 187, 188
Milch-Semmel-Diät 162
Milch-Semmel-Kur 164
Milchzucker 73
Milieu, inneres 148
Mineralstoff 177, 199
Mineralwasser 189
Minifontanelle 107
Mischkost 141, 189
Mistel 79, 113, 132, 263
Mistelextrakt 114
Mobilisation 43
Mobilisierung, körperliche 71
Mobilisierungstherapie 42
Molybdän 204
Monoarthritis 45, 309
Monoterpen 194
Monozyt 196
Mora-Therapie 340
Morbus Bechterew 96, 102, 105, 281
– Ménière 219
– Scheuermann 102
Motivation 79
Motoneuronen 36
Moxa 285, 292
Moxatherapie 88
Moxibustion 101, 107, 127, 302
Mukopolysaccharide, saure 142
Mundakupunktur 111, 127
Münzmassage, chinesische 95
Muskelarbeit, anaerobe 187
Muskelaufbautraining 29
Muskelentspannung, progressive 80, 225
Muskelhartspann 88
Muskelhypertonus 32
Muskelreizung, elektrische 37
Muskelspannung, progressive 23
Muskeltest 306
Muskelverspannung 74
Mustervertrag 319
Myalgie 66, 76, 78
Myelokompression 231
Myelopathie, zervikale 231, 233
Mykose 144
– intestinale 147, 153
Myogelose 85, 115, 116, 161, 173, 174
Myositis 216
Myotendinose 37, 39, 40, 105, 228, 229, 265, 298, 299
Myotendopathie 247

Myotom 86, 115
Myotonolytika 45
Myozyten 142

Nackenschmerz 116
Nackenzone 87, 88, 92, 96
Nadeltechnik, tonisierende 127
Nährstoffsupplementierung 161, 184
Nahrungsergänzung 180, 181, 186, 198, 199
– naturgemäße 177
Nahrungsergänzungsstoff 74, 184
Nahrungsgift 149
Nahrungsmittel 190
Nahrungsmittelallergie 20, 22, 66, 145
Nahrungsmittelunverträglichkeit 175
Naproxen 46
Narbenbehandlung 96
Narbenbildung 45
Nasennebenhöhlenerkrankung 92
Natriumbikarbonat 73, 163, 189
Nebennierenzone 87, 89
Negativ-Monographie 130
Neoplasmaphase 58
Nervenstimulation, transkutane elektrische 39
Nervenwurzelkompression 236
Neuralgie 100, 257
Neuralkinesiologie 68
Neuraltherapie 21, 53, 108
Niacin 178, 199, 200
Niacinamid 205
Nicotinamid 203
Nicotinsäure 200
Nicotinsäureamid 182
Nierenmigräne 92
Nierenschwäche 268, 285
Nierenzone 87, 93
Nikotin 66, 77, 196
Nitrosamin 196, 203
Nogier 69
Nosoden 69, 78, 79
NSAID 48
NSAR 148
NUB-Liste 340
Nukleotomie 273
Nutrienten 199
Nux vomica 270, 283

Oben-unten-Koppelung 123
Obstipation 73
Obstruktionssyndrom 126
– schmerzhaftes 218, 268

Sachverzeichnis

Ohrakupressur 246
Ohrakupunktur 127
Okklusionsstörung 229
Okoubaka 244
Okzipitalneuralgie 92, 105, 107
Okzipitalzone 87, 88
Oligoarthritis 245
Omega-3-Fettsäure 186, 196, 204, 282
Omega-6-Fettsäure 196, 197
OPC 202
Ordnungstherapie 21, 53, 63
Organextrakt 199
Organnebenzone 87, 88
Organotropie 136
Orthesen 27
orthomolekulare Therapie 222
Orthosiphon 73, 77
Osmiumsäure 46
Osteoblastenaktivität 48
Osteopathie 68
Osteoporose 20, 48, 96, 102, 161, 174, 180, 183, 189, 194, 197, 198, 231, 287–289, 305
– Prophylaxe 206
Ostitiden, chronische 113
Östrogen 48, 195, 206
Ovulationshemmer 154
Oximetrie 57

Packung 35, 75, 113
Panax ginseng 185
Pangamsäure 204
Pankreaszone 87, 89, 93
Pannikulitis 257, 262
Pantothensäure 183, 200, 203
Papain 133, 208, 209
Pappelrinde/-blätter 131
Paprika 257
Paprikasamen 132
Parästhesien 119
Partnerschaftsgesellschaftsgesetz 333
Partnerschaftskonflikt 80
Passiflorae herba 133
Passionsblume 257, 283
Passionsblumenblätter 133
Patientenmerkblatt 319
Pellagra 180, 182, 199
Peloidpackung 34
Perenterol 277
Periarthritis humeroscapularis 102
Periarthropathie 249
Periduralkatheter 45
Periostverquellungen 109
Personotropie 136
Pervilla ocimoides 310

Peyer-Plaques 140
Pfefferminze 73, 137
Pfefferminzöl 131, 132
Pflanzenhormon 184
Pflanzenstoff, sekundärer 177, 193–195, 197, 201
Pflaumen 73
pH-Wert 150
Phagozytoseleistung 210
Phantomschmerz 22, 109
Phenacetin 77
Phenol 140
Phenolsäure 193–195
Phlebothrombose 100
Phosphat 187, 189, 192
Phthistiker 83
Phyllochinon 183
Phytochemikalie 194
Phytolacca americana 217
Phytolaccae radix 132
Phytopharmaka 129
Phytosterin 194, 195
Phytotherapeutika 27, 69, 77, 241
Phytotherapie 21, 53, 129
Piceae aetheroleum 131
Pini aetheroleum 131
Piperis methystici rhizoma 133
Piroxicam 46
Plenosol 114
Plethoriker 83
Plumbum metallicum 257
PNF-Konzept 29
PNF-Methode 30
Polyarthritis 30, 48, 102, 156, 205, 230, 231, 233, 252, 253, 295, 305, 307
– chronische 102
Polycythaemia vera 98
Polyglobulie 98
Polyneuritis 182
Polyphenol 194, 195
Populi cortex/folium 131
Postcholezystektomiesyndrom 93, 99, 105
Potenzierung 135–137
Prävention 17, 63, 71
Präventionsarzt 337
Praxisabgabe 334
Prednisolon 46
Preßsaft 185
Privatarzt 318
Privatleistung 333
Privatrechnung 318
Procain 47, 94, 108, 113, 114
Procyanidin, oligomeres 202
Proliferationstherapie 47, 229, 274
Propanol 140

Propolis 185
Prostacyclin 196
Prostaglandin 196
Prostaglandin-Inhibitor 200
Prostaglandinsynthese 130, 155, 196
Prostata-Beschwerden 90
Proteinüberernährung 188
Proteoglykan 56, 141, 142, 192
Proteoglykansynthesehemmung 46
Provitamin A 192–194, 203
Prozyanidine 193
Psychoneuroimmunologie 22, 64
Psychoorthopädie 67
Psychophamaka 45
Psychosomatik 24, 27, 44, 67
psychosomatische Therapie 28
Psychotherapie 46, 79
Pufferbase 189
Pufferkapazität 187, 188, 192
Pulsdiagnostik 126
Purgation 82
Pustelsalbe 101
Pustulanzien 82, 100
Putreszin 140
Pyknosomen 66
Pyodermie 58
Pyridoxin 182, 203
Pyruvatcarboxylase 187

Qi 124
Qi-Gong 23, 71
Qi-Stagnation 227
Qu 123
Quaddeln 109, 111, 114, 115, 216, 221, 246
Quaddelschemata 115
Quaddeltherapie 114, 241
Quaddelung 232
Quadranten-Syndrom 60
Quarkumschlag 243
Quarkwickel 238
Quecksilber 67, 77, 196
Quercetin 195
Quer-Längs-Galvanisation 40

RAC 69
Rachitis 180
Radfahren 71
Radikale 103, 177
– freie 56, 192
Radikalenfänger 56, 192, 197
Radikalerkrankung 192
Radikulitis 257
Radixödem 160, 262
Ranunculus bulbosus 260
Rauchen 74

Reaktionsphase 57
Reflexareal 85
Reflexdystrophie,
  sympathische 92, 96
Réflexe auriculo-cardiaque 69
Reflexpunkt 112
Reflextherapie 77
Reflexwirkung,
  viszerovertebrale 173
Reflexzone 85, 109
– »Hormone« 87
Reflexzonenmassage 32
Regelkreis, hormonell 64
Regelkreisprinzip 59
Regeneration 185
Regulation,
– aktive 59, 62
– passive 59
Regulationsblockade 22, 60,
  128, 229
Regulationsblockierung 59
Regulationsfähigkeit 59
Regulationsfaktor 20
Regulationsstarre 108
Regulationsstörung 57
Regulationstherapie, aktive 18
Rehabilitation 338
Reinnervation 38
Reizpaste 101
Reiz-Reaktions-Therapie 54
Reizstrom,
– mittelfrequenter 38
– niederfrequenter 37
Reiztherapie 109, 113
– physikalische 70
Res contra naturam 63
– naturales 63
Retinol 183
Rheuma 183
Rheumadiät 197, 198
Rhododendron 232, 296, 300
Rhus toxicodendron 232, 241,
  244, 254, 270, 283, 300
Riboflavin 182
Ringelblume 185, 283
Roemheld-Syndrom 149
Rohkost 143, 144, 187, 189
Rolle, heiße 34
Rosmarin 249
Rosmarinsäure 195
Roßkastanie 283
Rubefazienzien 76, 82
Rückenschmerzen 28, 90, 115,
  116
Rückenschmerzpatient 49
Rückenschule 35, 47
Rückvergiftung 58
Rundrücken 172
Ruta graveolens 241, 244, 254

Saccharomyces boulardii 150,
  184
Sakroiliitis 281
Salicis cortex 131
Salmonella B 243
– D 243
Sämannshaltung 172, 272
Saponin 194
Sarsaparilla 296, 300
Sättigungsreflex 163
Säuberung 162
Sauerkrautsaft 73
Sauerstoff-Mehrschritt-
  Therapie 340
Sauerstoffradikale 192
Sauerstofftherapie 74
Saugglockenmassage 95
Saugmassage 272
– (PSM), petechiale 95
Sauna 34, 75
Säure-Basen-Haushalt 74, 82,
  113, 177, 187, 188, 200, 282,
  288, 310
Säureelimination 187
Säureflut 76
Säurekatastrophe 187
Säurekrankheit 161, 189
Säurenwertigkeit 190
Säurestarre 189
Scavenger 175, 193
Scavenger-Radikalenfänger 192
Schachtelhalm 185
Schädelakupunktur 127, 217,
  248, 269
Schäden, iatrogene 66
Schadstoff 72
Schadstoffbelastung 54, 67, 77
Schafgarbe 73, 185, 194, 308
Scheingesundheit 159
Schiefhals 215
Schilddrüse 110
Schlacken 142
Schlaf 71
Schlafstörung 71
Schlingentisch 47
Schmerzen 36, 102, 109
Schmerz-Maximalpunkt 111
Schmerzmediator 24, 91, 101, 103
Schmerzpatient 44
Schmerzprojektionszone 117,
  118
Schmerzpunkt 112
Schmerzsymptomatik,
  ischialgiforme 47
Schmerzsyndrom 113, 115, 116,
  121
– vegetatives 175
Schmerztherapie 36, 83, 91, 100,
  113, 121

Schmerzzentrum 341
Schmerzzustand,
  funktioneller 164
Schöllkraut 73, 185
Schonung 162
Schröpfkopf 92
Schröpfkopfmassage 92, 95, 97
Schröpfschnepper 91, 94
Schröpftherapie 82, 85, 115, 245,
  261
– blutige 90, 262
– Wirkung 90
Schröpfung, blutige 277
Schröpfzone 57, 85
– Entstehung 86
– Topographie 87
Schröpfzonen-Diagnostik 91,
  260
Schröpfzonenentwicklung 88
Schröpfzonentopographie 88
Schulter-Arm-Syndrom 90, 96,
  105, 289
Schultersteife 96
Schulterzone 88, 92
Schulung 162, 163
Schutzflora, intestinale 147
Schwefeldioxid 140
Schwefelwasserstoff 140
Schwellung,
  posttraumatische 33
Schwermetall 60, 77, 184, 200,
  203, 290
Schwimmen 71
Schwindel 219
Schwitzen 75, 77, 78
sedierend 59
Segmentbehandlung 221
Segmentdiagnostik 68
Segmentmassage 32
Segmentpunktbehandlung 45
Segmenttherapie 109, 115
Sehnenscheidenentzündung
  45
Sehstörung 92
Sekundärprävention 338
Sekundenphänomen 108, 111,
  112
Selbstheilkraft 70
Selbstregulationsfähigkeit 63
Selbstzahler 100
Selbstzahlerbereich 64
Selen 192, 196–198, 201, 204,
  238
Sell-Irritationspunkt 89
Senfölglykosid 195
Senfsamen 132
Sensibilitätsstörung 230, 231
Shen 123, 124
Shen-Men 226

Sachverzeichnis

Shigella 243
SIG-Blockierung 119
Silicea 289
Silicium 206
Silybi marianae fructus 133
Simileprinzip 135
Sinapis semen 132
Singulett-Sauerstoff 193
Sitzbad, ansteigend 216
Sklerotom 86
Skoliose 27, 93, 255, 257
Skoliosetherapie 255
Skorbut 180, 182
Smilax officinalis 296, 300
Sofortphänomen 112
Sollwert 59
Sollzustand 189
Somatisierungstendenz 32
Somatotopie 85, 109, 111, 127
Sondermeridiane 123
Sonnenbestrahlung 78
Sonnenhutkraut 132
Spaltpunkt 218
Spanische Fliege 103
Speicherorgan 125
Spezialsprechstunde 65
Spiraea ulmaria 295, 300
Spitzbauch 167
Spondylitis 216
– ankylosans 281, 283
Spondylodese 231, 273, 274
Spondylodiszitis 216
Sport 78, 188
Sportberatung 71
Sportmedizin 177, 185, 188, 197
Sportphysiologie 207
Spurenelement 56, 113, 154, 177, 197, 199, 201
Stadium,
– humorales 57
– zelluläres 57
Stangerbad 36, 40
Steigerungssatz 319
Steroide 154
Stoffwechselmetabolit 57
Stoffwechselstörung 20, 64
Störfeld 17, 59, 60, 77, 108–112, 115, 128, 139, 229, 230, 234, 276, 278
– genitales 111
Störfelddiagnostik 116
Störfeldinduktion 86
Störfeldsanierung 235
Störfeldsuche 68, 112
Störgröße 59
Streichen 33
Streptokokken 243
Streß, oxidativer 56, 192
Strontium 206

– carbonicum 289
Strychnos nux vomica 270, 283
Stuhluntersuchung 150
– bakterielle 154
Substitution 63, 164
Suggestivtechnik 80
Sugillation 95
Sulforaphan 196
Sulfur 244
– jodatum 241, 244
Superoxid-Dismutase 192, 201
Supinationstrauma 304
Supplementierung 193
Suppression 63
Süßwasseralgen 184, 198
Symbionte 147
Symbiose 149
Symbioselenkung 147
Symphyti radix/herba/folium 131
Symptom, vegetatives 65
Syndesmophyten 281
Syndrom, metabolisches 164
Synovektomie 230
Synoviaanalyse 46, 242
Synovialflüssigkeit 142, 161
Synovialitiden 174
Synovialitis 46, 140, 161, 299
Synoviorthese 46

Tachykardie 139
Taraxaci radix 133
Tausendgüldenkraut 308
Technik 97, 99, 101, 104, 106
Teefasten 162
Teilbäder 34, 35
Tellurium 270
Tender point 116
Tendinosen 39
Tendopathie 45, 161, 164, 225, 241, 274, 275, 303, 304
– entzündliche 210
– psychogene 304
– sakroiliakale 47
Tendoperiostosen 37, 39, 40
Tendovaginitiden 102
Tendovaginitis 92
– stenosans 99
Tennisellenbogen 249
TENS 39
Terebinthina laricina 131
Terpen 195
Terrain 70
Terrainsanierung 58, 151, 234
Teufelskralle 241, 253
Teufelskrallenwurzel 131, 132
Therapie
– ausleitend 189

– mikrobiologische 21, 79, 263, 277
– orthomolekulare 21
Therapiekonzept, synergistisches 18
Therapiemodell, kybernetisches 59
Therapierichtung, besondere 129, 135
Thermoregulationsdiagnostik 57, 60, 112
Thermotherapie 34, 53
Thiamin 182
Thoraxbehandlung, manuelle 162
Thoraxbeweglichkeit 173
Thoraxform nach Mayr 167, 168
Thoraxzone, ventrale 96
Thrombophlebitis 100
Thrombose 106
Thromboxan 196
Thrombozytenaggregation 197
Thuja 79
Thymian 249
Tiaprofensäure 46
Tiefpotenz 136
Tietze-Syndrom 89, 92, 105
Tiliae flos 133
Tinctura Catechu 274
Tocopherol 178, 183, 200
Tonsillenzone 87
Tonsillitis acuta 218
Tophi 58
Torticollis 215, 216, 218
– Ohrakupunktur 217
Träbert-Reizstrom 37
Traditionelle Chinesische Medizin 121
Training, autogenes 225
Trainingsprogramm 339
Traktion 42, 43
Transitfunktion 56
Traumatologie 210
Triamicinolon 46
Trigeminusneuralgie 92
Triggerpunkt 60, 85, 109, 114, 116–118, 122, 255
– muskulär 22
– myofaszial 115, 116
Triggerpunktbehandlung 39, 45
Trockenbürsten 75
Trockenschröpfen 272
Trockenschröpftherapie 94
Trockenschröpfung 21, 79, 94
– festsitzende Gläser 95
Trophikverbesserung 24
Trypsin 208, 209
Tryptophan 140, 200
Tumorschmerz 105, 113

Übergangsgelose 86, 88
Übergewicht 337
Überlastung,
  psychovegetative 154
Übersäuerung 97, 142, 163,
  187, 189, 197, 244
Übertherapie 128
Überwärmungsbad 76
Ubichinon 192, 193, 202, 204
Ultraschallbehandlung 247
Ultraschalltherapie 39
Umschaltung, vegetative 76
Umstimmung 79, 109, 112–114
– vegetative 73, 94
Umstimmungstherapie 23
Umweltbelastung 164
Umwelteinfluß 54, 67
Umweltgift 77, 149
Umwelttoxikologie 65
Untersuchungsmethoden,
  naturheilkundliche 68
Unterwassermassage 32
Unverträglichkeit 66
Urintest 188
Urticae folium 133
– herba 131
Urtinktur 136

Valerianae radix 133
Vanillinsäure 195
Varicocid 46
Varusgonarthrose 302
Vega-Test 145
Verfahren
– ausleitend 53, 64
– biologische 53
Verhaltensänderung 68
Verhaltenstraining 46
Verhärtung 189
Verschlackung 17
Verschüttelung 135
Versorgung,
  orthopädisch-technisch 27
Verspannung 71
Vertragsarzt 318
Very-point-Vorgehen 114
Vesikanzien 82, 103
Vibration 33
Virusinfekt 79
Viscum album 132
Visualisierungstechnik 80
Viszerotom 86
Vitalitätssteigerung 185

Vitamin 56, 177, 178, 182, 183,
  194, 199
– A 183, 192, 193, 196–198,
  203
– B_1 182, 196, 203
– B_2 182, 196, 199, 203
– B_6 182, 196, 203, 250
– B_{12} 182, 196, 204
– B-Komplex 47, 184, 200, 300
– C 77, 182, 184, 192, 193, 196,
  197, 200, 203, 205, 222, 233
– D 48, 183, 192, 198, 203, 206,
  233,
– E 183, 192, 193, 196, 198, 200,
  203, 205, 300
– H 204
– K 147, 183, 193, 203, 206
Vitaminbedarf 180
Vitaminmangel 180
Vogler-Punkt 115
Vojta-Methode 29, 30
Vollbad 34, 35, 88
– hydroelektrisch 36
Vorfußarthrose 99

Wachstumsschmerz 205
Walking 71
Wandlungsphase 123, 124
Wanzenkraut 189
Waschung 75
Wechseldiät 145
Wechselduschen 75
Weichteilbeschwerden 76
Weichteilrheuma 189
Weichteilrheumatismus 95
Weidenrinde 130, 283
Weihrauch 132
Weisheitszahn 276
Weiterbildung 18
Weiterbildungsordnung 53
Wermut 73, 194, 308
Wetterfühligkeit 112
Wickel 34, 35, 75
– kalte 243
Wirbelfraktur 48
Wirbelkörper 289
Wirbelsäulenbeschwerden 105
Wirbelsäulenerkrankung,
  degenerative 197
Wirbelsäulensyndrom 96
– pseudoradikulär 102
– radikulär 102
Wirbelsäulenveränderung 99

Wirkung 103
Wirkungsweise 53
Wurzelkompression 32
Wurzelkompressionssyndrom 47
Wurzelreizsyndrom 105
Wyotom 38

Xipunkt 218
Xue 123, 124, 126

Yang 123, 126
Yersinia enterocolitica 242,
  243
Yersinia-Enteritis 245
Yin 123, 126
Yin – Yang 123
Yoga 23, 71, 79
Yurium 46

Zahn, beherdeter 86
Zähne
– devitale 111
– wurzelbehandelte 230
Zahnextraktion 113
Zahngranulom 230
Zaunrübe 132
Zelle-Matrix-System 108
Zelle-Milieu-System 56
Zellenbad 40
Zellulitis 95
Zervikalarthritis 231
Zervikalsegment 112
Zervikalstütze 215, 231
Zervikalsyndrom 33, 226, 228
– chronisches 230
– lokales 221
Zervikobrachialsymptom 36
Zervikobrachialsyndrom 92,
  210, 213, 224, 233–235, 237,
  239
– chronisches 230
– Diagnostik 236
Zervikothorakalsyndrom 92
Zervikozephalsyndrom 92
Zink 154, 184, 187, 192, 197, 198,
  201, 204–206, 222, 233, 300
Zinnkraut 185, 192
Zivilisationskost 188
Zungendiagnostik 68, 126, 307
Zusatzbezeichnung
  Naturheilverfahren 53
Zustimmungspunkt 111
Zytostatika 21, 48, 148